간결한

관상동맥우회술

Coronary Artery Bypass Grafting

책임저자 이영탁 · 박계현

공동저자 정철현 · 김욱성
임 청 · 성기익

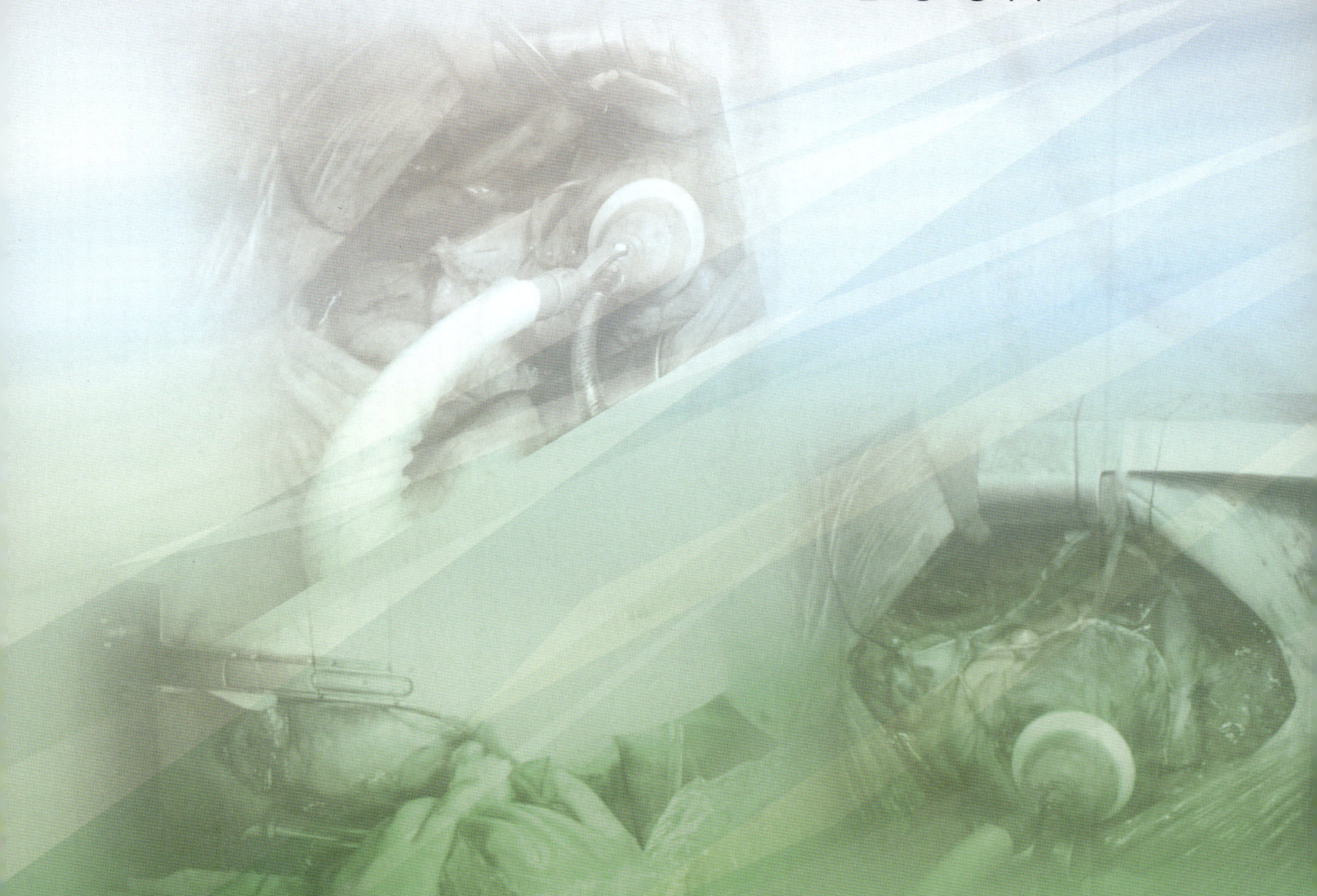

고려의학

대표저자

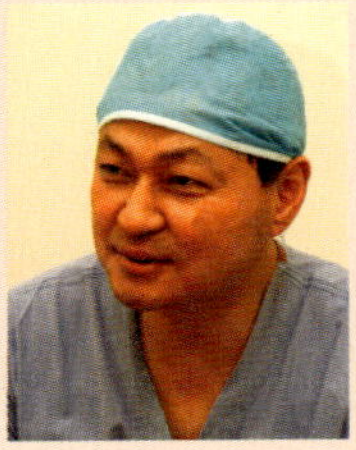

이영탁

성균관대학교 의과대학 흉부외과학 교실

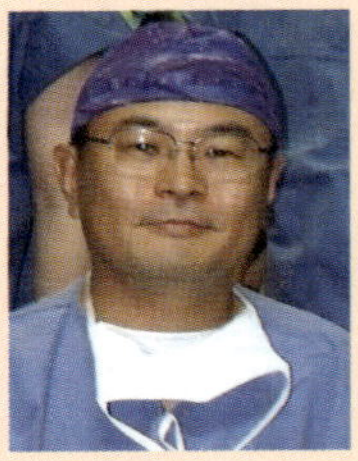

박계현

서울대학교 의과대학 흉부외과학 교실

공동저자

정철현
울산대학교 의과대학 흉부외과학 교실

김욱성
성균관대학교 의과대학 흉부외과학 교실

임 청
서울대학교 의과대학 흉부외과학 교실

성기익
성균관대학교 의과대학 흉부외과학 교실

PREFACE

우선 우리 後學들의 오늘에 이르기 까지 指導를 해주신 스승님들께 感謝드립니다. 心臟手術分野에서도 더 細分化 되면서 冠狀動脈迂廻術도 質的, 量的 發展을 하고 있는 중입니다. 물론 그간 '冠狀動脈手術 硏究會' 라는 작은 討論의 場을 통한 硏究, 實績, 結果의 旺盛한 交流에서 많은 것을 배우기도 하고 傳達을하기도 한 것이 밑거름이 되지 않았나 生覺합니다. 이 단체를 잘 가꾸어 주신 金 起峰先生한테도 感謝를 드립니다.

이렇게 우리가 갖고 있는 所重한 資料들을 하나 하나 定理를 하다 보면 우리 後學들에게도 큰 價値가 되리라고 生覺되어 始作하게 되었습니다. 늦은 感이 없지 않지만 앞으로는 여러 쎈터에서 資料 共有를 通한 제대로 된 冊한권이 나오기를 바라며 우선 저희가 갖고 있는 것을 먼저 定理를 하였습니다.

그간 激勵를 아끼지 않으셨던 서울대 金容珍 스승님, 成均館大 朴表源 先生님께 感謝를 드리고 責任을 같이 하신 서울大 朴桂賢 先生도 愁苦 많으셨습니다. 共同執筆陣도 愁苦하셨습니다.

寫眞撮影은 이종호, 곽갑섭, 박교용, 조용현, 윤도훈君이 愁苦해주셨습니다. 資料定理를 도와준 하이경 전문간호사, 김선옥孃도 苦生했습니다.

2008년도 2월에

책임저자 李英卓

PREFACE

우리나라 관상동맥 우회수술의 역사가 30년이 채 되지 않았고 선발 국가들에 비하여 수술 건수도 많은 차이가 나는 상황에서 지금까지 이루어낸 성장은 참으로 눈부신 것이라고 말할 수 있겠습니다. 더구나 심장외과에 대한 관심과 지원이 절대적으로 부족한 상황에서 쌓은 업적이기에 이 분야에 선배 선생님들께서 바쳐 온 헌신과 열정은 어떤 표현의 찬사로도 충분히 평가 받을 수 없다고 생각합니다.

선배님들의 노력이 바탕이 되어서 이제는 우리 스스로의 경험과 자료만으로도 후배의사와 동료 의료인들에게 도움이 되는 교육자료를 만들어 볼 수 있겠다는 조금은 건방진 마음으로 시작한 일이 결실을 맺기까지 3년이라는 시간이 필요했습니다. 그런 초심과 투자한 시간에 비하면 부족하고 초라한 결과라 여러 분들 앞에 내 놓기가 부끄러워집니다. 하지만 문장이나 그림들 어느 하나도 외국의 책을 그대로 베낀 바 없이 저자들 스스로 만들고 모아 온 것이라 조그만 자부심을 느끼면서 너무 간결해진『관상동맥우회수술』을 감히 출간할 결심을 하게 되었습니다.

우선 과감하게 발간을 추진하시고 방대한 양의 초고 집필에 엄청난 시간을 바친 이 영탁 교수님께 감사 드립니다. 원고를 보충하고 편집하면서, 일가를 이룬 큰 선배님의 경험과 지식을 한꺼번에 배울 수 있었다는 점에서 자판과 마우스패드 앞에서 밤을 지샌 시간이 제게는 참으로 소중한 기회가 되었습니다.

저를 관상동맥 수술 분야로 인도해 주시고 이끌어 주신 채 헌 선생님은 이 책의 숨은 저자이심을 꼭 밝히고 싶습니다. 또한 우리나라 심장외과를 개척하시고 발전시켜오시면서 저희 후학들에게 길을 열어 주시고 가르침을 주신 여러 스승님들의 업적 역시 이 책 곳곳에 담겨 있음을 기억합니다.

다음 기회에는 여러 훌륭하신 선생님들이 참여해 주셔서 보다 충실한 구성과 내용을 갖춘, 교과서다운 교과서가 나오게 되기를 기대하면서 저희의 당돌한 시도가 출발점이 되기를 소망합니다.

2008년 설날

책임저자 박계현

CONTENTS

제 1 장 관상동맥 수술의 역사

제 2 장 관상동맥의 해부구조

제 3 장 관상동맥우회술의 적응증 및 수술전 평가

제 4 장 우회도관의 특성과 획득 술기

제 5 장 도관 및 우회방법의 선택

제 6 장 문합의 술기

제 7 장 심폐바이패스를 이용한 관상동맥 우회수술

제 8 장 심폐바이패스를 사용하지 않는 관상동맥 우회수술

제 9 장 최소침습 관상동맥 우회수술

제 10 장 복잡하거나 특이한 관상동맥 병변에 대한 수술

제 11 장 심근 경색 및 그 합병증에 대한 수술

제 12 장 관상동맥 우회술의 재수술

제 13 장 다른 심혈관계 수술과 관상동맥 우회수술의 병행

제 14 장 소아 및 선천성 관상동맥 질환의 수술

제 15 장 관상동맥 우회수술 후의 치료

제 16 장 증례와 교훈

제 17 장 우회도관 개통의 평가

1 관상동맥 수술의 역사

History of Coronary Artery Surgery

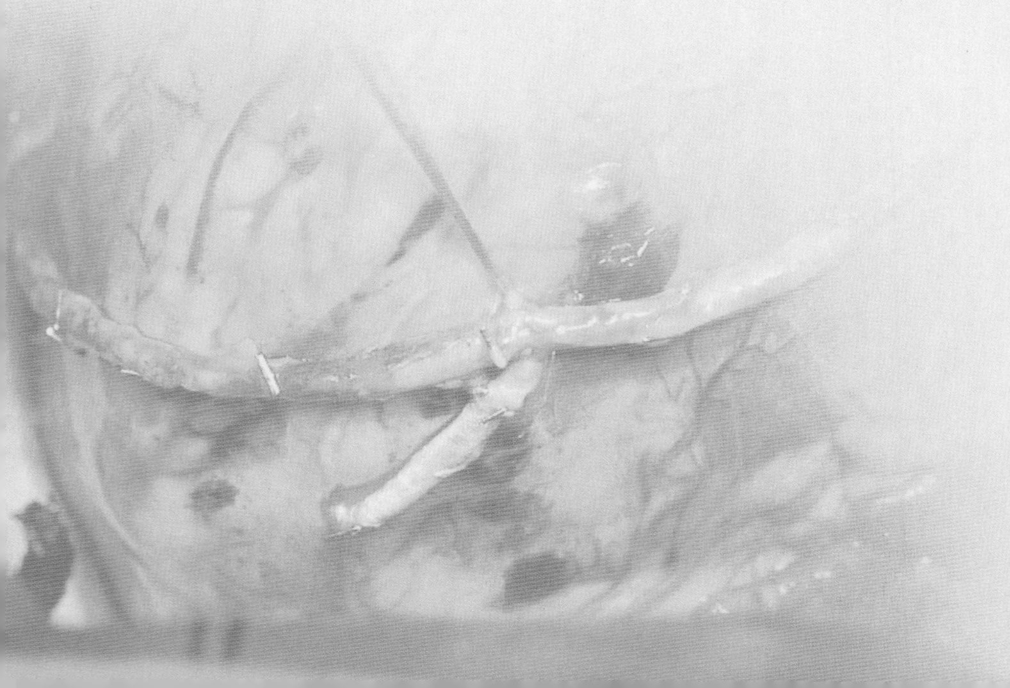

초기의 대체적인 수술들

관상동맥질환이 의학적으로 관심을 모으게 된 것은 200년이 되지 않았다. 관상동맥의 협착 병변이 흉통과 관련이 있을 것이라는 것은 18세기부터 제기되어 19세기부터는 인정을 받는 학설이 되었지만 관상동맥 폐쇄와 심근 경색의 인과 관계가 증명되고 임상 양상이 설명된 논문은 1878년 처음 보고되었다.

이후 20세기 전반까지 폐쇄성 관상동맥 질환을 외과적으로 치료하고자 하는 시도는 일부 선구자들에 의하여 실험적으로만 이루어졌다. 임상적으로 환자에서 직접 시행된 시술은 1916년 Jonnesco가 심장 활동을 억제시켜 흉통을 완화하고자 시행했던 교감신경절 절제술(sympathetic ganglionectomy)이 처음이었다. 1930년대 Beck은 심장 바깥으로부터의 부행혈관 발달을 도모하거나 심장의 정맥으로부터 심근에 혈류 공급을 모색하는 수술 방법들을 차례로 시도하였다. 처음 그는 심낭과 심외막에 물리적인 자극을 가해(abrasion) 심낭염을 초래함으로써 부행혈관 발달을 도모하는 소위 "cardiopericardiopexy" 방법을 시도하였고 다음에는 관정맥동(coronary sinus)을 결찰하고 종격동의 지방조직이나 대흉근을 심근에 감싸주는 방법을 시도하였다(Beck I 수술). 이후에는 말초 정맥이나 상완동맥(brachial artery)을 채취하여 하행 흉부대동맥으로부터 관정맥동에 연결하고 얼마 후 관정맥동을 폐쇄시키는 수술(Beck II 수술)을 시도하기도 하였으나 많은 호응을 얻지 못 하였다.

Vineberg는 내흉동맥을 박리하여 그 원위부 절단면을 심근 내에 심어주는 방법으로 심근 내 부행혈관 발달을 도모하는 수술을 1946년부터 시작하였고 이후 많은 환자들에서 적용하였다. 이 수술은 상당 수 환자에서 흉통의 경감 효과가 있음이 밝혀져서 여러 외과의들로부터 호응을 얻었다. 1954년 Sabiston은 혈관조영 사진상 Vineberg 수술로 심어진 내흉동맥의 개통이 유지되고 있는 경우를 보고하기도 하였다. Vineberg는 1968년까지 임상 적용을 계속하였다고 한다.

관상동맥 우회수술의 발전

다른 혈관을 이용하여 관상동맥에 혈류를 보내는 수술에 대한 연구의 선구자는 Alexis Carrel이라 할 수 있다. 근대 혈관 수술 발전의 초석을 마련하였다고 추앙받고 있으며 1912년 노벨 의학상을 수상하기도 한 그는 1910년 사상 최초로 관상동맥 우회수술을 실험적으로 시도하였다. 개를 대상으로 무명동맥(innominate artery), 경동맥(carotid artery), 혹은 정맥 자유도관(free graft)을 채취하여 하행 흉부대동맥에서 관상동맥으로 연결하는 수술을 여러 차례 시도하여 기술적으로 실현 가능함을 보여 주었다. 그러나 실험 동물들은 대부분 생존하지 못한 것으로 알려져 있다.

Carrel의 선구적인 시도에도 불구하고 우회수술 기법이 본격적으로 시도되기 시작한 것은 1950년대에 들어서이다. Demikov는 1952년 개를 대상으로 내흉동맥을 좌전하행지 관상동맥에 문합한 실험 결과를 발표하였다. 혈관 수술 중 혈전 생성을 예방하기 위하여 heparin 사용을 처음 시작한 것으로 잘 알려진 Gordon Murray는 손상된 관상동맥의 직접 봉합, 정맥을 이용한 봉합 등 다양한 수술 기법을 개발하기도 하였고 1953년 처음으로 관상동맥 일부 구간을 절제하고 자가 동맥으로 대치(interposition)하는 수술을 임상에서 시행하였다. 그 밖에도 Carrel이 시행하였던 경동맥을 이용한 우회수술을 동물 실험에서 성공하였고 액와동맥(axillary artery)과 내흉동맥(internal thoracic artery)을 이용한 우회수술의 실험도 성공하였다. 같은 시기에 Charles Bailey도 경정맥(jugular vein)으로 대동맥과 관상동맥 간을 연결하는 수술을 임상적으로 성공하였고 이후 1956년에는 심장 박동 상태에서 관상동맥 내막절제술(endarterectomy)을 시행한 예를 보고하였다.

1950년대에 현실화된 심폐바이패스와 관상동맥 조영 검사는 관상동맥 우회수술이 본격적으로 시작되고 보편화되는데 결정적인 역할을 하였다. 1953년 Gibbon에 의해서 시작되어 1954년 처음으로 환자가 생존하게 된 심폐바이패스는 다른 영역과는 달리 관상동맥 수술에서는 1960년대 이후에야 본격적으로 사용이 되었으며 첫 성공이 이루어진 Mayo Clinic의 명성에 크게 기여하게 되었다. Sones가 1959년 관상동맥 조영술에 임상적으로 처음 성공하여 진단의 새

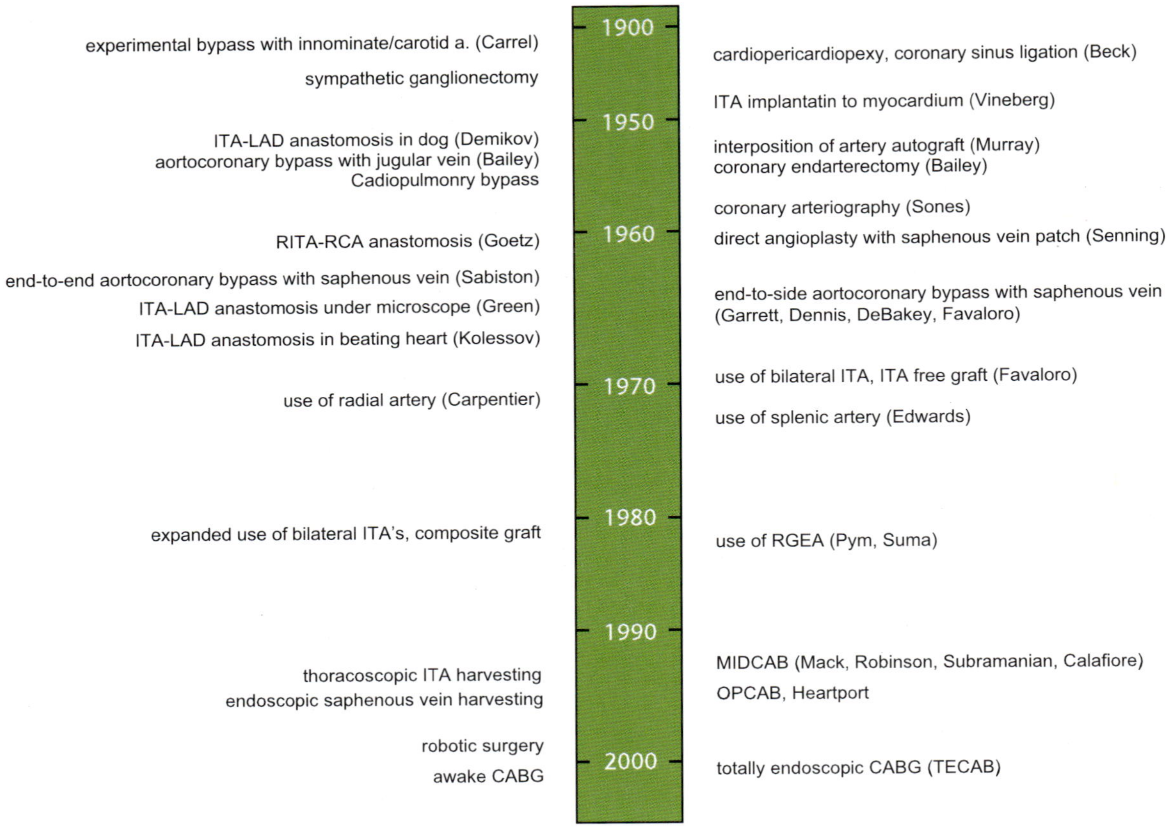

Figure 1-1. History of coronary artery surgery

로운 지평을 열면서부터 허혈성 심질환 환자의 치료 범위가 급증하게 되었다. Sones가 몸 담았던 Cleveland Clinic 역시 이후 Favaloro와 Loop 등과 같은 외과의사들의 업적이 더해지면서 심장 분야 최고 병원의 명성을 얻게 되는 바탕을 마련하였다.

임상적으로 관상동맥 우회수술이 본격적으로 시작되면서 1950년대 말부터 현재 주로 사용되는 우회도관들의 사용이 동시 다발적으로 소개되기 시작하였다. Bailey와 함께 내막절제술(coronary endarterectomy)의 선구자라 할 수 있는 William Longmire는 1958년 내막절제술 중 손상된 관상동맥에 내흉동맥을 연결하는 수술을 시행하였다. Goetz는 우측 내흉동맥을 우측 관상동맥에 문합하는 수술을 1961년 보고하였다.

일반적인 상식과는 달리 대복재정맥(greater saphenous vein)은 내흉동맥보다 오히려 몇 년 늦게 첫 사용 예가 보고되었다. Senning이 내막절제술 후 복재정맥 포편으로 관상동맥을 복원(direct patch angioplasty)한 것이 1961년이었고 우회도관으로 복재정맥을 수술은 1962년 Sabiston이 처음으로 보고하였다. Sabiston의 환자는 생존하지 못 하였고 복재정맥을 이용한 우회수술의 성공이 처음 문헌에 보고된 것은 1964년 Garrett에 의해서이다. Sabiston의 방법은 관상동맥의 근위부는 결찰하고 완전 절단된 원위부에 복재정맥 도관을 단대단(end-to-end)으로 연결하는 것이었고 현재와 같이 단대측(end-to-side) 문합하는 술식은 1964년부터 Garrett, Dennis, DeBakey 등에 의하여 동시 다발적으로 보고되었다.

복재정맥을 이용한 우회수술의 기법을 발전시켜 사용을 보편화시키는데 큰 기여를 한 것은 Cleveland Clinic의 Favaloro라고 할 수 있다. 처음에는 관상동맥 일부 구간을 절제하고 대치(interposition)하는 방법으로 수술하였으나 곧 이어 상행 대동맥으로부터 관상동맥에 연결하는, 현재와 같은 수술 방법을 정립한 것이다. Favaloro는 처음에는 심장 박동 상태에서 이 수술을 시행하였으나 이후 모든 환자에서 심폐 바이패스 하에 시행함으로써 현재 가장 보편화된 수술 방법을 확립하였다고 할 수 있다.

전술한 Demikov, Longmire, Goetz 등의 시도가 있긴 하였으나 내흉동맥 사용이 보편화되기까지에는 많은 시간이 경과되었다. 1965년 George Green은 현미경을 이용하여(microvascular technique) 내흉동맥을 좌전하행지에 문합하는 수술 방법을 소개하였다. 초기에 많은 비판을 받았지만 Green은 지속적으로 내흉동맥 사용을 추구하였고 이후 동맥도관을 선호하게 된 많은 외과의들에게 이론적, 기술적인 바탕을 제공하였다. 구 소련의 Kolessov는 1967년 심장 박동 상태에서 좌측 내흉동맥을 심근에 심어주는 Vineberg 술식에 병행하여 내흉동맥 끝을 좌전하행지에 문합한 6명의 임상 예를 보고하였다. 그는 현재 가장 진보된 수술 방법이라 할 수 있는, 심폐바이패스 없는 동맥도관 우회수술(off-pump arterial graft revascularization)의 효시로 대접받고 있다. 1960년대부터 70년대까지 복재정맥이 가장 보편적으로 쓰이는 우회도관이었으나 이후 만기 추적 상 동맥경화성 병변이 진행함이 알려지기 시작하였고 내흉동맥의 장기 성적이 우수함이 밝혀진다. Floyd Loop는 1986년 내흉동맥을 이용한 우회수술의 장기 성적을 발표함으로써 이후 최소한 좌전하행지에는 내흉동맥을 연결하는 것이 수술 전략의 하나로 자리잡는 데 결정적인 기여를 하였다.

Favaloro는 복재정맥의 사용을 보편화시켰을 뿐 아니라 이미 1960년대 말부터 양쪽 내흉동맥을 사용하는 수술을 시행하였고 1973년에는 내흉동맥을 자유도관(free graft)으로 상행 대동맥에서 관상동맥까지 연결한 결과를 보고하였다. 1974년 Kay와 Suzuki가 양쪽 내흉동맥 사용 결과를 문헌에 보고하였으며 이후에 Barner와 Tector, Mills, Sauvage 등에 의해서 양쪽 내흉동맥을 in situ 도관 혹은 복합도관(composite graft)으로 이용하는 다양한 수술 기법이 본격적으로 도입되었다. 이 방법들은 수기상의 난이도 때문에 널리 보편화되지는 못 했으나 1980년대 후반부터 Robert Dion에 의하여 잘 정리된 장기 성적이 발표되면서 각광을 받기 시작한다.

내흉동맥 이외의 동맥 도관으로 관심을 처음 확대한 것은 Sterling Edwards이다. 그는 비장동맥(splenic artery)에 이어 우측 위대망동맥(right gastroepiploic artery)을 양쪽 내흉동맥과 함께 사용함으로써 동맥도관만을 이용한 우회수술의 선구자로도 불린다. 위대망동맥은 이후 Pym과 Suma 등이 많은 환자에서 사용하여 양호한 결과를 꾸준히 보고하였지만 전반적으로 사용이 보편화되지는 못 하였고 다만 완전 동맥도관 우회수술을 추구하는 일부 수술자들은 선호하고 있다. 요골동맥(radial artery)은 Alan Carpentier가 본격적으로 사용을 시작하여 1971년 처음 문헌에 보고하였지만 개통율이 불량한 것으로 알려져 사용이 중단되었다가 20여 년이 경과한 후 다시 본격적인 관심을 얻게 되었다.

침습도 최소화를 향한 발전

1990년대 들어 최소 침습적인 수술 방법들에 연구가 활발해지고 이에 따라 수술 방법과 기구들의 변화가 급속하게 이루어진다. 수술의 침습도를 줄이고자 하는 노력은 두 방향에서 발전하였는데 한 방향은 절개 위치를 바꾸거나 크기를 줄여서 흉골 절개에 따른 합병증을 피하고자 하는 것이고 다른 방향은 심폐바이패스를 사용하지 않고 수술하고자 하는 노력이었다.

1994년 Benetti는 흉강경을 이용하여 내흉동맥을 박리하는 방법과 결과를 발표하였고 같은 시기에 Mack, Robinson, Subramanian, Calafiore 등이 좌전측 소흉부절개(left anterior small thoracotomy)를 이용한 MIDCAB(minimally invasive direct coronary artery bypass) 술식을 소개하였다. 초기에 좌전하행지만을 침범한 단일혈관질환을 대상으로 시작된 이 방법은 이후 다혈관질환 환자로도 대상이 확대되었다. 여러가지 다양한 종류의 심장 고정기(stabilizer)가 상품화되면서 기존의 정중흉골절개를 통해서 심폐바이패스 없이 시행하는 off-pump CABG(OPCAB)가 급속하게 발전하였고 근래에는 전 세계적으로 약 30%의 수술이 이 방법으로 시행되고 있는 것으로 추산되고 있다.

절개를 줄이고자 하는 노력은 기존의 심폐바이패스 및 심정지 상태에서 수술하는 방법은 유지하되 삽관 위치를 대퇴동맥과 정맥, 경정맥 등으로 바꾸고 늑간 절개를 통하여 심장에 접근하는 소위 "Heartport technique"으로 발전하였다.

Off-pump CABG가 보편화되면서 이 방법은 상대적으로 사용이 위축되었지만 판막 수술, 로보트를 이용한 심장 수술에서 아직도 많이 사용되고 있다. 로보트를 이용한 수술은 절개를 최소화면서 기존의 흉강경을 이용한 방법에 비하여 문합이 더 정교하고 용이해진다는 장점이 있어 최근 많은 관심을 모으고 있다. 그러나 판막 수술에 비하여 아직 관상동맥 수술 분야에서는 수술 시간이 훨씬 많이 연장된다는 단점이 있고 심장 박동 상태에서 시행하기에는 아직 기구의 발전이 더 이루어져야 한다는 평가를 받고 있다.

참고문헌

1. Woo YJ, Gardner TJ. Myocardial revascularization with cardiopulmonary bypass. In: Cohn LH, Edmunds LH, Jr. Cardiac surgery in the adults. 2nd ed. New York: McGraw-Hill Co, 2003;581-607.
2. Kolessov VI. Mammary artery-coronary artery anastomosis as a method for treatment for angina pectoris. J Thorac Cardiovasc Surg 1967;54:535-44.
3. Favaloro RG. Double internal mammary artery implants : operative technique. J Thorac Cardiovasc Surg 1968;55:457-65.
4. Suzuki A, Kay EB, Hardy JD. Direct anastomosis of the bilateral internal mammary artery to the distal coronary artery, without a magnifier, for severe diffuse coronary atherosclerosis. Circulation 1973;48(1)[Suppl III]:III-190-III-7.
5. Barner HB. Double internal mammary-coronary artery bypass. Arch Surg 1974;109:627-30.
6. Tector AJ, Schmahl TM, Canino VR. Expanding the use of the internal mammary artery to improve patency in coronary artery bypass grafting. J Thorac Cardiovasc Surg 1986;91:9-16.
7. Sauvage LR, Wu H, Kowalsky TE, et al. Healing basis and surgical technique for complete revascularization of the left ventricle using only the internal mammary arteries. Ann Thorac Surg 1986;42:449-65.
8. Loop FD, Lytle BW, Cosgrove DM, et al. Influence of the internal mammary artery graft on 10-year survival after other cardiac event. N Engl J Med 1986;314:1
9. Tector AJ, Amundsen S, Schmahl TM, et al. Total revascularization with T grafts. Ann Thorac Surg 1994;57:33-9.
10. Olearchyk AS, Kolesov VI. A pioneer of coronary revascularization by internal mammary-coronary artery grafting. J Thorac Cardiovasc Surg 1988;96:13-8.
11. Benetti FJ, Ballester C, Sani G, Doonstra P, Grandjean J. Video assisted coronary bypass surgery. J Card Surg 1995;10:620-5.
12. Mack M, Acuff T, Yong P, Jett GK, Carter D. Minimally invasive thoracoscopically assisted coronary artery bypass surgery. Eur J Cardio-thorac Surg 1997;12:20-4.
13. Robinson MC, Thielmeier KA, Hill BB. Transient ventricular aystole using adenosine during minimally invasive and open sternotomy coronary artery bypass grafting. Ann Thorac Surg 1997;63:S30-4.
14. Subramanian VA, McCabe JC, Geller CM. Minimally invasive direct coronary artery bypass grafting: two-year clinical experience. Ann Thorac Surg 1997;64:1648-55.
15. Calafiore AM, Giammarco GD, Teodori G, et al. Left anterior descending coronary artery grafting via left anterior small thoracotomy without cardiopulmonary bypass. Ann Thorac Surg 1996;61:1658-65.
16. Rechenspurner H, Damiano RJ, Mack M, et al. Use of the voice-controlled and computer-assisted surgical system ZEUS for endoscopic coronary artery bypass grafting. J Thorac Cardiovasc Surg 1999;118:11-6.
17. Falk V, Diegeler A, Walther T, et al. Total endoscopic computer enhanced coronary artery bypass grafting. Eur J Cardiothorac Surg 2000;17:38-45.
18. Vassiliades TA Jr. Endoscopic-assisted atraumatic coronary artery bypass. Asian Cardiovasc Thorac Ann 2003;11:359-61.
19. Subramanian VA. Patient selection for minimally invasive coronary artery bypass. In: Yim APC, Hazelrigg SR, Bashar Izzat M, Landreneau RJ, Mack MJ, Naunheim KS, Ferguson TB. Minimal Access Cardiothoracic Surgery. 1st ed. Philadelphia: W.B. Saunders, 2000;408-11.
20. Subramanian VA, Patel NU. Transabdominal minimally invasive direct coronary artery bypass grafting(MIDCAB). Eur J Cardio-thorac Surg 2000;17:485-7.

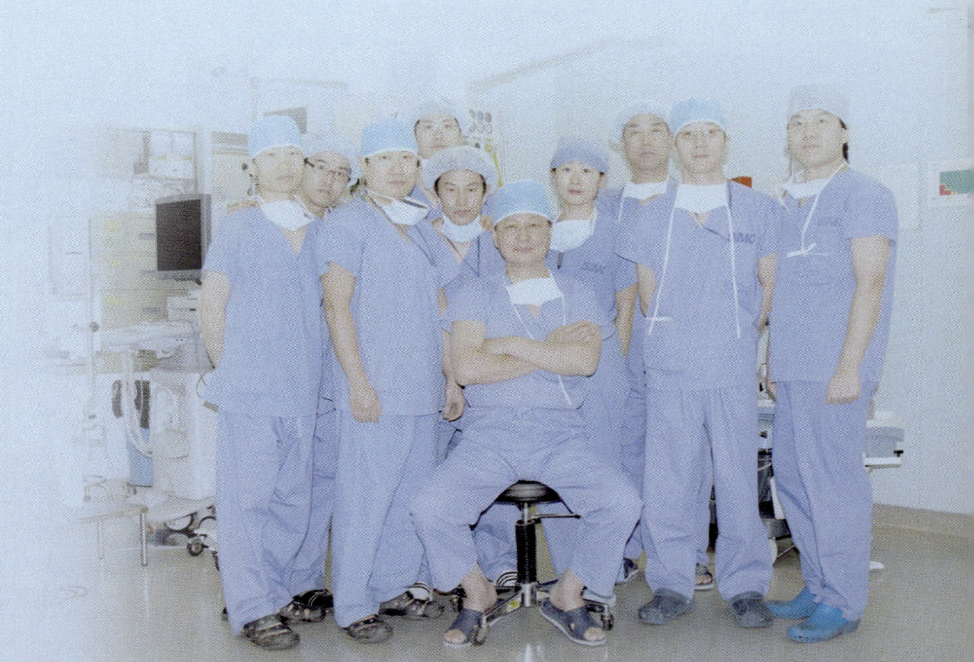

2 관상동맥의 해부 구조

Anatomy of the Coronary Arteries

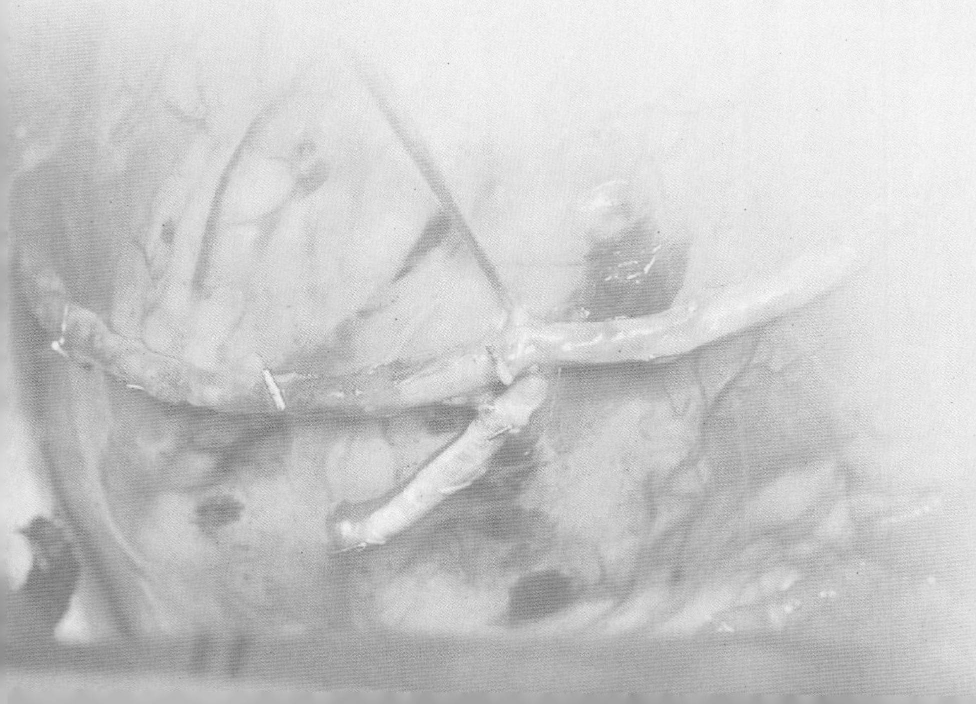

심장 표면에서의 관상동맥

대동맥 근부의 발살바동(sinus of Valsalva)에서 시작하는 두 개의 관상동맥 즉, 좌측 관상동맥과 우측 관상동맥은 심장 주요 구조물 사이의 표면(epicardial surface)을 따라 주행하며 여러 개의 가지로 분지한다. 좌측 관상동맥은 주간동맥(left main coronary artery)으로 약 2~20 mm를 주행한 다음 좌전하행지(left anterior descending coronary artery, LAD)와 회선지(circumflex artery, LCx)로 갈라진다. 좌전하행지는 심장 전면의 심실간구(anterior interventricular groove) 위를 따라 주행하고, 회선지는 심장 뒷면에서 좌심방과 좌심실 사이의 방실간구(atrioventricular groove)를 따라 심십자(cardiac crux)로 향한다. 우측 관상동맥은 우심방과 우심실 사이의 방실간구로 주행한다(Figure 2-1).

대개 심장의 표면을 전면, 후면, 하부, 측면으로 나누어 기술하는데 각 부분은 특정한 관상동맥으로부터 혈류공급을 받는다. 심장이 횡격막 위에 올라 앉아 있기 때문에 전면부와 하부의 경계는 예각을 이루어 "acute marginal angle"로 표현하고 전면부와 좌측면부의 경계는 좌측 폐의 내측으로 감싸여 있으며 완만한 둔각으로 이행하기 때문에 "obtuse marginal angle"로 표현한다. 따라서 이 곳에 위치하는 관상동맥 분지들도 각각 예각지(acute marginal branch), 둔각지(obtuse marginal branch)라 명명된다. 심장의 전면은 우심실이, 좌측면은 좌심실이 차지하므로 예각지와 둔각지들은 각각 우심실과 좌심실 표면에 위치한다(Figure 2-2).

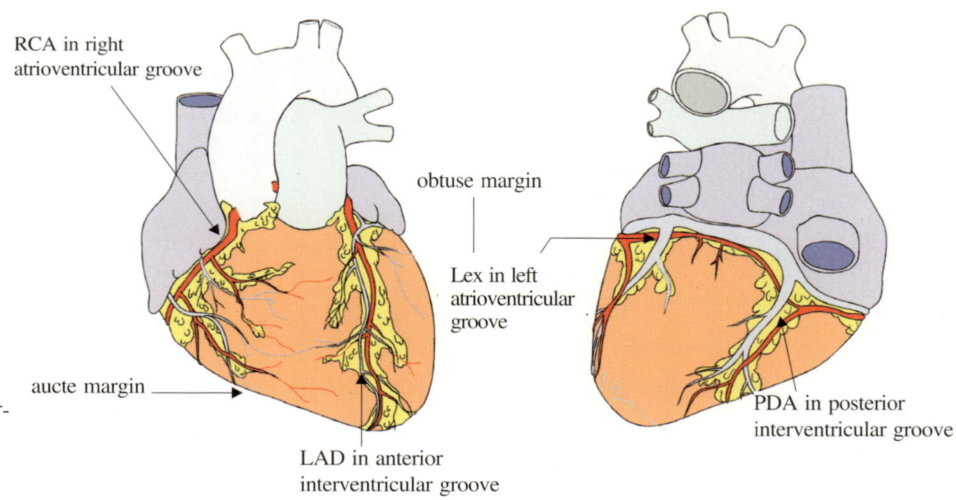

Figure 2-1. Location of coronary arteries in the external surface of the heart

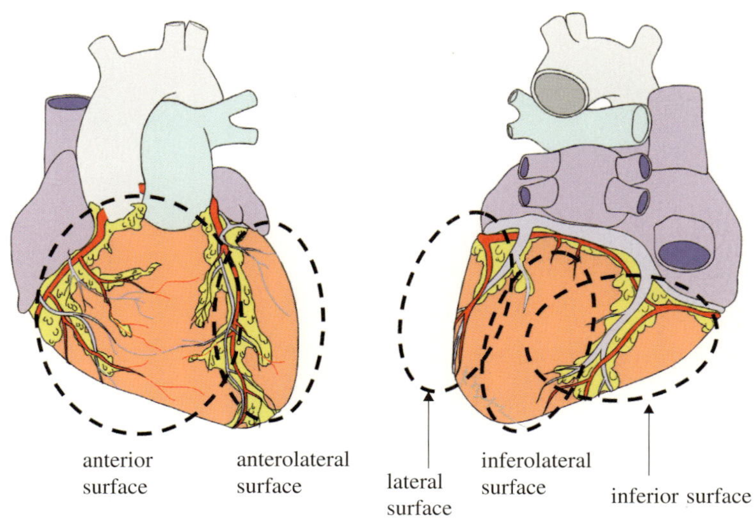

Figure 2-2. Nomenclature for the external surface of the heart

관상동맥 분지들의 세부 명칭과 위치

관상동맥의 분지들과 그 구간별 명칭을 CASS(Coronary Artery Surgery Study) system에서 정한 바를 중심으로 기술하면 다음과 같다.

Left coronary artery

Left main

대동맥의 left coronary sinus에서 기시하는 부위부터 LAD와 circumflex artery로 갈라지는 부위까지를 말한다(Figure 2-3).

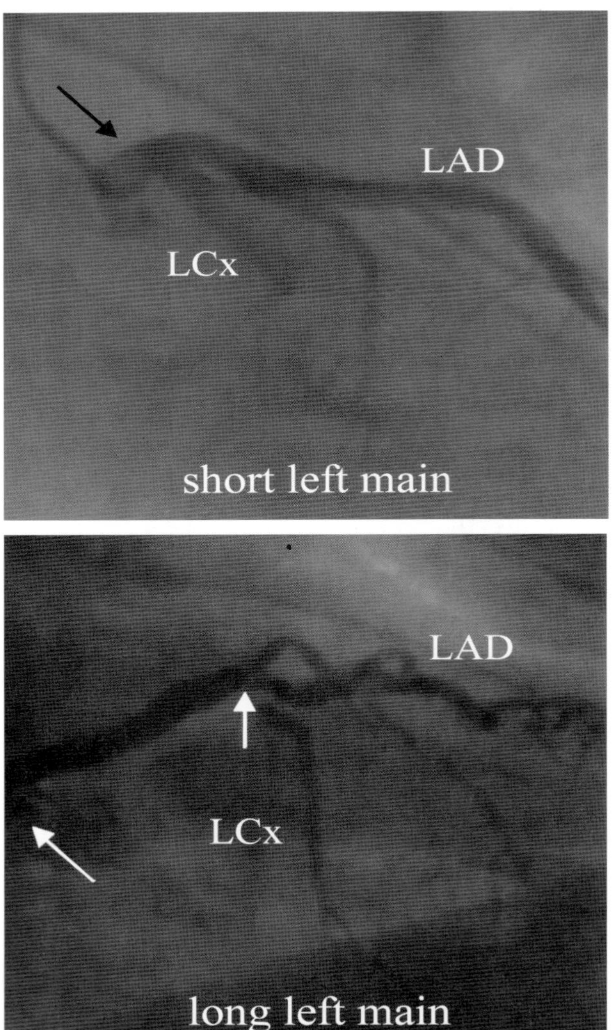

Figure 2-3. Left main coronary artery in coronary angiogram

Left anterior descending artery (LAD)

좌전하행지(left anterior descending coronary artery, LAD)는 심실 중격, 좌심실 전벽과 전측벽, 심첨부(apex)에 분지하여 좌심실 혈류의 약 40% 이상을 공급하는 가장 중요한 가지이다. 또한 좌우각(left and right bundle branch)과 전외측 유두근(anterolateral papillary muscle)에도 혈류를 공급한다(Figure 2-4).

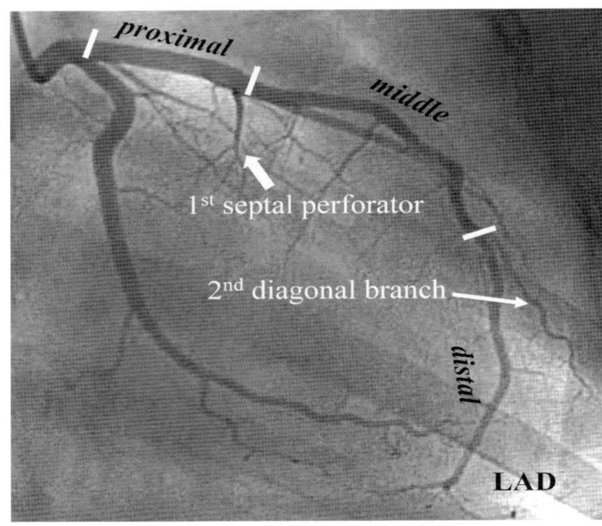

Figure 2-4. Left anterior descending coronary artery in coronary angiogram: segments and branches

Proximal LAD

입구에서부터 첫 번째 중격지(septal perforator)가 기시하는 구간까지를 말한다.

Middle LAD

첫 번째 중격지 기시 부위부터 두 번째 대각지(diagonal branch)가 기시하는 부위까지를 말한다.

Distal LAD

두 번째 대각지 분지 이후부터 마지막 구간까지를 말한다.

Septal perforators(branches)

LAD에서 직각 방향으로 분지하여 심실 중격에 분포하는 가지들로 3~5개가 비교적 큰 직경을 가지며 특히 첫 번째

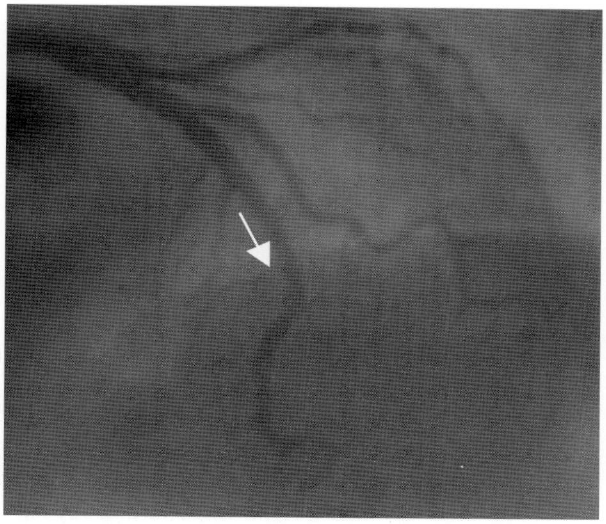

Figure 2-5. Right ventricular branch originating from LAD

나 두 번째 가지가 가장 크다. 이들은 심실 중격의 앞 쪽 2/3의 혈류를 담당한다.

Diagonal branches

LAD에서 외측으로 분지하여 좌심실 좌측 전측벽에 분포하는 2~6개의 분지들로 근위부부터 1st, 2nd, 3rd의 순으로 명칭한다. 한 대각지가 다시 두 갈래로 분지하면 LAD에 가까운 쪽을 medial branch, 먼 쪽을 lateral branch라 부른다.

Right ventricular branches of LAD

드물게 좌전하행지에서 우심실 전벽으로 향하는 분지를 볼 수 있으며 이런 환자에서 좌전하행지 영역에 심근 경색이 발생하면 우심실 경색까지 동반된다(Figure 2-5).

Circumflex artery

회선지는 좌심방, 좌심실 측벽 및 후벽 일부의 혈류 공급을 담당하며 일부에서는 전외측 유두근(anterolateral papillary muscle)에도 혈류를 공급한다. 좌측 주관상동맥에서 분지하여 심장 뒤 쪽의 좌측 방실구(left atrioventricular groove)를 따라 주행한다. 좌심방으로 향하는 분지와 좌심실의 측벽(lateral wall)에 분포하며 심첨부 쪽으로 향하는 둔각지(obtuse marginal branch)들이 회선지로부터 나온다. 약 40~50%의 환자에서는 동방결절 동맥(sinoatrial nodal artery)이, 10~15%에서는 후하행지(posterior descending artery)도 회선지로부터 분지한다. 후하행지가 회선지에서 나오는 경우(left dominance)에는 방실결절(atrioventricular node), 좌심실 하벽, 후내측 유두근(posteromedial papillary muscle)의 혈류 공급 역시 회선지에 의존하게 된다.

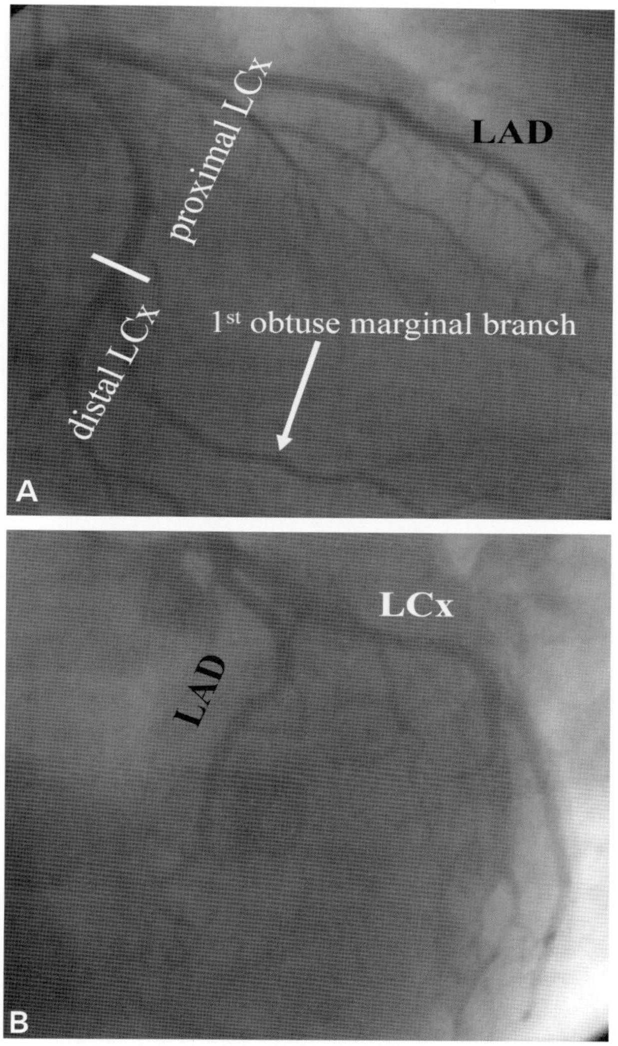

Figure 2-6. Circumflex coronary artery in coronary angiogram: RAO view(A) and LAO view(B)

Proximal circumflex

입구부터 첫 번째 주요 둔각지(obtuse marginal branch)가 분지하는 부위까지를 말한다.

Distal circumflex

이후의 회선지를 칭한다(Figure 2-6).

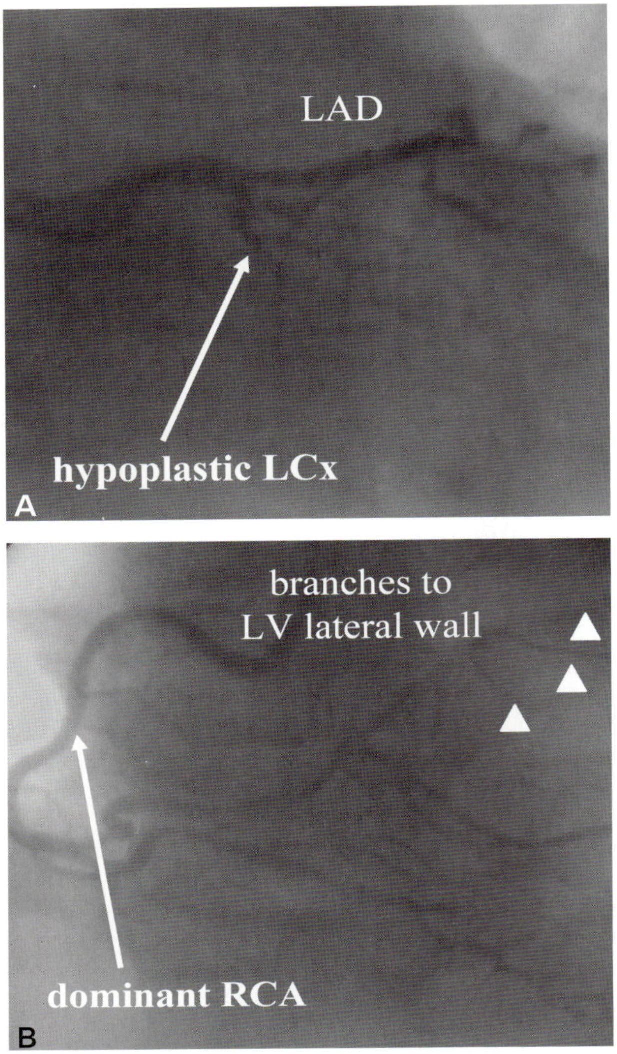

Figure 2-7. Hypoplastic circumflex coronary artery(A). Branches to the lateral wall of LV are originating from the dominant RCA(B).

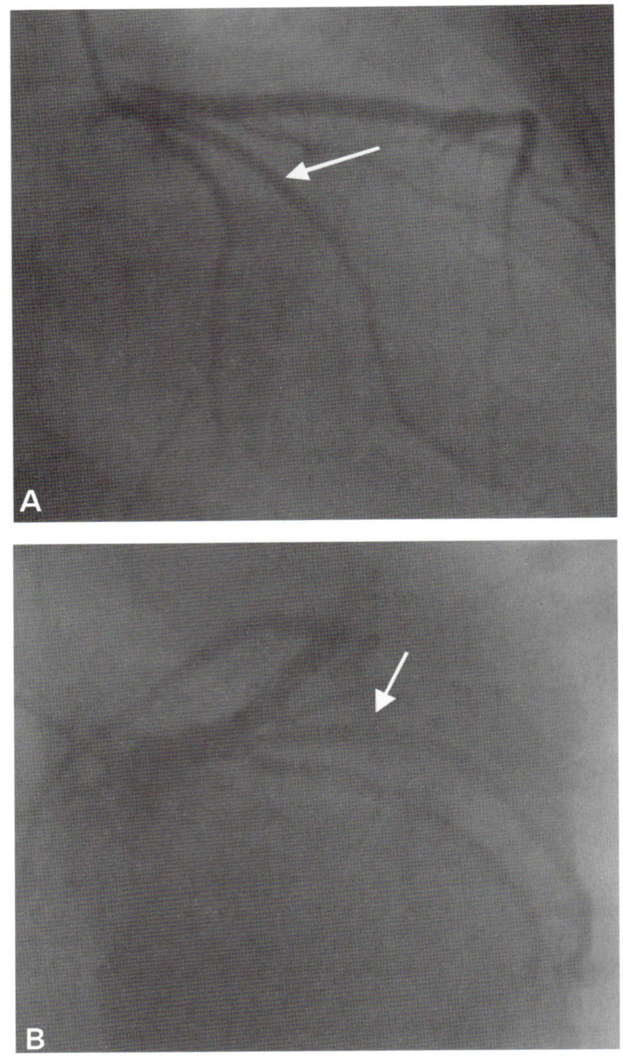

Figure 2-8. Ramus intermedius branch in coronary angiogram

Atrioventricular groove branch

원위부의 circumflex artery 중심 줄기에서 atrioventricular groove 쪽으로 분지한다.

Obtuse marginal branches

평균 2~3개의 주요 분지가 있으며 1st, 2nd, 3^{rd}의 순으로 부른다. 우측 관상동맥이 크게 발달한 경우에는 좌심실 측벽에 분포하는 대부분의 둔각지가 우측 관상동맥으로부터 기시하고 회선지의 발달은 미약한 경우도 있다(Figure 2-7).

Ramus intermedius

LAD와 circumflex artery의 사이에서 left main coronary artery로부터 직접 분지하여 좌심실의 좌전측방을 주행하는 가지가 있을 때 중간지(ramus intermedius)라 부른다(Figure 2-8).

Right coronary artery

우측 관상동맥은 동방결절(50~60%), 우심방과 우심실 심근, crista supraventricularis, 근위부 His bundle, 심장 하부의 반, 좌심실내의 후내측 유두근 등에 혈류공급을 담당한다. 대동맥의 우관동맥동(right coronary sinus)을 출발하여 우측 방실구(right atrioventricular groove)를 따라 심장 전면을 거쳐 하면의 예각부를 돌아서 심십자(crux)에서 후하행지를 분지한 다음 좌심실로 향해 끝난다. 이와 같이 후하행지가 우관상동맥에서 분지하는 것을 right dominance라 하며 85~90%에서 이와 같은 구조를 갖게 된다. 분지로는 근위부에서 우심실의 원추부(right ventricle conus)로 향하는 원추부 분지(conal branch), 동방결절 분지(50~60%에서), 우심방 분지, 예각지(acute marginal branch), 방실결절 분지, 후하행지를 분지하고 좌심실로 연속되어 마지막으로 후측부 분지(right posterolateral branch)를 낸다. 방실결절 분지는 심십자에서 후하행지 기시부 다음에서 분지하여 이와는 반대 방향으로 U-turn을 하여 심장 속으로 들어간다.

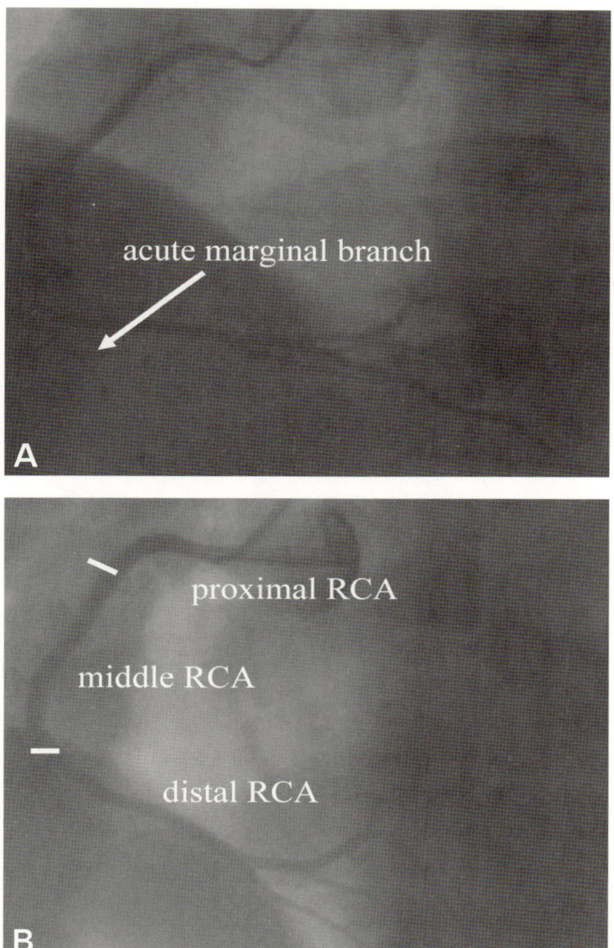

Figure 2-9. Segments of right coronary artery

Proximal RCA

입구부터 첫 번째 right ventricular branch가 분지하는 지점까지이다.

Middle RCA

Acute margin에 이르는 부위까지이다.

Distal RCA

후하행지(posterior descending artery)가 분지하는 점까지이다(Figure 2-9).

Conal(infundibular) branch

Right coronary artery 근위부에서 기시하는 right ventricular branch의 하나로 infundibulum 영역에 분포한다. 대동맥에서 right coronary artery와 별도의 입구(ostium)에서 기시하는 경우도 있다.

Posterior descending artery

후측 심실간구(posterior interventricular groove)를 따라 주행하며 심실 중격 후방 1/3과 좌심실 하벽 일부에 혈류를 공급하는 주요 분지이다. 70~80%에서는 우측 관상동맥으로부터 기시하지만(right dominance) 나머지에서는 회선지로부터(left dominance, 약 15%) 기시하거나 두 동맥으로부터 동시에(balanced) 기원하는 분지들이 있는 경우(balanced, 5~10%)도 있다(Figure 2-10, 2-11).

좌전하행지가 매우 길어서 심첨부를 지나 심실 하벽에까지 주행하는 경우에는 후하행지가 상대적으로 매우 짧은 주행을 보이는 경우도 있다(Figure 2-12).

Posterolateral branch

Right coronary artery에서 posterior descending artery가 갈라진 이후부터 분지하여 좌심실의 하벽 및 후하벽에 분포하는 가지들을 말한다.

Atrioventricular nodal artery

Right coronary artery에서 posterior descending artery가 분지한 이후 심장의 crux 쪽으로 분지하여 방실결절에 이르

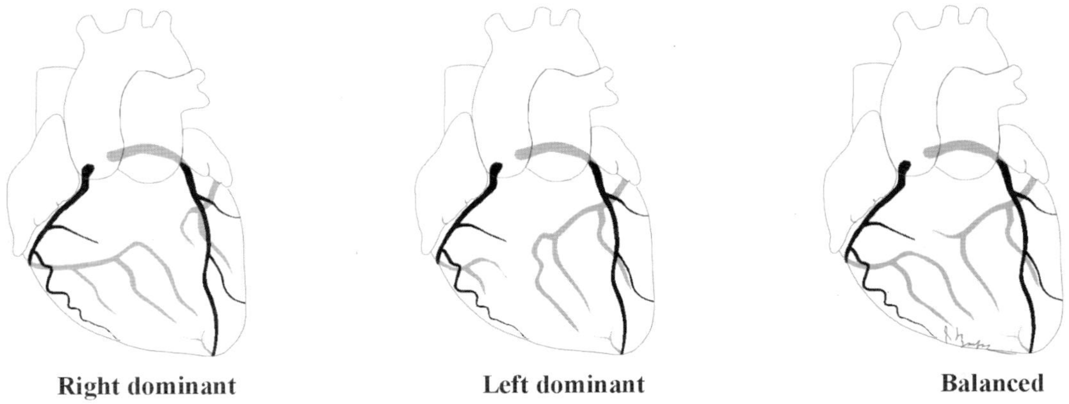

Figure 2-10. Coronary artery dominance

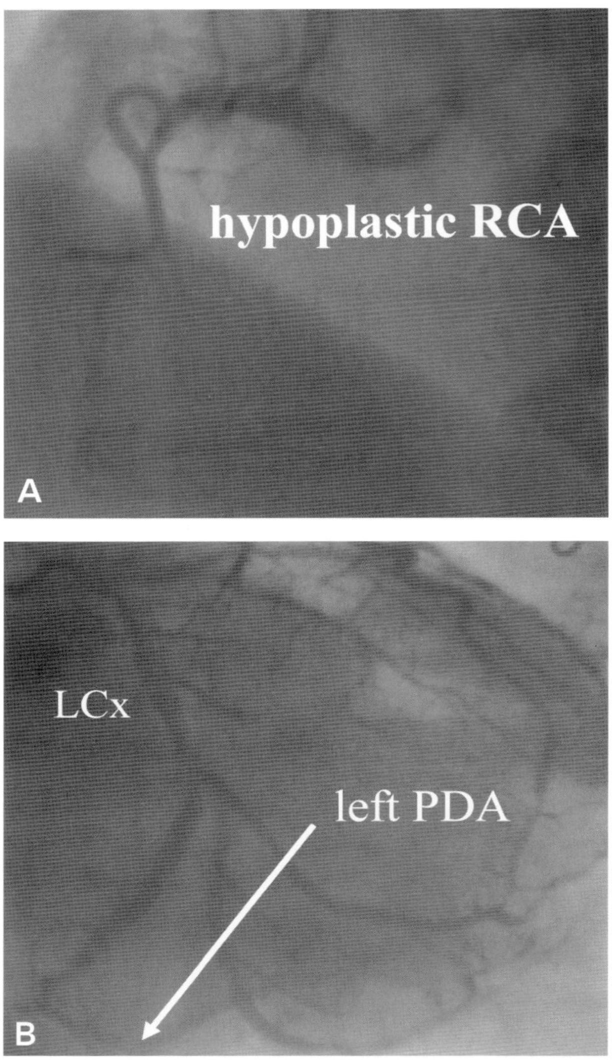

Figure 2-11. Left dominance; posterior descending branch originates from the circumflex coronary artery

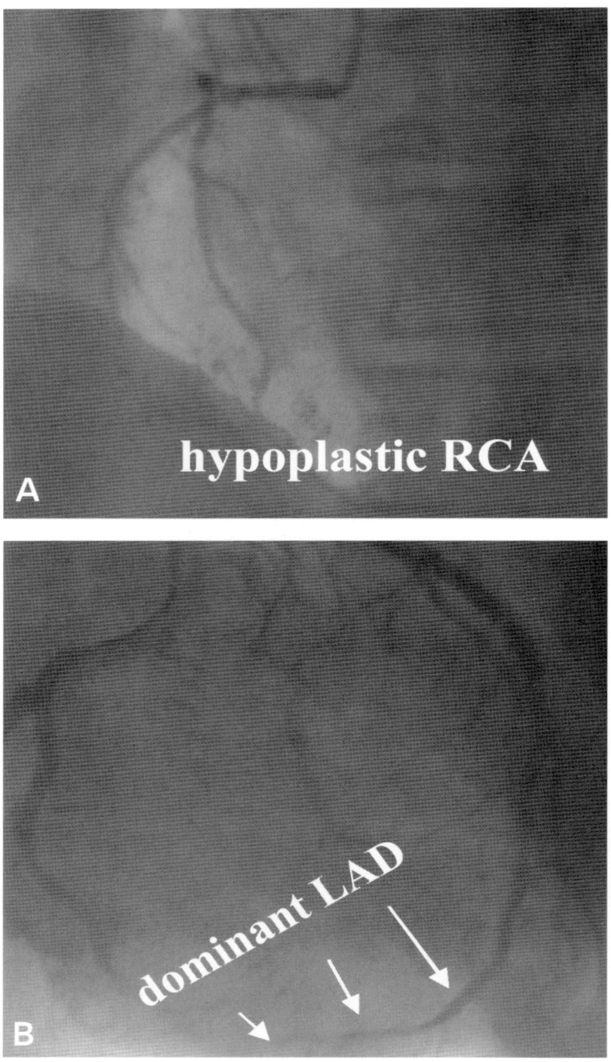

Figure 2-12. Predominant LAD; LAD extending to the inferior wall of LV

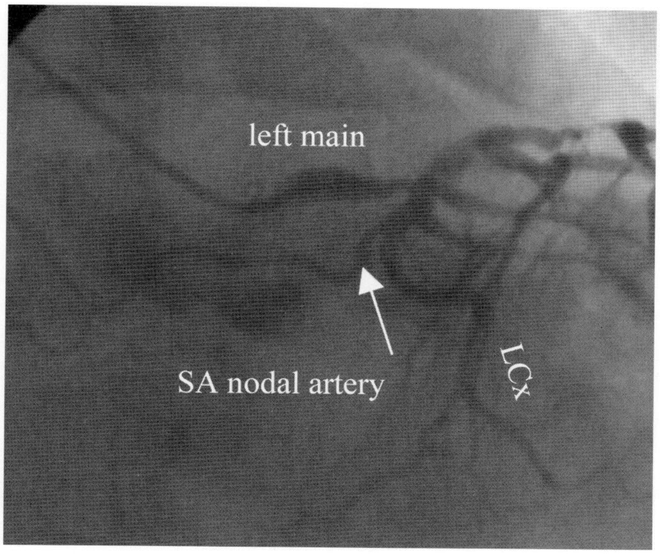

Figure 2-13. Sinoatrial nodal artery originating from the left circumflex coronary artery

는 가지이다. 우측 관상동맥 폐쇄, 혹은 혹은 결찰시 서맥이 발생하는 것은 이 분지의 폐쇄에 의한 방실 차단이 원인이다.

Sinoatrial nodal artery

동방결절에 도달하는 가지로 right coronary artery에서 기시하는 경우도 있고 circumflex artery에서 기시하는 경우도 있다. 우측 관상동맥에서 동방결절 분지가 나오면 그것은 우심방 앞면을 거쳐서 시계 반대, 혹은 정방향으로 하여 상대정맥으로 향하여 결절로 들어가게 된다. 동방결절 분지가 회선지에서 나오면(40~50%) 대동맥 뒤와 좌심방 앞 쪽을 거쳐 상대정맥으로 들어간다. 이 분지는 심방근, crista terminalis, 심방 중격에 혈류공급을 담당한다(Figure 2-13).

Kugel's artery

우측 관상동맥 근위부나 회선지에서 분지하여 심방중격을 따라 앞에서 뒤로 주행하여 방실결절이나 심장 뒤 쪽으로 혈류가 이어지게 하는 동맥 분지이다. 우측 관상동맥이 폐쇄되었을 때 방실결절 분지와 연결되어 우측 관상동맥 원위부에 혈류를 공급하는 부행통로로 기능한다는 점에서 임상적 의미를 갖는다.

Coronary veins

관상동맥을 지난 혈류는 여러 개의 서로 얽혀 있는 정맥 계통을 통하여 우심방으로 들어가며 이들은 관상정맥동(coronary sinus)과 심장 전면의 우심실정맥, Thebesian 정맥으로 이루어져 있다.

관상정맥동은 심십자에 가까운 후방실구(posterior atrioventricular groove)에 위치하며 대 · 중 · 소심정맥, 좌심실 후면 정맥, 좌심방의 vein of Marshall에서 혈류를 유입한다. 이 관상정맥동으로 들어오는 정맥혈은 좌심실로부터 환류되는 혈액이 대부분을 차지한다. 전측 심실간 정맥(anterior interventricular vein)은 전면의 심실간구에 위치하며 좌전하행지에 평행하게 주행한다. 이것은 좌주간 동맥방향으로 상행하여 좌심방 아래의 방실간구로 향하여 대심정맥(great cardiac vein)이 된다. 대심정맥은 후방실간구를 따라 주행하여 좌심실 혈류의 대부분을 받아 좌심방 뒤 끝 부분부터는 관상정맥동이 되어 우심방으로 들어간다. 중간심정맥(middle cardiac vein)은 후측 심실간구 정맥(posterior interventricular vein)으로도 표현되며 심첨부 후면에서 시작하여 후측 심실간구를 따라 후하행지에 평행하게 주행하여 우심방에 직접 유입되거나 관상정맥동에 유입된다. Oblique vein of Marshall은 좌심방 뒤를 따라 주행한 후 대심정맥이 관상정맥동으로 이행하는 부위로 유입된다. 관상정맥동은 2~3 cm을 주행한 다음 우심방내 하대정맥 유입부와 중격부 삼첨판막 사이로 들어온다. 이 입구에는 Thebesian valve가 존재한다. 좌주간 관동맥 분지부부터 관상정맥동 유입부까지는 약 9 cm 정도이다. 좌심실 전체, 심실중격, 좌우심방, 일부 우심실 혈류의 85%는 이 정맥계를 통하여 유입된다. 역행 심정지액 유입 시에 사용된다.

2~4개의 전측 심정맥(anterior cardiac vein)은 전측 방실간구를 따라 주행하여 우심방전면에 직접 유입된다. 소심정맥(small cardiac vein)은 우심실, 우심방에서 혈류를 받아 전측 방실간구를 따라 주행하여 우심방이나 관상정맥동에 유입한다. Thebesian vein은 우심방이나 우심실에 직접 유입하는 작은 정맥들이다(Figure 2-14).

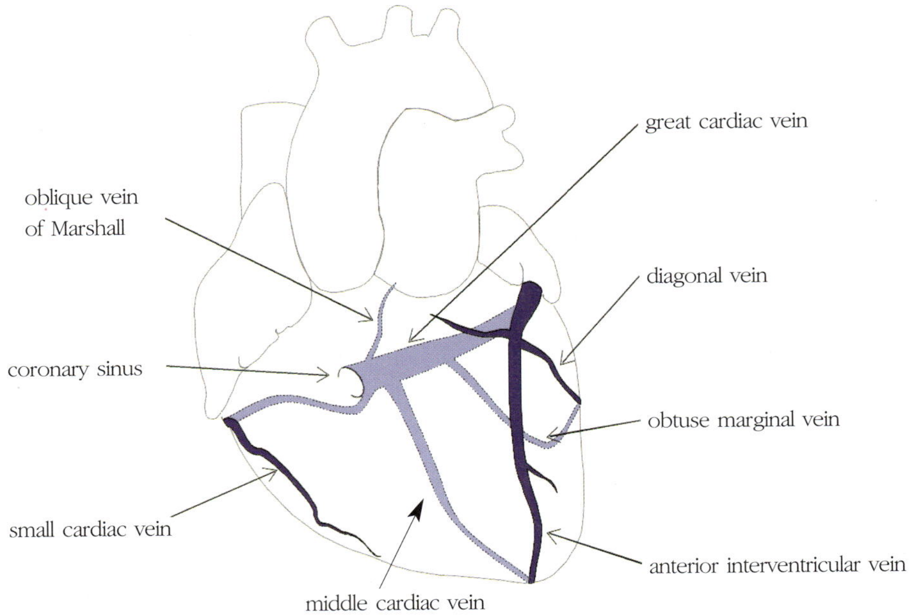

Figure 2-14. Anatomy of coronary veins

비전형적인 구조

Coronary artery bridging

관상동맥의 주요 분지들은 대부분 심외막 아래층에 존재하지만 일부 구간에서는 심근층 내를 주행하며 드물게는 이상 심근 섬유(aberrant epicardial muscle fiber)가 관상동맥 위로 주행하여 해당 구간을 압박할 수 있다. 두 경우 모두 심근 수축 시에 이 구간의 혈관 내경이 좁아지는데 좌전하행지 중간에서 가장 흔하게 볼 수 있다. 관상동맥 조영술을 시행하는 환자의 0.5~0.9%에서 발생하는 것으로 보고 되고 있다. 이론적으로는 관상동맥의 혈류가 주로 심실 이완기에 공급되기 때문에 bridging이 있더라도 심근 허혈이나 이에 따른 증상이 없을 것으로 생각되나 일부에서는 관상동맥 병변 없이 bridging만으로도 증상이 초래될 수 있고 드물게는 심근경색에 이를 수도 있다. 특히 심근 속을 주행하는 분절이 길거나 수축기에 심하게 수축되면(>75%) 심근 허혈의 발생 가능성이 높아진다.

Coronary artery collaterals

서로 다른 영역 혹은 다른 분지들이 교통하는 통로로 작용하는 혈관들은 정상 심장에서도 존재하고 그 내경이 200~300 μm 까지 이르기도 한다. 이런 혈관들은 관상동맥들에 협착 병변이 없는 경우에는 조영술로 관찰이 되지 않고 협착이 심하게 진행함에 따라 내경이 증가하기 시작하여 직경 1~2 mm까지도 커질 수 있다. 이들 부행혈관들은 심외막층, 심근층 및 내막하층 모두에 존재할 수 있다. 부행지의 발달은 관상동맥 폐쇄가 발생하였을 때 심근 경색의 빈도를 낮추고 경색의 범위 또한 줄여주는 역할을 하므로 심근 기능의 보존에 도움이 된다. 하지만 같은 정도의 부행지의 발달에도 불구하고 개인 차에 따라 심장 기능이 보전되는 정도는 크게 다른 것으로 보고 있다.

가장 흔하게 볼 수 있는 부행지들로는 ① 좌전하행지 끝과 후하행지의 끝 사이가 연결되는 경우, ② 우측 관상동맥의 말단 가지인 후측부 분지와 회선지 원위부가 연결되는 경우, ③ 중격지를 통한 좌전하행지와 후하행지 간의 연결, ④ 원추부 가지(conus branch)를 통하여 우측 관상동맥과 좌전하행지 근위부가 연결되는 경우(ring of Vieussens), ⑤ 좌전하행지와 대각지 혹은 둔각지가 연결이 되는 경우 등이다. 이외에 동일한 동맥 내에서 협착 병변 전후로 부행지가 발달하면 "bridging collateral" 혹은 "intracoronary collateral"로 표현한다(그림 2-15, 2-16, 2-17, 2-18).

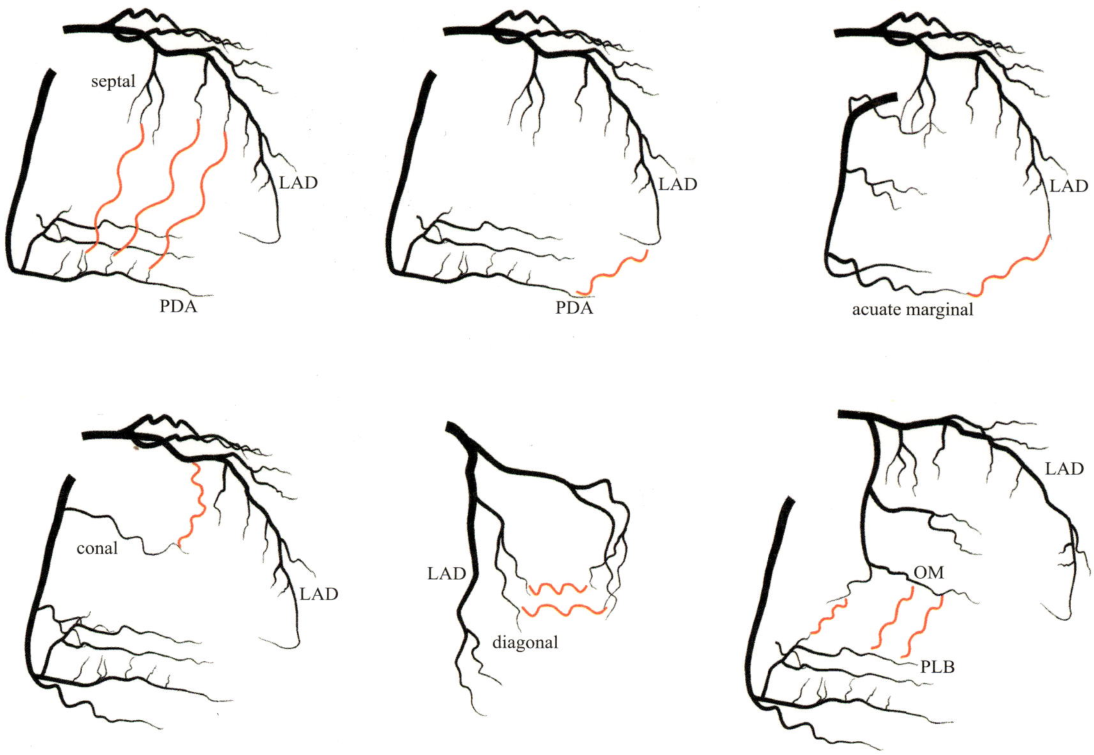

Figure 2-15. Collateral branches of coronary arterial system: intercoronary collaterals

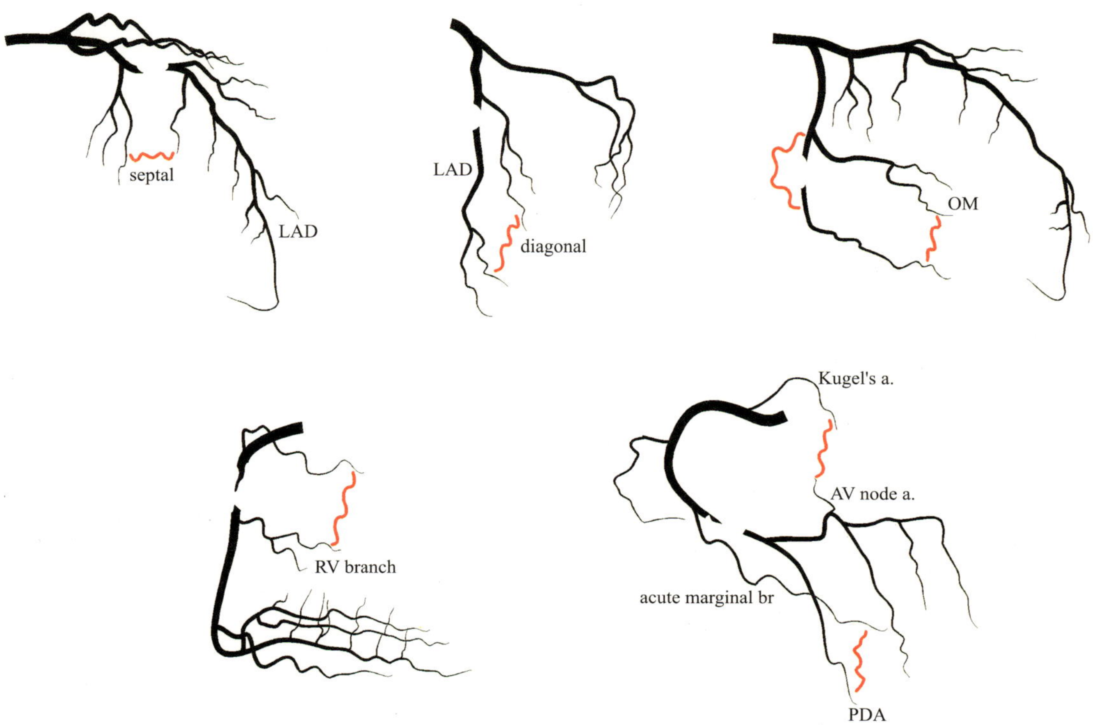

Figure 2-16. Collateral branches of coronary arterial system: intracoronary collaterals

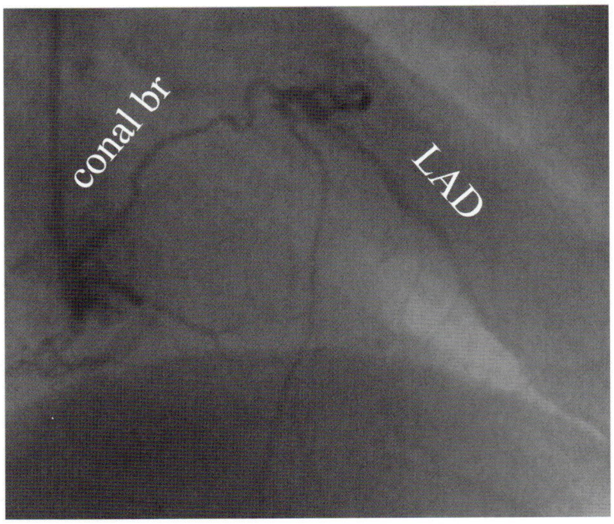

Figure 2-17. Ring of Vieussens seen in right coronary arteriogram

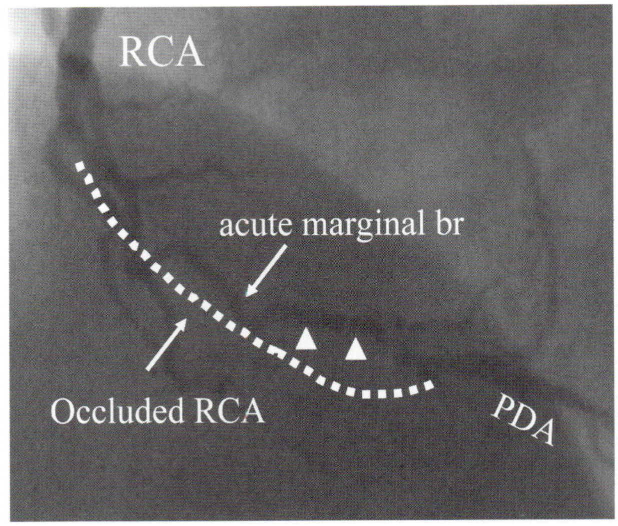

Figure 2-18. An example of intracoronary collateral: distal segment of totally occluded RCA is filled via the acute marginal branch.

관상동맥 조영술의 이해

관상동맥 조영술상 볼 수 있는 것은 가장 말단까지의 모든 분지들이 아니고 심외막층에 존재하는 주요 동맥들과 그들의 2 내지 3차 분지들까지지만 중재술이나 우회수술의 대상이 되는 것은 주요 동맥과 그 1차 분지들이므로 충분한 정보를 제공하는 검사라 할 수 있다. 심장이 흉곽 내에서 비스듬하게 누워 있는 모양을 취하고 있으므로 관상동맥 조영술을 위해서는 정면이나 90도 측면에서 바라보는 모양보다는 좌측 혹은 우측으로 비껴난 방향에서 비스듬하게 바라보는(left or right anterior oblique) 각도로 촬영을 하는 것이 보통이다. 이들 위치 각각에서 환자의 머리 쪽과 다리 쪽으로 다양하게 기울어진 각도로 촬영하면 각 분지들의 모양과 위치 관계를 정확하게 보이는 영상들을 얻는다(Figure 2-19).

각각의 각도 별로 가장 유용한 정보를 제공하는 분지들에 대한 설명은 다음과 같다.

AP caudal view

좌주간 관동맥의 원위부부터 좌전하행지와 회선지의 근위부까지를 잘 볼 수 있다. 회선지는 좌주간 관동맥으로부터 약 90도의 각도로 화면 아래 쪽으로 주행하는 방향을 취

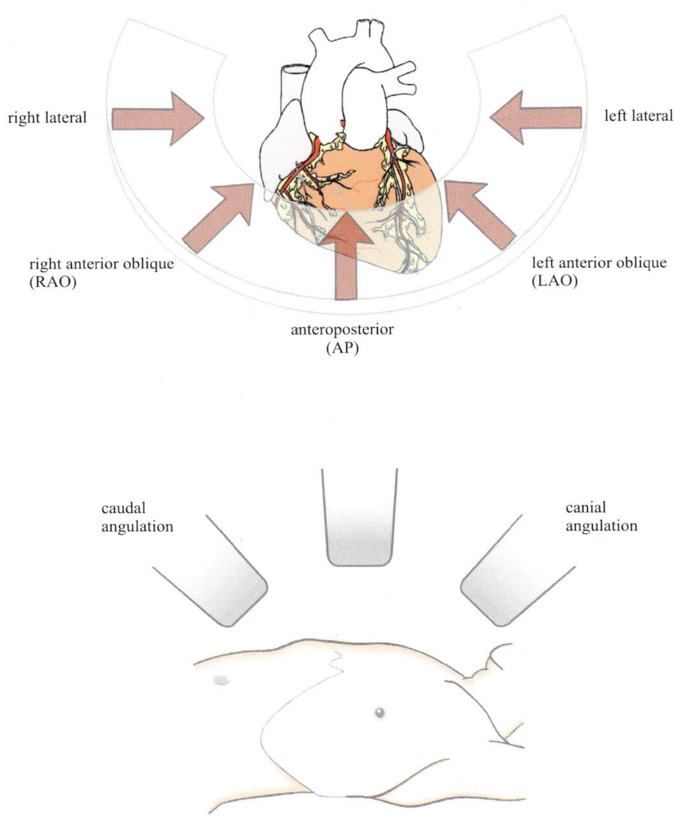

Figure 2-19. Different projections for coronary angiography

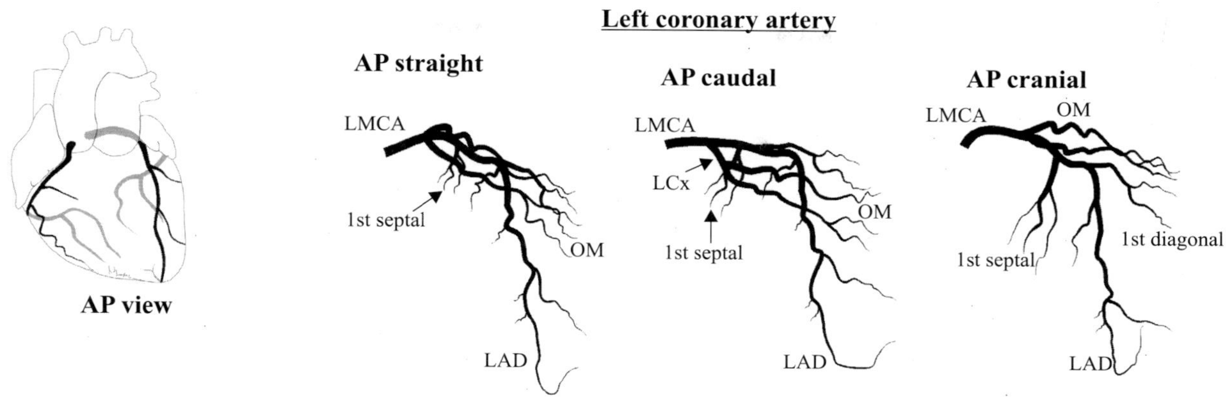

Figure 2-20. Schematic illustration of coronary arterial branches seen in anteroposterior(AP) view of left coronary angiogram

한다. 중간 부위 회선지는 중격지와 겹쳐서 잘 구분되지 않게 된다.

AP cranial view

좌전하행지 중간 부위를 잘 볼 수 있는 각도로 중격지와 대각지들도 잘 구분된다(Figure 2-20).

RAO caudal view

회선지가 가장 길게 보이며 그 분지들인 둔각지들이 가장 잘 구분되는 각도이다.

RAO cranial view

좌전하행지가 화면 상단과 우측에 치우쳐서 보이며 중격지들이 가장 길게 보이는 각도이다.

RAO view에서 우측 관상동맥은 근위부부터 중간부위까지는 다른 분지들과 겹치지 않고 잘 구분되며 conus branch 및 우심실 분지들과의 관계가 잘 파악된다. 원위부는 화면과 거의 직각 방향을 이루기 때문에 잘 구분이 되지 않는다. 후하행지의 주행과 그 중격지들이 잘 보이긴 하지만 후측지들과 겹쳐서 구분이 잘 되지 않는 경우가 많다(Figure 2-21).

LAO caudal view

좌주간 관동맥의 근위부부터 좌전하행지와 회선지 근위부까지를 파악할 수 있다. 환자의 다리 쪽으로 각도를 많이 기울이면(spider view) 좌주간 관동맥의 분지부의 상태를 잘 파악할 수 있다.

LAO cranial view

RAO cranial view와 함께 좌전하행지를 가장 잘 보여주는 각도이며 중격지는 그 관계가 잘 파악되지 않지만 각 대각지들의 위치 및 주행을 확인하기에 가장 좋은 각도이다.

우측 관상동맥은 원위부와 그 분지들인 후하행지, 후측지들의 관계 및 주행을 잘 볼 수 있다(Figure 2-22).

수술 전에 조영 사진을 보면서 각 관상동맥 분지들의 상태를 확인하고 우회도관 문합 부위를 결정하되 문합할 도관만 결정하는 것보다는 직경, 석회화 등 병변 존재 여부, 심근 속 주행의 가능성 등을 고려하여 정확한 문합 위치까지를 계획해 둘 필요가 있다. 특히 수술 경험이 많지 않은 수술자들은 조영 사진 분석 결과를 모식도로 정리해 두는 것이 크게 도움이 된다. 요약 모식도를 그릴 때 Green Lane 병원에서 제안한 diagram을 사용하는 것이 매우 유용하다고 생각된다(Figure 2-23).

이 방법은 실제로 수술 시야에서 심장을 제 위치에 두었을 때, 심첨부를 우측으로 들어 올려서 좌심실 측면을 노출시켰을 때, 심첨부를 윗쪽으로 당겨서 심장 하부를 노출시켰을 때 보이는 관상동맥 분지들의 주행과 같은 모양으로 그림을 그려둘 수 있는 장점이 있다(Figure 2-24).

그림을 그려나가는 요령을 간단하게 설명하면 우선 좌전하행지 및 대각지들의 병변 위치와 주행 모양을 LAO cra-

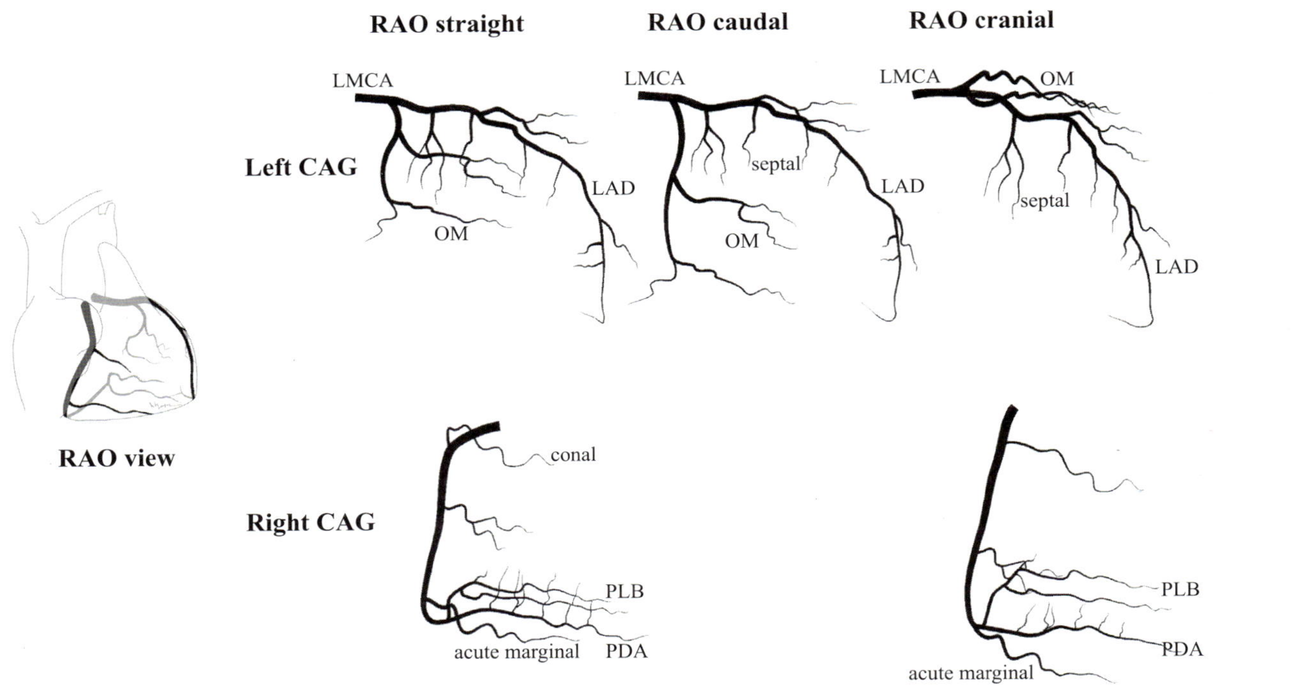

Figure 2-21. Schematic illustration of coronary arterial branches seen in right anterior oblique(RAO) view of coronary angiogram

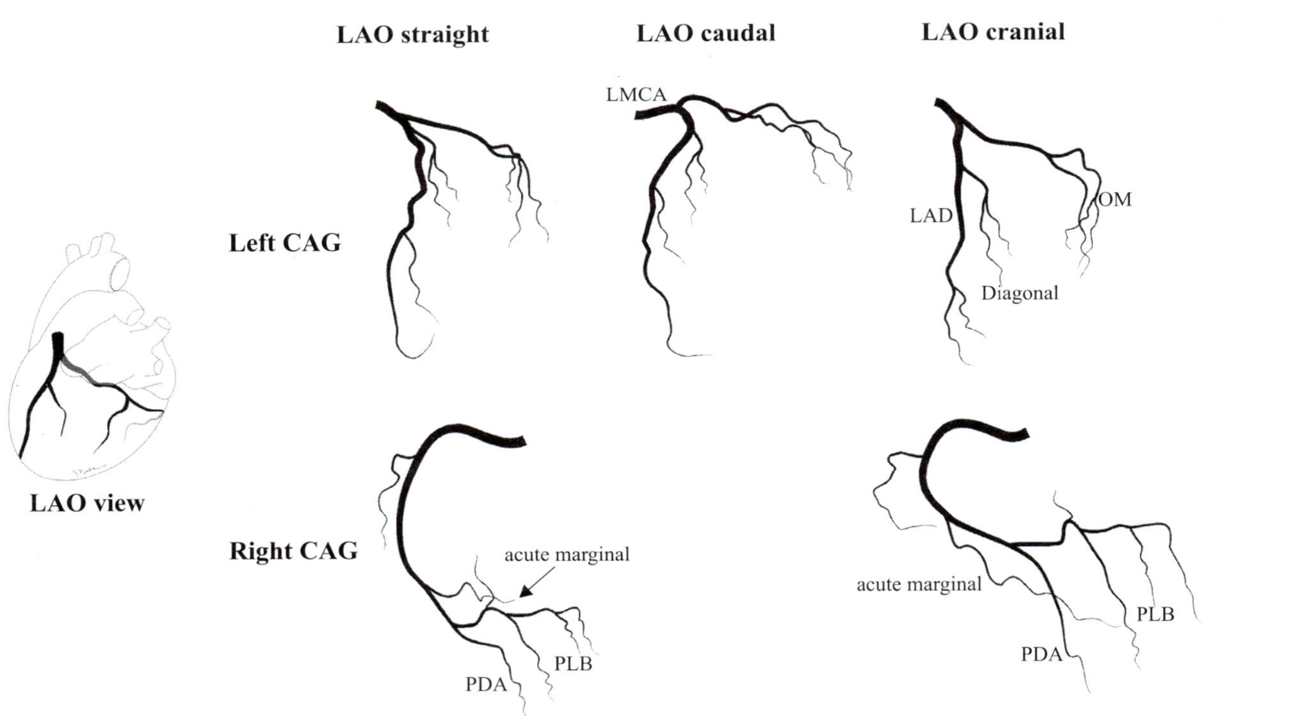

Figure 2-22. Schematic illustration of coronary arterial branches seen in left anterior oblique(LAO) view of coronary angiogram

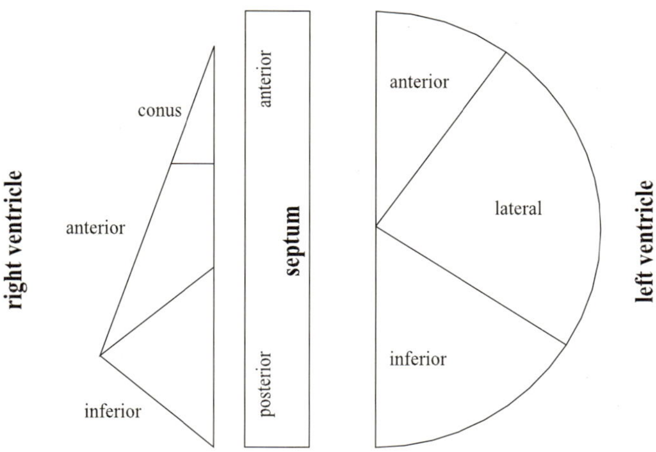

Figure 2-23. Schematic diagram of ventricular surfaces proposed by Green Land Hospital

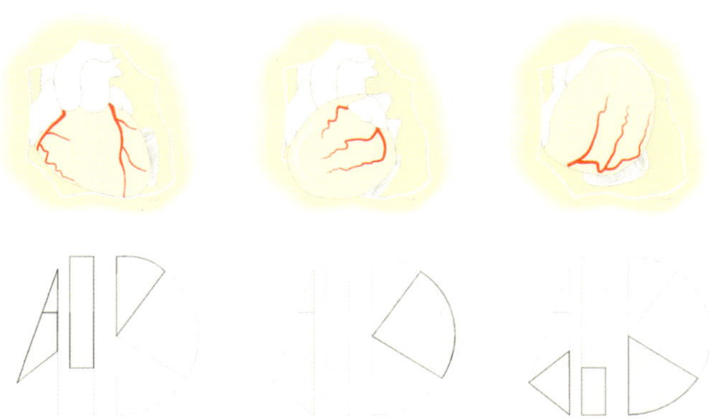

Figure 2-24. Correlation between Green Lane diagram and exposure of the heart surfaces during operation

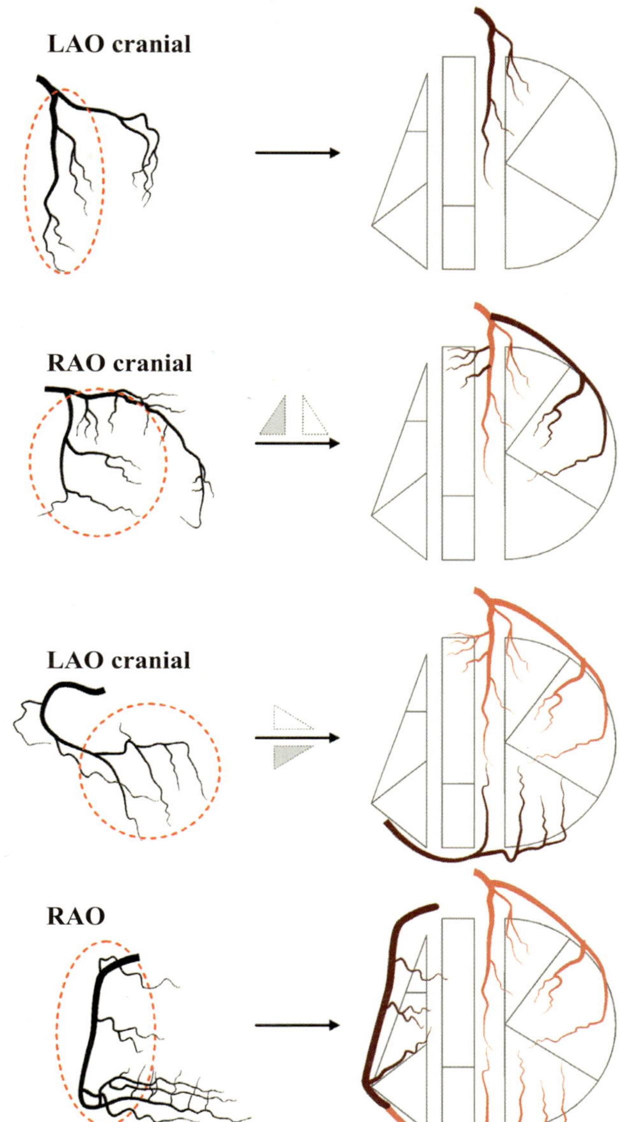

Figure 2-25. Drawing a diagram of coronary arterial anatomy by conversion from coronary angiographic images

nial view에서 보이는 모양대로 그린다. 그 다음 RAO cranial view에서 주요 중격지와 좌전하행지 병변 간의 위치 관계를 파악하여 그린다. 또한 이 view에서 보이는 회선지 및 둔각지들의 병변 위치와 주행 모양을 그리되 좌우가 뒤집힌 mirror image로 그려 넣으면 수술 시야에서 볼 수 있는 모양과 거의 일치하게 된다. 우측 관상동맥 중 acute margin 이전까지 구간은 RAO view에서 보이는 바대로 그리고 원위부 및 후하행지, 후측지들은 LAO view에서 보이는 모양을 그리는데 상하가 뒤집힌 모양으로 그리면 수술 시야와 유사하게 된다. 마지막으로 부행지들이 관찰되면 물결선이나 화살표로 그려 넣으면 모식도가 완성된다(Figure 2-25).

이 모식도에 수술 후 우회도관이 연결된 상태를 그려 놓으면 향후 데이터 취합 및 환자 진료 시나 관상동맥 조영술을 다시 시행할 때 큰 도움이 된다(Figure 2-26).

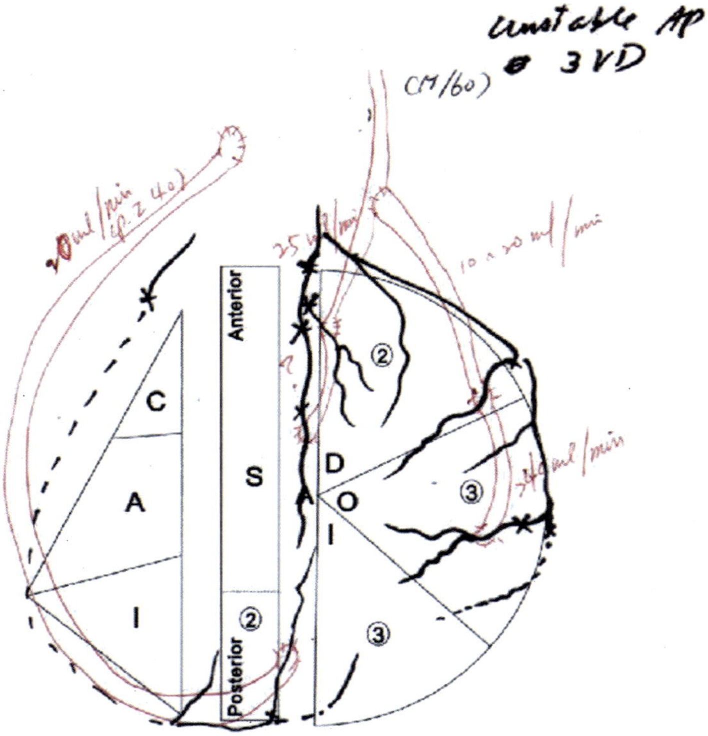

Figure 2-26. An example of diagram recording the coronary arterial anatomy and the surgical procedure

참고문헌

1. Bell MR, Smith HC, Reeder GS. Cardiac catheterization and angiography. In: Giuliani ER, Gersh BJ, McGoon MD, Hayes DL, Schaff HV. Mayo Clinic Practice of Cardiology. 3rd ed. St. Louis: Mosby-Year Book, 1996;340-365.
2. Mock MB, Ringqvist I, Fisher LD, et al. Survival of medically treated patients in the coronary artery surgery study (CASS) registry. Circulation 1982;66:562-8.
3. Schlant RC, Silverman ME, Roberts WC. Anatomy of the heart. In: Hurst JW, Schlant RC, Rackley CE, Sonnenblick EH, Wenger NK. The Heart. 7th ed. New York: McGraw-Hill, 1990;14-35.
4. Greenspan M, Iskandrian AS, Catherwood E, et al. Myocardial bridging of the left anterior descending artery: evaluation using exercise thallium-201 myocardial scintigraphy. Cathet Cardiovasc Diagn 1980;6173-80.
5. Souibri K, Grollier G. Image in clinical medicine. Infarction due to myocardial bridging. N Eng J Med 2005;353:1147.
6. Gensini GG, da Costa BC. The coronary collateral circulation in man. Am J Cardiol 1969;24:393-400.

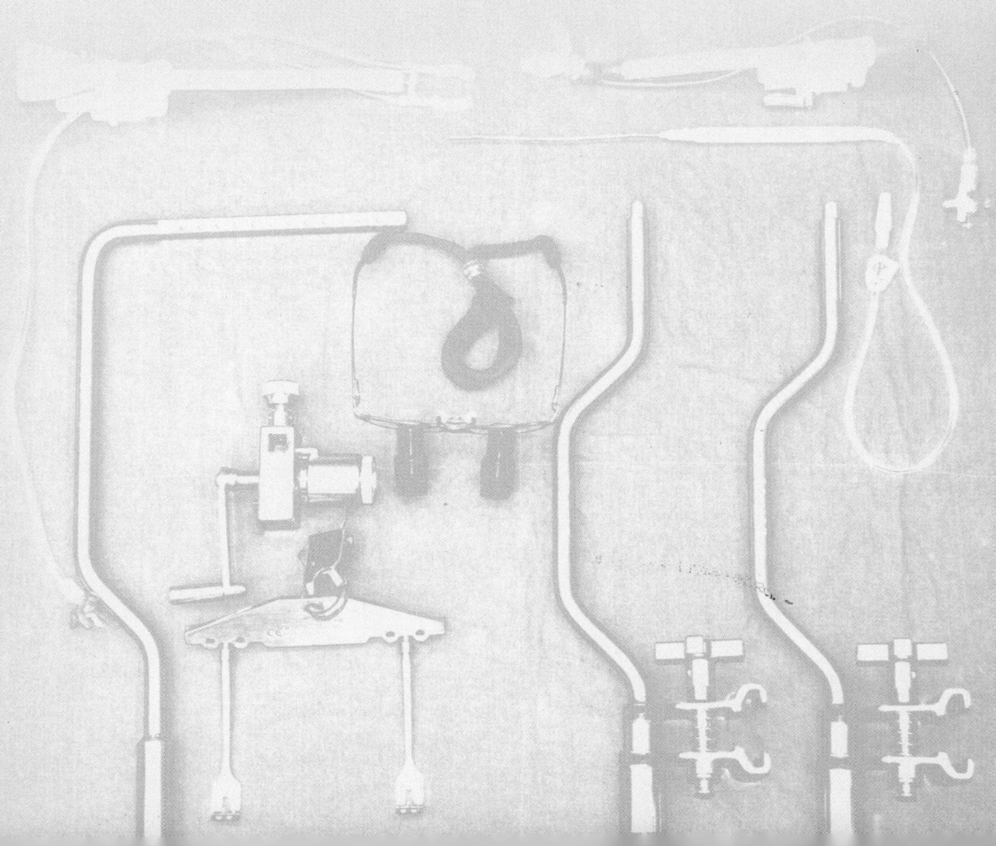

CHAPTER

3 관상동맥우회술의 적응증 및 수술 전 평가

Indication and Preoperative Evaluation before Coronary Artery Bypass Grafting

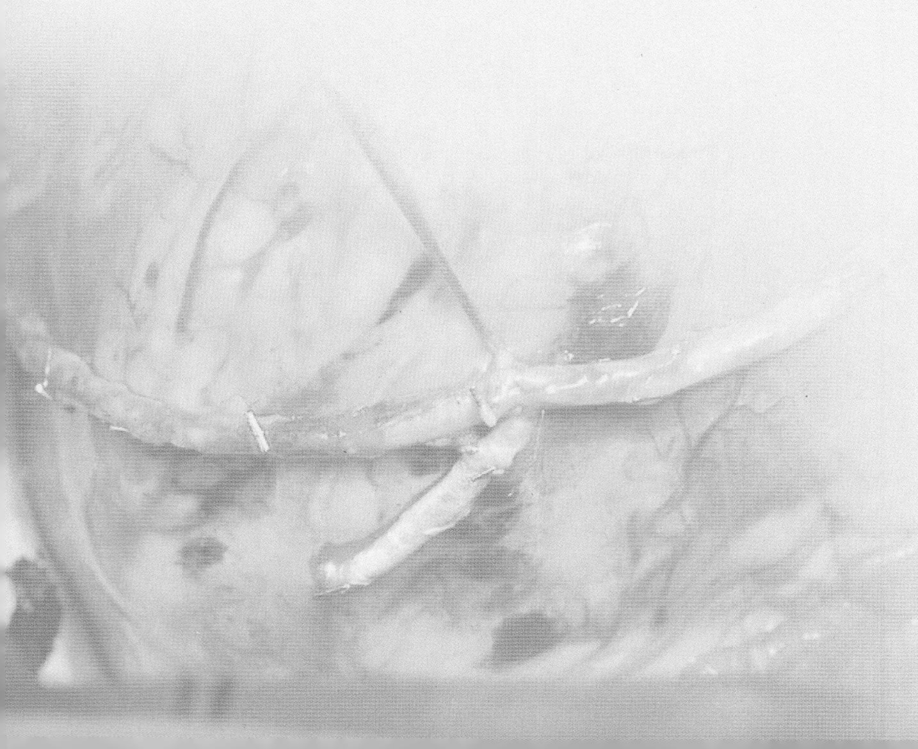

수술 적응증의 결정

관상동맥 질환의 진단은 단계적으로 일정한 검사방법과 임상 증상으로 평가하게 된다. 협심증의 정도는 환자의 주관적인 표현에 의해서 결정된다. 심근 허혈의 심각성을 가장 기본적으로 평가하는 척도이지만 지나치게 주관적으로 평가될 수 있고, 또한 당뇨가 있는 환자에서는 소위 "silent ischemia"로 관상동맥에 심각한 협착이 있음에도 통증을 느끼지 못하는 경우가 있어 증상과 허혈의 정도가 반드시 일치하지 않을 수 있다는 것을 염두에 두어야 하겠다. 협심증의 정도를 기술하는 데는 표와 같은 기준이 보편적으로 사용되고 있다[1](Table 3-1).

TABLE 3-1.
Canadian Cardiovascular Society angina Classification (CCSC)

0 =	no angina
1 =	angina only with strenuous or prolonged exertion
2 =	angina with walking at a rapid pace on the level, on a grade, or up stairs (slight limitation of normal activities)
3 =	angina with walking at a normal pace less than 2 blocks or one flight of stairs (marked limitation)
4 =	angina with even mild activity

심전도는 가장 기본적이면서 간단한 검사법이고 비정상이면 확실하게 이상을 예측할 수 있지만, 만성 안정형 협심증 환자에서는 반 이상이 정상으로 나타날 수 있다.

운동부하 심전도는 간단하고 효과적인 방법중의 하나로써 선별 검사법(screening test)으로 이용되고 있다. ST분절이 1 mm 이상 떨어지면 90%의 가능성이고, 2 mm 이상 떨어지면 확진이 가능하며 이 ST분절이 일찍 변화하거나 검사 후에도 지속되면 다발성 질환의 가능성을 예고한다. 그러나 운동부하 심전도 검사는 검사 중 심장 발작이 발생할 위험이 있어 고위험 환자에서는 금기이다.

심근스캔은 심근에서 허혈의 존재 여부 및 해부학적 위치를 비교적 정확하게 지적해주고 또한 허혈 심근의 가역성, 즉 재관류술 후 심근 기능의 회복 가능성을 예측하는 지표로 이용된다.

이러한 검사 결과 허혈성 심질환의 존재가 강력히 예측되면 확진 목적과 동시에 관상동맥 협착의 위치와 정도 등을 평가하여 적절한 치료 방법을 결정하기 위하여 혈관조영술(angiogram)을 시행한다. 관상동맥계를 좌전하행지(left anterior descending artery, LAD), 회선지(circumflex artery, LCx) 및 우측 관상동맥(right coronary artery, RCA)의 세 갈래로 나누어서 조영술 상 의미있는 협착 병변 즉, 50% 이상의 내경 협착이 발견되는 영역의 수에 따라 단일혈관질환, 이중혈관질환, 삼중혈관질환 등으로 분류한다.

협심증의 일차적인 치료는 약물 요법이지만 통증의 강도 및 약물 치료에 대한 반응 정도에 따라, 또한 병변의 위치와 심장 기능 등의 요인으로 예측되는 환자의 예후에 따라 재관류술(revascularization)이 필요한 경우가 많다. 재관류 요법은 경피적 중재술에 의한 재관류술(interventional revascularization)과 외과적 수술에 의한 재관류술, 즉 관상동맥

TABLE 3-2.
Indication for coronary artyery bypass grafting

Anatomic Ix	Functional Ix
left main disease	disabling angina refractory to medical therapy
proximal LAD & Cx	ongoing ischemia/progressive heart failure in STEMI
triple vessel disease	significant viable myocardium in poor LV function
total occlusion	bypassable lesion in life-threatening ventricular arrhythmia
trifurcation/bifurcation	failed PCI
diffuse long/small vessel	
tandem lesion	
restenosis	

우회술(coronary artery bypass grafting)이 있다. 최근에는 스텐트의 발전과 더불어 중재요법이 급격하게 증가하였지만 아직도 우회술이 보다 양호한 장기 결과를 나타내는 경우가 상당수 있다(Table 3-2).

수술 요법과 내과적 약물요법의 장기 성적을 비교한 연구들의 일반적인 결론은 좌측 주관상동맥에 심각한 협착 병변이 있는 경우, 삼중혈관질환이 있으면서 심기능이 저하된 경우, 이중혈관질환 중 좌전하행지 근위부(proximal LAD)에 병변이 동반된 경우, 이외 심한 허혈과 다발성 병변 등에서는 수술 요법이 우월하다는 것이다. 또한 최근의 경피적 중재술과 수술 요법에 대한 비교 연구 결과로 다발성으로 많은 병변이 있는 삼중혈관이나, 길고 심하게 좁아진 경우, 분지부위(bifurcation), 완전 폐쇄된 병변 등이 있어 중재술의 성공률이 낮다고 평가되면 수술요법이 추천되고 있다. 중재시술 이후의 재협착률을 보면 bare metal stent를 삽입한 경우 1년 이내에 약 20%를 상회하고 근래 각광받고 있는 drug-eluting stent의 경우도 10%에 육박하는 반면 우회수술 후 10년 간의 장기 추적에서는 재협착에 의한 재수술이나 재중재술률은 1~2%에 불과하다. 특히 병변의 위치에 따라 좌측 주관상동맥 병변이나 주요 혈관 입구를 침범한 병변에 대해서는 수술의 장기 결과가 훨씬 양호하다. American Heart Association과 American College of Cardiology가 공동으로 제시한 지침에서 수술의 적응증으로 추천한 바는 별도 첨부된 표(appendix)(Table 3-7)에 기술된 바와 같다[2].

관상동맥 조영술

관상동맥 조영술은 질환의 확진 및 치료 방침 결정에 가장 중요한 검사이다. 수술 전 조영술 소견을 검토할 때는 우선 협착 병변의 위치 및 협착 정도에 따라 우회도관 연결이 필요한 분지의 개수와 위치를 파악해야 한다. 근위부에 50~70%의 협착이 있고 직경 1 mm 이상이 되는 분지는 일단 모두 우회의 대상으로 선정한다. 혈관의 크기 이외에도 병변의 상태 및 석회화 여부, 다른 분지들과의 관계 및 거리, 해당 부위 심근의 허혈 여부, 가용한 우회도관 등을 고려하여 최종적으로 우회 여부를 결정한다. 완전 폐쇄된 혈관의 경우에는 부행지에 의하여 조영되는 순간을 면밀하게 검토해서 우회 대상에서 누락하지 않도록 주의하고 심근 속 주행(intramyocardial course)하는 분지가 있는 지 등도 파악하여 놓는 것이 수술 중 예기치 않은 곤란에 직면하는 것을 피할 수 있다. 그 밖에 가능하면 양측 내흉동맥 및 상행대동맥 등의 상태를 파악할 수 있도록 조영술 범위에 포함시키는 것이 바람직하다(Figure 3-1).

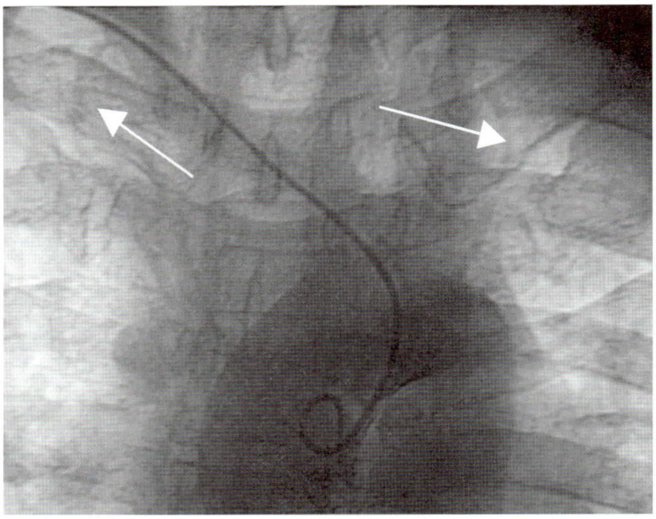

Figure 3-1. Both internal thoracic arteries visualized in ascending aortogram

수술적응 시 혈관 조영술 결과를 기술함에 있어 가장 많이 사용되는 용어 및 상황을 정리하면 다음과 같다.

Lesion descriptions

chronic total occlusion(CTO)

LAD가 완전 폐쇄되어 있고 폐쇄 병변 이하로는 부행지를 통하여 혈류를 공급받고 있는 경우이다(Figure 3-2).

RCA 근위부에 다발성 병변이 있고 중간 부위에서 완전 폐쇄되어 있다(Figure 3-3).

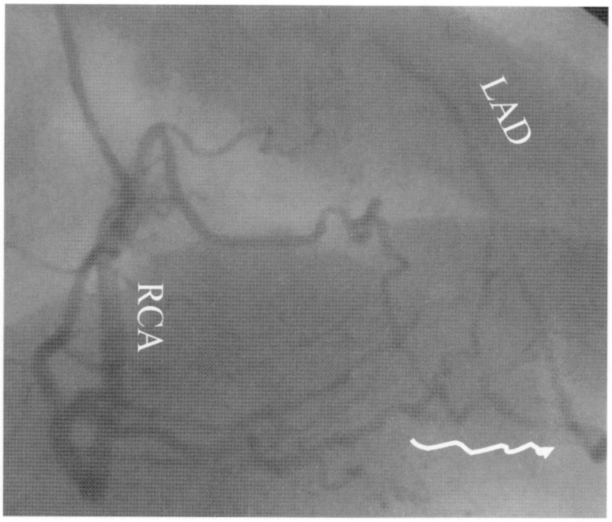

Figure 3-2. Totally occluded left anterior descending artery filled by collateral branches from the right coronary artery

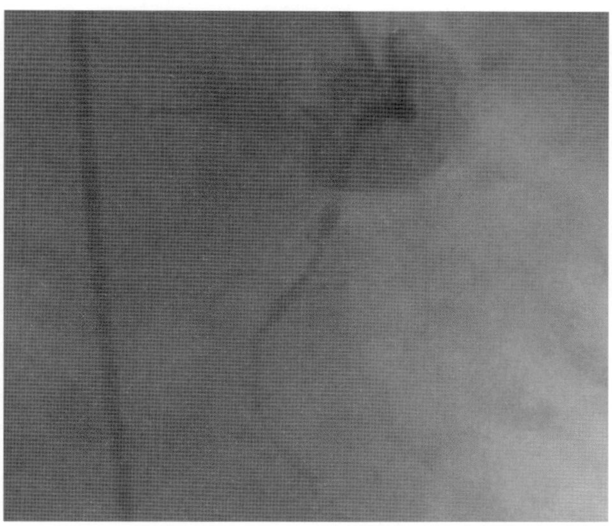

Figure 3-3. Total occlusion of the right coronary artery at the distal part

subtotal occlusion

RCA 원위부 병변이 거의 완전 폐쇄된 것처럼 보이나 아직 원위부로의 혈류는 유지되고 있다(Figure 3-4).

tandem lesion

LAD에 연속적으로 여러 협착 병변들이 다발성으로 존재하고 협착 부위의 사이에는 어느 정도 내경을 유지하고 있는 구간들이 보인다(Figure 3-5).

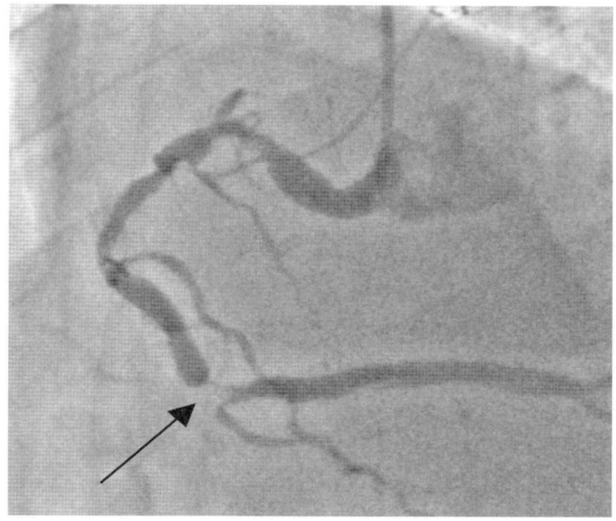

Figure 3-4. Subtotal occlusion of the distal right coronary artery

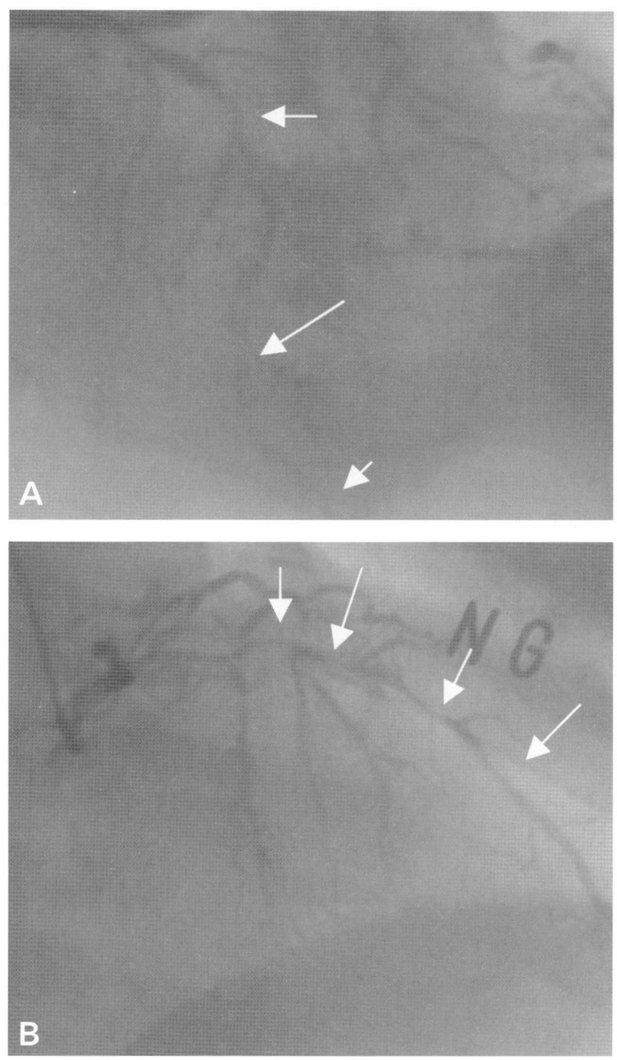

Figure 3-5. Multiple tandem lesions of LAD seen in coronary angiogram

bifurcation lesion

LAD 중간 부위에서 대각지가 분지하는 부위에 협착 병변이 있다(Figure 3-6).

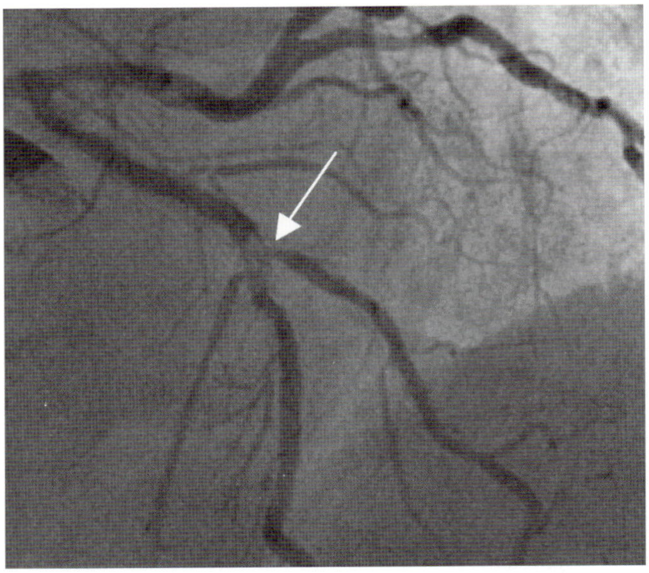

Figure 3-6. A tightly stenotic lesion of LAD in the origin of a large diagonal branch and a septal branch

trifurcation lesion

좌측 주관상동맥 원위부가 LAD, LCx 및 중간지(ramus intermedius)로 분지하는 부위에 심한 협착이 있다(Figure 3-7).

left main lesion

좌측 주관상동맥의 병변과 그 분지 부위의 병변은 관상동맥 조영술 중 LAO caudal angulation view, 소위 spider view라 부르는 각도에서 잘 관찰된다. 특히 다른 view에서 대각지의 시작 부위가 다른 분지들과 겹쳐서 분별이 잘 되지 않을 때는 반드시 spider view에서 확인한다. 좌측 주관상동맥의 병변은 50% 이상의 협착부터 의미있는 병변으로 판단한다. 주관상동맥 병변이 심하고 흉통이 있으면 준응급 상황으로 취급해야 하며 일부에서는 대동맥내 풍선펌프로 수술 전 처치를 하기도 한다(Figure 3-8).

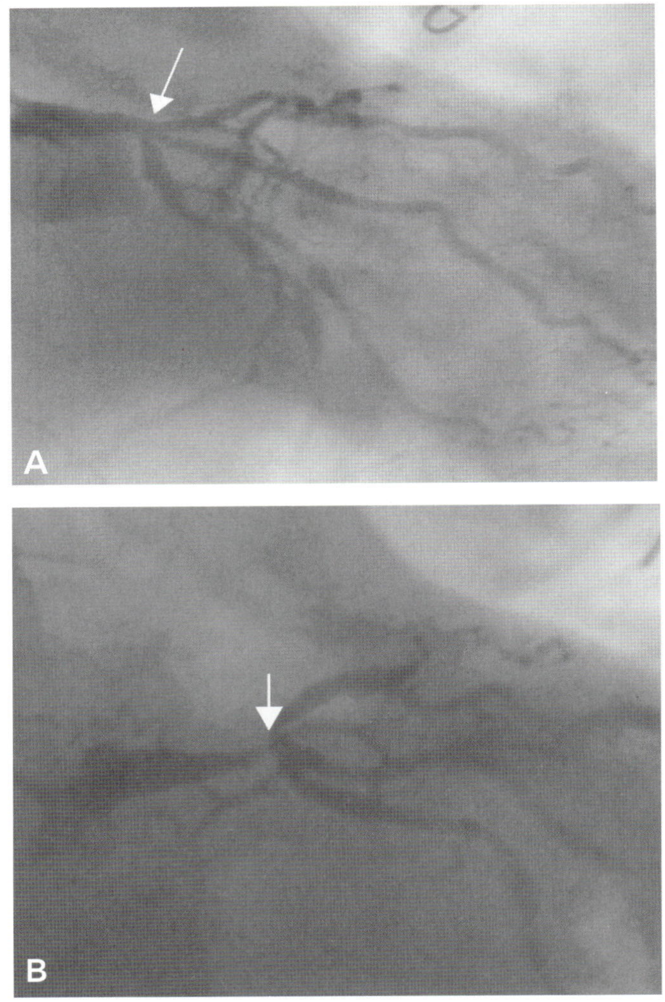

Figure 3-7. A tightly stenotic lesion of the left main coronary artery at its trifurcation into LAD, LCx, and large ramus intermedius branch

left main equivalent

좌측 주관상동맥 자체에는 협착이 없으나 LAD와 LCx의 시작 부위가 심하게 좁아져 있다. 이런 경우 좌측 주관상동맥 협착과 같은 임상적 의미를 두어 취급한다(Figure 3-9).

ostial lesion

각각 LAD와 LCx 개구부에 심한 협착이 있다. 중재시술시 협착이 없는 다른 분지까지 문제가 생길 수 있어 수술로 치료 방침이 결정되는 경우가 많다(Figure 3-10).

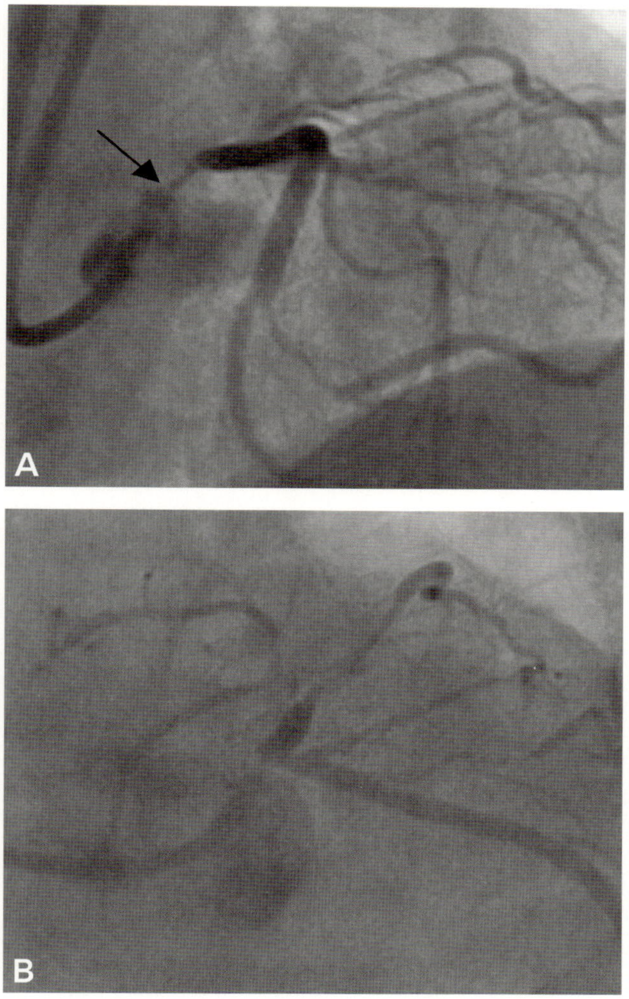

Figure 3-8. Left main lesion seen in RAO view(A) and the spider view(B)

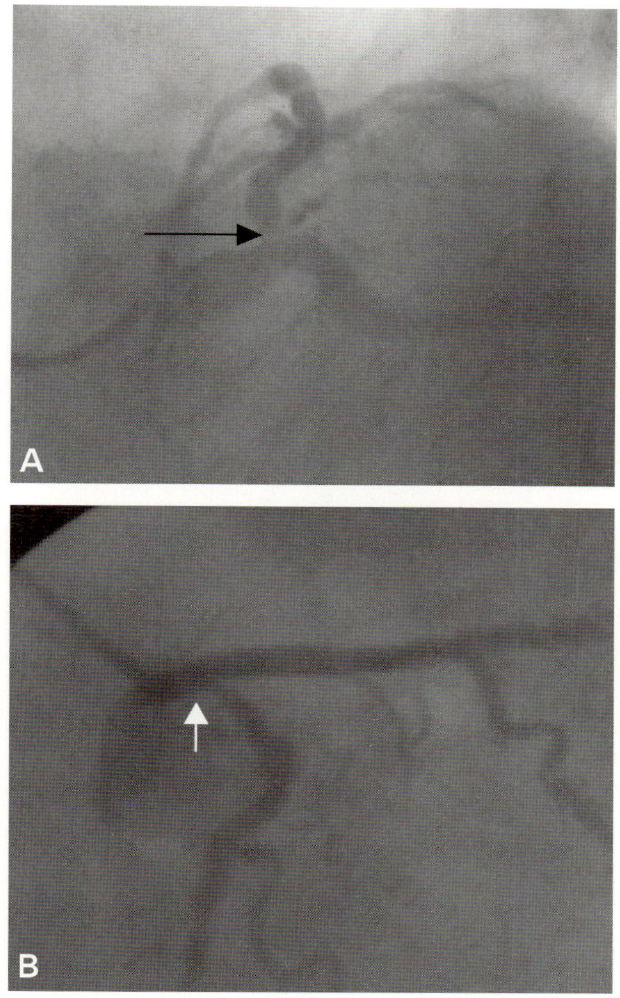

Figure 3-10. Ostial stenosis of LAD(A) and LCx(B)

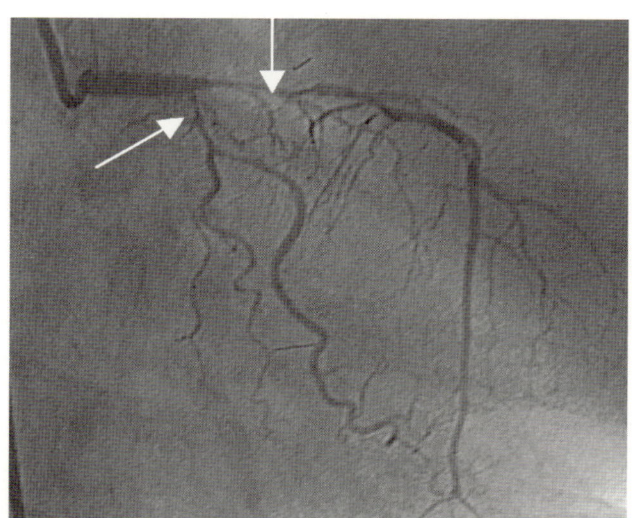

Figure 3-9. Left main-equivalent lesions; stenosis of LAD and LCx at their proximal segments

diffuse long lesion

LAD 전장의 내경이 불규칙한 경계를 보이고 내경이 작아져 있다(Figure 3-11).

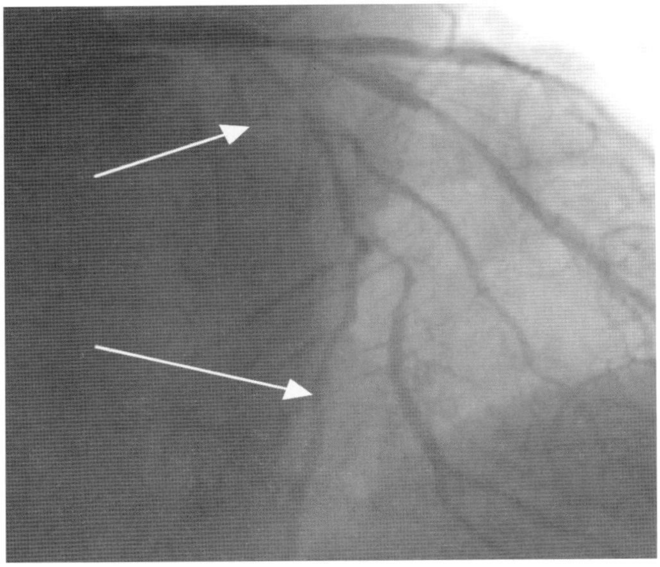

Figure 3-11. Long diffuse lesion of LAD

culprit lesion

현 시점에서 환자의 흉통이나 심근 경색의 직접적인 원인으로 추정되는 협착 병변을 말한다. 사진은 불안정형 협심증으로 내원한 환자의 조영술 소견으로 여러 혈관에 다발성 병변이 존재하나 RCA 원위부 병변이 가장 심하며 통증의 원인으로 판단되는 경우이다. 조영술 소견 뿐 아니라 심전도상 ST 분절 변화를 보이는 전극들의 위치, 초음파 검사 상의 심근 벽 운동 이상을 보이는 부위 등을 종합하여 판단한다(Figure 3-12).

concentric vs. eccentric lesion

협착 병변의 모양이 비교적 대칭적인지 아니면 내경 한쪽으로 치우친 병변인지를 기술하는 표현이다(Figure 3-13).

spasm

ergonovine을 주사하여 관상동맥의 수축을 유발한 결과 정상적인 내경을 보이던 LAD와 RCA가 수축되는 소견을 보인다(Figure 3-14).

Lesions-specific characteristics of type A, B, C lesions[3]

Table 3-3은 혈관 조영 소견에 따라 관상동맥 협착 병변의 정도를 기술한 것이며 이는 주로 경피적 중재술의 적용 가능성 및 난이도를 기준으로 한 것이다.

Restenosis

In-Stent Restenosis

중재 시술 후 추적 검사에서 스텐트 삽입 부위가 완전 폐쇄 혹은 심하게 협착된 소견을 보인다(Figure 3-15).

In-Segment Restenosis

스텐트 삽입 후 발생한 재협착이 스텐트 전후 5 mm까지 침범했을 때를 의미한다(Figure 3-16).

Target Vessel Failure

스텐트가 삽입된 곳에서 5 mm 이상 떨어진 부위에 새로운 협착 병변이 발생한 경우를 의미한다(Figure 3-17).

In-stent restenosis에 대하여 스텐트가 삽입된 위치에 중재시술을 다시 시행하는 경우 Target Lesion Revascularization(TLR)이라 하고 스텐트가 삽입된 위치가 아닌 다른 부위의 병변에 대한 중재시술은 Target Vessel Revascularization(TVR)이라 한다.

기타 평가가 필요한 항목들

관상동맥 우회수술은 우회도관을 연결한 만한 분지가 남아 있지 않은 경우나 비가역적인 심근 손상으로 심한 심기능 부전이 발생한 경우와 같은 심장 상의 금기증 이외에 기타 장기의 심각한 질환으로 수술 후 회복에 큰 장애가 예상

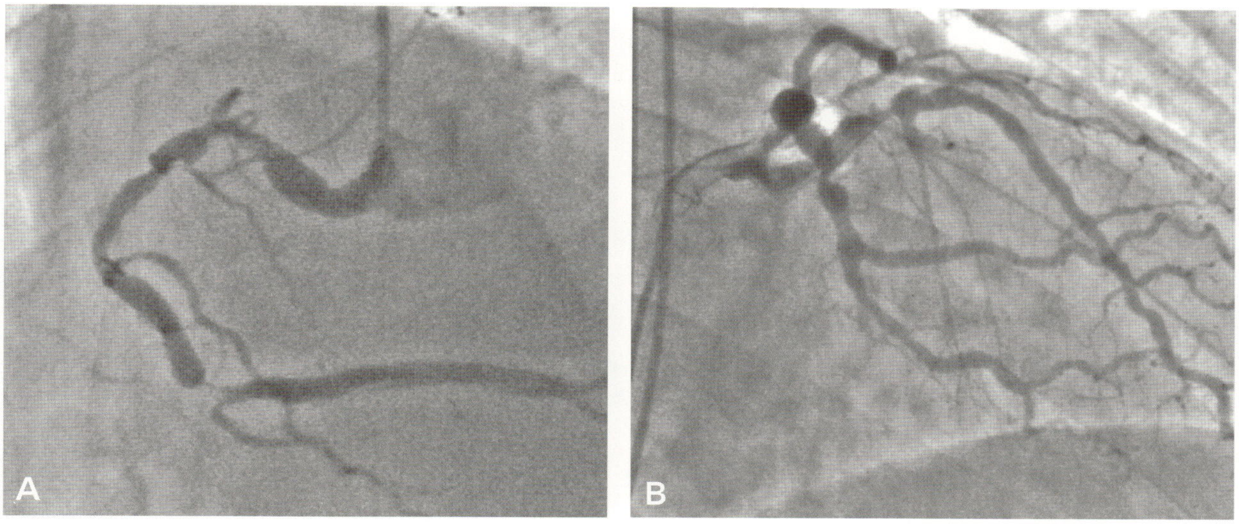

Figure 3-12. Multiple lesions seen in right(A) and left(B) coronary angiograms. In this case, the tight stenosis of distal RCA was thought to be the cause of the patient's unstable condition, i.e., non-ST elevation infarction of the inferior wall.

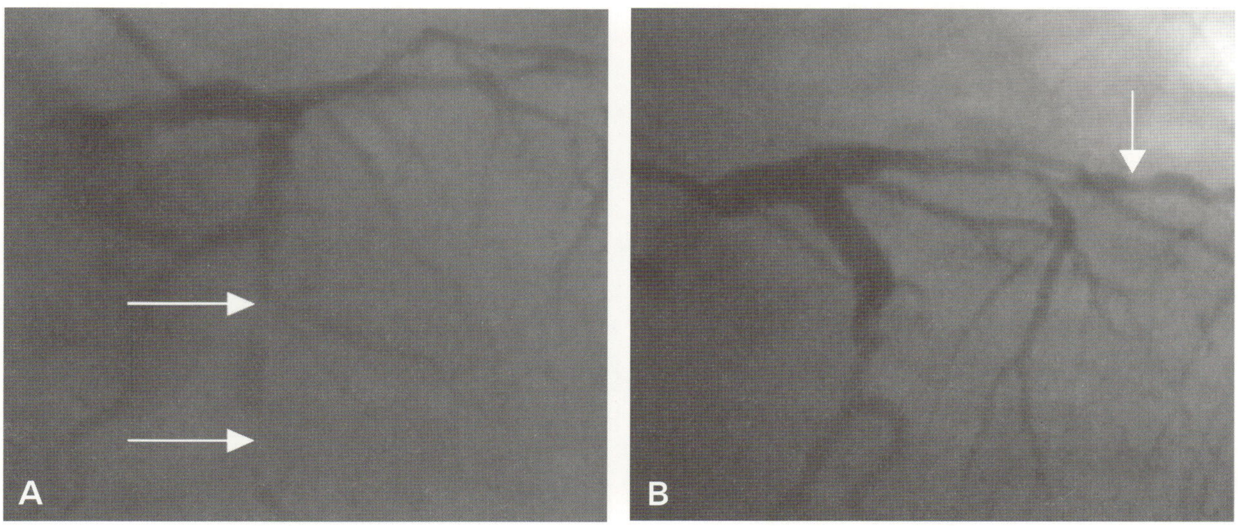

Figure 3-13. Concentric(A) vs. eccentric(B) lesions in coronary angiogram

되는 경우 시행할 수 없다. 대표적인 금기증은 Table 3-4에 정리한 바와 같다. 수술 전 검사에는 이와 같은 금기증이나 위험 요소를 사전에 파악하는 데 필요한 항목들이 포함된다.

좌심실 기능

경흉부 초음파 검사로 전반적 심장 기능, 국소 심근벽 운동 장애 여부, 판막 이상의 동반 여부 등을 평가한다. 국소 심근벽 운동은 "1=normal, 2=moderate hypokinesia, 3=severe hypokinesia, 4=akinesia, 5=dyskinesia, 6=aneurysmal present"로 서술하며 hypokinesia가 있는 부분들은 대부분 수술 후 운동 장애가 호전되는 것으로 알려져 있다.

심근 경색이나 허혈로 심한 국소 심근벽 운동 이상이 있고 수술 후 호전 가능성 즉 가역성 여부를 예측하고자 할 때는 dobutamine 부하 심초음파(dobutamine stress echocardiography, DSE), 심근 동위원소 촬영(single-photon emission computed tomography, SPECT), 양자방출 단층

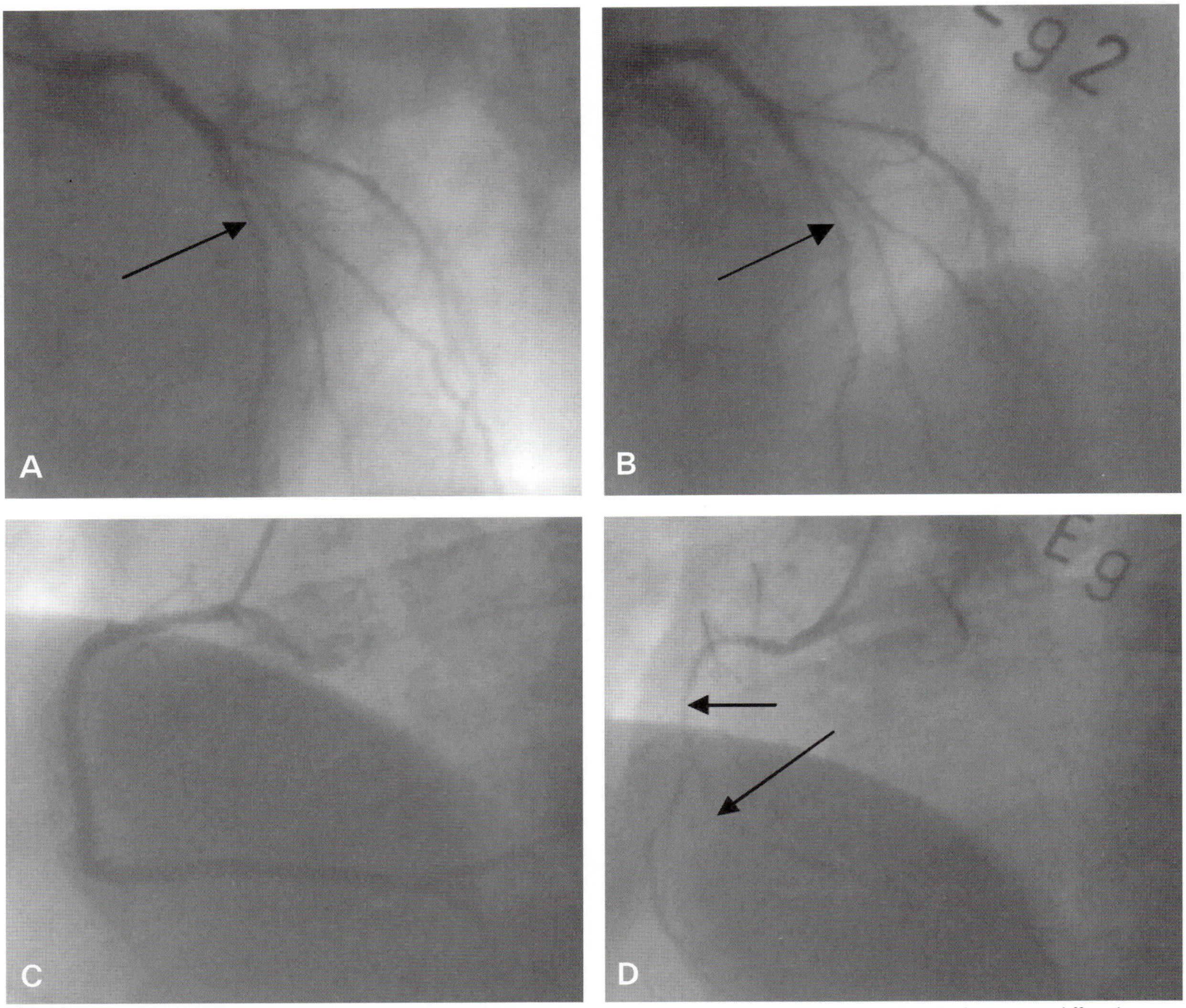

Figure 3-14. Coronary artery spasm seen in angiogram: normal-looking LAD(A) and RCA(C) became diffusely narrow after injection of ergonovine(B, D).

촬영(positron emission tomography, PET), 심근 자기공명 영상(magnetic resonance imaging, MRI) 등을 시행한다. 이들의 장단점은 표에 정리한 바와 같다(Table 3-5).

이들 심장 기능 검사는 혈관 조영술만으로 중재시술이나 수술의 적응 여부를 판단하기 애매할 때도 치료 방침 결정에 도움이 된다. 조영술상 병변의 정도와 임상적 의미에 대한 판단이 곤란할 때 심초음파 검사상 해당 영역의 심근 운동에 이상이 있는 경우, 부하 시 심근 운동이 악화될 때, 동위 원소 촬영 상 가역적인 관류 결손이 발견될 때는 협착 병변이 의미있는 것으로 판단하여 재관류요법의 적응이 되는 것이다. 그림에 보이는 예는 좌전하행지에 국소 박리 병변이 발견되었고 환자의 증상이 뚜렷하지 않았으나 심장 초음파 상 좌심실 전벽과 심실 중격에 운동 저하가 동반되어 있었기 때문에 우회수술을 시행했던 경우이다(Figure 3-18).

혈액 응고 관련 검사

혈소판 수치(platelet count), prothrombin time, partial thromboplastin time, bleeding time, antithrombin III, cold reactive protein(CRP) 등을 검사하여 혈액 응고 장애나 과응고 상태 여부를 확인한다(Table 3-6).

드물지만 cold agglutinin을 가지고 있는 환자에서 수술 중 체온이 떨어지는 경우, 특히 심폐바이패스를 가동하는

TABLE 3-3.
Characterization of coronary artery lesions in angiogram

Type A lesions	Little or no calcification
Discrete(< 10 mm long)	Less than totally occlusive
Concentric	Nonostial in location
Readily accessible	No major branch involvement
Nonangulated segment, < 45°	Absence of thrombus
Smooth contour	
Type B lesions	Moderate to heavy calcification
Tubular (10 to 20 mm long)	Total occlusion < 3 months old
Eccentric	Ostial in location
Moderate tortuosity of proximal segment	Bifurcation lesions requiring double guide wires
Moderately angulated segment, >45°, <90°	Some thrombus present
Irregular contour	
Type C lesions	Total occlusion > 3 months old
Diffuse (>2 cm long)	Inability to protect major side branches
Excessive tortuosity of proximal segment	Degenerated vein grafts with friable lesions
Extremely angulated segments, > 90°	

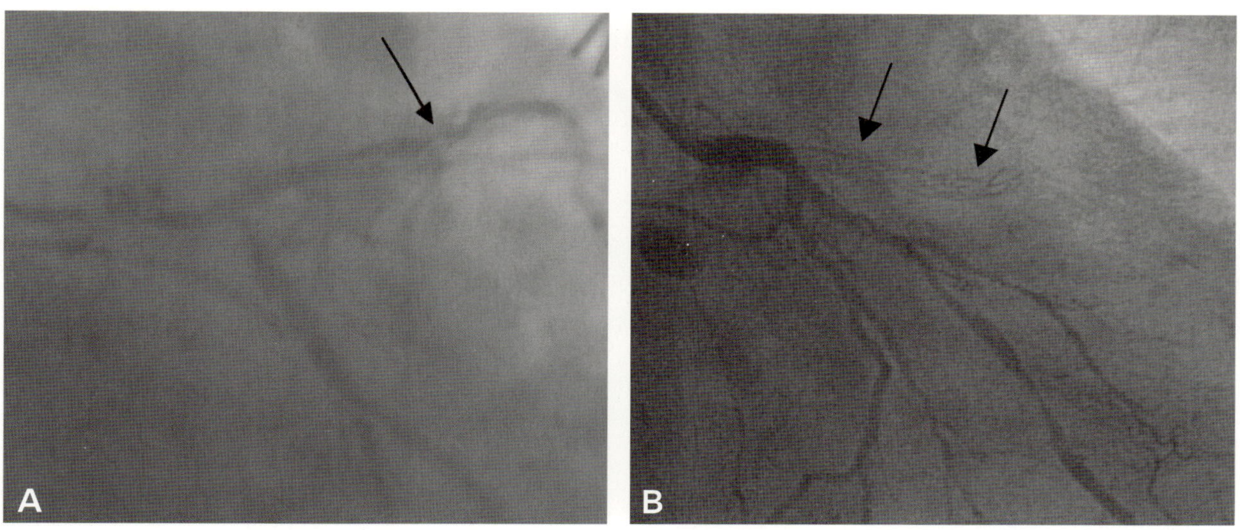

Figure 3-15. Severe stenosis(A) and occlusion(B) in coronary artery stent (in-stent restenosis)

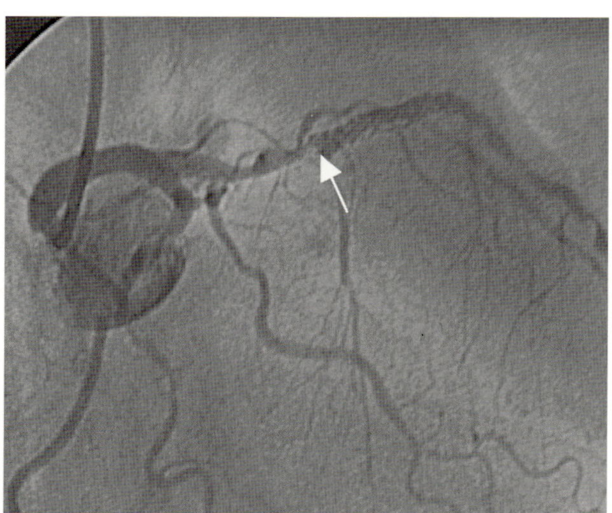

Figure 3-16. Stenotic lesion proximal to a coronary stent(in-segment restenosis)

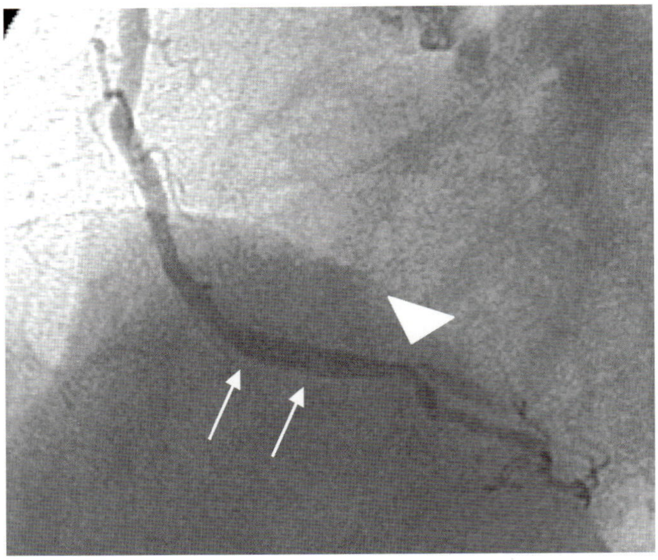

Figure 3-17. Target vessel failure after coronary artery stenting: stenotic lesion(arrowhead) distal to the stent(arrows)

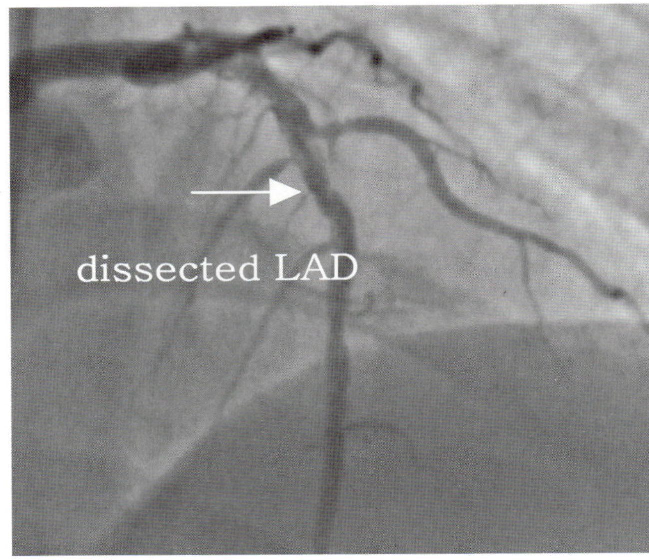

Figure 3-18. Localized dissection of LAD seen in angiogram. Although the lesions did not look severely stenotic, the patient underwent CABG because significant myocardial ischemia was documented by regional wall motion abnormality in echocardiogram.

경우 용혈, 신장 및 간 손상, 심정지액의 분포 이상으로 심근 손상 등이 초래될 수 있다. CRP는 겨울철 감기에도 상승하는 경우가 많은데 응급 수술이 아닌 경우 약 3주 후 정상 수치로 회복된 이후에 수술하는 것이 안전하다.

TABLE 3-4.
Rejection of patients for CABG

Age	no chronologic limit
	Anergic
	↓ Mental status
Anatomic	All target coronary arteries 〈 1 mm in size
LV dysfunction	EF≤ 15% + ↑LVED pressure + anterolateral and posterolateral scar
	Nonischemic cardiomyopathy
Hematologic	Uncorrectable bleeding disorder
	Immediate postthrombolytic therapy
Neurologic	Recent hemorrhagic stroke
	95% carotid siphon lesion
Renal	Cr 〉 3.5
Pulmonary	Forced expiratory volume 〈 30% predicted 〈 800 cc
	CO_2 retention 〉 55
	Wheezing
	Pulmonary hypertension ≥ 60 mm Hg
Hepatic	Elevated NH_3
	Prothrombin time 〉 1.5× normal
Immune	Total anergy
Radiation	〉 5,000 rads

TABLE 3-5.
Tests for assessment of myocardial viability

PET(positron emission tomography)
  high sensitivity and specificity high cost
SPECT(single photon emission tomography)
  high sensitivity, specificity poor image in obese patients and artifacts
DSE(dobutamine stress echocardiography)
  simple, lower cost, high specificity lower sensitivity

TABLE 3-6.
Conditions causing hypercoagulable state

Primary
1. smoking
2. antithrombin III deficiency
3. protein C deficiency
4. protein S deficiency
5. thrombocytosis
6. polycythemia
7. dysfibrinogenemia
8. lupus anticoagulant
9. disorders of fibrinolytic system
10. hypoplasminogenemia
11. abnormal plasminogen
12. plasminogen activator deficiency
13. factor XIII deficiency

Secondary
malignancy, birth control pills, etc.

수술 전 항응고제를 복용하고 있던 환자들은 응급 상황이 아닌 경우 적절한 기간 복용을 중지하고 수술에 임하는 것이 수술 후 대량 출혈이나 재개흉, 과다 수혈 등을 예방할 수 있다. Warfarin은 4일전에 aspirin은 보통 수술 1~2일 전, clopidogrel은 3일 전에 중단하되 환자의 증상이 불안정하거나 다른 의학적 이유로 중단이 염려스러운 경우 heparin 정주로 대체할 필요가 있다. 최근 널리 사용되는 drug-eluting stent가 삽입된 환자는 clopidogrel 복용을 중단하는 경우 in-stent thrombosis의 발생 가능성이 증가함이 보고되고 있기 때문에 1일 전에 중단하고 혈소판을 준비한다. 그 밖에 응급 수술 등 불가피하게 항혈소판제 복용을 계속하는 상태에서 수술하는 경우 혈소판 농축액(platelet concentrate), 신성동결혈장(fresh frozen plasma), 냉동침전혈장(cryoprecipitate) 등의 수혈을 준비한다. 특히 심근 경색 환자 중 Reopro(Abciximab)을 사용한 경우 수술 후 출혈의 위험이 매우 높으므로 이와 같은 조치가 매우 중요하다.

신경학적 검사

특이 병력이 없는 경우에 어떤 신경학 영상 검사를 시행할 것인지에 대해서는 논란이 있으나 저자들은 모든 환자에서 Duplex 초음파 검사를 통하여 경동맥과 양측 쇄골하동맥 및 내흉동맥의 상태와 혈류량을 측정하여 왔고 최근에는 CT angiography로 이들 동맥의 상태를 확인하는 쪽으로 방침을 바꾸어 나가고 있다.

뇌졸중의 최근 병력이 있는 경우에는 MRI나 CT 등을 통하여 뇌경색 병변 내의 출혈 동반 여부를 따져서 수술 시기를 결정한다. 출혈 부위가 없는 경우에는 경색 발생 후 4~6주가 경과한 다음 수술하는 것이 안전하고 출혈이 보이는 경우 최소 2개월 수술을 연기하는 것이 안전하다. 특히 뇌경색 병변의 크기가 3 cm 이상인 경우 심폐바이패스 후 출혈 병변으로 진행할 위험이 있으므로 가능한 한 체외순환을 사용하지 않는 무펌프 우회수술(off-pump CABG)을 시행하는 것이 좋다.

신장 기능

혈중 creatinine 수치가 2.0 mg/dl가 넘는 환자들에서는 수술 후 신기능 부전의 발생 위험이 높은 것으로 알려져 있다. 수술 중 및 수술 후 renal dose의 dopamine, lasix(혹은 mannitol과의 cocktail) 등을 정주하는 조치가 도움이 될 수 있다. 또한 24시간 소변 creatinine 배설 검사로 creatinine 배설능을 측정하여 수술 전후 사용하는 약물의 용량을 조절하도록 한다.

투석을 시행하고 있는 만성 신부전 환자들은 수술 전날 투석을 시행하고 수술 후 1~2일 째 혈역학이 안정된 후에 투석을 다시 시작한다. 그 사이에는 필요한 경우 CVVH (continuous veno-veno hemofiltration)를 사용한다.

폐기능

흡연 환자들은 수술 전 최소 2주 전부터 금연하도록 권유

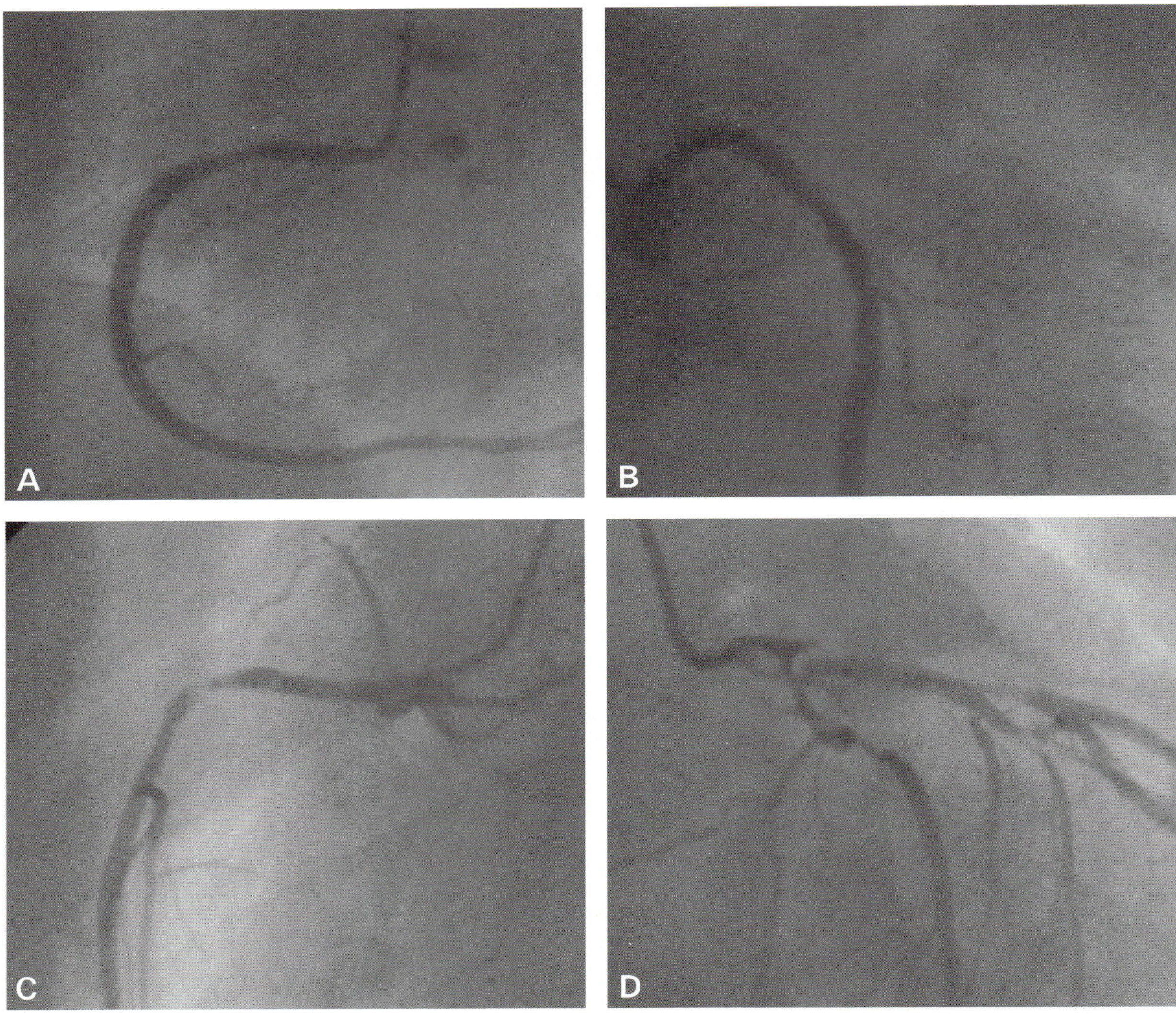

Figure 3-19. Coronary artery lesions in the patients who had undergone high-dose radiation to the chest

한다. 만성 폐쇄성 폐질환(chronic obstructive pulmonary disease, COPD) 환자는 수술 후 호흡기계 합병증뿐 아니라 창상 합병증의 발생 위험이 높은 것으로 보고되어 있다. 또한 심기능 부전 없이 폐질환으로 인하여 폐동맥압이 50~60 mmHg 이상으로 상승되어 있는 경우에도 수술 위험이 증가한다. 따라서 이들 환자들에서는 수술 결정을 신중하게 하고 수술 전 호흡기 재활 치료 및 적절한 약물 치료로 호흡기능이 최대한 호전된 상태에서 수술하는 것이 안전하다. 수술 전 폐환기 검사상 FEV_1 < 800 cc, 안정 시 CO_2분압 > 55 torr 등의 소견을 보이는 경우 수술의 금기로 알려져 있다. 반드시 수술이 필요한 경우 최대한의 약물 치료 및 재활치료 후 폐기능을 재평가하여 수술 여부를 결정하도록 한다.

간기능

간기능 부전 환자라 하더라도 Child class A에 해당하는 경우에는 수술의 금기가 되지 않는다. 단 간 효소(GOT나 GPT)가 100 IU/L 이상 상승된 경우나 prothrombin time이 정상의 1.25배 이상으로 연장된 경우에는 가능한 한 수술을 연기한다.

당뇨

장기간 당뇨를 가지고 있던 환자들은 수술 전 필요한 검사를 통하여 말초혈관, 신경계, 망막 및 신장 등 만성 합병증의 이환 여부를 확인하도록 한다. 수술 전후 혈당 조절이 창상 합병증 발생 여부에 큰 영향을 미치는 것으로 알려져 있으므로 insulin을 지속 정주하는 조치를 준비한다.

악성 종양

과거 악성 종양으로 종격동을 포함하는 부위에 방사선 치료(mediastinal radiation)를 받은 경우에는 종격동 내 유착으로 수술에 기술적인 장애를 초래할 수 있고 수술 후 창상 치유도 불량할 수 있다. 특히 5000 rad 이상의 방사선 조사를 흉부에 받은 경우에는 심장 수술의 금기로 권고된다. 또한 방사선 조사가 관상동맥 질환의 원인이 되기도 하는데 이 때 병변의 특징은 좌전하행지나 회선지의 근위부에 호발하고 우측 관상동맥에서는 근위부 중 심장의 가장 앞쪽에 위치한 부위에 호발한다는 것이다[4]. 우회 수술이 가능한 경우라면 양쪽 내흉동맥을 skeletonized technique으로 추출하여 시행하는 것이 가장 좋다[5](Figure 3-19).

TABLE 3-7.
AHA/ACC guidelines for coronary artery bypass grafting

Asymptomatic/mild angina

Class I
1. CABG should be performed in patients who have significant left main coronary stenosis. (Level of Evidence: A)
2. CABG should be performed in patients who have left main equivalent: significant (greater than or equal to 70%) stenosis of the proximal LAD and proximal left circumflex artery. (Level of Evidence: A)
3. CABG is useful in patients who have 3-vessel disease. (Survival benefit is greater in patients with abnormal LV function; e.g., ejection fraction [EF] less than 0.50 and/or large areas of demonstrable myocardial ischemia.) (Level of Evidence: C)

Class IIa
CABG can be beneficial for patients who have proximal LAD stenosis with 1- or 2-vessel disease. (This recommendation becomes Class I if extensive ischemia is documented by a noninvasive study and/or LVEF is less than 0.50.) (Level of Evidence: A)

Class IIb
CABG may be considered for patients who have 1- or 2-vessel disease not involving the proximal LAD. (If a large area of viable myocardium and high-risk criteria are met on noninvasive testing, this recommendation becomes a Class I.) (Level of Evidence: B)

Stable Angina

Class I
1. CABG is recommended for patients who have significant left main coronary artery stenosis. (Level of Evidence: A)
2. CABG is recommended for patients who have left main equivalent: significant (greater than or equal to 70%) stenosis of the proximal LAD and proximal left circumflex artery. (Level of Evidence: A)
3. CABG is recommended for patients who have 3-vessel disease. (Survival benefit is greater when LVEF is less than 0.50.) (Level of Evidence: A)
4. CABG is recommended in patients who have 2-vessel disease with significant proximal LAD stenosis and either EF less than 0.50 or demonstrable ischemia on noninvasive testing. (Level of Evidence: A)
5. CABG is beneficial for patients who have 1- or 2-vessel CAD without significant proximal LAD stenosis but with a large area of viable myocardium and high-risk criteria on noninvasive testing. (Level of Evidence: B)
6. CABG is beneficial for patients who have developed disabling angina despite maximal noninvasive therapy, when surgery can be performed with acceptable risk. If the angina is not typical, objective evidence of ischemia should be obtained. (Level of Evidence: B)

Class IIa
1. CABG is reasonable in patients who have proximal LAD stenosis with 1-vessel disease. (This recommendation becomes Class I if extensive ischemia is documented by noninvasive study and/or LVEF is less than 0.50.) (Level of Evidence: A)
2. CABG may be useful for patients who have 1- or 2-vessel CAD without significant proximal LAD stenosis but who have a moderate area of viable myocardium and demonstrable ischemia on noninvasive testing. (Level of Evidence: B)

Class III
1. CABG is not recommended for patients who have 1- or 2-vessel disease not involving significant proximal LAD stenosis, patients who have mild symptoms that are unlikely due to myocardial ischemia, or patients who have not received an adequate trial of medical therapy and the following:
   a. Have only a small area of viable myocardium (Level of Evidence: B) or
   b. Have no demonstrable ischemia on noninvasive testing. (Level of Evidence: B)
2. CABG is not recommended for patients who have borderline coronary stenosis (50% to 60% diameter in locations other than the left main coronary artery) and no demonstrable ischemia on noninvasive testing. (Level of Evidence: B)
3. CABG is not recommended for patients who have insignificant coronary stenosis (less than 50% diameter reduction). (Level of Evidence: B)

Unstable Angina/Non-ST-Segment Elevation MI

Class I
1. CABG should be performed for patients with significant left main coronary artery stenosis. (Level of Evidence: A)
2. CABG should be performed for patients who have left main equivalent; significant (greater than or equal to 70%) stenosis of the proximal LAD and proximal left circumflex artery. (Level of Evidence: A)
3. CABG is recommended patients in whom revascularization is not optimal or possible and who have ongoing ischemia not responsive to maximal nonsurgical therapy. (Level of Evidence: B)

Class IIa
1. CABG is probably indicated in patients who have proximal LAD stenosis with 1- or 2-vessel disease. (Level of Evidence: A)

Class IIb
1. CABG may be considered for patients who have 1- or 2-vessel disease not involving the proximal LAD when percutaneous revascularization is not optimal or possible. (If there is a large area of viable myocardium and high-risk criteria met on non-invasive testing, this recommendation becomes Class I.) (Level of Evidence: B)

ST-Segment Elevation MI (STEMI)

Class I
Emergency or urgent CABG should be undertaken in the following circumstances:
a. Failed angioplasty with persistent pain or hemodynamic instability in patients with coronary anatomy suitable for surgery. (Level of Evidence: B)
b. Persistent or recurrent ischemia refractory to medical therapy in patients who have coronary anatomy suitable for surgery, who have a significant area of myocardium at risk, and who are not candidates for PCI. (Level of Evidence: B)
c. At the time of surgical repair of postinfarction ventricular septal rupture or mitral valve insufficiency. (Level of Evidence: B)
d. Cardiogenic shock in patients less than 75 years old with ST-segment elevation or LBBB or posterior MI who develop shock within 36 hours of MI and are suitable for revascularization that can be performed within 18 hours of shock, unless further support is futile because of the patient's wishes or contraindications/unsuitability for further invasive care. (Level of Evidence: A)
e. Life-threatening ventricular arrhythmias in the presence of greater than or equal to 50% left main stenosis and/or triple-vessel disease. (Level of Evidence: B)

Class IIa
1. CABG may be performed as primary reperfusion in patients who have suitable anatomy and who are not candidates for or who have had failed fibrinolysis/PCI and who are in the early hours (6 to 12 hours) of evolving STEMI (Level of Evidence: B)
2. In patients who have had an ST-segment elevation MI or non-ST-segment elevation MI, CABG mortality is elevated for the first 3 to 7 days after infarction, and the benefit of revascularization must be balanced against this increased risk. Beyond 7 days after infraction, the criteria for revascularization described in previous sections are applicable. (Level of Evidence: B)

Class III
1. Emergency CABG should not be performed in patients with persistent angina and a small area of myocardium at risk who are hemodynamically stable. (Level of Evidence: C)
2. Emergency CABG should not be performed in patients with successful epicardial reperfusion but unsuccessful microvascular reperfusion. (Level of Evidence: C)

Poor LV Function

Class I
1. CABG should be performed in patients who have significant left main coronary artery stenosis. (Level of Evidence: B)
2. CABG should be performed in who have left main equivalent: significant (greater than or equal to 70%) stenosis of the proximal LAD and proximal left circumflex artery. (Level of Evidence: B)
3. CABG should be performed in patients who have proximal LAD stenosis with 2- or 3-vessel disease. (Level of Evidence: B)

Class IIa CABG may be performed in patients with significant viable noncontracting, revascularizable myocardium and without any of the above anatomic patterns. (Level of Evidence: B)

Class III CABG should not be performed in patients without evidence of intermittent ischemia and without evidence of significant revascularizable viable myocardium. (Level of Evidence: B)

Life-Threatening Ventricular Arrhythmias

Class I
1. CABG should be performed in patients with life-threatening ventricular arrhythmias caused by left main coronary artery stenosis. (Level of Evidence: B)
2. CABG should be performed in patients with life-threatening ventricular arrhythmias caused by 3-vessel coronary disease. (Level of Evidence: B)

Class IIa CABG is reasonable in bypassable 1- or 2-vessel disease causing life-threatening ventricular arrhythmias. (This becomes a Class I recommendation if the arrhythmia is resuscitated sudden cardiac death or sustained ventricular tachycardia.) (Level of Evidence: B)

Class III CABG is not recommended in ventricular tachycardia with scar and no evidence of ischemia. (Level of Evidence: B)

CABG After Failed PTCA

Class I
1. CABG should be performed in the presence of ongoing ischemia or threatened occlusion with significant myocardium at risk. (Level of Evidence: B)
2. CABG should be performed for hemodynamic compromise. (Level of Evidence: B)

Class IIa
1. CABG is reasonable for a foreign body in crucial anatomic position. (Level of Evidence: C)
2. CABG can be for hemodynamic compromise in patients with impairment of the coagulation system and without previous sternotomy. (Level of Evidence: C)

Class IIb CABG can be considered for hemodynamic compromise in patients with impairment of the coagulation system and with previous sternotomy. (Level of Evidence: C)

Class III
1. CABG is not recommended in the absence of ischemia. (Level of Evidence: C)
2. CABG is not recommended with inability to revascularize due to target anatomy or no-reflow state. (Level of Evidence: C)

Patients With Previous CABG

Class I
1. Coronary bypass should be performed in patients for disabling angina despite optimal nonsurgical therapy. (If the angina is not typical, then objective evidence of ischemia should be obtained.) (Level of Evidence: B
2. Coronary bypass should be performed in patients without patent bypass grafts but with Class I indications for surgery for native-vessel coronary artery disease (significant left main coronary stenosis, left main equivalent, 3-vessel disease). (Level of Evidence: B)

Class IIa
1. Coronary bypass is reasonable in patients with bypassable distal vessel(s) with a large area of threatened myocardium by noninvasive studies. (Level of Evidence: B)
2. Coronary bypass is reasonable in patients if atherosclerotic vein grafts with stenosis greater than 50% supplying the LAD coronary artery or large areas of myocardium are present. (Level of Evidence: B)

CABG in Acute Coronary Syndromes

Class I In clinical circumstances permit, clopidogrel should be withhold for 5 days before the performance of CABG surgery. (Level of Evidence: B)

Arterial and Alternate Conduits

Class I In every patient undergoing CABG, the left IMA should be given primary consideration for revascularization of the LAD artery. (Level of Evidence: B)

Myocardial Protection for Acutely Depressed Cardiac Function

Class I Blood cardioplegia should be considered in patients undergoing CPB accompanying urgent/emergency CABG for acute MI or unstable angina. (Level of Evidence: B)

Protection for Chronically Dysfunctional Myocardium

Class IIa Blood cardioplegia is probably indicated in patients undergoing CPB accompanying CABG in the presence of a chronically dysfunctional left ventricle. (Level of Evidence: B)

Cardiac Biomarker Elevation and Outcome

Class IIb Assessment of cardiac biomarkers in the first 24 hours after CABG may be considered. Patients with the highest elevations of CK-MB (greater than 5 times upper limits of normal) are at increased risk of subsequent events. (Level of Evidence: B)

Adjuncts to Myocardial Protection

Class IIa The use of a prophylactic IABP as an adjunct to myocardial protection is probably indicated in patients with evidence of ongoing myocardial ischemia and/or patients with a subnormal cardiac index. (Level of Evidence: B)

Inferior Infarct with Right Ventricular Involvement

Class IIa After infarction that leads to clinically significant RV dysfunction, it is reasonable to delay surgery for 4 weeks to allow recovery. (Level of Evidence: C)

Atrial Fibrillation and Progressive Stroke

Class IIa In post-CABG atrial fibrillation that is recurrent or persists more than 24 hours, warfarin anticoagulation for 4 weeks is probably indicated. (Level of Evidence: C)

Recent Anterior MI, LV Mural Thrombus, and Stroke Risk

Class IIa Long-term (3 to 6 months) anticoagulation is probably indicated for the patient with recent anteroapical infarct and persistent wall-motion abnormality after coronary bypass. (Level of Evidence : C)

Class IIb In patients having recent anterior MI, preoperative screening with echocardiography may be considered to detect LV thrombus, because the technical approach and timing of surgery may be altered. (Level of Evidence: C)

Carotid Disease and Neurological Risk Reduction

Class IIa
1. Carotid endarterectomy is probably recommended before CABG or concomitant to CABG in patients with a symptomatic carotid stenosis or in asymptomatic patients with a unilateral or bilateral internal carotid stenosis of 80% or more. (Level of Evidence: C)
2. Carotid screening is probably indicated in the following subsets: age greater than 65 years, left main coronary stenosis, peripheral vascular disease, history of transient ischemic attack or stroke, or carotid bruit on examination. (Level of Evidence: C)

Reducing the Risk of Perioperative Infection

Class I
1. Preoperative antibiotic administration should be used in all patients to reduce the risk of postoperative infection. (Level of Evidence: A)
2. In the absence of complicating circumstances, a deep sternal wound infection should be treated with aggressive surgical debridement and early revascularized muscle flap coverage. (Level of Evidence: B)

Class IIa The risk for deep sternal wound infection is reduced by aggressive control of perioperative hyperglycemia with a continuous, intravenous insulin infusion. (Level of Evidence: B)

Prevention of Postoperative Arrhythmias

Class I Preoperative or early postoperative administration of beta-blockers in patients without contraindications should be used as the standard therapy to reduce the incidence and/or clinical sequelae of atrial fibrillation after coronary bypass surgery. (Level of Evidence: B)

Class IIa 1. Preoperative administration of amiodarone reduces the incidence of postcardiotomy atrial fibrillation and is an appropriate prophylactic therapy for patients at high risk for postoperative atrial fibrillation who have contraindications to therapy with beta-blockers. (Level of Evidence: B)
2. Digoxin and nondihydropyridine calcium channel blockers are useful for control of ventricular rate but at present have no indication for prophylactic use. (Level of Evidence: B)

Class IIb Low-dose sotalol can be considered to reduce the incidence of atrial fibrillation after CABG in patients who are not candidates for traditional beta-blockers. (Level of Evidence: B)

Antiplatelet Therapy for Saphenous Vein Graft Patency

Class I Aspirin is the drug of choice for prophylaxis against early saphenous vein graft (SVG) closure. It is the standard of care and should be continued indefinitely given its benefit in preventing subsequent clinical events. (Level of Evidence: A)

Pharmacological Management of Hyperlipidemia

Class I All CABG surgery patients should receive statin therapy unless otherwise contraindicated. (Level of Evidence: A)

Hormonal Manipulation

Class III Initiation of hormone therapy is not recommended for women undergoing CABG surgery. (Level of Evidence: B)

Smoking Cessation

Class I 1. All smokers should receive educational counseling and be offered smoking cessation therapy after CABG. (Level of Evidence: B)
2. Pharmacological therapy including nicotine replacement and bupropion (in select patients) should be offered to patients indicating a willingness to quit. (Level of Evidence: B)

Cardiac Rehabilitation

Class I Cardiac rehabilitation should be offered to all eligible patients after CABG. (Level of Evidence: B)

Valve Disease

Class I Patients undergoing CABG who have severe aortic stenosis (mean gradient greater than or equal to 50 mm Hg or Doppler velocity greater than or equal to 4 meter per second) who meet the criteria for valve replacement should have concomitant aortic valve replacement. (Level of Evidence: B)

Class IIa 1. For a preoperative diagnosis of clinically significant mitral regurgitation concomitant mitral correction at the time of CABG is probably indicated. (Level of Evidence: B)
2. In patients undergoing CABG who have moderate aortic stenosis and are at acceptable risk for aortic valve replacement (mean gradient 30 to 50 mm Hg or Doppler velocity 3 to 4 meters per second), concomitant aortic valve replacement is probably indicated. (Level of Evidence: B)

Class IIb Patients undergoing CABG who have mild aortic stenosis (mean gradient less than 30 mm Hg or Doppler velocity less than 3 meters per second) may be considered candidates for aortic valve replacement if the risk of the combined procedure is acceptable. (Level of Evidence: C)

* Definitions:
Class I: conditions for which there is evidence and/or general agreement that a given procedure or treatment is useful and effective
Class II: conditions for which there is conflicting evidence and/or a divergence of opinion about the usefulness or efficacy of a procedure
Class IIa: weight of evidence/opinion is in favor of usefulness/efficacy
Class IIb: usefulness/efficacy is less well established by evidence/opinion
Class III: conditions for which there is evidence and/or general agreement that the procedure/treatment is not useful/effective and in some cases may be harmful

Level of Evidence
Level of Evidence A: Data are derived from multiple randomized clinical trials or meta-analyses.
Level of Evidence B: Data are derive from single randomized trial, or nonrandomized studies.
Level of Evidence C: Only consensus opinion of experts, case studies, or standard of care.

참고문헌

1. Campeau L. Grading of angina pectoris [letter]. Circulation 1976;54:522.
2. Eagle KA, Guyton RA, Davidoff R, et al. ACC/AHA 2004 guidelines for coronary artery bypass graft surgery: summary article: a report of the American College of Cardiology/American Heart Association Task Force on Practice Guidelines(Committee to Update the 1999 Guidelines for Coronary Artery Bypass Graft Surgery). Circulation 2004;110:1168-76.
3. Guidelines for percutaneous tranasluminal coronary angioplasty. J Am Coll Cardiol 1988;12:529-45.
4. Annest LS, Anderson RP, Li W, Hafermann MD. Coronary artery disease following mediastinal radiation therapy. J Thorac Cardiovasc Surg 1983;257-63.
5. Nasso G, Canosa C, De Filippo CM, et al. Thoracic radiation therapy and suitability of internal thoracic arteries for myocardial revascularization. Chest 2005;128:1587-92.

CHAPTER

4

우회도관의 특성과 획득 술기

Characteristics and Harvesting Technique of Bypass Conduits

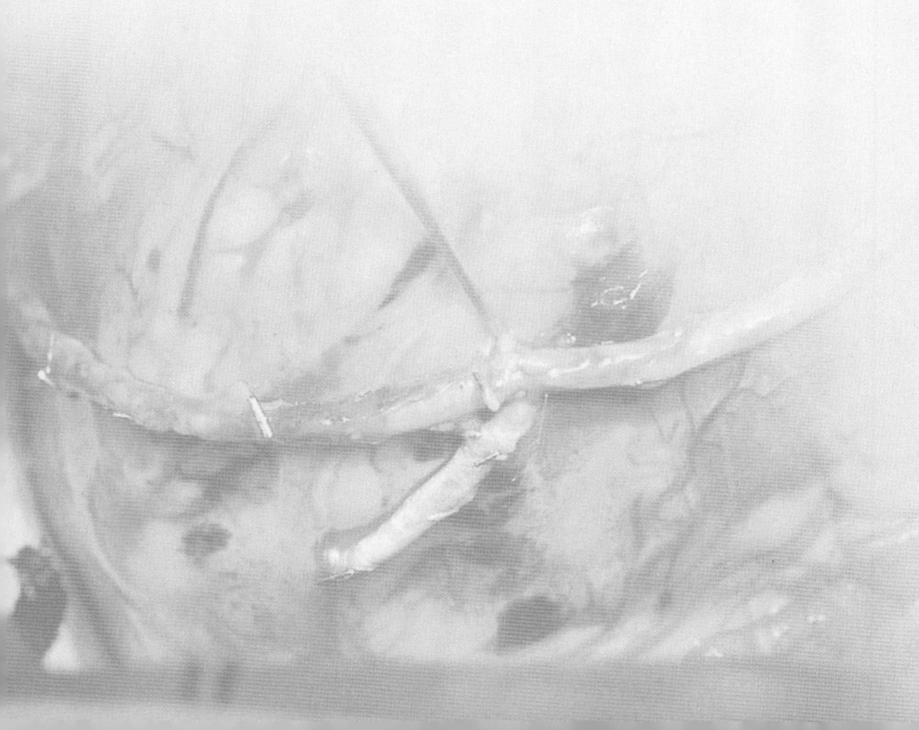

도관의 선택은 환자의 연령, 병력, 우회로 조성이 필요한 목표 관상동맥의 위치, 도관의 상태 및 사용 가능성(availability), 외과의의 선호에 따라 결정된다. 최근 들어 10년 개통률이 70%까지 보고될 만큼 정맥도관의 개통률도 과거보다는 개선되었으나 장기 개통률이 보다 양호하다고 알려진 동맥도관에 대한 관심이 높아져 왔다. 그 결과 10여 년 전부터 양측 내흉동맥(internal thoracic artery)을 사용하거나 우위대망동맥(right gastroepiploic artery), 요골동맥(radial artery), 하복벽동맥(inferior epigastric artery) 등을 이용하여 전동맥도관 우회술(total arterial revascularization)을 추구하는 경향이 주목을 받고 있다.

관상동맥 우회수술에 사용되는 우회도관으로서 가장 이상적인 조건은 ① 획득이 쉽고, ② 장기 개통률이 우수하며, ③ 허혈 심근에 충분한 양의 혈류를 공급할 수 있어야 하고, ④ 발작적 연축(spasm), 내피 증식(endothelial proliferation), 동맥경화(arteriosclerosis) 등의 발생이 없거나 적어야 하며, ⑤ 흉골 절개 및 그 연장으로 접근 및 획득이 가능하면 최상이라고 할 수 있다. 그런 점에서 가장 이상적이라 할 수 있는 내흉동맥을 시작으로 각 우회도관의 특징을 살펴 본다.

내흉동맥(internal thoracic artery)

내흉동맥의 우수성

많은 연구를 통하여 내흉동맥은 장기 개통의 유지에 필요한 해부학적, 생화학적 특성을 두루 갖추고 있음이 증명되어 있다. 외피 혈관인 vasa vasorum이 없고 혈관 벽의 두께가 250 ㎛ 정도로 다른 도관들에 비해 얇아서 혈관 내부로부터 직접 혈관 벽에 혈액이 공급된다. 중막(media)에는 9개의 탄력층(elastic lamellae)이 있고 그 사이에 평활근 세포가 산재하여 동맥압을 흡수하는 완충 작용을 하지만 다른 동맥들에 비하여 평활근 세포가 적어서 발작적 연축 현상이 잘 일어나지 않는다. 또한 내벽 탄력층(internal elastic lamina)이 견고하여 혈액내 성분이나 평활근 세포가 내막으로 이동하는 것을 막아 주는 역할을 한다. 이상의 해부학적 특징들이 내흉동맥을 동맥경화에 의한 손상으로부터 보호하는 역할을 한다고 알려져 있다[1]. 생화학적으로는 강력한 혈관 수축 효과가 있는 serotonin, thromboxane A_2 등의 분비에 선행하는 혈소판의 응집 및 부착을 예방하는 동시에 혈관벽 이완 작용이 있는 prostacyclin이 내피세포에서 생산됨이 증명되어 있다. 또한 내피세포는 강력한 혈관 수축 작용을 하는 endothelin-1의 길항제로서 endothelial-derived relaxation factor(EDRF)라고 알려진 산화 질소(nitric oxide, NO)를 분비한다[2]. 내흉동맥은 대표적인 혈관수축제인 norepinephrine의 사용 시에도 잘 수축하지 않으며 milrinone에 의해서 잘 이완됨이 알려져 있다[3](Table 4-1).

내흉동맥의 해부학

내흉동맥은 쇄골하동맥(subclavian artery)에서 기시하여 흉골의 외연으로부터 1~2 cm의 거리를 두고 흉골과 평행하게 흉벽 안 쪽을 따라 아래 쪽으로 주행한다. 제5~6 늑간에서 상복벽동맥(superior epigastric artery)와 횡격막동맥(musculophrenic artery)로 분지하며 상복벽동맥은 복벽의 복직근 후방을 주행하여 하복벽동맥(inferior epigastric artery)과 연결된다. 내흉동맥의 근위부에서 기시하(할 수

TABLE 4-1.
Advantages of ITA as a coronary bypass conduit

Advantages of ITA as a coronary bypass conduit
Anatomic advantages
thin wall (250 ㎛) - direct blood supply from the lumen
sparse smooth muscle cells in the media containing 9 elastic layers
tight internal elastic membrane
Physiological advantages
production of prostacyclin
vasodilation
inhibition of platelet adhesion and aggregation
inhibition of platelet-derived secretion of vasoconstrictors (serotonin, thromboxane A_2)
secretion of NO(EDRF)
vasodilation
inhibition of platelet and neutrophil aggregation
arrest smooth muscle proliferation

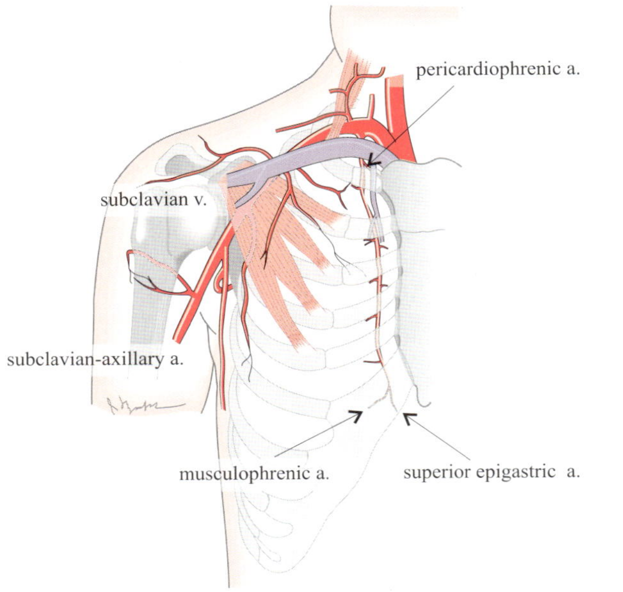

Figure 4-1. Anatomic location of the internal thoracic artery

있)는 주요 분지들로는 pericardiophrenic artery, lateral thoracic artery, suprascapular artery, inferior thyroid artery 등이 있다(Figure 4-1).

원위부 분지 부위 가까이에 이르면 내흉동맥도 중막에 평활근 세포의 함량이 상대적으로 많아져서 근육형 동맥으로 바뀌어 연축이 잘 발생하므로 이 부위는 사용을 피하여야 한다. 원위부를 피하여 연축이 적고 내경이 큰 부위에서 문합하되 문합 후 도관이 당겨지는 긴장 현상을 피하기 위해서는 충분한 길이의 내흉동맥을 확보해야 한다. 제1~2 늑간 근처까지 최대한 박리하고 큰 분지를 절단하여야 충분한 길이를 확보함과 동시에 주요 분지의 avulsion으로 인한 도관 손상을 막고 매우 드물게 발생할 수 있는 steal 현상을 예방할 수 있다(Figure 4-2).

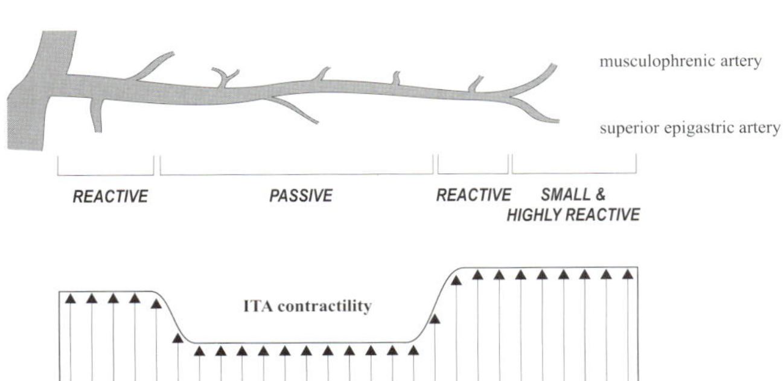

Figure 4-2. Behavior of the internal thoracic artery

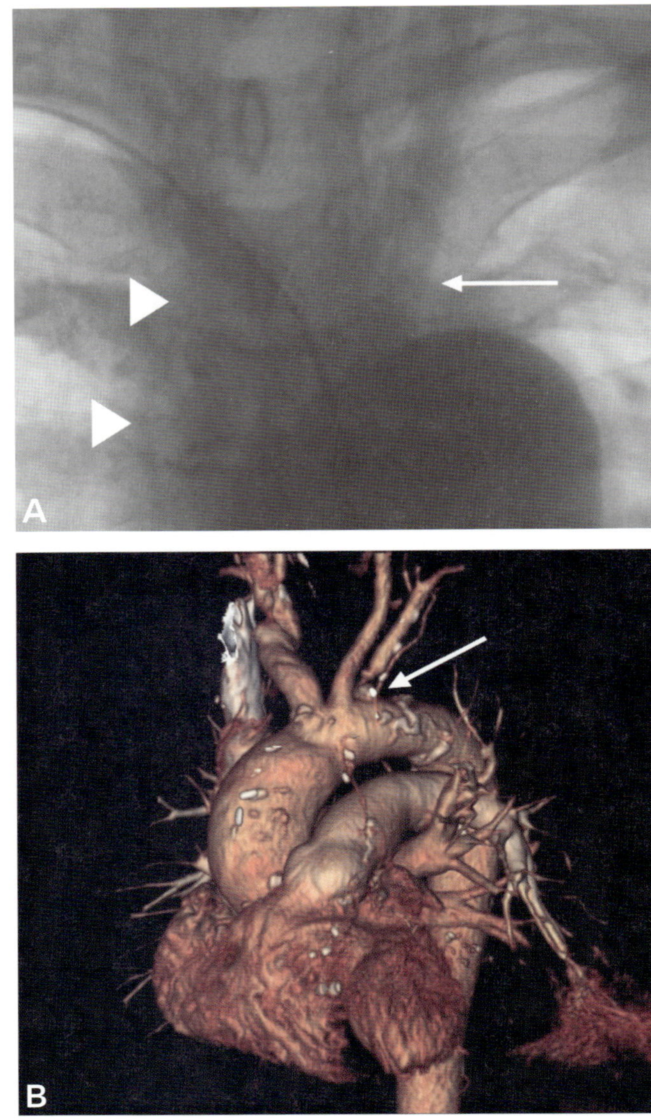

Figure 4-3. Problems of internal thoracic artery found in preoperative study. Right ITA(arrowhead) and left subclavian artery(arrow) are visualized in ascending aortogram(A), however left ITA is not seen. Tight stenosis at proximal portion of the left subclavian artery in three-dimensional CT angiogram(B).

약 5%의 환자에서 쇄골하동맥이나 내흉동맥의 입구에 동맥경화성 협착이 있을 수 있으므로 수술 전에 혈관조영술을 통하여 병변의 유무를 확인해 두는 것이 좋다(Figure 4-3).

혈관 조영시 내흉동맥 기시부에 직접 카테타를 거치하고 조영제를 주사하는 것보다는 상행대동맥 원위부나 쇄골하

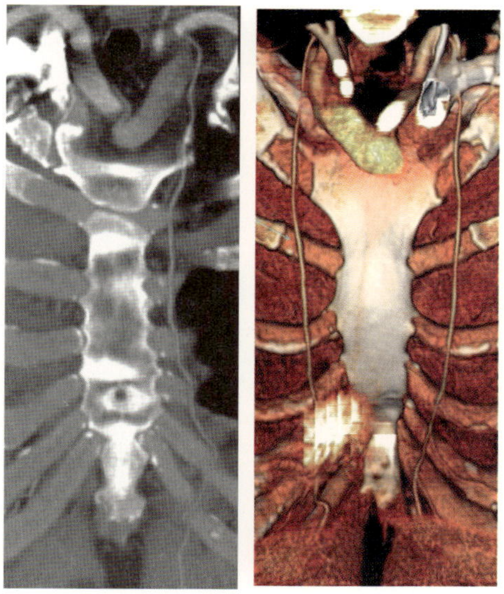

Figure 4-4. Visualization of internal thoracic arteries in CT angiogram

동맥에서 주사하는 것이 보다 간편한 방법이다. 경동맥 초음파 검사(carotid duplex scan)로도 내흉동맥의 내경과 혈류량 및 혈류 패턴을 확인할 수 있다. 이 검사로 측정되는 근위부 내흉동맥 내경의 평균치는 좌우측이 각각 2.38 mm와 2.44 mm이며 혈류량은 각각 22.0, 24.8 ml/min이다. 협착이 있으면 월등히 낮은 수치가 기록된다. 최근에는 장비와 영상정보 처리 기술이 발전하여 CT angiography로도 내흉동맥의 개통을 확인할 수 있다(Figure 4-4).

획득 술기

흉골 절개 후 내흉동맥 채취를 위하여 흉골을 견인, 거상할 때는 너무 과도하게 하지 않아야 신경손상(brachial plexus injury)이나 어깨 통증 등을 피할 수 있다. 수술자의 눈 높이에 내흉동맥이 위치할 정도로 침상의 높이를 맞추는 것이 좋고 흉골은 환자의 전면보다는 측면 쪽으로 당겨 주는 것이 시야 확보에 유리하다. 침상을 너무 올리거나 흉골을 앞 쪽으로만 당기는 것은 시야 확보에 도움도 되지 않고 수술자의 목과 어깨에 피로를 가중시키는 경우가 많다(Figure 4-5).

획득하는 방법에는 주위의 근막 및 정맥, 연부 조직 등과

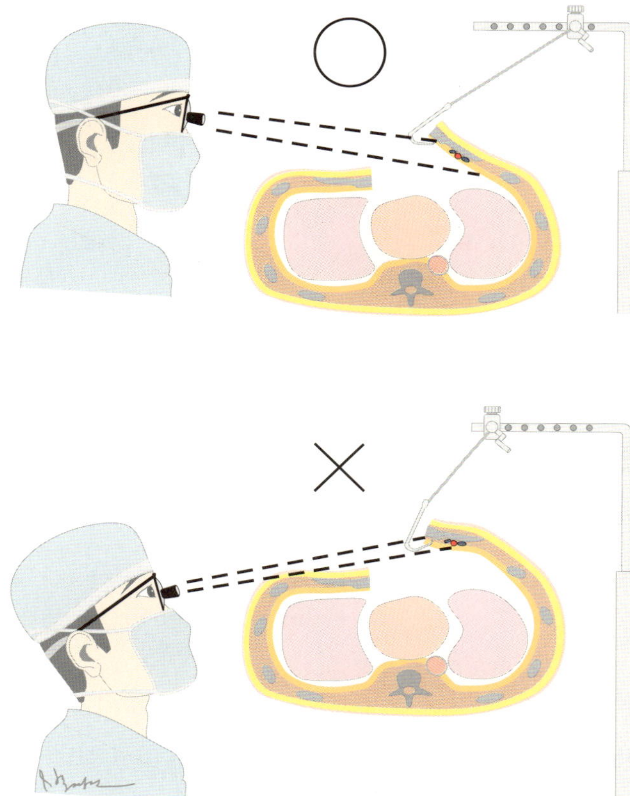

Figure 4-5. Positioning of the patient, retractor, and the operator for harvesting of internal thoracic artery. Excessive elevation of the table does not improve the visual field and only causes fatigue of operator's neck.

함께 떼어 내는 방법(pedicle technique)과 동맥만을 박리하여 떼어 내는 방법(skeletonization technique)이 있다. 후자는 도관의 길이를 더 길게 쓸 수 있고 획득 시 발생할 수 있는 손상이나 수축을 쉽게 발견하여 해결할 수 있는 장점

TABLE 4-2.
Comparison of ITA harvesting techniques

Pedicle technique
- less challenging to perform
- easier to perform with thoracoscopic approach
- less risk of manipulation trauma

Skeletonization technique
- allows close visual inspection of ITA
- enables accurate blood flow measurement
- produces longer conduit
- less disruption of sternal blood supply
- advantageous for healing

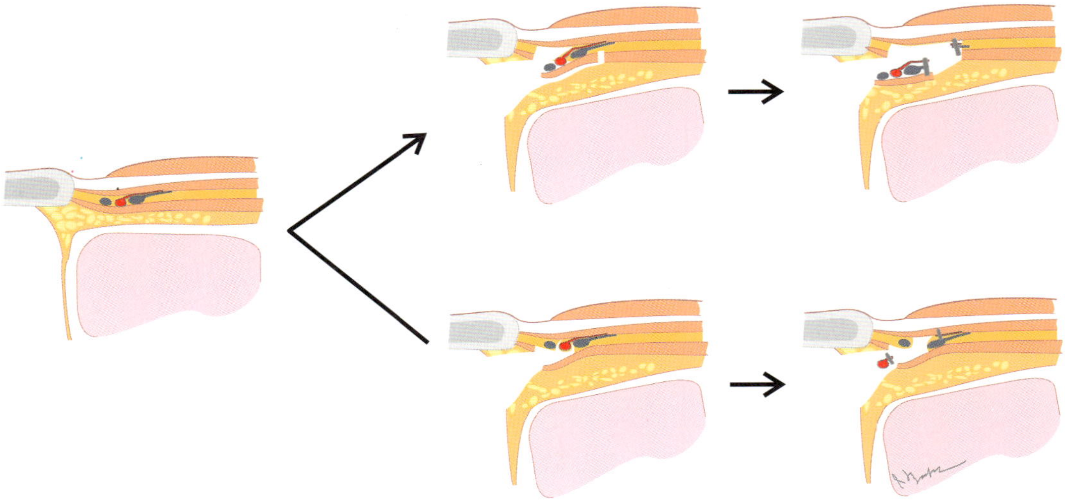

Figure 4-6. Plane of dissection in different methods of ITA harvesting

이 있다. 또한 획득 후 흉골에 대한 혈류 공급의 감소가 상대적으로 적어서 흉골 치유에 유리하다고 알려져 있다. 하지만 일부에서는 장기 개통률 면에서 문제가 있을 수 있다는 우려가 제기되고 있기도 하다(Figure 4-6, Table 4-2).

Skeletonization technique으로 내흉동맥을 박리하기 위해서는 우선 동맥 바로 안 쪽(medial side)에서 근막을 절개하고 forceps로 당겨 가면서 흉벽으로 향하는 늑간 동맥(intercostal artery) 등의 분지를 노출, clip으로 결찰 후 잘라 간다. 끝이 꺾인 curved forceps를 사용하면 편리하다. 경험이 많지 않은 수술자일수록 박리는 원위부부터 시작하는 것이 안전하다. 이 부위에서 내흉동맥 분지들의 노출이 더 쉽고 박리 도중 동맥이 손상되더라도 쉽게 대처할 수 있기 때문이다(Figure 4-7).

내흉동맥 분지를 clipping할 때는 본지의 내경이 좁아지지 않도록 분지점보다 약간 거리를 두고 하며 흉벽 쪽도 electrocautery를 사용하기 보다는 2~3 mm의 간격을 두고 다시 clipping한 다음 scissors로 절단한다(Figure 4-8).

분지의 노출이나 clipping을 위하여 과도하게 당기면 분지부에서 내막이 손상(avulsion)되어 박리를 초래할 수 있으므로 주의한다(Figure 4-9).

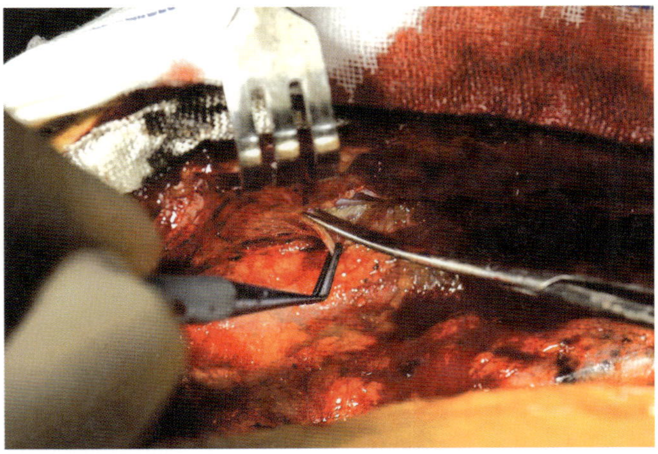

Figure 4-7. Incision in the endothoracic fascia for harvesting of ITA

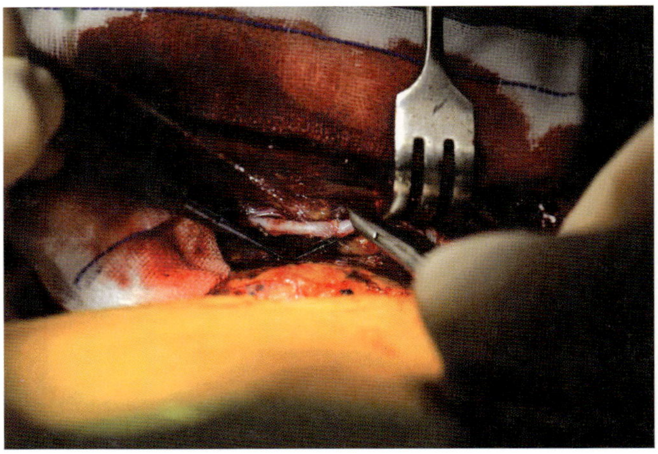

Figure 4-8. Skeletonization of ITA and clipping of a branch

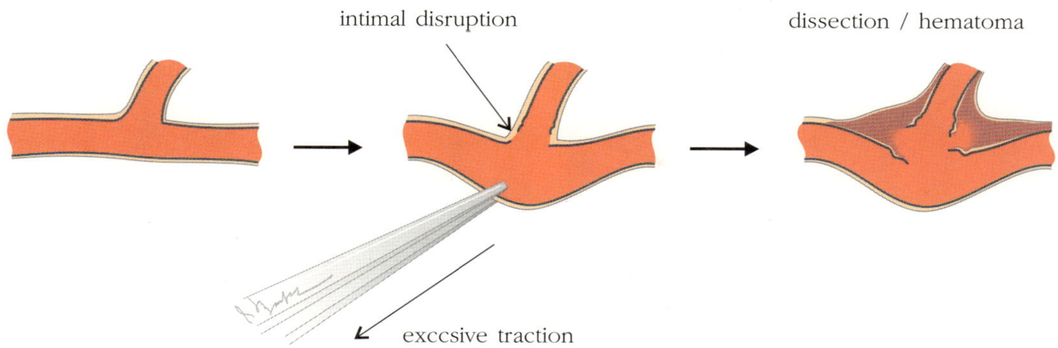

Figure 4-9. Avulsion injury of ITA caused by excessive traction around a branch

분지 주위나 내흉정맥 등에서 출혈이 있는 경우 박리를 완전히 마치지 않은 상태에서는 출혈 부위 확인 및 해결이 쉽지 않다. 이럴 때는 거즈로 출혈 부위를 압박해 놓은 상태에서 나머지 부위를 박리하여 획득을 마친 다음 살펴 보면 출혈이 멎어 있는 경우가 많고 내흉동맥이 시야 가운데로 들어 온 상태이므로 쉽게 지혈할 수 있다(Figure 4-10).

클립으로 해결할 수 없을 만큼 분지 부위가 손상된 경우에는 우선 8-0 polypropylene으로 봉합하여 지혈하고 내경 협착이나 박리가 발생하지 않았는지 확인한다. 국소 봉합으로 해결되지 않는 경우에도 내흉동맥 사용을 포기하지 않고 최대한 활용하기 위해서는 손상 부위를 절제한 다음 단대단 문합하여 사용할 수 있다. 손상 부위가 긴 경우에는 손상된 부위를 절제한 후 우측 내흉동맥 등을 단대단 문합하여 사용하거나 손상되지 않은 부위를 자유도관으로 써서 활용할 수 있다(Figure 4-11).

원위부에서는 superior epigastric artery와 musculophrenic artery로 분지하는 지점 직전에서 박리를 멈추고 절단하여 두 분지간의 연결을 유지시켜 주는 것이 수술 후

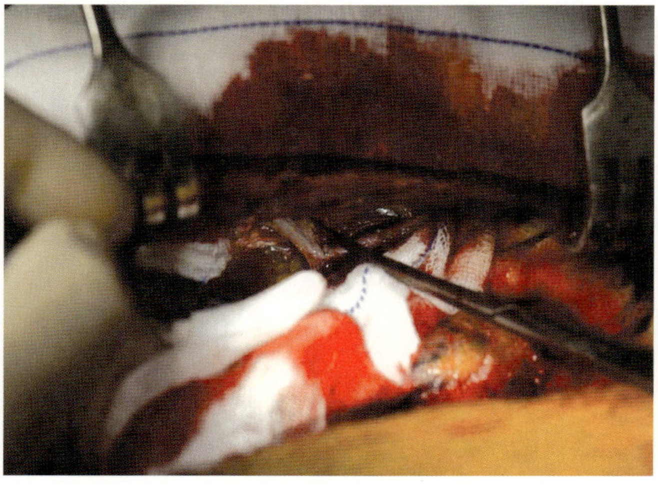

Figure 4-10. Temporary packing of a surgical gauze onto a bleeding point while freeing the proximal segment

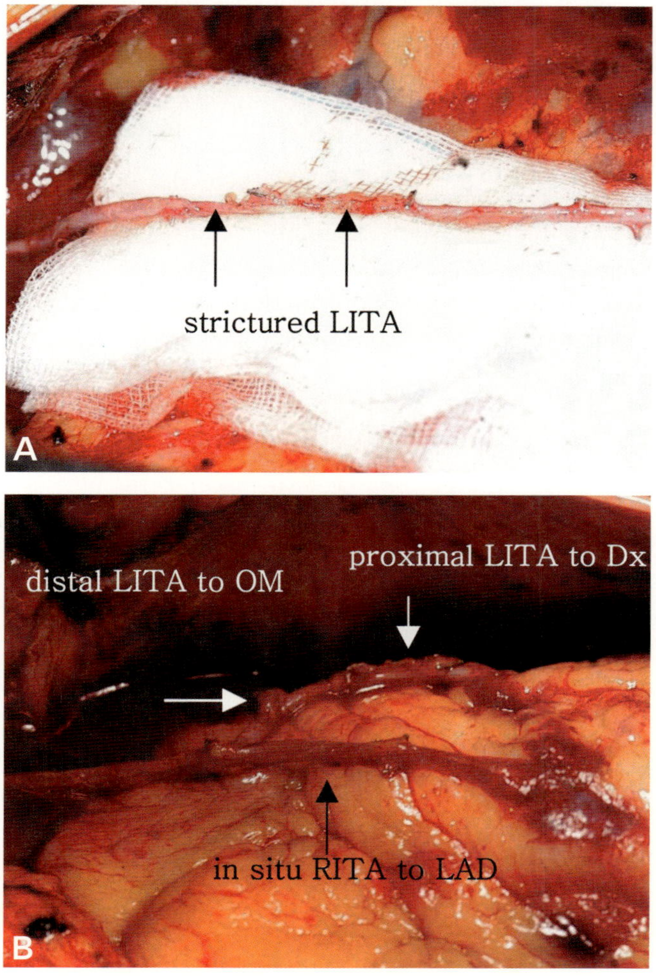

Figure 4-11. Maximal use of an injured left ITA by division and use as the side-arms of a composite graft

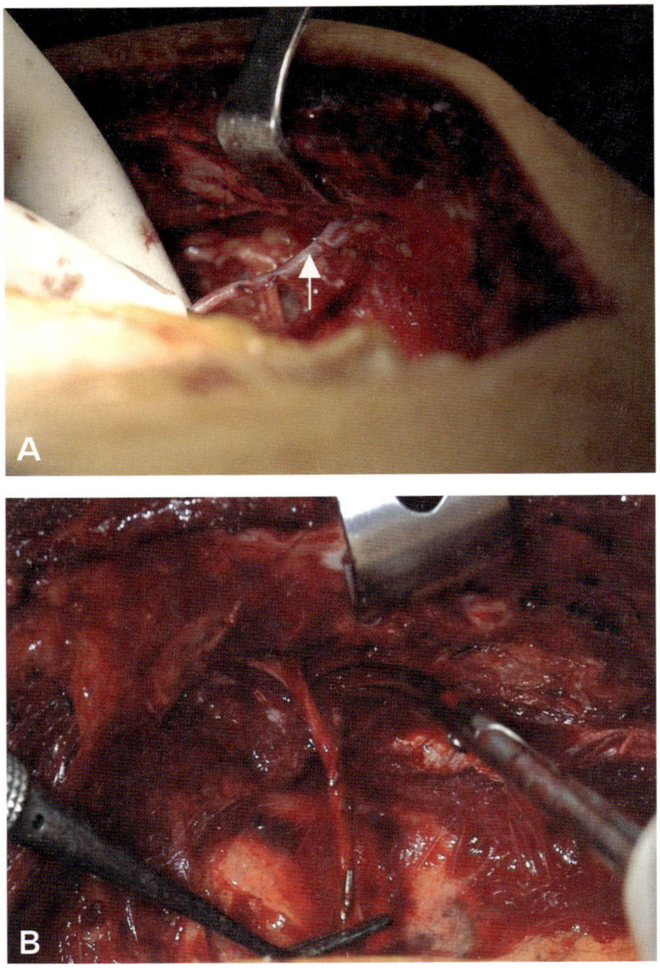

Figure 4-12. Distal extent of harvesting of left(A) and right(B) internal thoracic arteries. Harvesting stops at the bifurcation point.

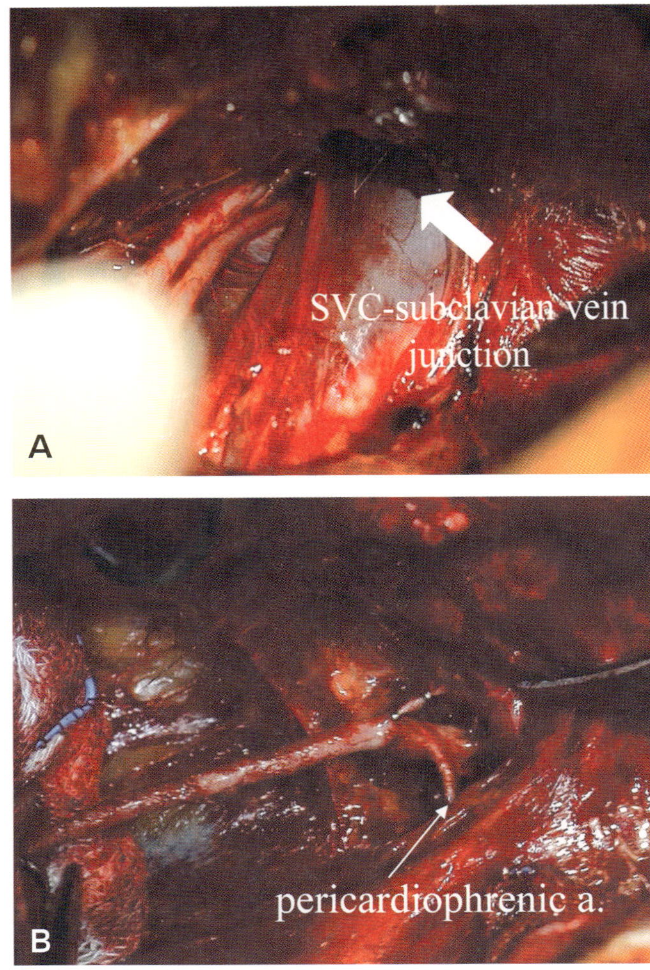

Figure 4-13. Retraction of superior vena cava-subclavian vein junction improves the visualization of the proximal segment of right internal thoracic artery and its important branches.

흉골 및 창상 치유에 유리하다고 생각된다. 두 최종 분지가 근위부에서 갈라지는 경우에도 분지 부위까지만 박리하여 사용하는 것이 양호한 개통률을 기대할 수 있다(Figure 4-12).

제1늑간동맥의 분지 부위까지 노출시킨 다음에도 근위부로 5 cm 가까이 박리할 수 있으므로 충분한 길이를 확보하기 위해서는 쇄골하정맥이나 상대정맥을 젖혀서 시야를 확보하면서 최대한 근위부까지 박리한다(Figure 4-13).

근위부 쪽의 박리를 충분히 하지 않는 경우 길이가 모자라거나 주행이 갑자기 꺾이게 되는 등의 문제가 생길 수 있고 드물게 내경이 큰 곁가지가 남아서 수술 후 조영 사진에서 보이는 경우가 있다. 대부분의 경우 문제가 되지는 않지만 매우 드물게 혈류 유출(steal)에 의한 증상 재발이 보고된 경우가 있다(Figure 4-14).

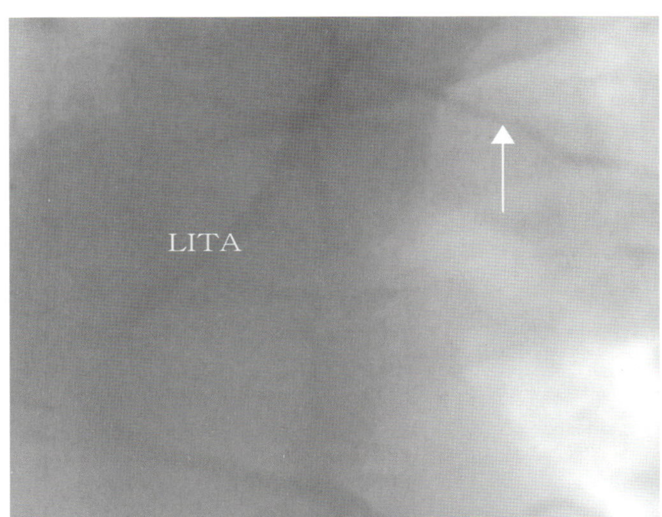

Figure 4-14. Large lateral costal artery originating from left internal thoracic artery

우측 내흉동맥은 대부분 제 위치에서 떼어내서 자유도관으로 사용하는데 평균 신장을 가진 경우 남성은 19 cm, 여성은 16 cm 정도의 길이를 확보할 수 있다. 좌측 내흉동맥의 측면에 연결하여 Y 복합도관을 만들어 사용하는 경우 좌심실 비대가 심하지 않은 환자에서는 대부분 이 복합도관만으로 좌심실 전체의 우회로 조성이 가능하다(Figure 4-15).

횡격막 신경(phrenic nerve)의 손상은 수술 후 인공 호흡기 이탈 곤란이나 호흡 곤란 등의 문제를 초래할 수 있으므로 가장 조심하여야 할 문제이다. 내흉동맥과 횡격막 신경, 쇄골하정맥 간의 해부학적 관계를 숙지해 두어야 하고 근위부에서는 횡격막 신경의 주행이 육안으로 확인되기 전까지는 electrocautery의 사용을 자제하여야 한다. 내흉동맥의 내측 후방으로 pericardiophrenic artery가 분지되어 횡격막 신경과 합류, 주행하므로 좋은 해부학적 지표가 된다(Figure 4-16).

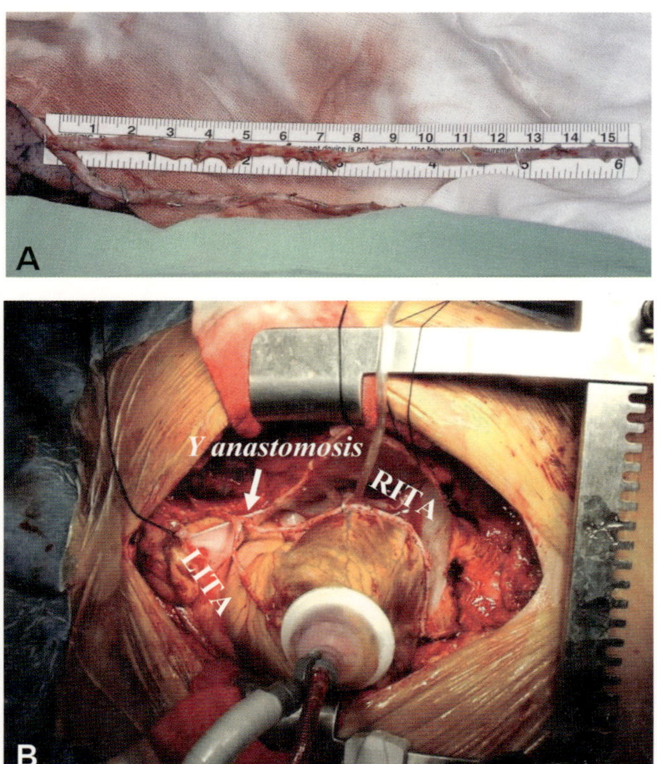

Figure 4-15. The right internal thoracic artery is usually longer than 15cm after harvesting, and can reach every part of left ventricular free wall if used as the side-arm of a Y-composite graft.

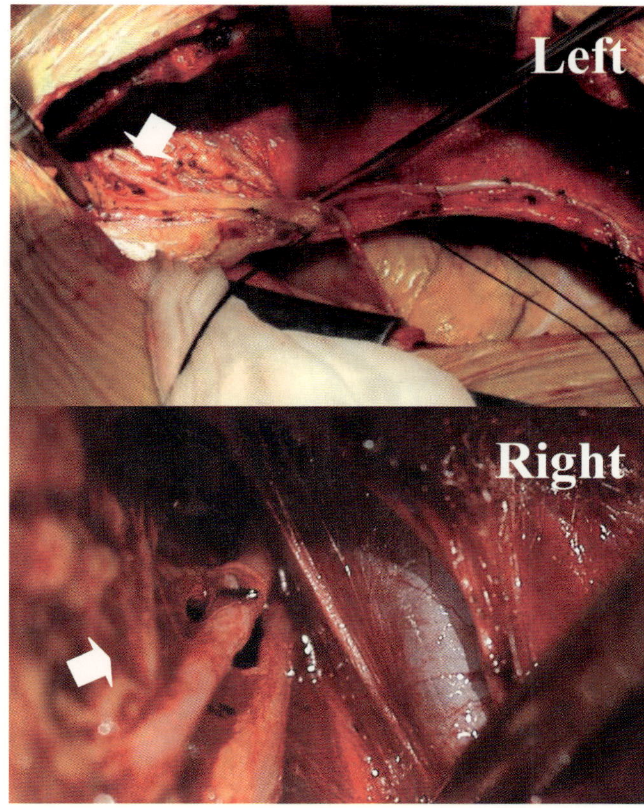

Figure 4-16. Location of the phrenic nerve around the proximal segment of internal thoracic arteries

내흉동맥 획득 후 절단 면으로부터의 박출 혈류량이 만족스럽지 않고 육안이나 촉진상 박동이 관찰되지 않으면 박리(dissection)를 의심하여야 한다. 긴 부위가 박리되었을 때 사용하는 것은 절대 금기이며 짧은 부위가 박리되었을 때는 위에서 기술한 바와 같은 대처 방법으로 박리 부위를 절제 후 사용할 수 있다. 국소적으로 혈관 벽 내에 혈종이 생긴 경우는 박리와는 구별해야 하며 이 때는 외피를 절개해 보면 혈관 내경의 굵기가 유지되어 있고 절단 면의 혈류량 및 박동성도 유지되므로 감별이 가능하다(Figure 4-17).

드물게는 내흉동맥이 꼬여서 주행하는 것을 볼 수 있다. 이때는 꼬임을 초래하는 외피의 섬유조직을 조심스럽게 제거함으로써 주행을 직선화하고 더 많은 길이를 얻을 수 잇다. 분지를 클립할 때 기시부에 너무 가깝게 해서 혈관 내경이 좁아지는 경우가 생길 수 있는데 이 때에도 분지 주위의 외피 조직을 제거함으로써 국소 협착을 해결할 수 있다. 이렇게 해서도 해결이 되지 않으면 좁아진 부위를 잘라낸 후

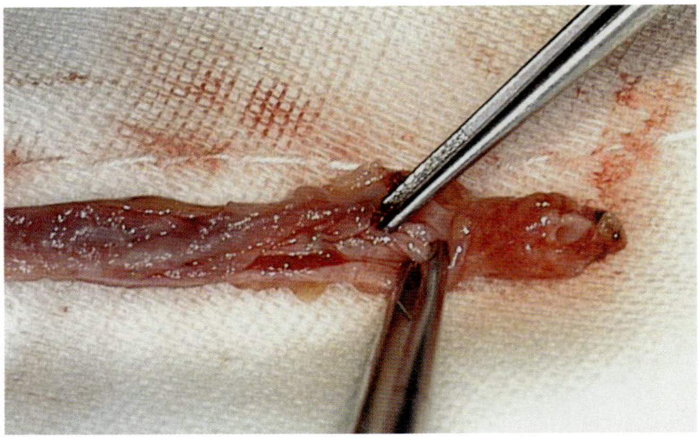

Figure 4-17. Dissection injury of internal thoracic artery found after completion of harvesting

단대단 문합한다(Figure 4-18).

좌측 내흉동맥의 박리가 끝나면 papaverine 용액을 적신 거즈로 덮어 놓고 우측 내흉동맥을 박리한다. 모든 도관의 획득을 마친 다음 헤파린을 주입하고 나면 좌측 내흉동맥의 원위부를 자른 다음 끝을 클립이나 Bulldog clamp 등으로 막아서 혈압에 의하여 자연스럽게 확장(hydrostatic dilatation)되도록 한다. 우측 내흉동맥 역시 획득 직후나 복합도관 완성 후 같은 방법으로 확장을 유도한다. 저자들은 혈관 내에 직접 papaverine 등의 혈관 확장제를 주입하는 방법은 피하고 있다. 10~20분 동안 위와 같은 방법으로 확장을 유도하면 획득 중에 발생한 연축(spasm)은 대부분 없어진다. 이 시점에서도 혈관이 이완되지 않고 원위부의 박동이 약하거나 절단된 끝에서 박출되는 혈류량이 양호하지 않으면 (50 cc/min 이하) 획득 중의 손상이나 협착, 쇄골하동맥 혹은 근위부의 동맥경화성 협착 등을 의심해야 한다. 수술 전에 혈관조영술, CT 혈관조영술, duplex scan 등으로 내흉동맥의 상태가 양호함을 확인한 경우 충분치 못한 혈류량은 대부분 획득 중 손상에 의한 경우이다.

충분히 확장된 이후에도 측정한 좌측 내흉동맥의 원위부 절단면 혈류량이 100 cc/min 이하이면 복합도관 및 연쇄문합으로의 사용을 피하고 단일 문합을 하는 것이 안전하다. 또한 중간 부위의 내경이 1.5 mm 이상이 되지 않는 경우에도 복합도관 및 연쇄문합을 피한다.

문합을 마친 후 좌측 내흉동맥의 주행을 살펴서 꺾이는 부위가 없는지 확인하는 것이 중요하다. 심낭, 폐 좌상엽, 흉선 조직 등에 의해서 꺾이는 부분이 있으면 수술 후 내흉동맥의 혈류가 장애를 받아 증상 재발 등의 문제를 야기한다. 심낭을 횡으로 충분히 절개하고 필요시 늑막도 열어서 내흉동맥이 폐 상엽 내측으로 심낭 쪽에 연하여 주행하도록 위치시킨다(Figure 4-19).

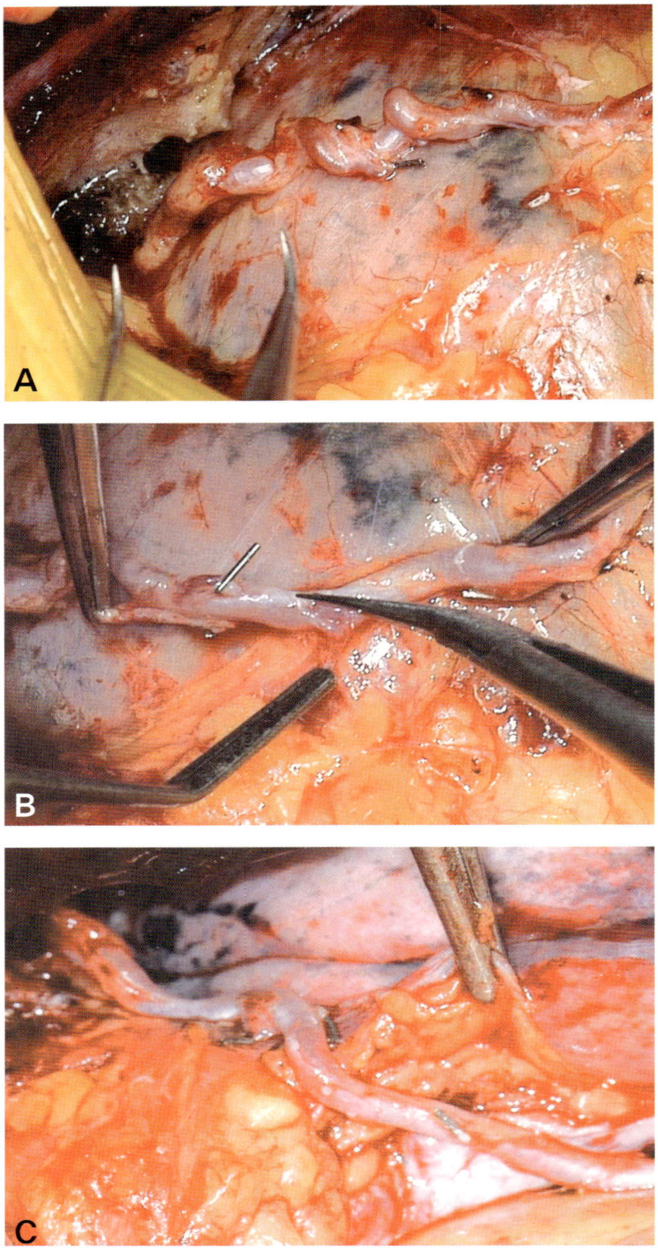

Figure 4-18. Excessively tortuous internal thoracic artery: division of fibrous band can straighten the course and gives extra length.

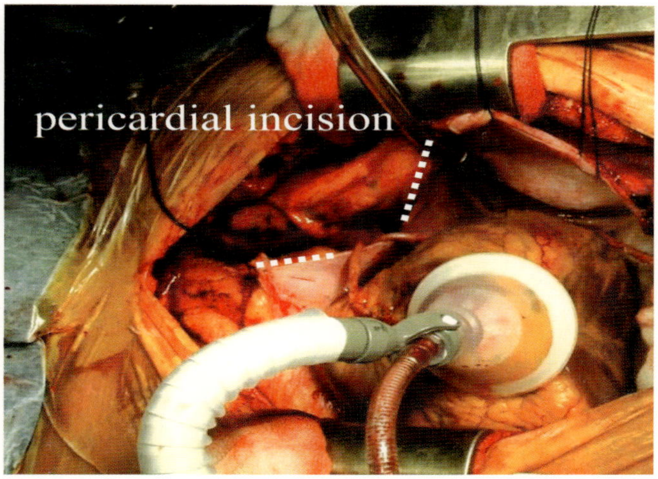

Figure 4-19. Pericardial incision to prevent kinking or stretching of the left ITA pedicle

양측 내흉동맥의 사용

Tector 등에 의하여 이미 1980년대 초부터 양측 내흉동맥만을 이용한 관상동맥 우회술의 장기 성적이 보고되어 왔고[4] 이후 Mayo Clinic[5] 및 Cleveland Clinic[6] 등의 보고는 두 개의 내흉동맥을 사용한 환자군에서 한 개만을 사용한 군보다 장기 생존율이 높고, 협심증 및 만기 심근 경색 발생률, 재수술과 재중재술의 비율이 현저히 낮은 것을 보여 주고 있다. 그러나 아직 양측 내흉동맥의 사용이 보편화되지 않고 있는 이유는 획득에 시간이 더 걸리는 점, 수술 수기 상의 난이도가 높다는 점과 함께 수술 후 흉골의 치유에 장애가 있을 수 있고 흉골 및 종격동염의 발생 위험이 높아질 수 있다는 우려 때문이다. 특히 심한 당뇨 및 비만, 만성 폐쇄성 폐질환(chronic obstructive pulmonary disease) 등은 아직도 양측 내흉동맥의 사용의 금기로 여겨지고 있다. 하지만 경험의 축적과 함께 획득 시 skeletonization technique을 적용하고 그 밖의 권고 사항들을 따르는 경우 흉골 치유 면에서 한 쪽 내흉동맥만 사용한 경우와 큰 차이가 없는 것으로 인식이 바뀌고 있다(Tabel 4-3). 따라서 현재 양측 내흉동맥 사용의 절대적인 금기증은 죽상경화증이나 Takayasu 동맥염, 방사선 치료 등에 의하여 쇄골하동맥이나 내흉동맥에 폐쇄나 심한 협착이 있는 경우뿐이다.

신부전으로 장기 투석을 받고 있는 환자에서 요골동맥에 동정맥단락(arteriovenous shunt)이 있을 때는 같은 쪽 내흉동맥을 제 위치에서(pedicle graft) 사용하면 투석 시에 심근 허혈 증상이 발생할 수 있다. 반대 쪽 내흉동맥을 제 위치에서 사용하고 동정맥단락이 있는 쪽의 내흉동맥은 자유도관으로 사용한다.

TABLE 4-3.
Prevention of sternal instability and/or infection

Complete bilateral skeletonization technique
Preservation of one of the distal bifurcation branches
Multiple (10~12) wiring for sternal closure
Avoidance of use of bone wax
Irrigation of mediastinum and pericardial cavity before closure
Partial pericardial closure

요골동맥(Radial Artery)

요골동맥은 상박에 위치하며 척골동맥(ulnar artery)과 서로 손가락들에서 연결되어 있으므로 이 유통이 유지되어 있는 한 떼어내서 우회도관으로 사용할 수 있다(Figure 4-20).

1970년대 초반 Carpentier 등이 최초로 관상동맥 우회도관으로 사용하여 보고하였으나 조기 개통률이 좋지 않아서 주목을 받지 못하였다. 그러나, 근래 획득 방법 개선과 발작적 연축(spasm)에 대한 예방적 약물요법의 도입으로 다시 각광을 받기 시작하였다[7]. 내경이 크고, 길이가 20~24 cm 가량으로 길어서 수술시 조작이 쉽고 여러 관상동맥에의 연속문합도 어렵지 않기 때문에 근래에 많은 외과의들에 의해서 제2, 제3의 도관으로 이용되고 있다. 좌측 내흉동맥과 좋은 조화를 이룰 수 있어서 두 개의 동맥 도관만으로 완전한 우회술이 가능하다.[8]. 내흉동맥과의 내경 차이로 인하여 복합도관의 양 도관 간에 혈류 불균형이 생길 수 있다는 우려도 있으나 대부분의 경우 문제가 되지 않는 것으로 알려져 있다. 일부에서는 양쪽 요골동맥을 사용하는 것도 보고되고 있다(Figure 4-21).

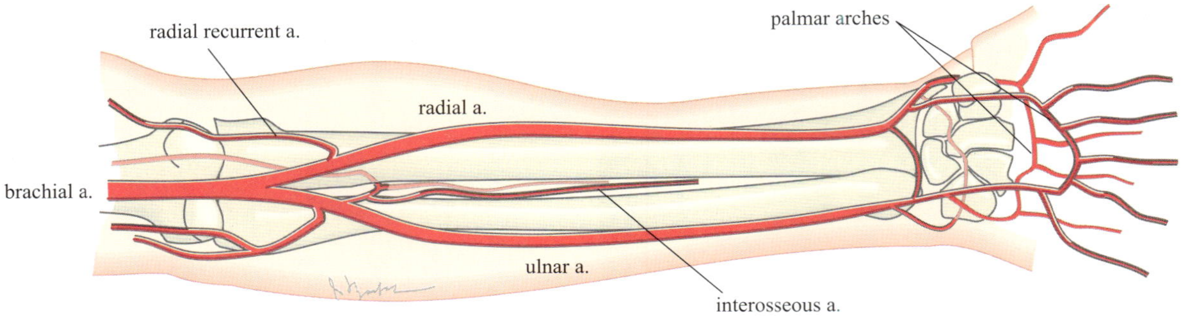

Figure 4-20. Anatomy of the arteries in the forearm

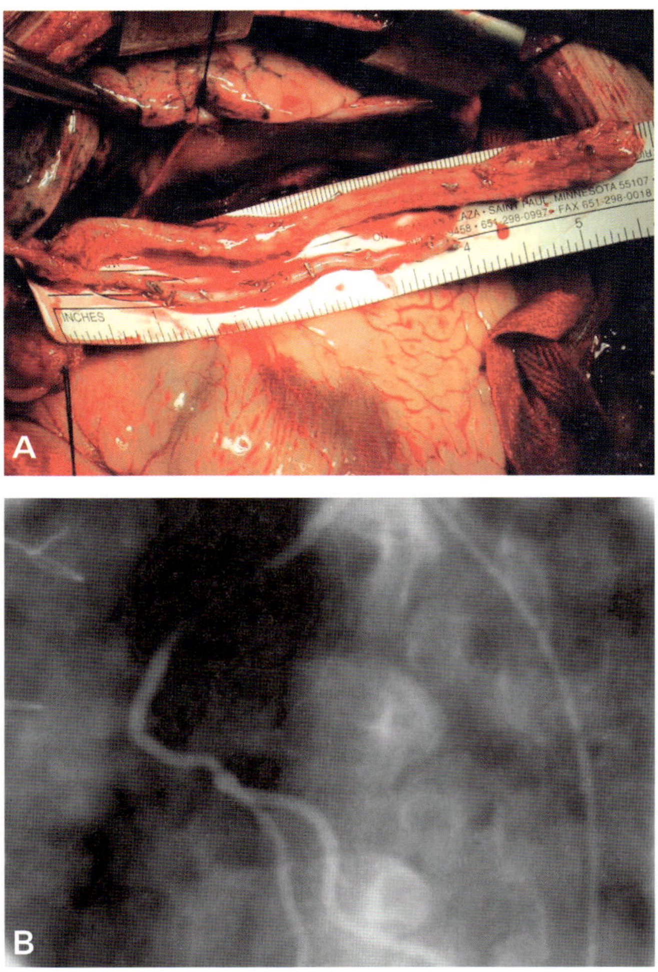

Figure 4-21. A Y-composite graft made with left ITA and left radial artery

요골동맥 도관의 장기 개통률은 1년에 91%, 5년에 85% 정도를 상회 한다[9, 10]. 요골동맥을 좌측심장, 특히 회선지계에 사용하면 그 개통률은 내흉동맥에 버금가는 것으로 보고되고 있지만 우측 관상동맥에서는 다소 떨어지며[11] 특히 근위부 협착 병변이 심하지 않은 관상동맥에 요골동맥을 사용하는 것은 바람직하지 않다고 알려져 있다.

개통률을 높이기 위해서는 skeletonization 시키지 않고 동반하는 정맥(vena comitantes)과 같이 떼어 내는 방법이 좋고, 연축 예방을 위한 칼슘 길항제와 함께 죽상경화성 병변의 발생을 막기 위한 고지혈증 치료제의 사용이 보통 권고된다.

가장 큰 단점은 별개의 피부절개가 필요하고 쉽게 노출되는 부위인 팔에 상처를 남기는 점이다. 이 때문에 최근에는 내시경을 이용한 획득으로 미용적인 단점을 개선하고자 하는 노력이 활발히 이루어지고 있다. 또한 고령에서나 말단에 동맥경화가 심한 환자에서는 부행지 발달의 미비로 금기가 될 수 있기 때문에 아래와 같이 부행지 발달 정도를 확인하여야 한다. Raynaud disease 환자 및 만성 신부전으로 혈액 투석 중이거나 향후 투석을 받게 될 가능성이 많은 환자에서도 요골동맥의 사용은 금기이다.

요골동맥 획득 전 손의 혈행 검사

Allen's test

요골동맥과 척골동맥을 손목에서 압박, 차단한 상태에서 손바닥을 20여 차례 쥐었다 폈다 반복한 후 척골동맥을 열어주고 손가락의 모세혈관 혈류를 관찰한다. 3~5초 내에 혈류가 회복되는 것이 정상이며 10초 이상 지연되는 경우에는 요골동맥을 사용하지 않는다.

Modified Allen's test

주먹을 10초간 세게 쥐어서 손과 손바닥으로 혈류 유입을 막은 상태에서 검사자가 손목의 요골동맥, 척골동맥을 압박한 다음 피검사자의 손을 펴고 척골동맥 압박부위를 열어서 모세혈관 혈류를 관찰한다.

Doppler ultrasound test

Doppler ultrasound probe를 Princeps pollicis artery에 부착하고 wave form을 측정하여 판단한다. Allen test만으로는 부행지 발달 여부를 확실히 판단할 수 없을 때 감별 수단으로 사용할 수 있다. 혈류가 triphasic일 때만 요골동맥을 도관으로 사용한다[12]. 요골동맥은 획득 후에 내벽의 죽상경화반이 발견되는 경우가 드물게 있는데 Doppler 초음파 검사는 이를 수술 전에 미리 발견할 수 있다는 장점도 있다.

Pulse oxymetry test

수술장에서는 말초 맥박 산소도 측정기(peripheral pulse oxymetry)를 이용하면 편리하다. 엄지에 붙이고 요골동맥을 압박하여 맥박 파형을 관찰하여 맥파의 크기가 1/3 이하로 감소하면 사용하지 않는다.

요골동맥의 획득 술기

비우세측 팔(non-dominant arm)의 전완부 근위부에서 Brachioradialis muscle 안쪽 경계에서 시작하여 손목 관절에서 요골동맥 맥박이 촉진되는 부위를 향하여 펜으로 표시를 해 둔다. 팔목보다 2~3 cm 상부에서 시작하여 작은 절개를 가하고 동맥을 찾아 확인한 다음 Metzenbaum 가위로 동맥 표층을 undermining하고 동맥 주행을 따라 Mayo 가위로 피부를 절개하면 신속하게 요골동맥 전장을 찾을 수 있다. Brachioradialis 표층을 따라 주행하는 감각 신경 손상을 피해야 수술 후 감각 이상을 예방할 수 있다. Brachioradialis muscle 안 쪽에 있는 요골 신경의 표층 분지도 손상을 피해야 한다. 팔목 근처의 동맥은 경화 병변이 동반되어 있는 경우가 종종 있고 관상동맥 조영술을 위하여 천자한 경우 손상이 있을 수 있기 때문에 사용을 피한다(Figure 4-22).

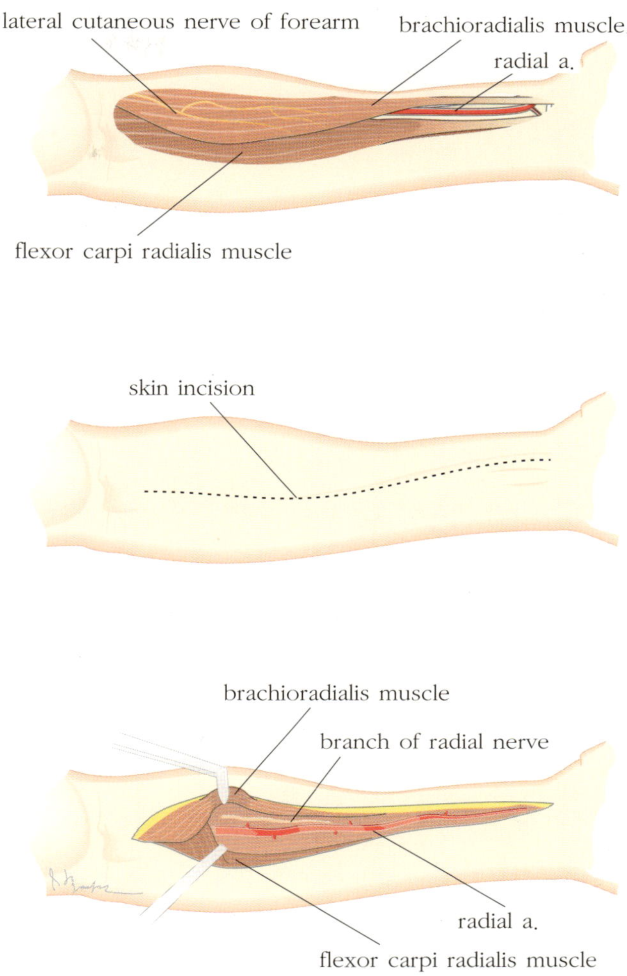

Figure 4-22. Anatomic landmarks and location of incision for harvesting of the radial artery

팔꿈치에 가까운 절반 쪽에서는 요골동맥이 Brachioradialis muscle과 지방 및 섬유 조직으로 완전히 덮여 있다. 상완부 중간에서 요골동맥은 Pronator teres muscle의 앞에 놓인 채로 Brachioradialis muscle의 안쪽(medial side)과 Flexor carpi radialis muscle의 바깥쪽(lateral side) 사이를 주행하므로 두 근육 사이의 근막을 절개하여 벌리면 쉽게 노출된다. 이 구간에서는 감각신경(lateral antebrachial cutaneous nerve)과 요골신경의 표층 분지(superficial branch of radial nerve)가 가까이 있으므로 주의해야 하며 근막 절개부의 외측(lateral side)에 두 신경이 놓이도록 하는 것이 옳은 방법이다. 손목 근처에 이르면 요골동맥이

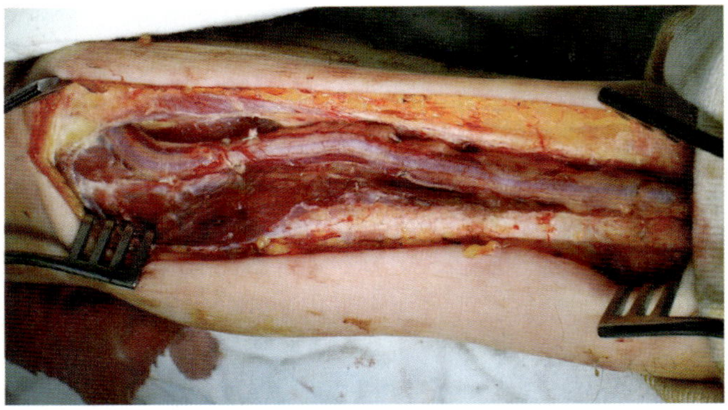

Figure 4-23. The left radial artery in the operative field

Brachioradialis tendon과 Flexor carpi radialis tendon이 이루는 골(groove)에 놓이며 뒤로는 Flexor pollicis longus muscle이 있다. 근위부 전완은 시야가 상대적으로 나쁘고 상완동맥(brachial artery)에서 척골동맥(ulnar artery)이 분지하는 부위 및 median nerve 등의 주요 구조물이 근처에 있기 때문에 가장 나중에 박리하며 bicipital aponeurosis의 바깥쪽으로 조심스럽게 접근하여 요골회귀동맥(radial recurrent artery)이 갈라지는 부위 아래에서 박리를 멈춘다(Figure 4-23).

연축 방지를 위하여 diltiazem 정주를 하는 경우 동맥 전장이 노출된 시점에서 0.5~1.0 μg/kg/min의 속도로 시작한다. 분지들을 찾아서 결찰해 나가는 방법으로는 최근에 일부에서 동맥만을 박리하는 소위 skeletonization technique이 보고 되고 있기도 하나 보편적인 방법은 아니고 통상은 주위의 동반 정맥(venae comitantes)과 지방조직 등을 함께 박리하여 획득한다[13]. 분지들은 실로 결찰하는 것보다는 clip으로 처리하는 것이 보통이며 Harmonic scalpel을 사용하면 clip을 생략할 수 있어 속도가 빠르다. 전장을 박리하면 잘라내기 전에 근위부를 bulldog clamp로 차단한 후에 원위부의 맥박이 양호한지 확인한다. 맥파가 좋지 않으면 사용하는 것을 포기할 수 있다. 다음에는 원위부를 먼저 결찰하고 자른 다음 끝을 bulldog clamp로 차단하여 혈압에 의하여 동맥이 확장되도록 함으로써 박리 중 발생할 수 있는 연축(spasm)을 해결한 다음 양 쪽을 결찰하고 동맥을 잘라 낸다.

동맥 내부로 1 mm cannula tip("olive tip")을 넣어서 papaverine과 verapamil 혼합 용액(60 mg papaverine + 5 mg verapamil diluted in 10 ml Ringer' Lactate)을 압력이 높지 않도록 조심하면서 주입한다. 동맥과 동반된 정맥들 간에 교통이 있어 출혈이 발생할 수 있기 때문에 동반 정맥들을 양쪽 끝에서 clipping한다. 이 상태에서 사용 전까지 papaverine을 적신 gauze로 싸 둔다.

동맥에 주행을 따라 펜으로 표시를 해 두면 문합 과정에서 꼬이는 일을 피할 수 있다. 표시는 분지가 많은 등 쪽(posterior side)을 따라 해 두었다가 문합 시 표시된 쪽이 심장 및 관상동맥의 반대쪽을 향하도록 위치시킨다. 간혹 분지에서 출혈이 있는 경우 분지가 많은 쪽이 관상동맥 문합부의 반대 쪽에 있게 되므로 지혈 조작이 용이하기 때문이다.

전완 절개부는 충분한 지혈 과정을 거친 후 근육층과 피하층을 각각 연속봉합으로 닫고 피부를 봉합한다. 탄력 붕대로 전완부를 24시간 압박하되 과도한 압력의 압박은 피하여야 한다.

내시경을 이용한 요골동맥 획득

내시경을 이용하는 요골동맥 사용의 가장 큰 단점인 미용상의 문제를 해결하고 감각이상의 발생 빈도를 낮출 수 있다(Figure 4-24).

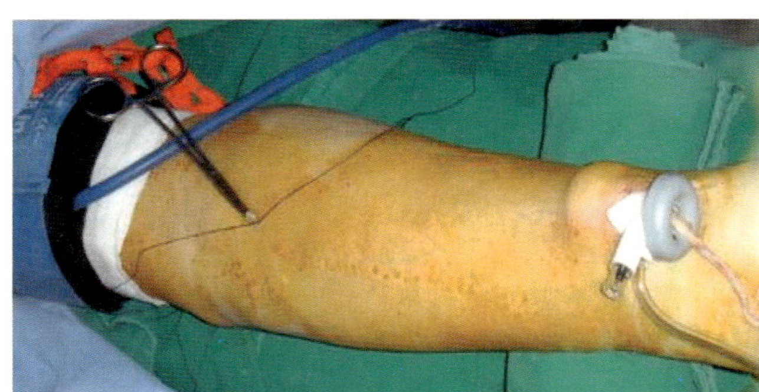

Figure 4-24. Preparation for endoscopic harvesting of the rachial artery

내시경으로 확보되는 좁은 시야를 통하여 박리할 때 동반 정맥 및 그 분지들의 출혈이 가장 큰 난관이 되므로 정맥내 혈액을 비우는 과정이 크게 도움이 된다. 이를 위해서 상박

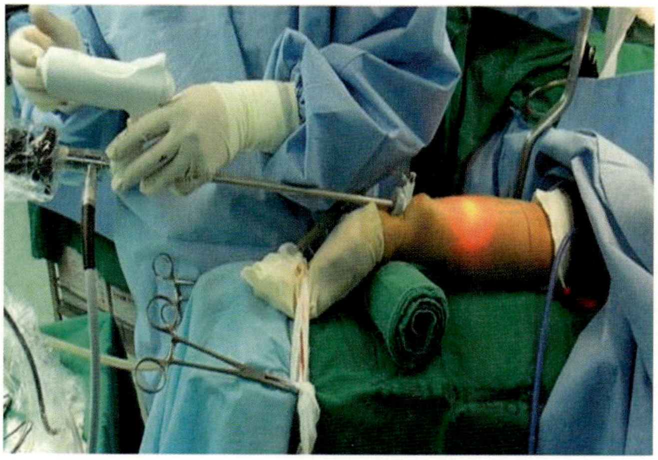

Figure 4-25. Endoscopic harvesting of the radial artery

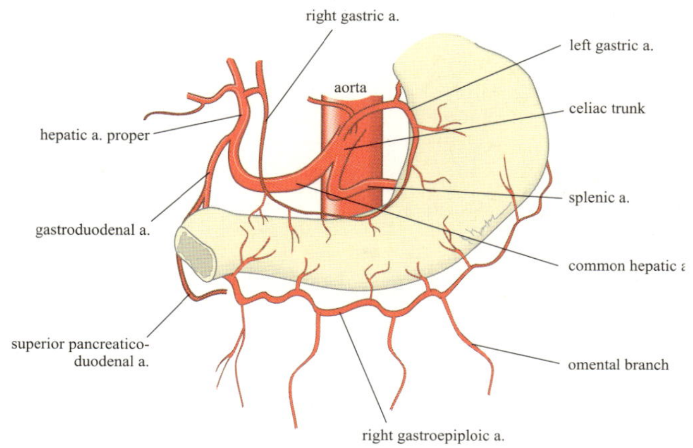

Figure 4-26. Anatomy of the right gastroepiploic artery

에 압력 측정이 가능한 tourniquet을 감아 놓고 draping한 다음 esmark로 전완을 밀착하며 감싸서 정맥내 혈액을 최대한 비우도록 한다. 이보다 2분 전에 heparin 5000unit를 정주한다. Tourniquet을 250 mmHg 압력으로 팽창시켜 동맥으로 혈액 유입을 차단한 다음 esmark를 제거하고 팔목에서 맥박이 만져지는 부위를 2 cm 길이로 횡절개한다. 동맥을 확인한 다음 앞 쪽을 박리하여 내시경 port를 삽입할 공간을 확보한다. Port를 삽입하여 절개부를 막고 내시경이 부착된 conical dissector로 동맥 앞면을 근위부 쪽으로 박리한 다음 CO_2를 10~15 mmHg 압력으로 주입하여 공간을 확보한다. Port 내로 Harmonic scalpel을 삽입하여 분지들을 박리하고 자르면서 지혈한다. 박리를 마치면 근위부 쪽 끝에 작은 절개를 해서 clip으로 결찰한 다음 동맥을 자르고 port쪽으로 꺼낸다. 나머지 과정은 open harvesting technique 때와 동일하다(Figure 4-25).

우측 위대망동맥 (Right Gastroepiploic Artery)

관상동맥 질환에 대한 수술에서 우측 위대망동맥의 사용은 1960년대부터 일부 시작되었다. 우회수술이 보편화되기 전 드물게 시행되었던 Vineberg 수술을 하면서 좌심실 후벽에 매식하는 혈관으로 위대망동맥을 사용하였던 예가 1966년 Bailey 등에 의하여 보고된 바 있다. 우회도관으로의 사용은 1984년 Pym이 재수술 환자에서 우측 관상동맥에 연결한 예를 처음 보고하였고[14] 이후 Pym과 Suma가 많은 예를 장기 성적과 함께 보고하여 왔다. 이들을 제외하고는 우회도관이 부족한 재수술 환자에서 대체 도관으로 주로 이용되었으며 근래에 제2, 제3의 도관으로 선택하는 외과의들이 일부 있다. 장기 개통률은 3년에 95% 정도, 10년에 70% 전후로 보고되고 있다[15].

우측 위대망동맥은 복부 대동맥-celiac axis-총간동맥(common hepatic artery)-위십이지장동맥(gastroduodenal artery)의 단계를 거쳐 기시한 다음 위의 대만을 따라 좌측으로 향하게 되는데 굵기는 3~5 mm 정도 된다(Figure 4-26).

제 위치(in situ) 도관으로 사용하는 경우 간 전면을 지나 횡격막을 관통하여 심장에 이르는 경로를 취하며 주로 우측 관상동맥에 사용하지만 좌심실 후측면의 관상동맥 분지이나 좌전하행지에도 연결이 가능할 만큼 길이가 충분한 경우가 대부분이다. 최근에는 잘라내서 자유 도관으로 사용하는 외과의도 있고 다른 동맥 도관과 복합도관으로 만들어 사용하는 데도 기술적인 어려움이 없다[16]. 이전에 위 절제 수술을 받은 환자, 심한 비만, 당뇨가 있는 환자에서는 사용이 금기이다(Figure 4-27).

관상동맥 우회도관으로서의 장점은 정중흉부 절개를 약간만 연장하면 획득할 수 있어 절개 수를 줄일 수 있고 내흉동맥과 마찬가지로 근위부를 자르지 않고 제 위치(in situ)에서 사용할 수 있다는 점이다. 하지만 심장에서 멀리

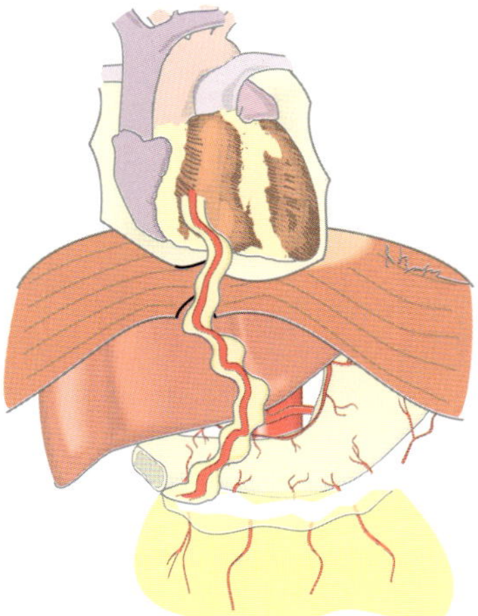

Figure 4-27. Route of the right gastroepiploic artery in-situ graft

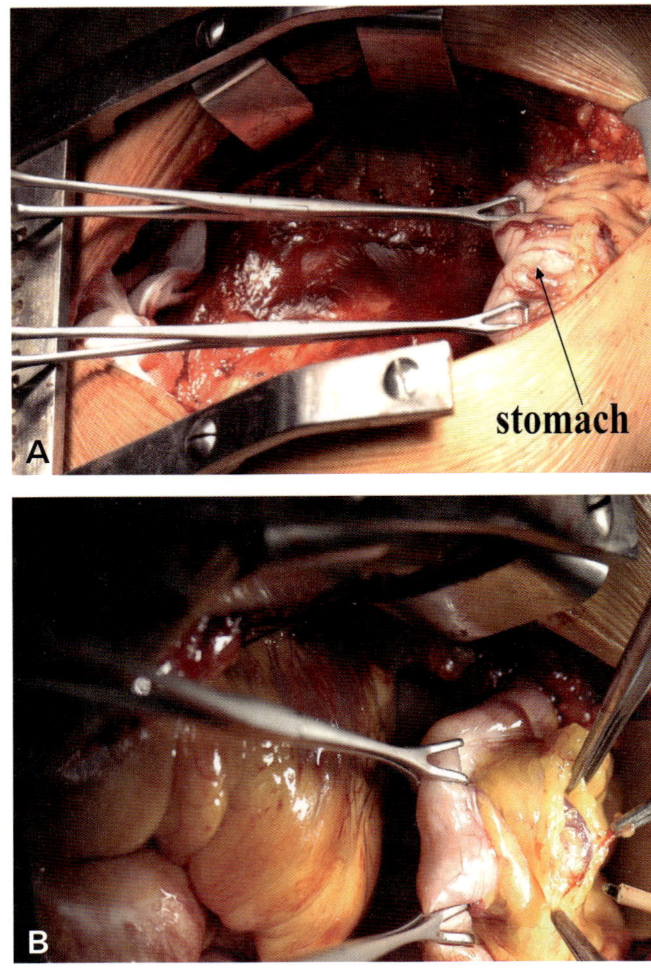

Figure 4-28. Exposure of the right gastroepiploic artery

떨어진 복부 대동맥에서 여러 단계의 분지를 거쳐 나오고 복부에서 흉부를 향해 역행적으로 혈류를 공급하기 때문에 관상동맥의 협착 정도가 심하지 않은 경우 혈류 경쟁이 발생할 수 있다. 따라서 90% 이상 협착 병변이 있는 관상동맥 분지에 연결한 경우에만 장기 개통을 보장할 수 있다. 일부 연구에서는 세포적, 생리적 기능이 내흉동맥과 비슷한 것으로 보고되기도 하였지만[17] 실제로는 요골동맥과 마찬가지로 근육형 동맥(muscular artery)이며 자극에 순간적으로 수축하는 단점이 있다. 따라서 수술 후에는 칼슘길항제를 사용하는 것이 권고된다.

위대망동맥의 획득 술기

정중 흉골 절개를 많이 연장하지 않더라도 검상돌기(xiphoid process) 끝까지만 절개하여 절개부 하부를 Richardson retractor로 당기면 대부분 시야 확보가 가능하다. 복막 절개 후 위의 앞쪽 벽을 Babcock holder로 위쪽으로 당기면 위대망동맥의 주행을 확인할 수 있게 된다(Figure 4-28).

박리를 시작하기 전에 위의 antrum과 pylorus까지 손가락으로 만져 보아 드물게 있을 수 있는 위 종양의 존재 여부를 확인한다. 또한 동맥에 딱딱한 동맥경화반이 있는 지 확인하여 심하면 사용하는 것을 포기한다. 위와 대망(greater omentum) 및 장간막으로 향하는 곁가지들을 클립으로 결찰하고 자르면서 박리해 간다. 나란히 주행하는 정맥과 같이 박리하여 획득하는 소위 semiskeletonization technique이 시간 소요가 적기 때문에 더 자주 쓰이는 방법이다(Figure 4-29).

내흉동맥의 경우와 마찬가지로 동맥만을 박리해 내는 skeletonization technique으로 획득할 수도 있다. 내흉동맥의 골격화 박리와 마찬가지로 혈관을 길게 사용할 수 있고 경축된 도관을 짧은 시간 내에 이완시켜주는 장점이 있다(Figure 4-30).

원위부는 대개 좌측 대망동맥을 만나는 부위까지, 근위부는 시야 확보가 가능한 곳까지 박리하면 후하행지까지 연결

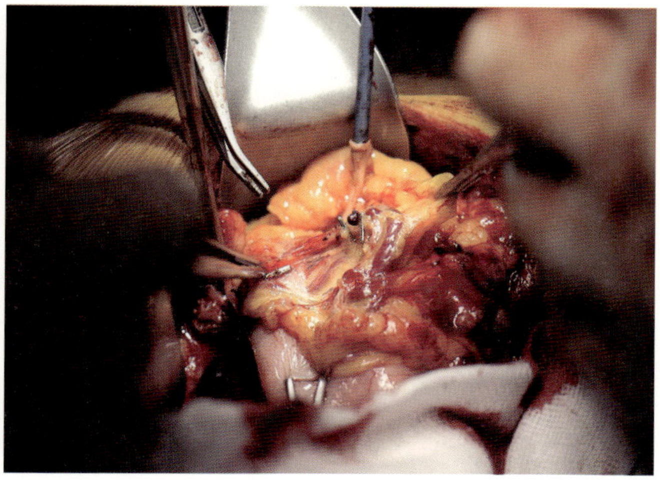

Figure 4-29. Harvesting of the right gastroepiploic artery

할 만큼의 충분한 길이가 확보된다. 획득 후 원위부를 자른 다음 혈관이 수축되지 않은 상태에서 혈류를 살펴 본다. 혈류가 불량하거나 원위부 내경이 목표 관상동맥 분지의 내경보다 작으면 사용하지 않는다. 혈관 내에 papaverine 희석액을 주입하고 클립으로 끝을 막은 다음 papaverine을 적신 거즈로 싸서 복강 내에 보관해 둔다. 이 상태로 문합을 시작할 시점에 이르면 동맥이 충분히 이완되어 있다(Figure 4-31).

횡격막을 관통하는 부위에서 꺾이거나 꼬이지 않고 압박되는 일이 없도록 적절한 부위를 선택하여 횡격막을 손가락 두 개 정도의 넓이로 절개하여 심낭 내로 꺼낸다. 문합 후에도 심장을 제 위치로 돌려 놓은 상태에서 도관의 주행을 다시 확인하도록 한다(Figure 4-32).

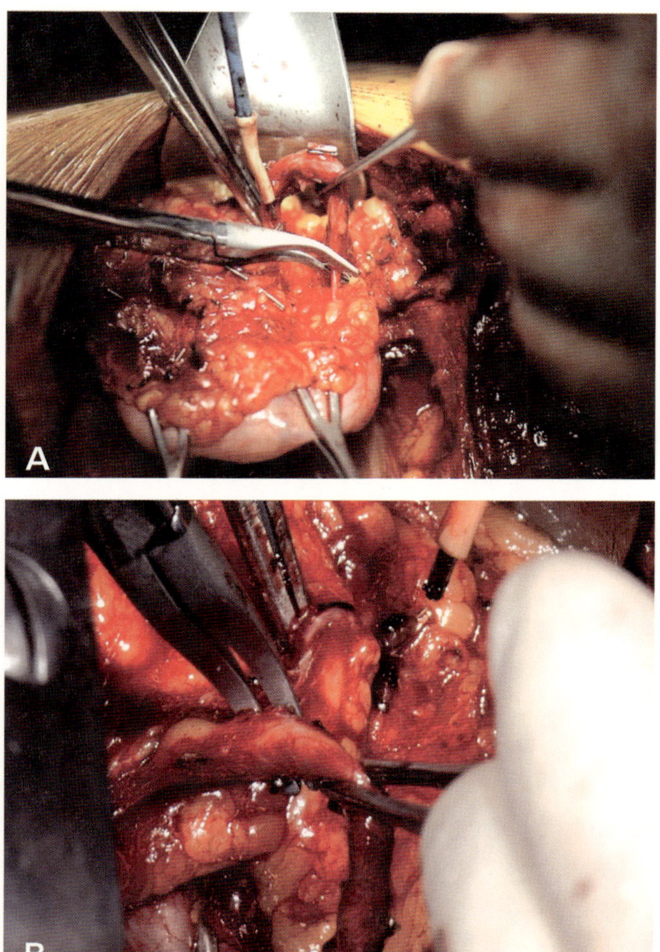

Figure 4-30. Harvesting of the right gastroepiploic artery with skeletonization technique

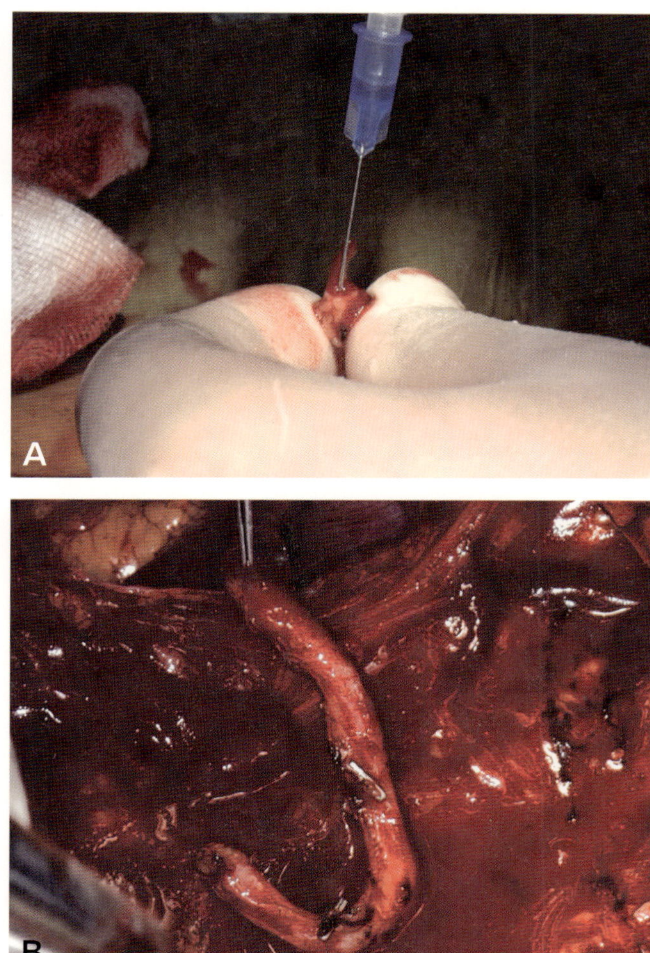

Figure 4-31. Intraluminal injection of diluted papaverine solution and hydraulic dilatation to relieve spasm of the right gastroepiploic artery

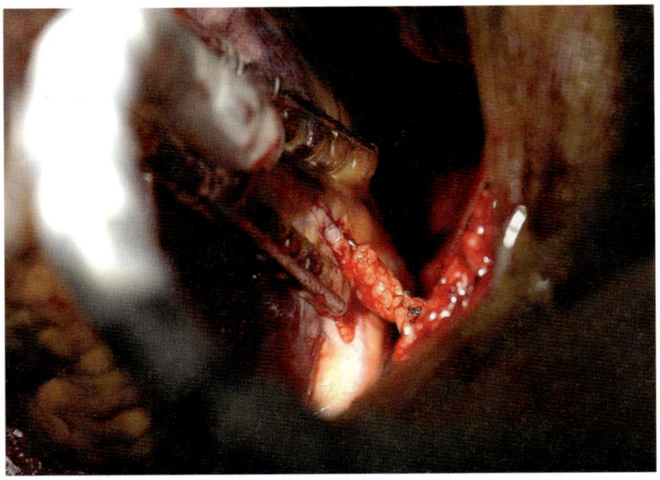

Figure 4-32. Photo taken after completion of anastomosis of right gastroepiploic artery pedicle to posterior descending branch

하복벽 동맥(Inferior Epigastric Artery)

하복벽 동맥은 서혜부 인대(inguinal ligament) 직상부에서 외장골동맥(external iliac artery)의 분지로 기시하여 앞쪽 복벽(abdominal wall)에 있는 복직근(rectus abdominis muscle)의 후면에서 근막 내를 종으로 주행한다. 혈관의 생리적 특성은 내흉동맥과 유사하다고 알려져 있으나 길이, 직경, 위치의 개인 차가 크다는 제한이 있다. 평균 길이는 13 cm, 직경은 2 mm 내외이다. 복벽 중앙을 종절개하여 양쪽을 모두 획득할 수 있다. 별개의 피부절개가 필요한 단점이 있고 길이의 제한이 있으므로 우선적으로 선택되는 도관은 아니며 가용한 도관이 제한되어 있는 경우 주로 사용된다. 단기 개통률은 8.5개월에 91.5%로 보고된 바 있다[18]. 재수술 환자에서 상행 대동맥에 포편(patch)을 댄 다음 근위부 문합을 하고 좌전하행지나 대각지에 연결하는 방법으로 사용되는 경우가 많은데 그 경우 평균 81개월 후 개통률이 85.7%로 보고되어 우수한 도관이라고 할 수 있다[19]. 좌측 내흉동맥 등에 곁가지로 연결, 복합도관을 만들면 더 다양한 목표 분지에 연결할 수 있다. 이 경우에도 35개월 후 개통률이 92.3%로 보고되었다.

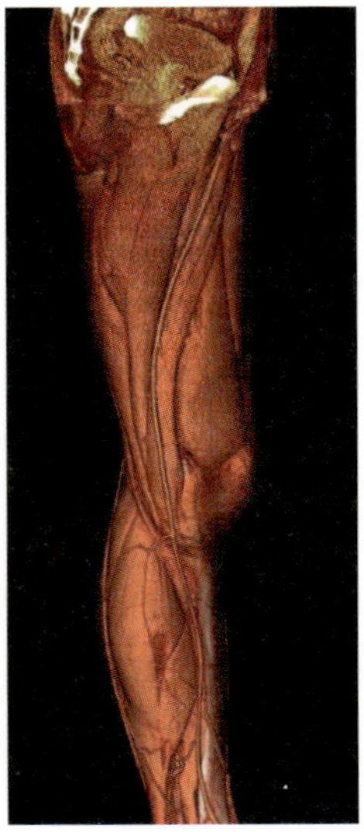

Figure 4-33. Superficial veins of the leg shown in three-dimensional CT angiogram

대복재 정맥(Greater Saphenous Vein)

획득이 빠르고 쉬우며 직경이 5 mm 정도로 비교적 커서 문합이 용이하다는 점, 길이가 충분하다는 점, 연축(spasm) 현상이 없다는 점 등의 이유 때문에 관상동맥 우회수술이 보편화된 이래 대부분의 외과의사들이 가장 흔히 사용하는 도관이다(Figure 4-33).

큰 단점은 수술 후 5~10년 사이에 대부분 죽상경화 병변이 진행하여 10년 개통률이 70~80%를 넘지 않는다는 것이다. 정맥 도관에 발생한 병변에 대해서는 향후 중재시술에 의한 치료가 쉽지 않아서 많은 경우 재수술을 필요로 하게 된다. 정맥류 등의 말초 정맥 질환이 있는 환자에서는 사용이 불가하다는 점과 다리에 긴 상처를 주어 그에 따른 창상 합병증이 약 10%의 환자에서 발생한다는 사실도 단점의 하나이다.

전통적인 획득 방법은 정맥의 주행을 따라 다리에 긴 절개를 해서 분지를 결찰하고 박리해 내는 방법이다(Figure 4-34).

Medial malleolus 직상부부터 시작해서 서혜부에서 대퇴정맥에 합류하는 직전까지 박리하면 한 쪽 대복재정맥으로 3~4개소의 관상동맥 분지에 우회가 가능하다. 일부 환자에서는 무릎 바로 아래에서 전, 후 두 갈래로 갈라지면서 직경이 가는 부분이 중간에 있어서 우회도관으로의 사용에 적절치 않은 경우가 있다. 이런 경우에도 3개소 정도 우회에 필

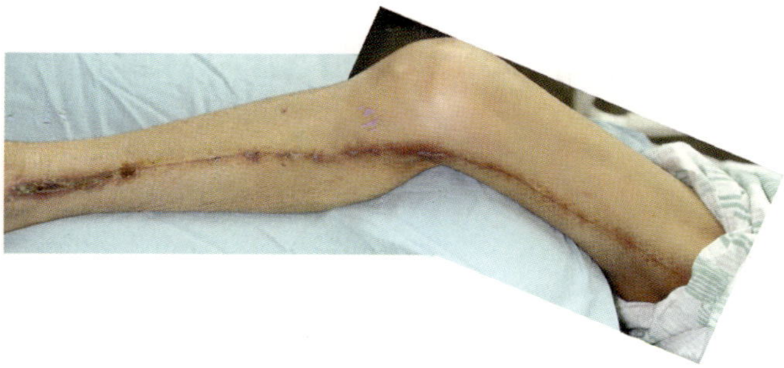

Figure 4-34. Scar after conventional harvesting of the greater saphenous vein

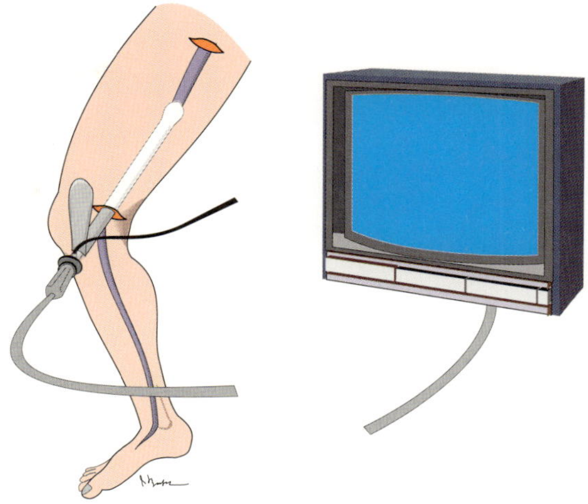

요한 도관 확보에는 어려움이 없다. 획득 중 두 갈래로 분지하는 부분이 발견되는 경우 대부분 앞 쪽, 즉 경골의 경계를 따라 주행하는 분지를 획득하는 것이 좋다. 또한 무릎 중간에서 감각신경과 복재정맥이 교차하는 부분이 있으므로 이 신경을 손상시키지 않아야 수술 후 통증을 오래 호소하는 일을 피할 수 있다(Figure 4-35).

최근 구미에서는 내시경을 이용한 획득 방법이 널리 사용되고 있다. 이 방법은 미용상 탁월하고 창상 합병증이 현저하게 감소한다는 장점이 있다. 그러나 내경이 관상동맥 우회에 보다 적절한 무릎 아래 구간의 복재정맥 획득에는 사용이 쉽지 않고 대퇴부 구간만을 쉽게 획득할 수 있다는 단점은 있다(Figure 4-36).

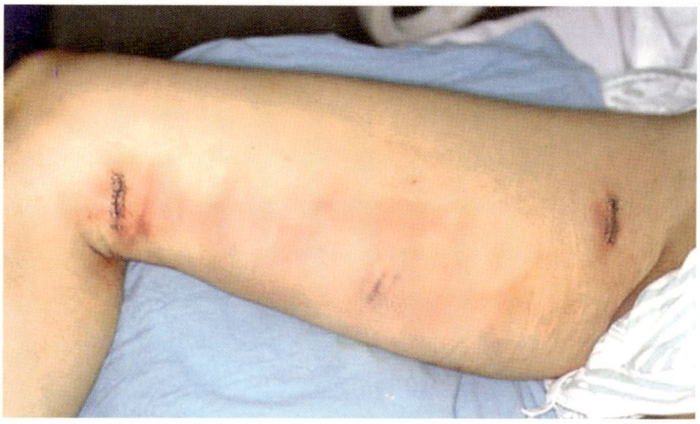

Figure 4-36. Endoscopic harvesting of the greater saphenous vein

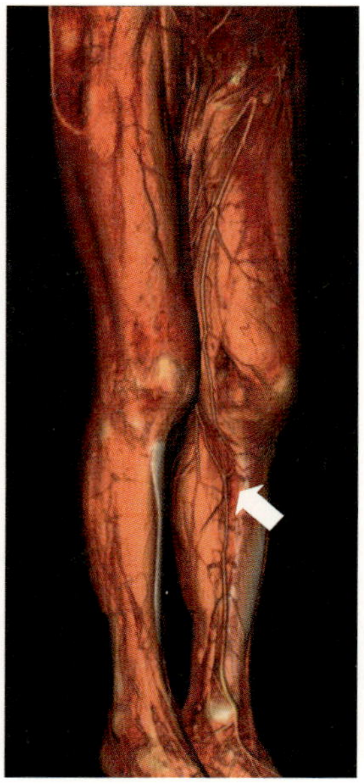

Figure 4-35. Branching of the greater saphenous vein below the knee

경제적인 이유로 내시경 기구의 사용이 힘들 때는 불연속 절개를 통한 획득 방법을 사용하면 좋다. 5~6 cm 간격을 두고 3~4 cm 길이의 절개를 여러 개 해서 획득하는 방법이다. 절개는 미리 하는 것보다는 첫 절개로 육안 확인이 가능한 만큼 최대한 박리하고 분지 처리가 어려운 구간에 다음 절개를 가하는 방식으로 진행하면 절개의 수와 길이를 최소화할 수 있다. 동맥도관을 활발하게 사용하는 경우 대개 복재정맥은 우측 관상동맥계 1개소의 우회에만 쓰이게 되므로 무릎 아래 2~3개의 작은 절개로 충분히 획득할 수 있다(Figure 4-37).

획득을 마친 정맥은 캐뉼라를 삽입하여 정맥 보존액을 주입하면서 결찰되지 않은 분지나 천공, 손상 부위를 확인하고 마무리한다. 이때 과도한 압력을 가하지 않도록 해야 하며 통상 50 mmHg 이하로 주사 압력이 조절되는 주사기를 사용하는 것이 안전하다. 충분히 확장되지 않은 부분은 외

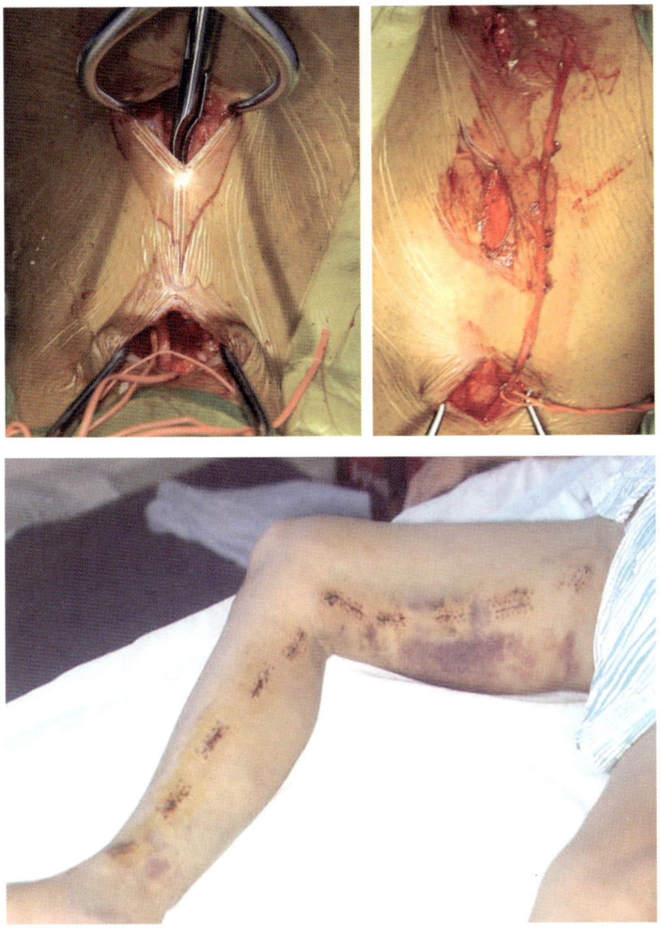

Figure 4-37. Harvesting of the greater saphenous vein through multiple small incisions

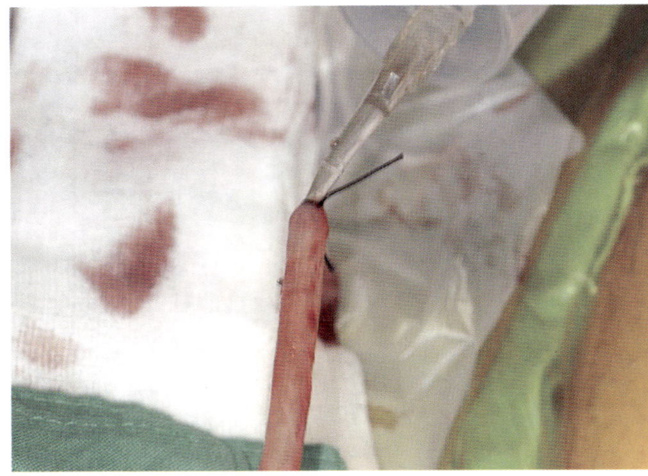

Figure 4-38. Dilation of the saphenous vein with moderate pressure

피의 섬유 조직을 제거하여 준 다음 손가락으로 전후를 가볍게 압박하여 팽창시켜서 다른 구간과 일정한 내경이 유지되도록 해 준다. 정맥 보존액은 다양한 혼합액이 소개되어 있으며 heparin이 포함된 생리 식염수 혹은 Ringer's lactate에 nitroglycerin, verapamil, diltiazem 등을 섞어서 사용하는 경우가 대부분이다(Figure 4-38).

참고문헌

1. van Son JA, Smedts F, Vincent JG, van Lier HJ, Kubat K. Comparative anatomic studies of various arterial conduits for myocardial revascularization. J Thorac Cardiovasc Surg 1990;99:703-7.
2. Li XN, Stulz P, Siebenmann PP, et al. Different effects of activated platelets in the right gastroepiploic and internal mammary arteries. J Thorac Cardiovasc Surg 1992;104:1294-1302.
3. Rosenfeldt FL, He GW, Buxton BF, Angus JA. Pharmacology of coronary artery bypass grafts. Ann Thorac Surg 1999;67:878-88.
4. Tector AJ, Amundsen S, Schmahl TM, et al. Total revascularization with T grafts. Ann Thorac Surg 1994;57:33-9.
5. Pick AW, Orszulak TA, Anderson BJ, et al. Single versus bilateral internal mammary artery grafts: 10-year outcome analysis. Ann Thorac Surg 1997;64:599-605.
6. Lytle BW, Blackstone EH, Loop FD. Two internal thoracic artery grafts are better than one. J Thorac Cardiovasc Surg 1999;117:855-72.
7. Acar C, Jebara VA, Portoghese M, et al. Revival of the radial artery for coronary artery bypass grafting. Ann Thorac Surg 1992;54:652-9.
8. Yilmaz AT, Ozal E, Barindik N, Gunay C, Tatar H. The results of radial artery Y-graft for complete arterial revascularization. Eur J Cardio-thorac Surg 2002;21:794-9.
9. Sundt TM 3rd, Barner HB, Camillo CJ, Gay WA Jr. Total arterial revascularization with an internal thoracic artery and radial artery T graft. Ann Thorac Surg 1999;68:399-405.
10. Barner HB, Sundt TM 3rd, Bailey M, Zang Y. Midterm results of complete arterial revascularization in more than 1,000 patients using an internal thoracic artery/radial artery T graft. Ann Surg 2001;234:447-53.
11. Maniar HS, Sundt TM, Barner HB, et al. Effect of target stenosis and location on radial artery graft patency. J Thorac Cardiovasc Surg 2002;123:45-52.
12. Jarvis MA, Jarvis CL, Jones PR, Spyt TJ. Reliability of Allen's test in selection of patients for radial artery harvest. Ann Thorac Surg 2000;70:1362-5.

13. Angelo TR, Rosemary F, Richard FB. Technique for harvesting the radial artery as a coronary artery bypass graft. Ann Thorac Surg 1995;59:118-26.
14. Pym J, Brown PM, Charrette EJ, Parker JO, West RO. Gastroepiploic-coronary anastomosis. A viable alternative bypass graft. J Thorac Cardiovasc Surg 1997;94:256-9.
15. Suma H, Isomura T, Horii T, Sato T. Late angiographic results of using the right gastroepiploic artery as a graft. J Thorac Cardiovasc Surg 2000;120:496-8.
16. Sato T, Isomura T, Suma H, Horii T, Kikuchi N. Coronary artery bypass grafting with gastroiepiploic artery composite graft. Ann Thorac Surg 2000;69:65-9.
17. Koike R, Suma H, Kondo K, et al. Pharmacological response of internal mammary artery and gastroepiploic artery. Ann Thorac Surg 1990;50:384-6.
18. Buche M, Dion R. Current status of the inferior epigastric artery. Semin Thorac Cardiovasc Surg 1996;8:10-4.
19. Puig LB, Sousa AH, Cividanes GV, et al. Eight years experience using the inferior epigastric artery for myocardial revascularization. 1997;11:243-247.

CHAPTER

5

도관 및 우회방법의 선택

Choice of Conduits and Strategy of Grafting

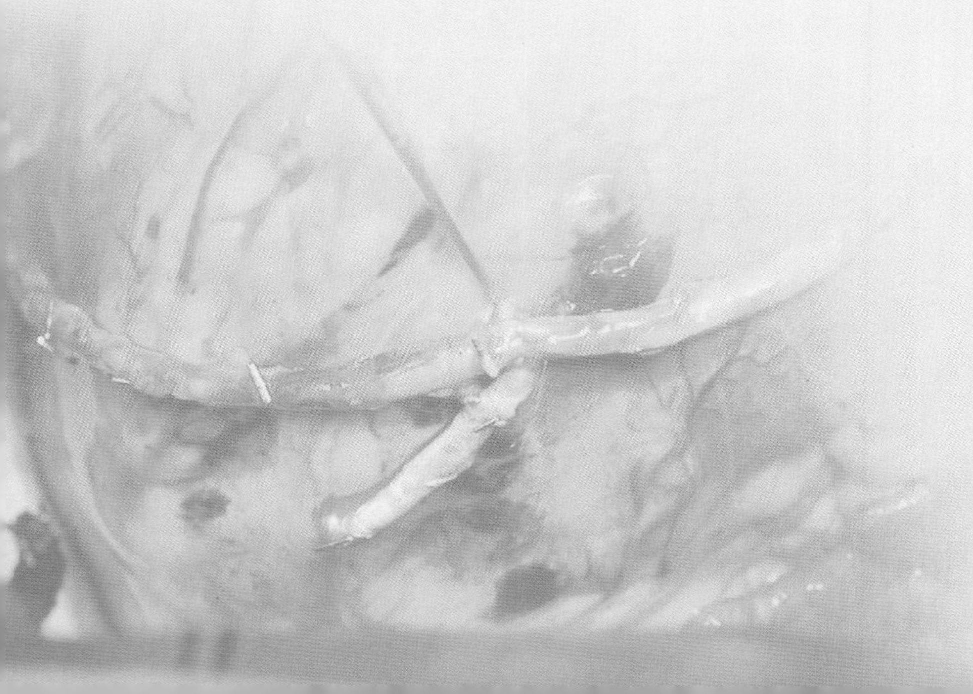

IN SITU ARTERIAL GRAFTS

박리한 후 근위부는 그대로 두고 원위부의 방향만 돌려서 관상동맥 우회수술에 사용할 수 있는 도관으로는 내흉동맥(internal thoracic artery, 이하 ITA)과 우측 위대망동맥(right gastroepiploic artery, 이하 RGEA)이 있다. 양쪽 ITA를 이용한 우회술의 기본은 제 위치에서(in situ) 각각의 관상동맥 분지에 연결하는 방법이다. 복합도관(composite graft)으로 만들어 사용하는 방법에 비하여 더 많은 수 혹은 긴 길이의 도관이 필요하게 된다는 단점이 있다. 그러나 목표 관상동맥 분지의 근위부 협착 병변이 심하지 않은 경우에는 경쟁혈류(competitive flow)의 발생으로 인하여 복합도관의 중간이나 말단에서 소위 string 현상이 나타날 수 있기 때문에 이런 경우 in situ grafting이 바람직한 방법이라고 여겨진다. 동맥도관들을 in-situ graft로 사용하는 방법에는 다음과 같은 전략들이 있다.

RITA to LAD & LITA to OM

LAD(left anterior descending artery, 이하 LAD)나 둔각지(obtuse marginal branch, 이하 OM)의 근위부 협착이 75% 미만인 경우에는 관상동맥 분지와 동맥 도관 간의 혈류경쟁(flow competition)이 발생할 위험이 높기 때문에 동맥 복합도관의 사용을 피하도록 권하는 저자가 많다. 양쪽 ITA pedicle을 이용하는 경우 ITA와 LAD의 내경, ITA의 길이(목표 분지에 도달할 수 있는지) 등에 따라 LAD에 연결할 도관을 결정한다. LAD에 연결하는 경우에는 장기 개통률 면에서 RITA와 LITA는 동일하게 우수한 것으로 밝혀져 있다[1,2](Figure 5-1).

심실 비대가 심한 경우나 LAD의 원위부까지 병변이 있어서 심첨부 가까이에 연결을 해야 하는 경우, 혹은 드물게 상행 대동맥의 길이가 길어서 심실이 횡격막 쪽으로 밀려 있는 경우에는 RITA가 LAD 문합 부위까지 도달하지 못할 수 있다. 그러므로 양쪽 ITA의 박리를 마친 후에 각 도관이 목표 문합부위까지 충분히 도달할 수 있는 지 길이를 측정해야 한다. 심장을 들어 올린 상태에서는 실제 필요한 도관 길이보다 짧게 측정될 수 있으므로 반드시 심장을 제 위치에 둔 상태에서 거리를 측정한다(Figure 5-2).

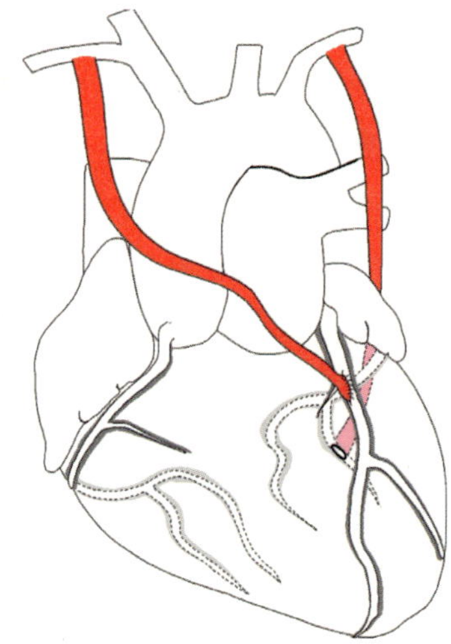

Figure 5-1. CABG using bilateral ITA's as in-situ grafts: RITA to LAD, LITA to OM

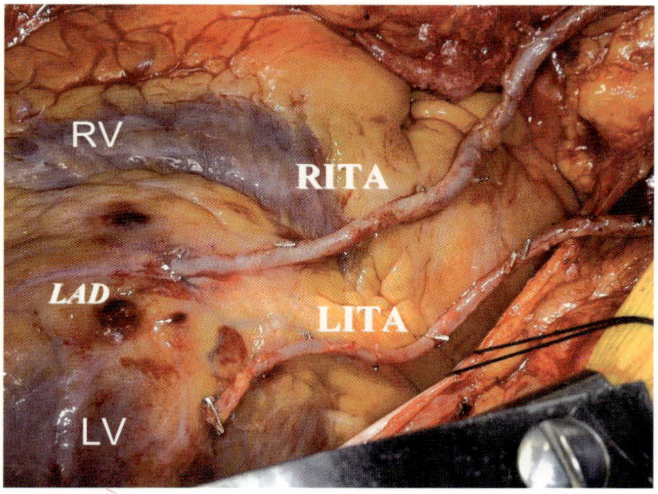

Figure 5-2. In-situ pedicles of bilateral internal thoracic arteries

RITA의 길이가 약간 부족하다고 판단되는 경우에는 근위부를 더 박리한 다음 흉골 절개를 오무린 상태에서 다시 측정하여 본다. RITA의 길이에 여유가 없는 경우에는 흉골을 많이 벌렸을 때 RITA가 팽팽해지면서 문합 부위가 당겨져서 찢어지는 일이 발생할 수도 있다. 그러므로 이런 경우에는 가능하면 OM이나 후하행지(posterior descending artery, 이하 PDA) 등 심실 후면의 도관 문합을 마친 다음 흉골 절개를 최소로 오무린 상태에서 RITA-LAD 문합을 하는 것이 안전하다. 길이가 부족함에도 불구하고 RITA를 LAD에 반드시 연결하여야 할 경우라면 요골동맥 절편 등을 단대단 문합함으로써 길이를 연장하여 사용한다.

문합을 마친 다음에는 RITA가 가로지르게 되는 상대정맥 앞 쪽의 심낭을 횡으로 충분히 절개하여 RITA가 꺾이거나 긴장을 받지 않도록 하고 지방조직이나 흉선 조직으로 감싸 주어 흉골로부터 격리시켜 준다. 판막 질환이나 대동맥 질환으로 향후 재수술을 할 가능성이 있는 환자에서는 이와 같은 조작이 매우 중요하다. Gore-Tex graft 등으로 RITA를 감싸 놓아 두는 것도 재수술 시 위치 확인과 박리를 용이하게 하는 방법이다.

LITA는 충분히 박리한 경우 모든 OM들에 연결이 가능하고 심비대가 없는 경우에는 PDA까지도 도달하는 경우도 있다. 이 경우에도 심장을 들어올린 상태에서 필요한 길이를 측정하면 오차가 발생할 수 있다. 정확한 길이 측정을 위해서는 우선 심장을 들어 올린 상태에서 LITA의 끝을 문합 목표점 근처 심외막에 7-0 혹은 8-0 Prolene으로 붙여 놓은 다음 심장을 원위치시켜 LITA의 길이 및 주행 상태가 양호한지 확인하는 것이 안전한 방법이다.

LITA to LAD, RITA to OM

이 역시 LAD나 OM의 근위부 협착이 75% 미만인 경우 사용할 수 있는 방법이며 RITA가 심장 전면을 가로지르는 단점을 피할 수 있다. 그러나 RITA가 원위부의 OM에 이를 만큼 길이가 충분치 않은 경우가 많다는 제한이 있다. RITA를 OM에 연결하기 위해서는 상행 대동맥 뒤로 transverse sinus를 거쳐 좌심방이(left atrial appendage) 근처로 주행시킨다(Figure 5-3).

LITA to LAD, RITA to RCA

RITA를 in situ graft로 사용하였을 때 LAD, 대각지, 근위부 OM 등으로 연결한 경우에는 개통율이 우수하지만 우측 관상동맥(right coronary artery, 이하 RCA)이나 그 분지들에 연결하였을 때는 개통률이 상대적으로 낮은 것으로 보고되어 왔다[1,2]. 이는 ITA와 RCA 간에 내경 및 혈관 벽 두께의 차이가 큰 것이 주 요인이라 여겨지고 있다. PDA에 연결하면 그런 단점을 피할 수 있으나 RITA의 길이가 충분치 않거나 내경이 매우 작은 원위부를 문합부로 선택하게 되는 제한이 있다. 따라서 RITA를 RCA에 in situ graft로 이용하는 것은 대부분 병변이 근위부에 위치하여 중간 부위 이전의 RCA에 연결이 가능하고 연결 부위 혈관벽이 두껍지 않으면서 죽상경화병변이 심하지 않은 경우로 제한된다(Figure 5-4).

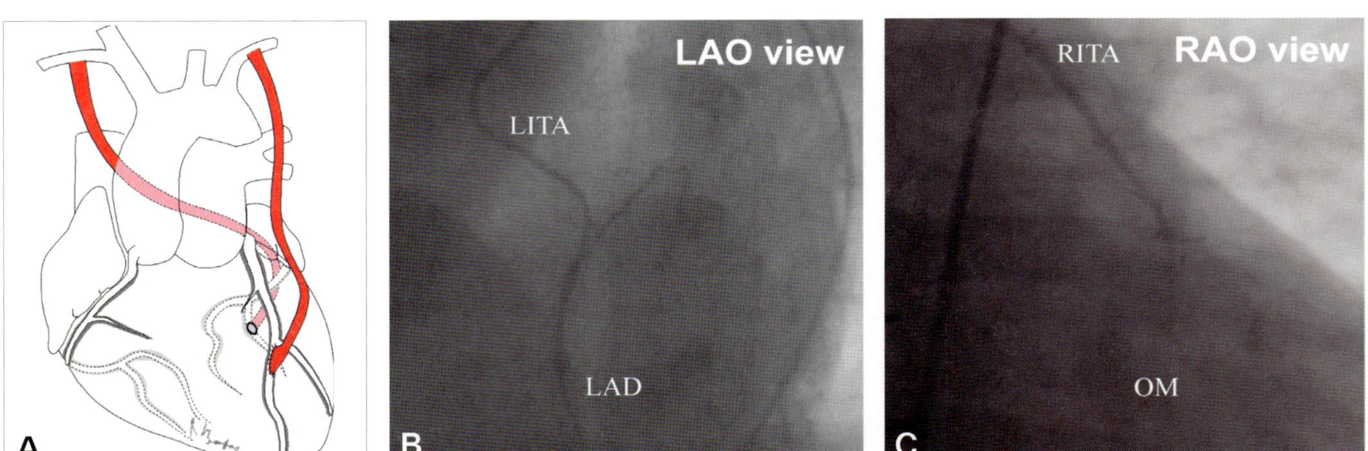

Figure 5-3. CABG using bilateral ITA's as in-situ grafts: LITA to LAD, RITA(via transverse sinus) to OM

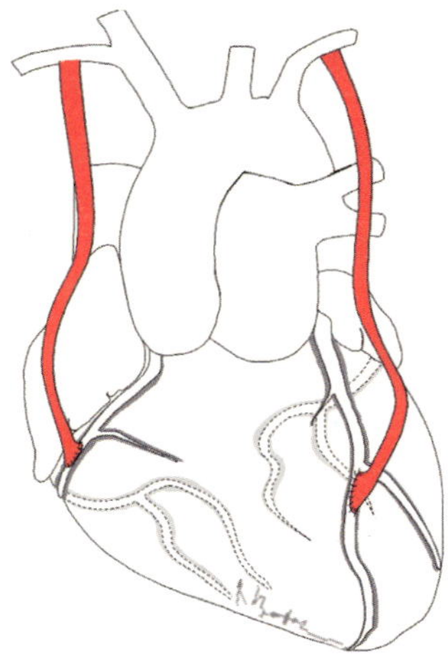

Figure 5-4. CABG using bilateral ITA's as in-situ grafts: LITA to LAD, RITA to RCA

In situ right gastroepiploic artery graft

RGEA는 환자에 따라 굵기 및 동맥경화병변 정도가 차이가 나기는 하지만 90% 이상에서 in situ로 대부분의 관상동맥 분지에 도달이 가능하다. 보통은 RCA나 그 분지들에 주로 연결하며 혈류경쟁에 의한 string 현상의 발생을 피하기 위하여 RCA에 90% 이상 혹은 PDA에 75% 이상의 협착 병변이 있는 경우에 사용한다(Figure 5-5).

COMPOSITE ARTERIAL GRAFTS

한 도관을 in situ graft로 사용하고 그 중간의 측면에 다른 혈관을 붙여서 쓰는 소위 복합도관(composite graft)은 Mills와 Sauvage 등에 의하여 1980년대에 소개되었고[3], 이후 1990년대에 Tector 등은 "T graft"라 이름 붙인 이 방법을 많은 환자에 사용하여 그 장기 결과를 보고한 바 있다[4]. 이후 Calafiore 등이 ITA, 요골동맥, 하복벽동맥 등을 조합한 "Y graft"로 전동맥도관 우회수술(total arterial revascularization)을 적극적으로 시행하고 그 결과를 발표하면서 세계적으로 사용이 확대되는 계기가 되었다[5]. "Y graft" 혹은 "T graft"는 복합도관을 구성하는 두 동맥이 문합되는 각도를 비스듬히 하느냐 혹은 직각으로 하느냐는 차이에 따라 구분하는 명칭이며 이 책에서는 "Y(composite) graft"로 통일하여 기술한다(Figure 5-6).

동맥도관을 복합도관으로 만들어 사용하면 상행대동맥에 문합을 하지 않아도 되므로 벽 두께의 차이가 달라서 발생할 수 있는 출혈 및 협착을 피할 수 있어 개통률 면에서 장점을 기대할 수 있다. 또한 대동맥을 부분 차단(partial clamping)하는 조작이 불필요하므로 특히 무펌프 우회술과 병행하여 사용하면 뇌졸중의 발생 빈도를 현저히 줄일 수 있는 장점도 있다. 이보다 더 큰 장점은 우측 ITA나 RGEA를 복합도관으로 만들어서, 특히 연쇄문합(sequential anastomosis) 술식을 병행하여 사용하면 in situ graft로 사용하는 경우보다 필요한 길이를 크게 줄일 수 있다는 점이다. 이렇게 하면 정중흉골절개를 통해서 획득이 가능한 동맥 도관만으로도 전동맥도관 우회수술(total arterial revascular-

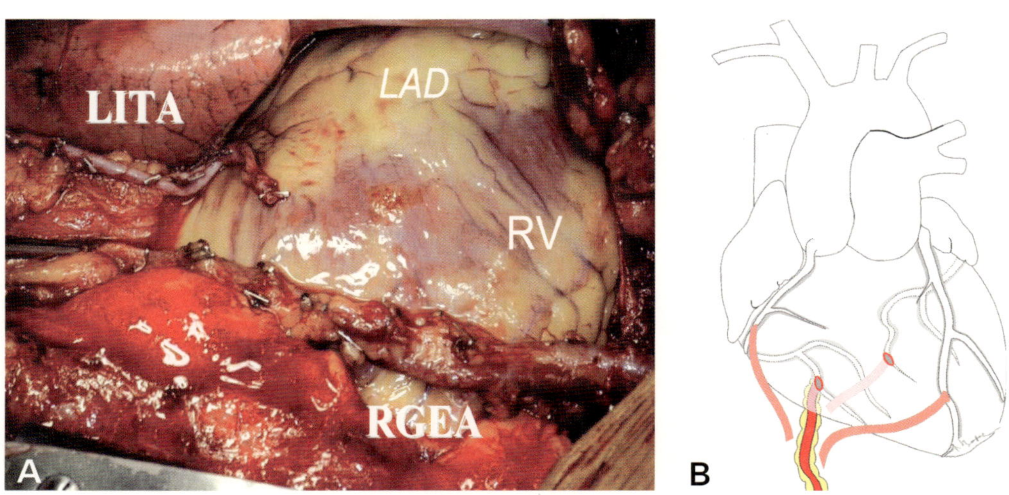

Figure 5-5. Right gastroepiploic artery in-situ pedicle and its potential targets

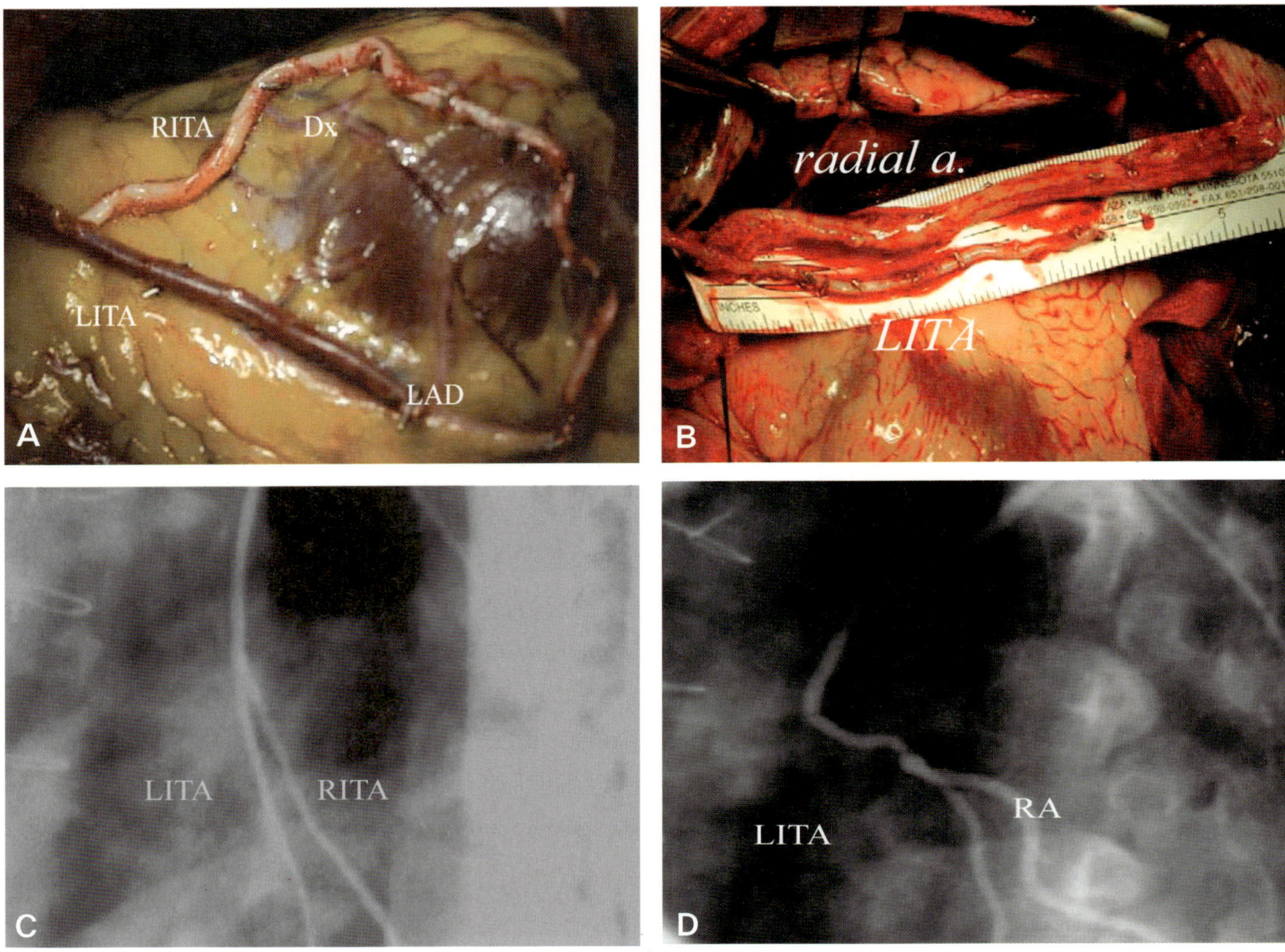

Figure 5-6. Y composite grafts

ization)이 가능하게 된다.

이와 반면에 복합도관의 사용에는 몇 가지 제한점 혹은 해결되지 않은 의문이 남아 있다. 우선은 기술적인 난이도가 높아서 만족할 만한 성적을 얻기까지 상당한 경험이 필요하고 수술 시간의 연장을 어느 정도 감수해야 하는 단점이 있다. 또한 넓은 부위의 관상동맥계가 한 개의 유입원(single source of inflow)에 의존하게 되므로 기술적인 결함이 있을 경우에 넓은 부위의 심근에 허혈을 초래하게 되어 치명적인 결과를 초래할 위험이 높다는 점이 지적된다. 기술적인 결함이 없더라도 한 개의 유입원에 의존하는 복합도관으로 여러 분지에 연결하는 경우 심근에 필요한 혈류량을 충분히 공급하지 못하는 소위 저혈류(hypoperfusion) 현상이 발생할 수 있다는 우려가 제기되기도 한다. 이와 관련한 동물실험 결과들을 보면 좌측 ITA를 LAD에 연결하였을 때의 혈류량이 좌주관상동맥을 결찰하기 전에 비하여 결찰한 후 3.5배 정도 증가하였다는 보고가 있고[6] Royse 등의 실험에서는 문합 완료 직후에 비하여 심박동이 완전 회복된 시점에 이르면 요골동맥으로 만든 복합도관의 혈류량이 평균 2.3배로 서서히 증가됨이 관찰되었다[7]. 이와 같은 결과들에 근거하여 기술적인 결함이나 도관의 연축(spasm)이 발생하지 않는 한 복합 동맥도관의 혈류량 문제는 임상적으로 크게 우려할 정도는 아닌 것으로 판단되고 있다. Calafiore의 임상 결과도 저혈류증후군(hypoperfusion syndrome)의 발생 빈도가 단일도관으로 사용한 좌측 ITA에서 0.5%, 복합도관에서 0.45%로 차이가 없음을 보여 주어 이를 뒷받침하고 있다[8].

이외의 중요한 제한점으로는 관상동맥 분지의 근위부 협착이 심하지 않을 경우 발생할 수 있는 혈류경쟁(flow competition), 즉 관상동맥을 통한 혈류로 인하여 도관을 통하는 혈류량이 감소하는 현상이 복합도관으로 조성된 동맥도관에서 발생 빈도가 높다는 점이다. 양쪽 ITA로 만든 복합도관만으로 관상동맥계 전체에 우회술을 시행한 환자들의 수술 후 조기 관상동맥 조영술 소견을 분석한 저자들의 연구 결과에서도 혈류 경쟁은 비교적 자주 관찰되는 소견이었다[9]. 즉, 복합도관 중 RCA나 그 분지들에 연결된 곁가지 중에서는 28.4%에서, LAD에 연결된 분지에서는 6.4%에서 혈류 경쟁이 관찰되었다. 혈류경쟁이 생기는 위험인자로는 관상동맥의 근위부 협착 정도가 중요하였으며 RCA계에서는 90% 이하, LAD에서는 75% 이하의 협착이 있는 분지에 연결한 경우 혈류경쟁의 발생 빈도가 의미 있게 높았다(Figure 5-7).

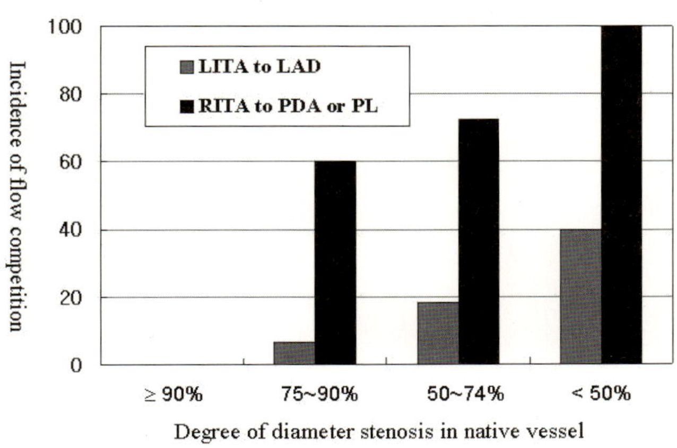

Figure 5-7. Different incidence of flow competition in Y graft according to the target site and degree of native vessel stenosis

이처럼 LAD와 달리 RCA 계통에서는 비교적 심한 근위부 협착이 있는 경우에도 혈류경쟁이 나타나는 것은 심장의 이완기 뿐 아니라 수축기에도 관상동맥으로 혈류가 유지되는 것과 관련이 있는 것으로 생각된다.

이외의 흥미로운 소견은 연속 문합의 중간 문합으로 연결하는 분지의 근위부 협착이 심하지 않은 경우에는 이 분지로의 자연 혈류와 동맥 도관 간에 혈류 경쟁이 발생하여 Y graft 곁가지의 근위부 쪽에 string 소견이 나타나기도 하였다는 점이다(Figure 5-8).

위와 같은 연구 결과에 근거하여 저자들은 ① LAD의 협착이 75% 미만인 경우, ② RCA의 근위부 혹은 중간 부위에만 협착이 있고 그 정도가 90% 미만인 경우, ③ 특히 우측 관상동맥 우세(right dominancy)로 광범위한 심근 영역이 RCA계에 의존하고 있는 경우 등에서는 단일 유입원에 의존하는 복합도관 술식을 피하고 여러 개의 in situ graft를 사용하는 방법을 선택하고 있다.

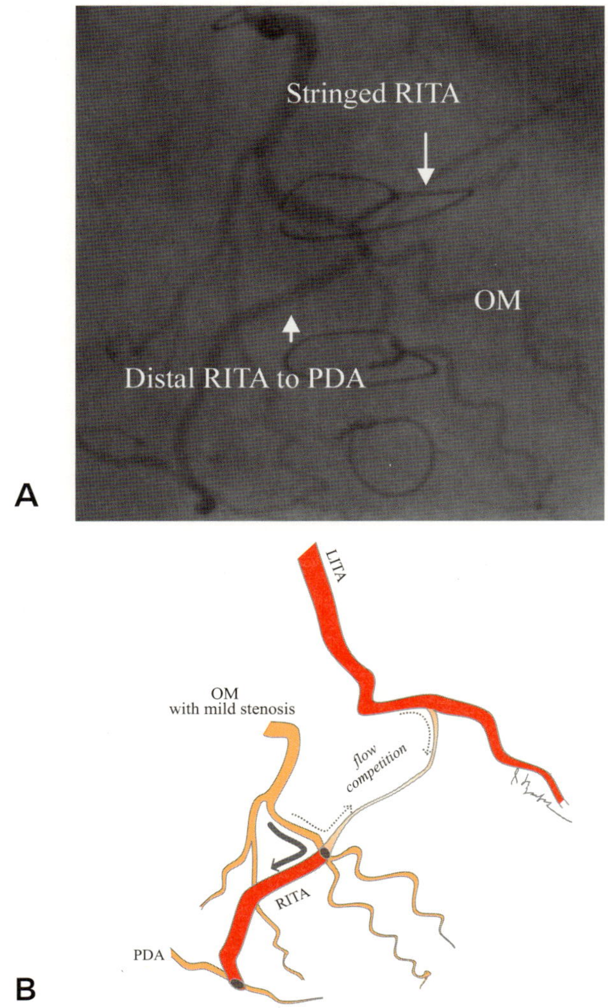

Figure 5-8. String sign in a segment of Y graft caused by flow competition

Y-composite graft

LITA를 in situ로 사용하고 그 중간에 RITA나 요골동맥을 곁가지로 단대측(end-to-side) 문합하여 사용하는 것이 가장 흔한 방법이다. 위 혈관들의 사용이 불가능할 경우 하복

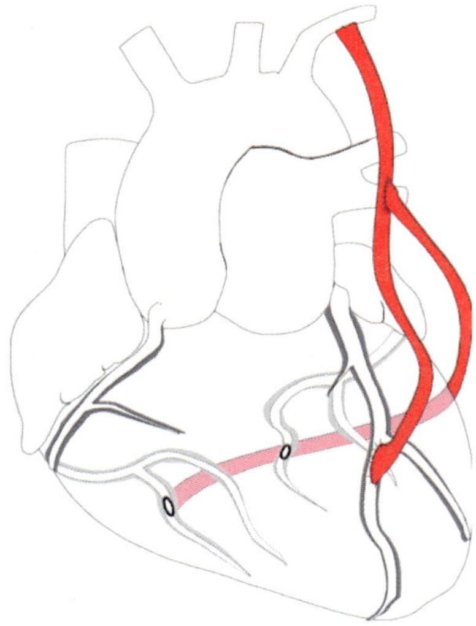

Figure 5-9. Revascularization of the entire left ventricle with a Y graft

벽 동맥(inferior epigastric artery)이나 RGEA를 곁가지로 사용할 수 있으나 전자의 두 동맥들보다는 장기 개통률이 낮은 것으로 알려져 있다.

대부분의 경우 Y graft 중에서 LITA는 LAD에, 곁가지는 나머지 분지들에 연결한다. 심비대가 심하지 않은 경우 RITA나 요골동맥으로 만든 곁가지는 대부분 심장의 측면을 돌아서 PDA까지 도달할 수 있다(Figure 5-9).

드물게 LAD의 내경이 매우 크고 지배 영역이 넓은 환자에서 LITA의 원위부쪽 내경이 작아서 혈류량 부족이 우려되는 경우에는 곁가지, 즉 RITA나 요골동맥을 LAD에 연결하고 LITA는 OM에 연결하기도 한다(Figure 5-10).

Y graft : LITA + RITA

RITA는 LITA와 같은 조직학적 특성을 가지고 있고 내경과 벽 두께가 비슷하므로 장기 개통율 면에서 가장 우수한 방법이라고 할 수 있다.

Y graft : LITA + radial artery

요골동맥은 RITA보다 직경이 커서 수술 시 조작이 쉽고 문합이 용이하다는 장점이 있다. 개통률 면에서도 Y graft의 곁가지로 만들어 회선지계나 RCA계에 연결하는 경우 요골동맥은 RITA과 유사한 장기 결과를 보이는 것으로 알려져 있다. 단, 회선지계의 협착이 심하지 않은 경우 혈류 경쟁으

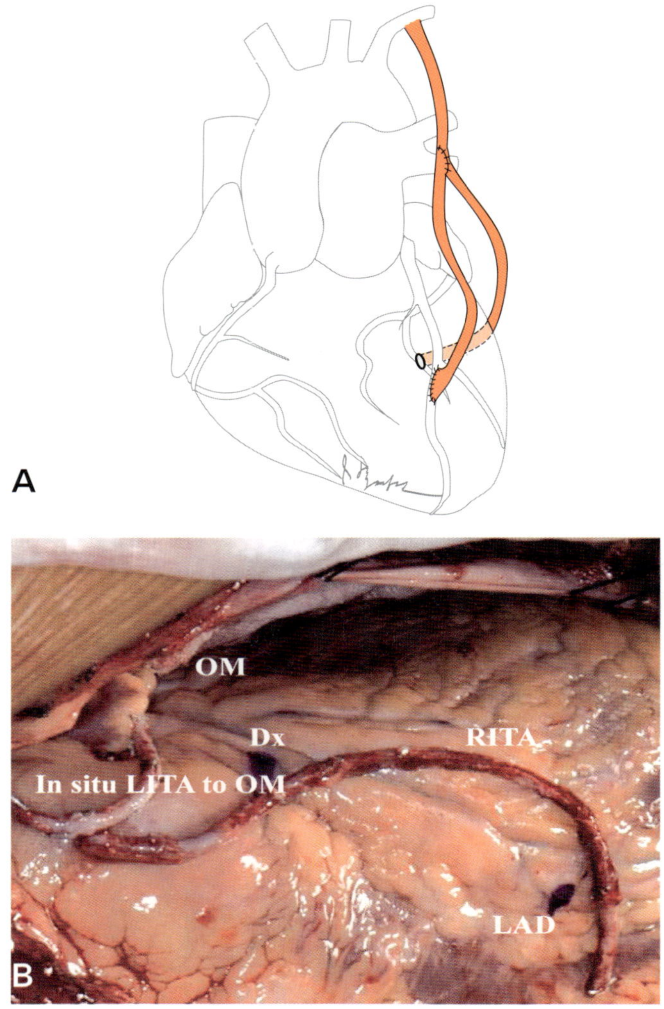

Figure 5-10. Switching the targets of a Y graft

로 string 현상이 비교적 자주 발생하는 것으로 알려져 있어 가능하면 80% 이상의 협착이 있는 경우에만 사용하는 것이 좋다. 또 다른 제한점으로 LITA과의 내경 차이 때문에 혈류의 불균형 현상, 즉 Y graft의 양쪽 가지로의 혈류가 내경이 큰 요골동맥 가지 쪽으로 집중되고 LITA 쪽으로는 혈류가 부족하게 될 수 있다는 우려가 제기되기도 하지만 기존의 연구 결과는 이를 크게 우려하지 않아도 되는 것으로 밝히고 있다.

술기상 가장 주의해야 할 점은 요골동맥의 연축(spasm)을 피하여야 한다는 점이다. 획득 시부터 세심하게 주의를 기울임은 물론 획득 후 papaverine 용액 도포 등으로 충분히 이완시킨 상태에서 Y 문합을 한 다음 끝을 막아서 환자의 혈압으로 확장, 이완되도록 하는 것이 중요하다. 이후에

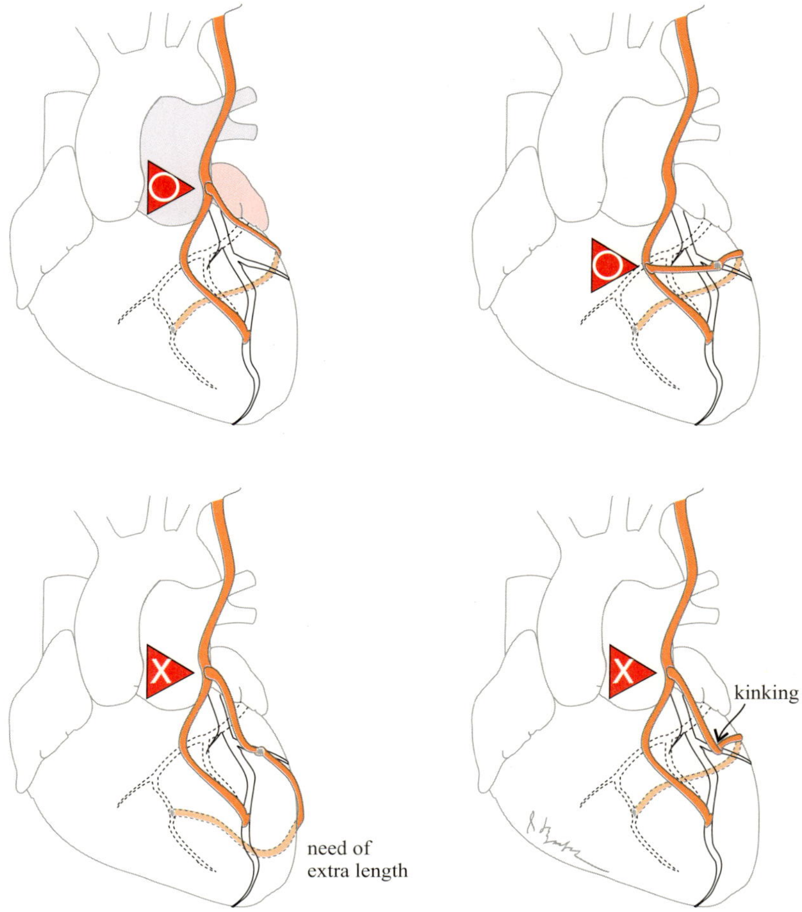

Figure 5-11. Selection of proper location of the Y anastomosis

는 끝을 풀어서 충분한 박동성 혈류가 유출되는지 확인하여 혈류가 만족스럽지 않은 경우 Y 문합 부위의 협착, 중간 부위의 손상이나 잠복된 동맥경화 병변의 유무를 확인하여야 한다.

Technique of constructing Y graft

Y 문합을 위하여 LITA를 절개할 부위는 곁가지로 첫 문합을 할 목표 분지의 위치에 따라 정한다. 보통은 폐동맥 판막이나 좌심방이를 지나는 높이에 Y 문합을 하면 중간지(ramus intermedius)나 OM 쪽으로 자연스러운 주행을 취하게 된다. 대각지에 첫 문합을 해야 하는 경우에는 2~3 cm 원위부 쪽에 Y 문합을 하는 것이 곁가지의 주행방향을 자연스럽게 하고 필요한 길이도 줄일 수 있다(Figure 5-11).

문합 부위 절개는 6~7 mm로 충분히 하고 곁가지의 개구부를 비스듬하게 붙이는 방법을 취함으로써 T graft 보다는 Y graft의 모양을 취하도록 하는 것이 문합 부위 협착을 예방하고 도관의 주행 방향을 자연스럽게 하는데 유리하다. 문합은 8-0 Polypropylene 봉합사를 사용하며 수술자보다 먼 쪽의 근위부부터 시작하여 혈관의 안쪽 면을 보면서 원위부 쪽으로 진행한다. 이 때 양쪽 봉합 간격의 불일치로 소위 dog ear 모양이 생기면 협착이나 혈전 발생의 원인이 되므로 주의한다. 절개부의 원위부 끝을 지나면 반대쪽 봉합침으로 혈관 바깥쪽을 보면서 봉합을 완성한다(Figure 5-12).

봉합을 마치면 양쪽 가지의 끝에서 왕성하게 혈류가 박출되는지 확인하고 끝을 hemoclip 등으로 막은 다음 도관이 좁아진 부위 없이 충분히 팽창되는지 확인한다. 획득 시 발견하지 못한 곁가지로부터 출혈이 있으면 clip을 추가한다(Figure 5-13).

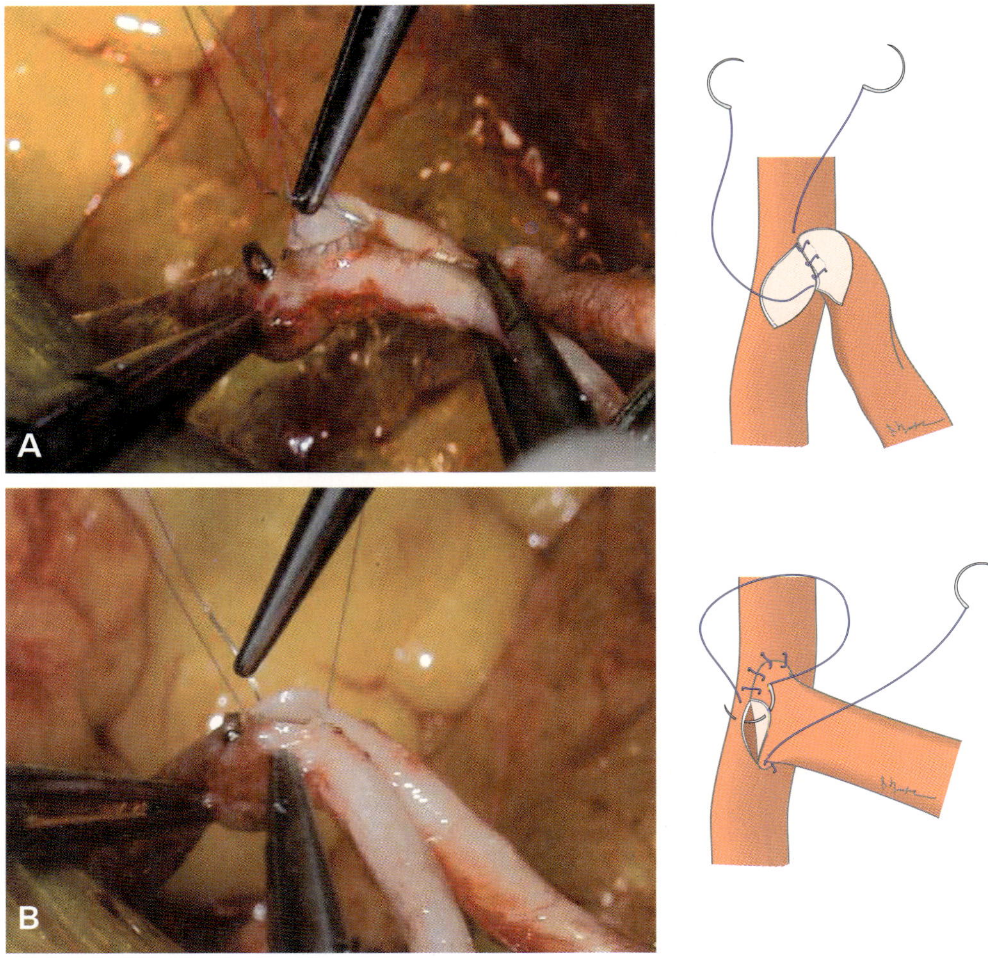

Figure 5-12. Construction of Y anastomosis

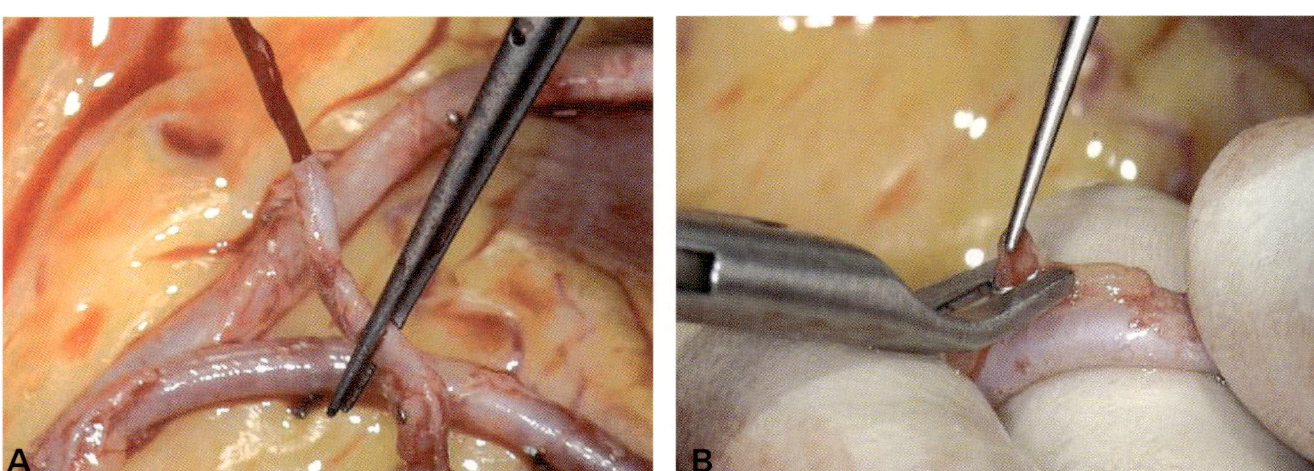

Figure 5-13. Checking the flow and leaks after completion of Y anastomosis

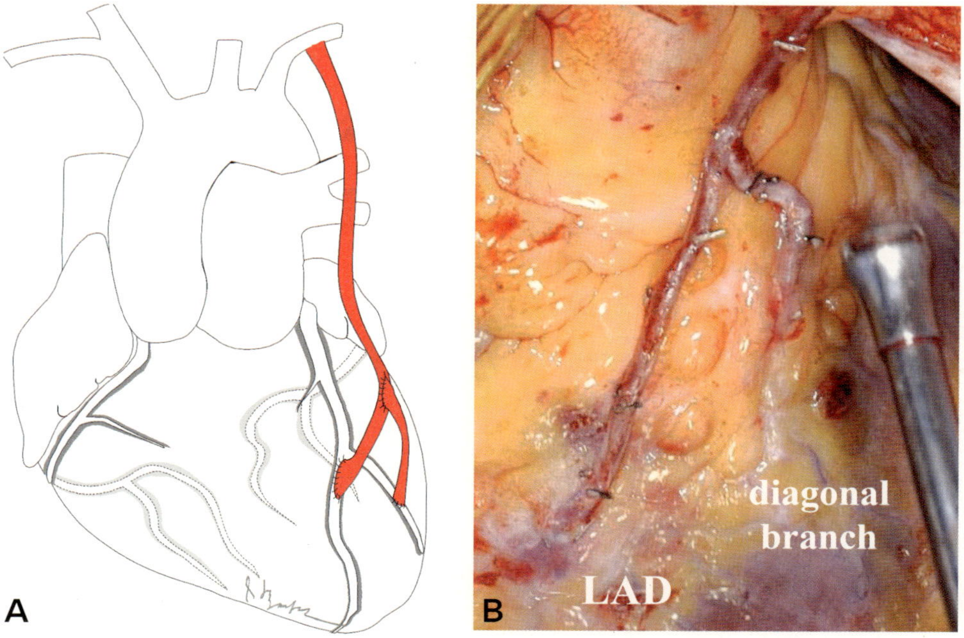

Figure 5-14. Small Y graft made with left internal thoracic artery

Small Y-graft

LAD와 대각지에만 연결하는 복합도관을 만드는 방법 중 하나로 LITA의 길이가 충분한 경우 원위부 일부를 잘라서 Y graft의 곁가지로 만들면 다른 도관을 사용하지 않아도 된다는 장점이 있다. 또한 대각지에 별도의 도관을 상행대동맥에 문합하여 연결할 때 그 혈류가 LAD까지 지배함으로써 ITA의 string sign이 발생하거나 폐쇄될 수 있기 때문에 이런 가능성을 방지하는 장점도 있는 전략이다(Figure 5-14).

Other forms of composite graft

두 동맥도관을 단대측 문합하는 이외의 다양한 방법들이 이용될 수 있다.

I graft

두 동맥도관을 단대단(end-to-end)으로 연결하여 더 멀리 있는 관상동맥 분지까지 이르도록 하는 방법이다. 두 개의 봉합사로 각 도관 절개부의 toe와 heel 쪽에서 문합을 시작하면 봉합이 용이하고 문합부 협착을 피할 수 있다. 두 동맥 간에 내경의 차이가 큰 경우에는 단대단으로 연결하지 않고 근위부 도관의 말단 직전에서 측면을 절개하여 Y자형으로 문합하면 기술적으로 더 용이하고 충분한 문합 개구부(stoma)를 확보할 수 있다(Figure 5-15).

I graft 형태의 복합도관은 다음과 같은 경우들에 이용할 수 있다.

LAD와 RCA계에만 우회술이 필요한 환자에서 LITA의 끝에 RITA나 요골동맥 등을 단대단으로 연결한 I graft를 만들어서 LAD와 PDA 등에 문합하는 전략을 취할 수 있다(Figure 5-16).

RITA나 RGEA를 in situ graft로 사용할 때 그 끝에 다른 동맥을 연결하여 목표점까지 도달할 수 있는 길이를 확보할 수 있다(Figure 5-17).

양쪽 ITA로 만든 Y graft로 전 관상동맥계를 연결하고자 하나 곁가지인 RITA의 길이가 짧은 경우 LAD에 연결하고 남은 LITA 원위부를 잘라서 RITA 끝에 연결하여 필요한 길이를 확보하기도 한다(Figure 5-18).

RITA를 잘라서 LITA의 측면에 붙인 Y graft로 좌측 관상

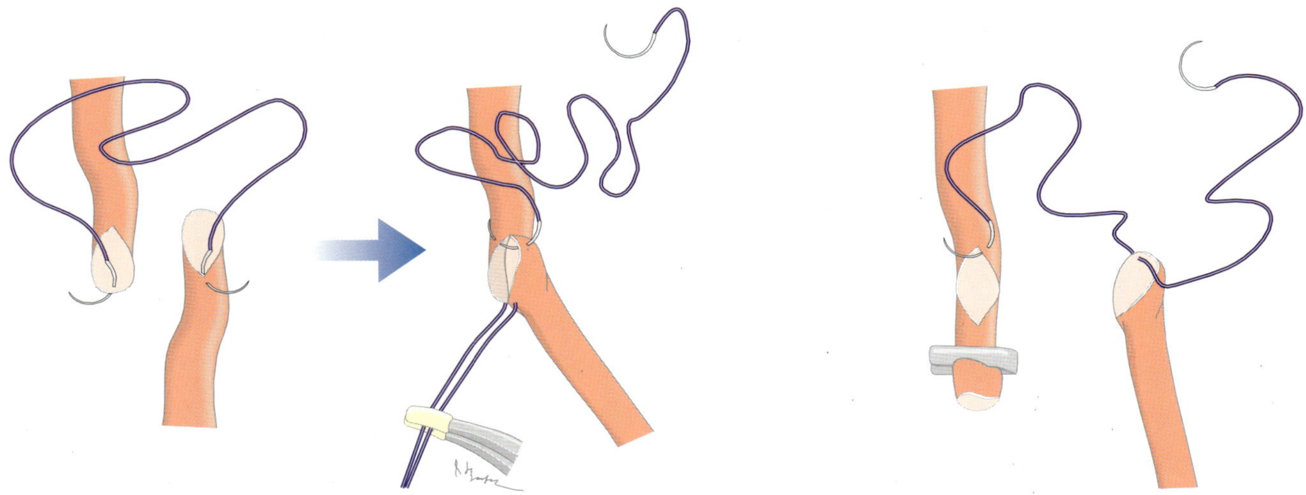

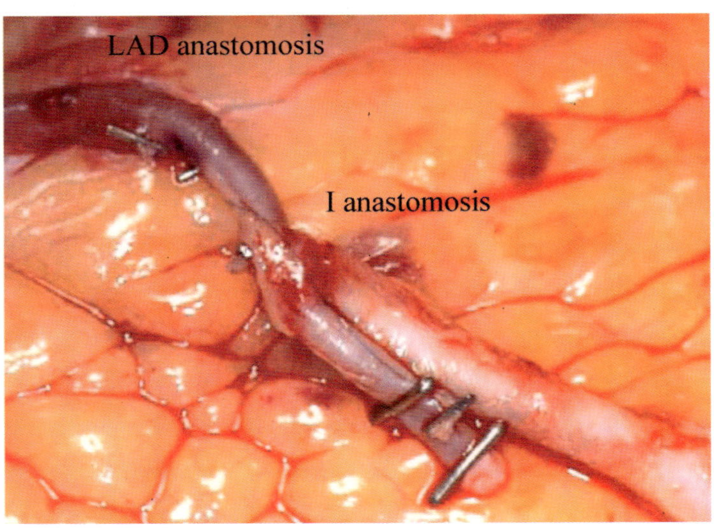

Figure 5-15. Different methods of constructing an I graft

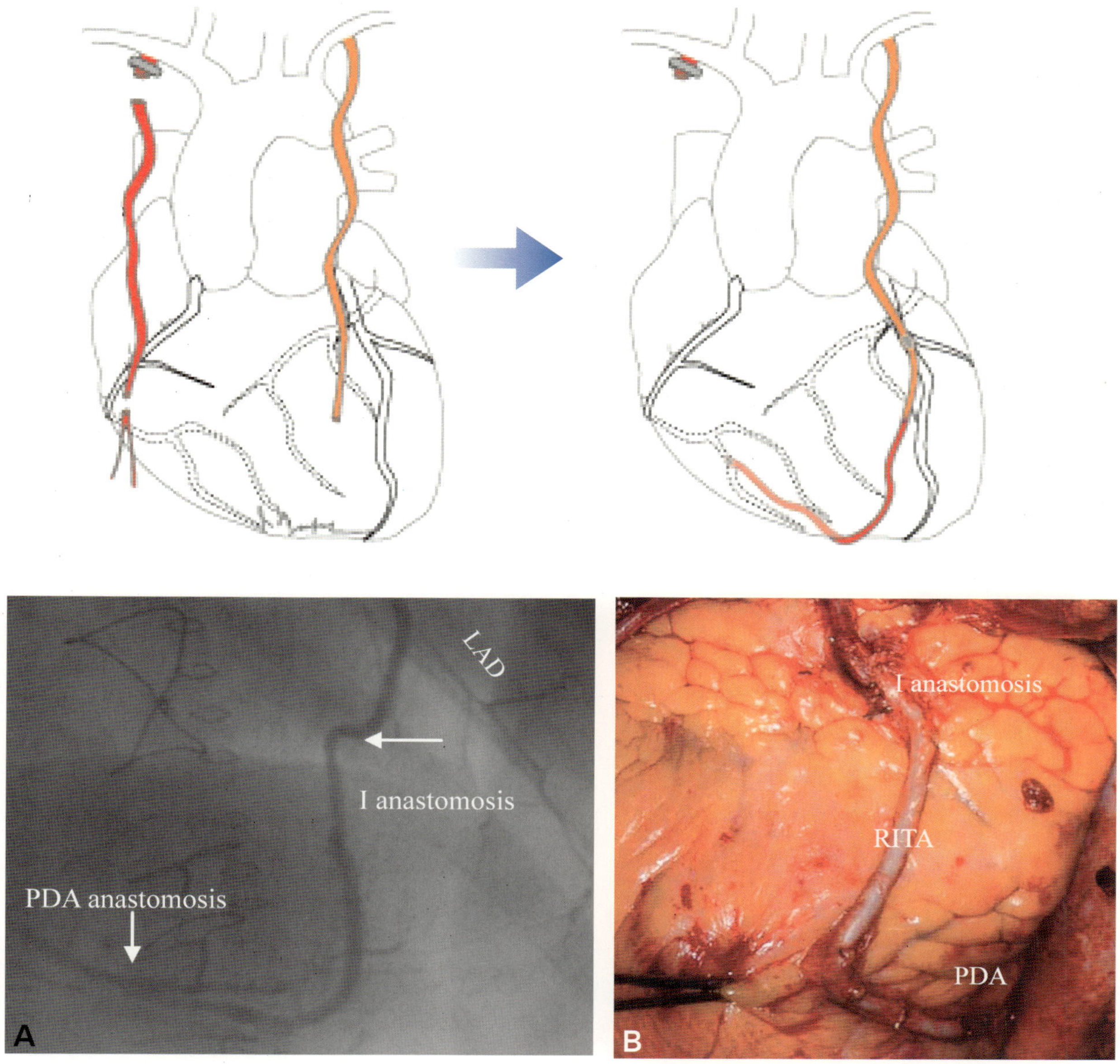

Figure 5-16. Revascularization of LAD and PDA with an I graft made with both internal thoracic arteries

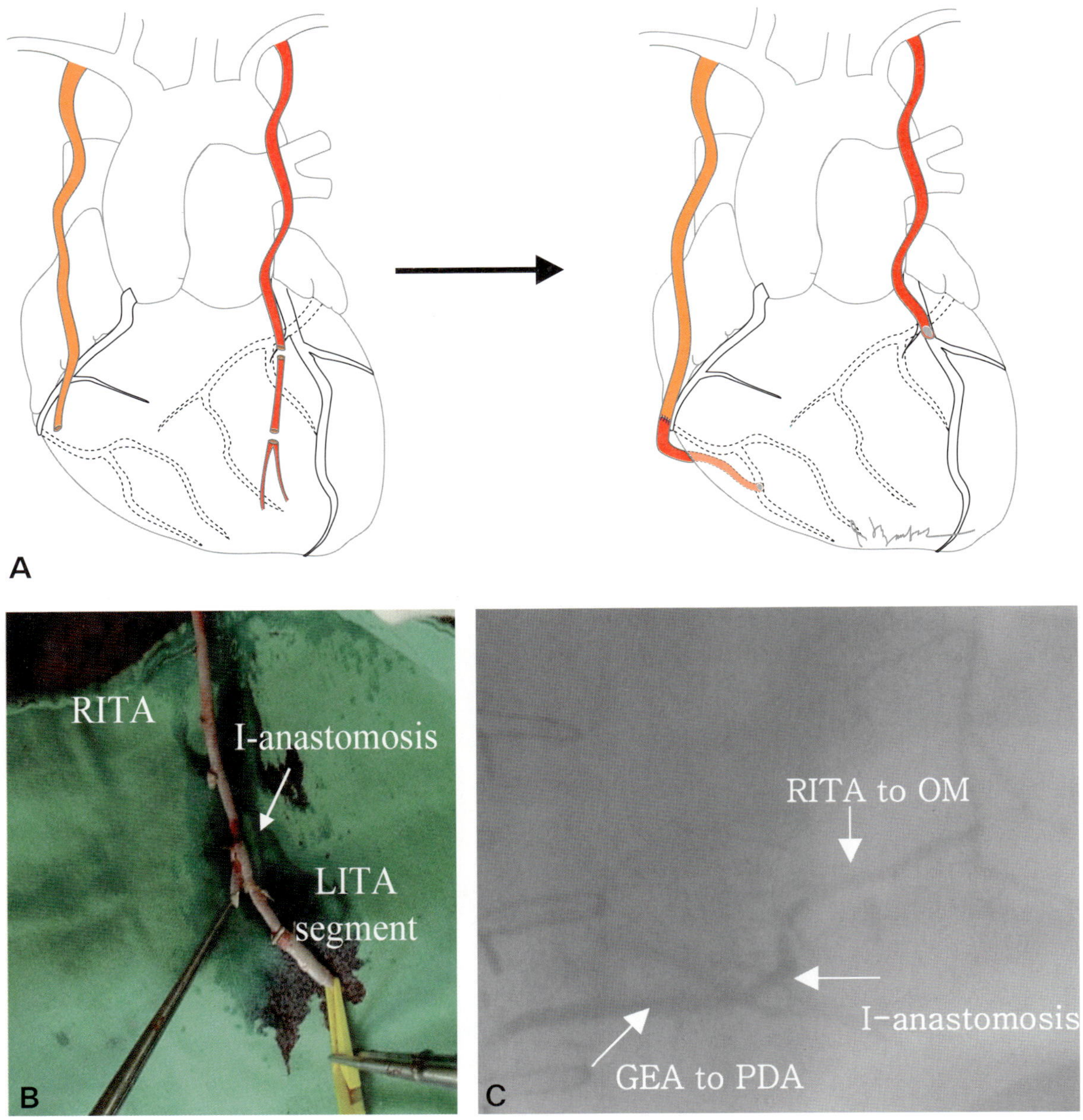

Figure 5-17. Extension of in-situ graft(RITA or RGEA) with I anastomosis

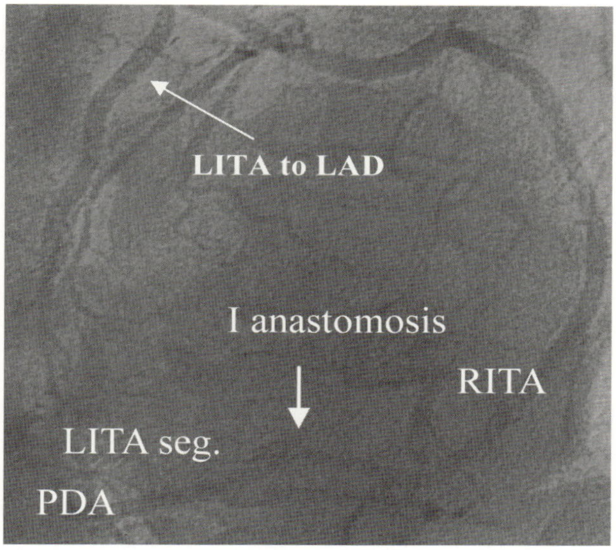

Figure 5-18. Postoperative angiogram after extension of the RITA arm of a Y graft with remaining distal segment of LITA

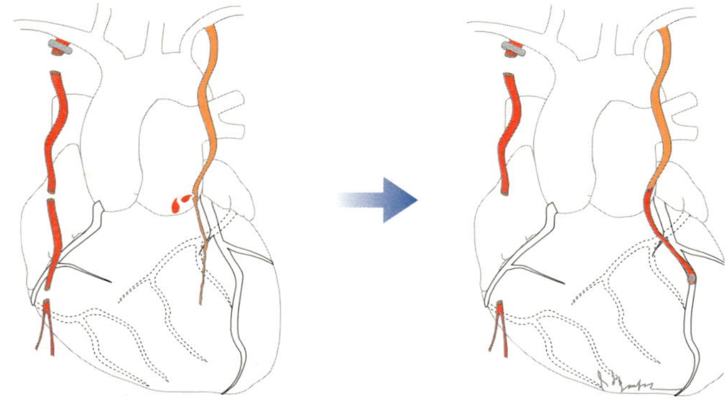

Figure 5-20. Utilization of an injured left internal thoracic artery by extension with I anastomosis

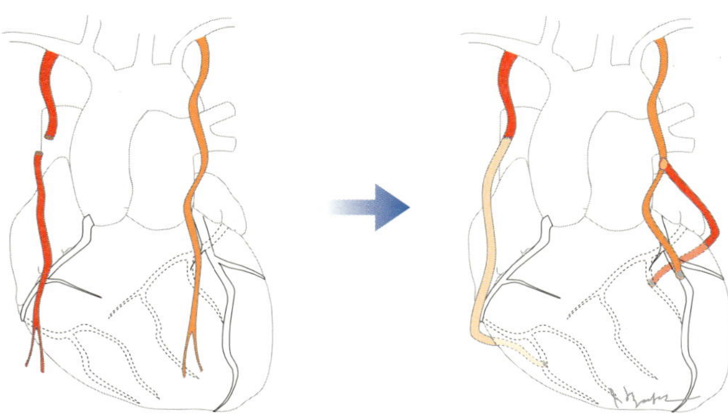

Figure 5-19. I graft from the stump of the right internal thoracic artery

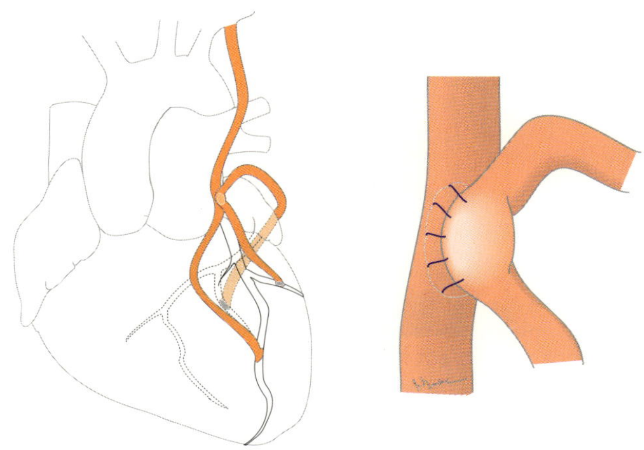

Figure 5-21. X composite graft

동맥계에 연결하고 남아 있는 RITA의 끝(stump)에 다른 동맥 도관을 단대단 문합하여 RCA 원위부나 PDA 등에 연결하는 방법을 취할 수 있다. 대동맥의 조작없이 전동맥도관 우회수술이 가능하면서도 좌우 관상동맥계의 유입원(inflow)을 두 군데로 분리시키는 장점이 있다(Figure 5-19).

ITA 박리 중 손상이 발생하거나 원위부에서 급격하게 내경이 가늘어지는 경우 불량한 부위를 잘라내고 다른 동맥도관을 단대단으로 연결함으로써 필요한 길이를 확보할 수 있다(Figure 5-20).

X graft (horseshoe graft)

in-situ로 사용하는 도관과 곁가지로 사용될 도관을 측대측(side-to-side) 문합하는 방법이다. 곁가지로 두 개의 관상동맥 분지에 연결할 때 측대측 연속 문합(side-to-side sequential anastomosis)을 피하고 각각에 단대측(end-to-side)으로 연결할 수 있다. 또한 곁가지 원위부에서의 혈류량 저하를 예방할 수 있다는 이론적 장점도 있다. 곁가지로 연결할 첫 번째 목표 분지가 대각지일 때도 Y graft에 비하여 도관의 주행이 보다 자연스럽게 되는 장점이 있다(Figure 5-21).

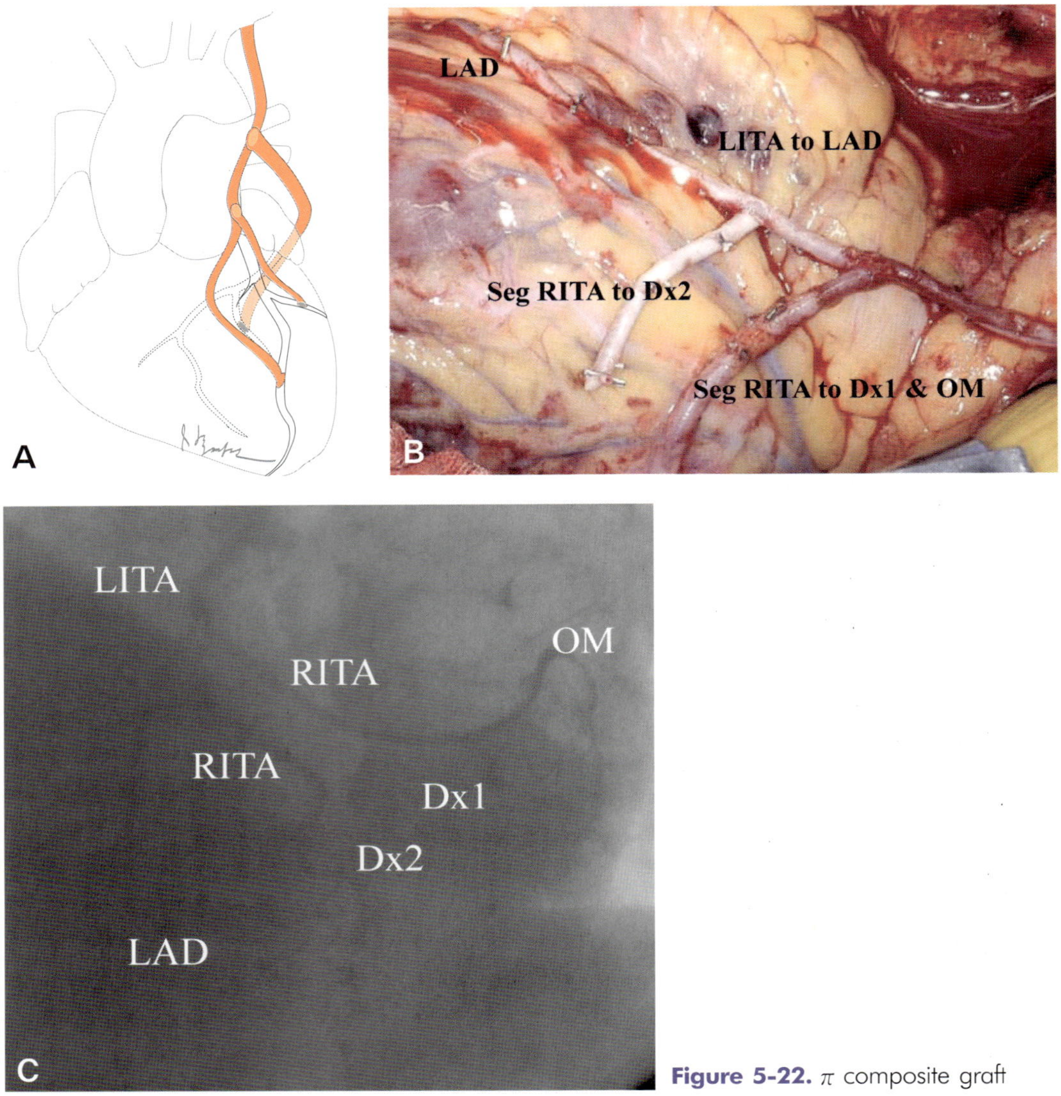

Figure 5-22. π composite graft

π graft

in situ graft의 측면에 두 개의 곁가지를 연결하여 사용하는 방법이다. Y graft의 곁가지로 대각지부터 시작하여 심장 측면의 관상동맥 분지들에 연결할 때 대각지에 연속 문합(sequential anastomosis)하면 도관의 주행이 자연스럽지 못하리라 예상될 때 사용할 수 있는 전략이다(Figure 5-22).

Inverted T graft 혹은 U graft

In situ로 사용하는 도관의 측면에 곁가지로 사용하는 자유도관을 연결하는 T graft와 반대로 자유도관의 측면에 in situ로 사용하는 도관을 단대측으로 연결하는 방법이다. 특히 좌쇄골하동맥 협착이 있거나 신장투석을 위하여 좌측 팔에 동정맥루를 가지고 있어서 LITA의 사용이 불가능한 환자, 또는 사용 가능한 도관이 제한되어 있는 재수술 환자 등에서 RITA이나 RGEA와 같은 in situ graft를 유입원으로 하여 상행대동맥의 조작없이 전동맥도관 우회술을 가능케하는 전략으로 이용할 수 있다(Figure 5-23).

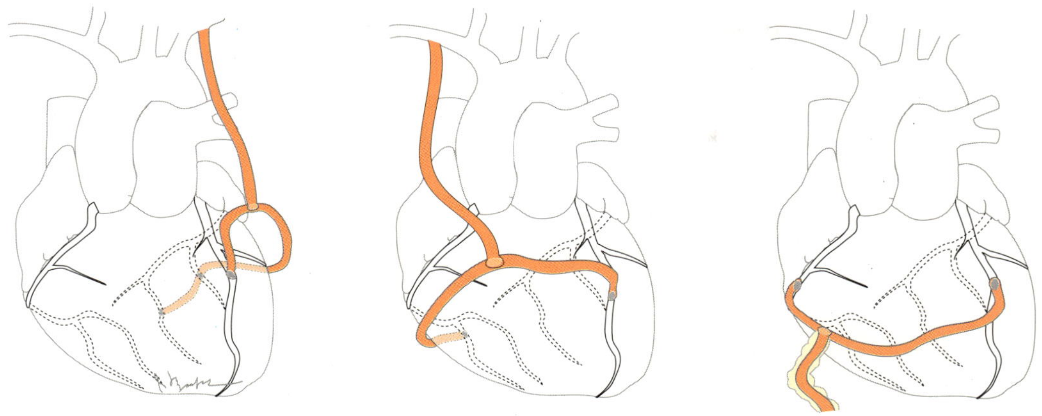

A

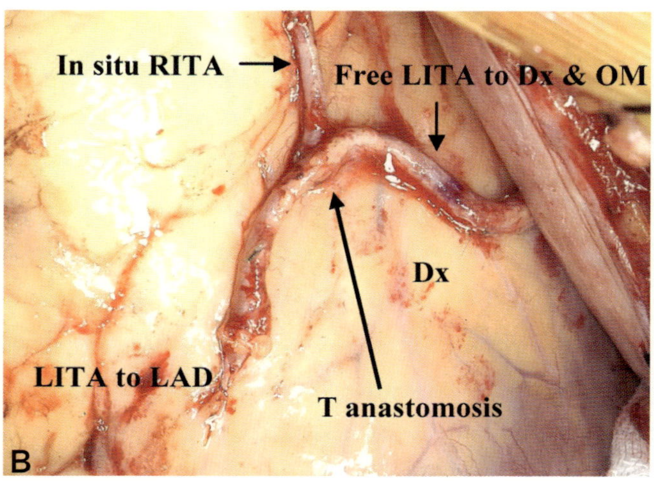

B

Figure 5-23. Various configurations of inverted T graft (U graft)

H graft

전측방 소흉부절개(small anterolateral thoracotomy)를 통하여 최소절개 우회술을 할 때 사용할 수 있는 방법이다. 절개부를 통하여 시야 확보가 가능한 구간만 ITA를 박리하고 짧은 길이의 요골동맥을 ITA의 측면에 연결하여 LAD나 RCA에 연결하되 ITA 원위부는 절단하지 않아서 H자 모양을 취하도록 한다. ITA 전장을 박리할 필요가 없고 자유도관과 연결할 구간만 박리해도 되므로 절개 길이를 최소화할 수 있고 늑골을 벌리지 않아도 되므로 수술 후 통증이 적다는 장점이 있다. ITA의 가지들이 대부분 남아 있게 되므로 steal 현상 등으로 인하여 관상동맥으로의 혈류량이 충분치 못할 수 있다는 우려가 있을 수 있다(Figure 5-25).

Extended Y graft 혹은 multiple Y graft

Y graft의 곁가지 측면에 짧은 길이의 또 다른 도관을 Y 자형으로 연결하여 사용하는 방법이다. Y graft의 곁가지를 여러 관상동맥 분지에 연결할 때 측대측 연속 문합(side-to-side sequential anastomosis)을 피하고 모든 원위부 문합을 단대측으로 할 수 있어서 곁가지 원위부의 혈류량 감소, 뒤틀림이나 꺾임 등을 방지할 수 있다는 이론적 장점이 있다(Figure 5-24).

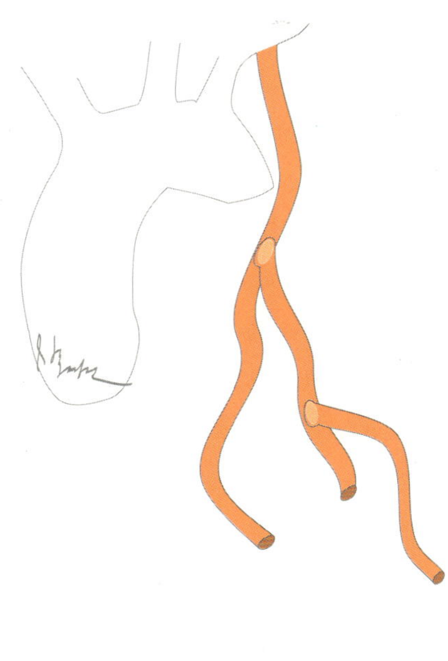

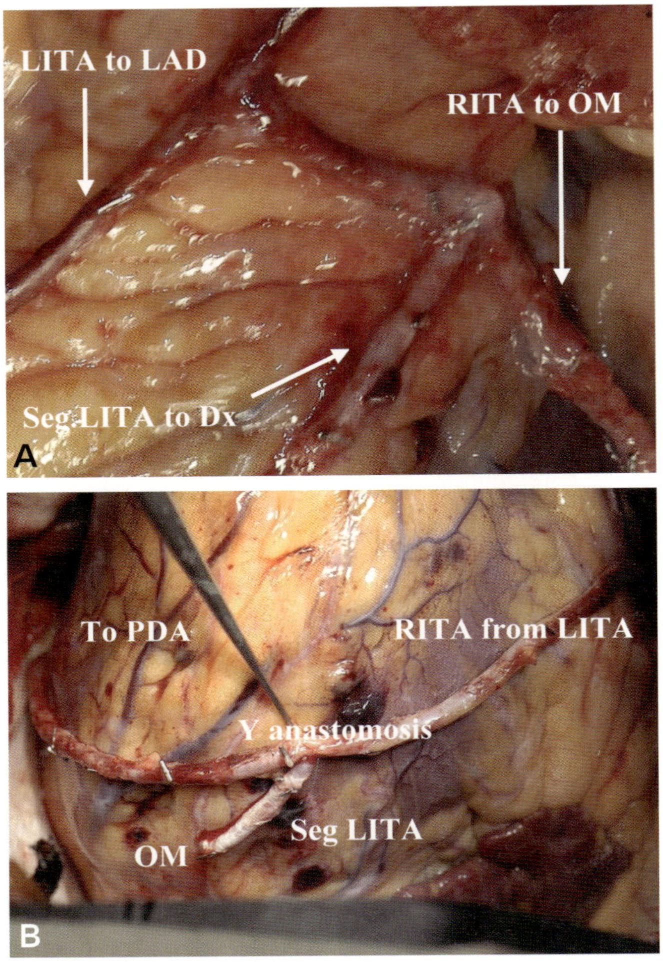

Figure 5-24. Multiple Y grafts

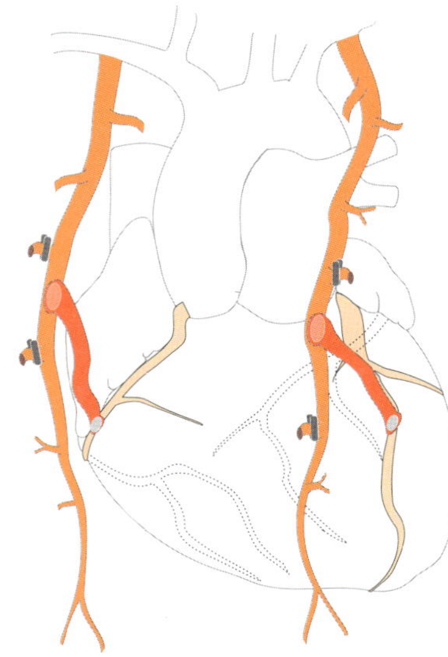

Figure 5-25. H graft

우측 관상동맥계의 도관 및 전략 선택

RCA의 병변이 원위부나 분지들에 있고 90% 이상 협착 병변이면 전술한 바와 같이 Y graft의 곁가지로 붙여진 RITA이나 요골동맥 등을 PDA나 후측지에 연결하여도 대부분 저혈류 현상이나 혈류경쟁을 우려할 필요가 없다. 원위부에 병변이 있되 협착 정도가 75~90%이면 Y graft에 의한 단일 유입원에 의존하는 것을 피하고 RGEA를 in situ로 연결하거나 요골동맥 혹은 정맥 자유도관을 사용하는 것이 혈류경쟁에 의한 도관 폐쇄를 방지하는 방법이다.

RCA의 근위부에 90% 이상의 협착 병변이 있는 경우에는 여러가지 방법이 있다. ① RITA를 in situ로 RCA에 연결, ② 자유도관으로 획득한 RITA 중 Y graft를 만들고 남은 분절로 대동맥과 RCA를 연결, ③ RGEA를 in situ graft로 사용하여 RCA나 PDA 등에 연결할 수 있다. ④ 병변의 길이가 매우 짧고 전후 동맥의 상태가 비교적 양호한 경우에는 병변을 가로질러 절개하고 동맥도관 포편(patch)으로 넓혀 주는 혈관성형술을 시도해 볼 수도 있다.

근위부 병변이 90% 미만의 협착 정도를 보이는 경우에는 정맥도관을 사용하는 것을 고려하며 75% 이하의 병변이 있는 경우에는 좌측 관상동맥계만 우회수술을 시행하고 우측 관상동맥계는 중재시술로 해결하는 소위 hybrid 요법을 고려한다.

참 고 문 헌

1. Shah PJ, Durairaj M, Gordon I, et al. Factors affecting patency of internal thoracic artery graft: clinical and angiographic study in 1434 symptomatic patients operated between 1982 and 2002. Eur J Cardio-thorac Surg 2004;26:118-24.
2. Tatoulis J, Buxton BF, Fuller JA. Patencies of 2,127 arterial to coronary conduits over 15 years. Ann Thorac Surg 2004;77:93-101.
3. Sauvage LR, Wu H, Kowalsky TE, et al. Healing basis

and surgical techniques for complete revascularization of the left ventricle using only the internal mammary arteries. Ann Thorac Surg 1986;57:33-9.
4. Tector A, McDonald ML, Kress DC, Downey FX, Schmahl TM. Purely internal thoracic artery grafts: outcomes. Ann Thorac Surg 2001;72:450-5.
5. Calafiore AM, Di Giammarco G. Complete revascularization with three or more arterial conduits. Sem Thorac Cardiovasc Surg 1996;8:15-23.
6. Lee G-N, Orszulak TA, Schaff HV, et al. Flow capacity of the canine internal mammary artery. J Thorac Cardiovasc Surg 1986;91:405-10.
7. Royse AG, Royse CF, Groves KL, Bus B, Yu G. Blood flow in composite arterial grafts and effect of native coronary flow. Ann Thorac Surg 1999;68:1619-22.
8. Calafiore AM, Contini M, Vitolla G, et al. Bilateral internal thoracic artery grafting: long-term clinical and angiographic results of in situ versus Y graft. J Thorac Cardiovasc Surg 2000;120:990-8.
9. Pitsis AA, Cullen HC, Musumeci F, Zaman AG, Butchart EG. A new strategy of total arterial revascularization. Ann Thorac Surg 1999;67:1186-7.
10. Quigley RL, Weiss SJ, Highbloom RY, Pym J. Creative arterial bypass grafting can be performed on the beating heart. Ann Thorac Surg 2001;72:793-7.
11. Tashiro T, Nakamura K, Iwakuma A, et al. Inverted T graft: novel technique using composite radial and internal thoracic arteries. Ann Thorac Surg 1999;67-31.
12. Cohn WE, Suen HC, Weintraub RM, Johnson RG. The "H" graft: an alternative approach for performing minimally invasive direct coronary artery bypass. J Thorac Cardiovasc Surg 1998;115:148-51.
13. Barner HB, Sundt TM 3rd, Bailey M, Zang Y. Midterm results of complete arterial revascularization in more than 1,000 patients using an internal thoracic artery/radial artery T graft. Ann Surg 2001; 234:447-53.
14. Calafiore AM, Di Mauro M, D'Alessandro S, et al. Revascularization of the lateral wall: long-term angiographic and clinical results of radial artery versus right internal thoracic artery grafting. J Thorac Cardiovasc Surg 2002; 123:225-31.
15. Sundt TM 3rd, Barner HB, Camillo CJ, Gay WA Jr. Total arterial revascularization with an internal thoracic artery and radial artery T graft. Ann Thorac Surg 1999; 68:399-405.
16. Sato T, Isomura T, Suma H, Horii T, Kikuchi N. Coronary artery bypass grafting with gastroepiploic artery composite graft. Ann Thorac Surg 2000; 69:65-9.
17. Maniar HS, Sundt TM, Barner HB, et al. Effect of target stenosis and location on radial artery graft patency. J Thorac Cardiovasc Surg 2002;124:45-52.
18. Sajja LR, Mannam G. Right internal mammary artery and radial artery composite in situ pedicle graft in coronary artery bypass grafting. Ann Thorac Surg 2002; 73:1856-9.
19. Santos GG, Stolf NA, Moreira LF, et al. Randomized comparative study of radial artery and right gastroepiploic artery in composite arterial graft for CABG. Eur J Cardio-thorac Surg 2002;21:1009-14.
20. Sakaguchi G, Tadamura E, Ohnaka M, Tambara K, Nishimura K, Komeda M. Composite arterial Y graft has less coronary flow reserve than independent grafts. Ann Thorac Surg 2002;74:493-6.
21. Speziale G, Ruvolo G, Coppola R, Marino B. Intraoperative flow measurement in composite Y arterial grafts. Eur J Cardio-thorac Surg 2000;17:505-8.
22. Wendler O, Hennen B, Markwirth T, et al. T grafts with the right internal thoracic artery to left internal thoracic artery versus the left internal thoracic artery and radial artery: flow dynamics in the internal thoracic artery main stem. J Thorac Cardiovasc Surg 1999; 118:841-8.
23. Yilmaz AT, zal E, Barindik N, Gunay C, Tatar H. The results of radial artery Y-graft for complete arterial revascularization. Eur J Cardio-thorac Surg 2002;21:794-99.
24. Yilmaz AT, zal E, Gunay C, Arslan M, Tatar H. Extended use of radial artery with Y-graft technique for complete arterial revascularization. Ann Thorac Surg 2001; 72:636-7.
25. Yang JH, Sung K, Lee YT, Park KH, Jun TG, Park PW. Total arterial revascularization with a single Y-composite graft for triple-vessel disease: comparison of 2-and 3-artery grafts. Heart Surg Forum 2004:7(5):E386-6.

CHAPTER

6

문합의 술기

Technique of Anastomosis

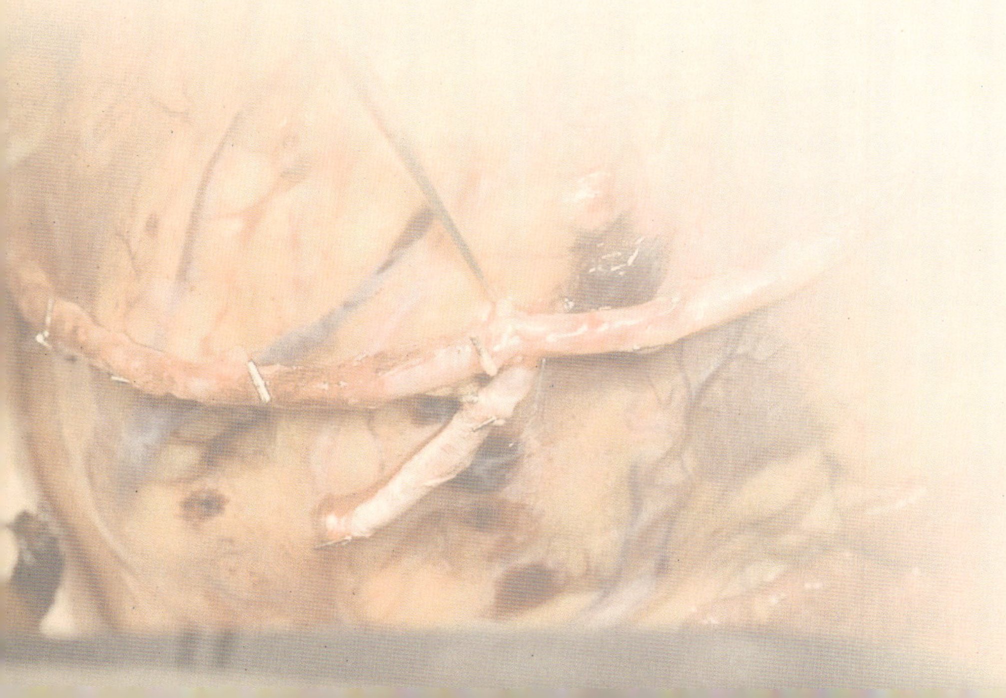

상행 대동맥-우회도관 근위부 문합 (Proximal Anastomosis)

내흉동맥의 근위부 문합

내흉동맥(internal thoracic artery, 이하 ITA)을 자유도관으로 하여 상행 대동맥에 직접 연결하는 경우 ITA의 직경이 작고 벽 두께가 상행 대동맥보다 얇기 때문에 출혈이나 문합부 협착의 위험이 있다. 따라서 과거에는 정맥이나 심낭 절편을 대동맥 절개부에 미리 붙인 다음에 이 절편 중앙을 다시 절개하여 ITA를 문합하는 방법이 이용되기도 하였다. 그러나 대부분의 환자에서 ITA도 근위부의 직경은 4~5 mm 정도로 늘어날 수 있기 때문에 저자들은 절편의 사용 없이 직접 문합하는 방법을 선호한다. 대동맥 절개의 크기는 크지 않게 하고 2.7 mm 크기의 aortic punch를 사용하며 봉합사는 7-0 polypropylene을 이용하여 연속 문합한다(Figure 6-1, 6-2).

상행 대동맥 문합을 위하여 부분 겸자(partial clamp)를 적용하기 전에는 촉진으로 비후된 죽상경화반의 존재 유무를 확인하여야 하며 이를 위해서는 수축기 혈압을 낮추는 것이 필요하다. 특히 무펌프 관상동맥우회술(off-pump coronary artery bypass grafting, 이하 OPCAB)시에는 수축기 혈압을 100 mmHg 이하로 낮추는 것이 겸자의 이탈이나 대동맥 박리증의 발생을 방지할 수 있다.

근위부 문합부 가까이에 클립으로 결찰된 분지가 있는 경우에는 클립을 한 번 더 하거나 봉합을 추가함으로써 급격한 혈압 상승 시의 대량 출혈을 예방한다. 문합 부위 및 큰 분지 위에 fibrin glue를 도포하는 것도 도움이 된다.

정맥 도관의 근위부 문합

통상 3.5 mm 크기의 punch를 사용하며 봉합사는 6-0 polypropylene을 사용한다. 문합부에 가까운 분지들은 클립보다는 실크 봉합사를 이용하여 직접 결찰해 주는 것이 안전하다(Figure 6-3).

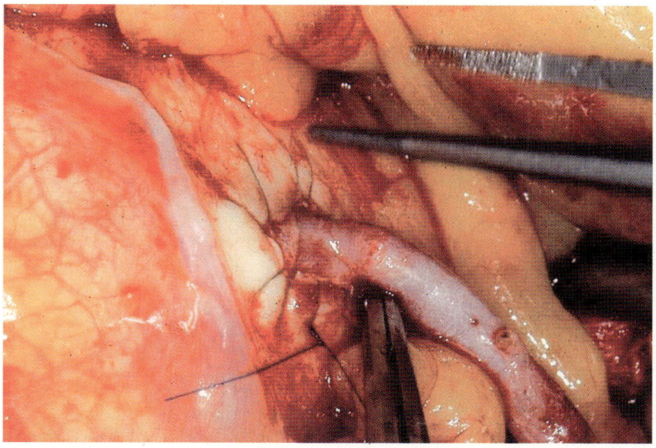

Figure 6-1. Proximal anastomosis of ITA free graft to the ascending aorta

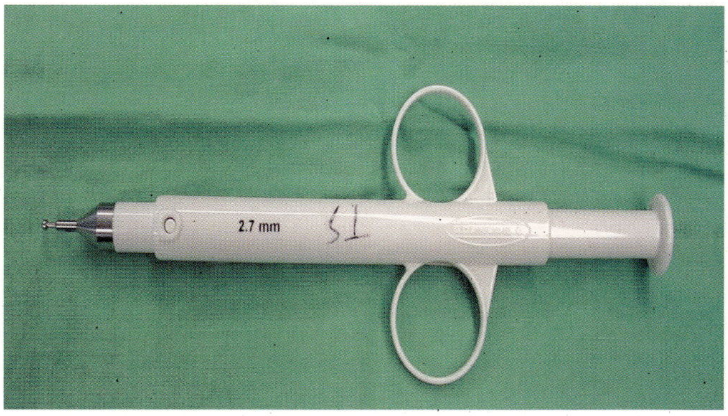

Figure 6-2. 2.7-mm-size aortic punch

상행 대동맥의 크기가 매우 크거나 심한 죽상경화반이 있는 경우 부분 겸자로 차단하지 않고 근위부 문합을 하기 위해서 자동문합기(Symmetry Aortic Connector®, St. Jude Medical, Inc.)나 대동맥 절개부 폐쇄 기구(Heartstring®, Guidant)를 사용할 수 있다(Figure 6-4, 6-5).

근위부 문합을 미리 한 다음 원위부 문합을 하는 방법과 원위부 문합 완성 후 마지막에 근위부 문합을 하는 방법 중의 선택은 술자의 취향에 따라 다르다. 근위부 문합을 먼저 하면 원위부 문합 완성 즉시 관상동맥에 혈류를 공급할 수 있다는 장점이 있다. 반대로 적당한 도관 길이를 결정하는 데는 근위부 문합을 나중에 하는 것이 유리한 경우가 많다. 자동문합기를 사용하는 경우에는 필연적으로 근위부 문합을 먼저 하게 된다.

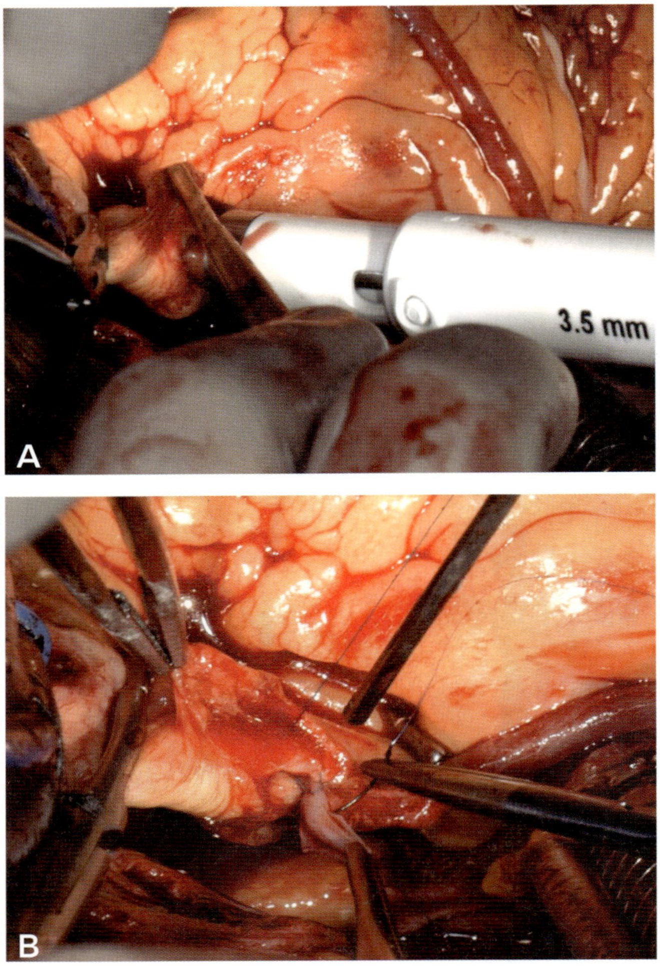

Figure 6-3. Proximal anastomosis of saphenous vein graft to partially clamped ascending aorta

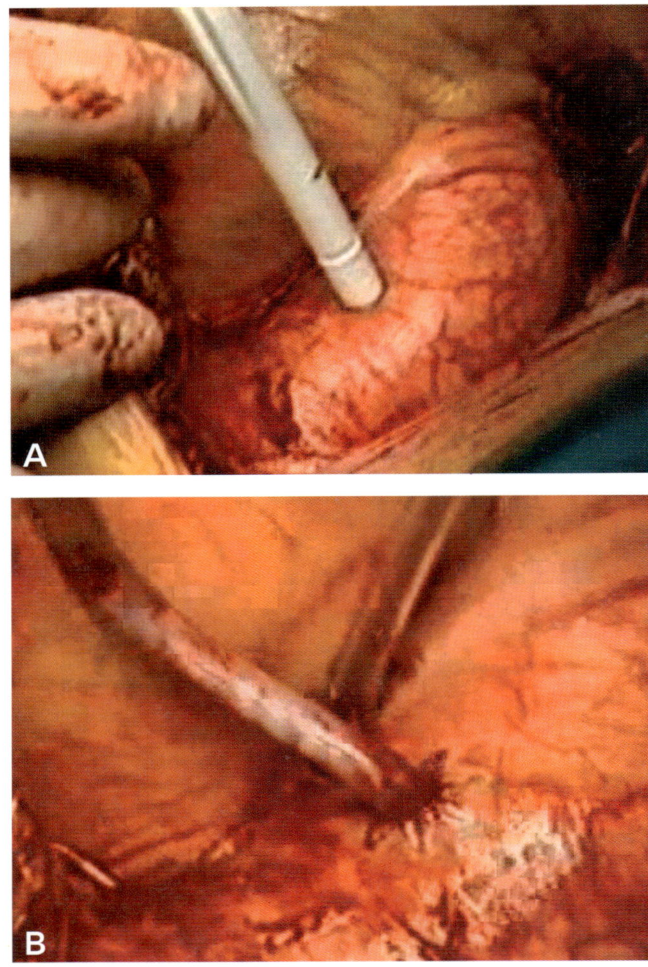

Figure 6-4. Proximal anastomosis of saphenous vein graft using an automatic suturing device(Symmetry® aortic connector)

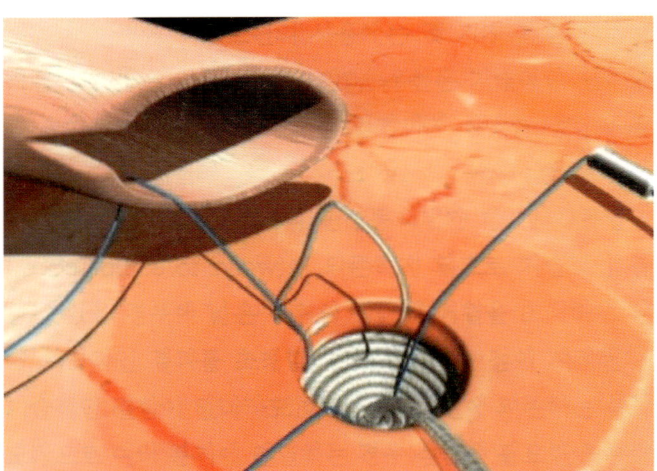

Figure 6-5. Occlusion of aortotomy opening with a removable intraluminal occlusion device(Heartstring®) to avoid partial clamping of the aorta

원위부 문합

기본 술기

혈관 절개(arteriotomy)

문합 목표 부위 관상동맥을 덮고 있는 심외막(epicardium)과 지방조직을 15 번 blade나 microscissors로 절개하여 동맥을 노출시킨 다음 microblade로 0.5 mm 정도의 구멍을 내고 Potts scissors를 사용하여 전, 후로 필요한 만큼 절개를 연장한다. microblade로 동맥 후면 내피가 손상되지 않도록 주의하여야 하며 염려스러운 경우에는 혈관을 차단하지 않고 혈류를 유지시켜 팽만된 상태에서 절개하면 예방

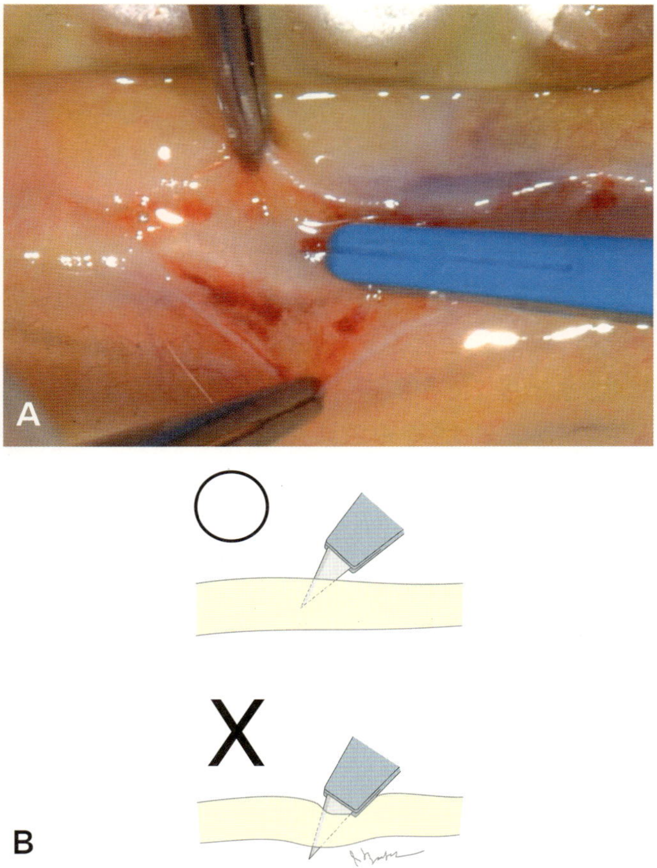

Figure 6-6. Coronary arteriotomy

할 수 있다. 연쇄 문합의 중간 문합을 위하여 도관을 절개할 때도 팽만된 상태에서 절개하도록 한다(Figure 6-6).

소식자의 사용(probing)

관상동맥을 절개한 다음에는 절개를 통하여 1.5 mm 직경 coronary dilator를 근위 및 원위부 관상동맥 내로 통과시켜서 내부 상태를 확인하는 것이 좋다. 이를 통하여 조영술에서 발견되지 않았던 병변을 확인할 수 있고 절개부 근처에 있는, 길이가 짧고 심하지 않은 협착 부위를 확장시킬 수 있기 때문이다. 혈관의 주행이 심하게 꺾이거나 꾸불꾸불한 경우 부주의한 probing은 혈관을 파열시키거나 내피를 손상시킬 위험이 있으므로 혈관을 당겨 펴 가면서 dilator를 넣어야 한다. 만일 혈관이 파열된 경우에는 외피를 봉합하고 dilator 끝이 혈관 밖으로 나오지는 않았지만 파열이 의심되는 경우에는 주위에 fibrin glue를 도포하는 예방적

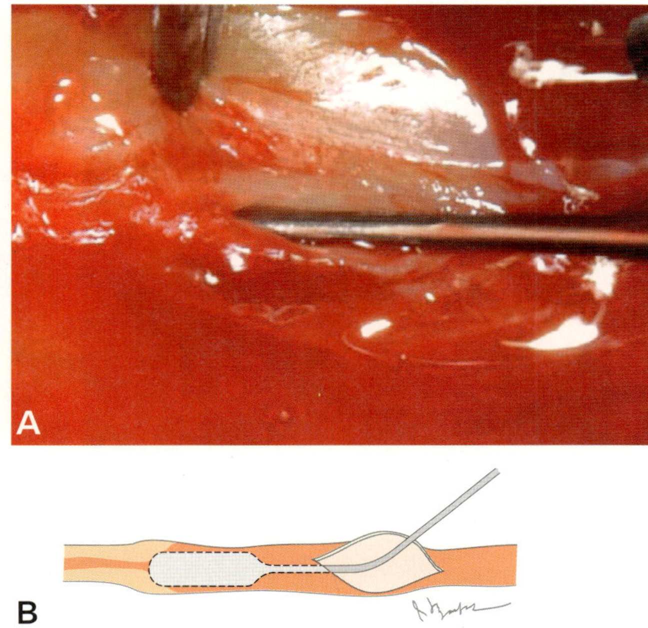

Figure 6-7. Probing of coronary artery lumen using a dilator

조치를 취한다. 내피가 박리되거나 손상을 입은 경우에는 손상받지 않은 부위까지 절개를 연장하여 길게 도관을 문합한다.

문합을 마치고 봉합사를 매듭하기 전에도 dilator를 관상동맥 원위부 쪽으로 통과시켜 협착이 생기지 않았는 지 확인하는 것이 바람직하다. 혈관내 shunt를 사용하는 경우에는 이를 생략해도 된다(Figure 6-7).

봉합침의 사용 (needling)

각종 도관과 관상동맥 간의 문합에는 8-0 polypropylene을 이용한다. 간혹 내경이 크고 벽이 두꺼운 우측 주관상동맥에 정맥 도관을 연결하는 경우 7-0 polypropylene을 사용하기도 한다. 봉합침의 크기가 6~7 mm인 8-0 봉합사는 fine needle holder를 이용하면 어느 각도로든 고정이 되기 때문에 원하는 방향으로 needle work를 할 수 있다(Figure 6-8).

① straight forward : 관상동맥 절개부 중 수술자로부터 멀리 떨어진 heel 쪽의 stitch할 때 사용된다. 특히 시야 확보가 양호하지 않은 둔각지나 후측지에서 혈관 절개부가 잘 벌어지지 않는 경우 이와 같이 봉합침을 잡아 관상동맥 후

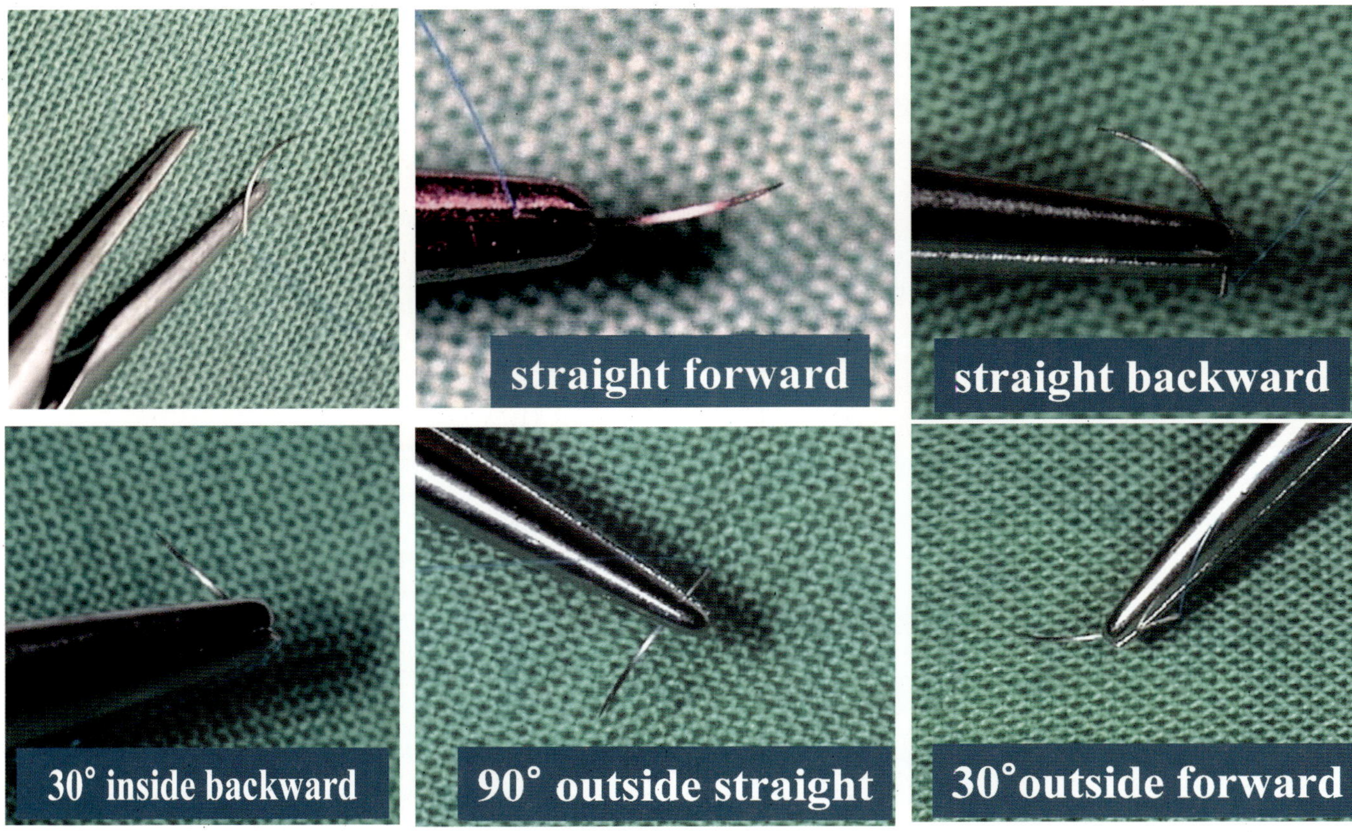

Figure 6-8. Holding the suture needle in various angles

벽을 밀면서 안쪽에서 바깥쪽을 향하여 stitch하면 원하는 지점에 정확하게 뜰 수 있다. 혈관 내에 shunt나 폐쇄기구(Florester®)를 삽입한 채 문합하는 경우에도 같은 요령으로 봉합침으로 shunt를 누르며 needling한다.

② straight backward : 수술자에 가까운 toe 쪽을 stitch할 때 이용한다. 전술한 바와 같은 요령으로 관상동맥 후벽이나 혈관내 shunt를 미는 것과 동시에 이미 떠진 봉합사를 당겨서 관상동맥 벽을 들어 올려서 바늘이 들어갈 수 있는 공간을 확보함과 동시에 후벽을 같이 뜨는 일을 방지한다.

③ 30° inside backward : LAD 문합 시 toe 쪽의 내측을 stitch할 때 이용한다. 둔각지와 후하행지에서도 수술자의 좌측에 위치한 측면 중 toe에 가까운 stitch를 할 때 이용한다.

④ 90° outside straight : 측면부 stitch는 대부분 직각으로 봉합침을 잡아서 시행할 수 있다.

⑤ 30° outside forward : 대각지와 둔각지 등의 첫 바늘 즉, heel side 바로 우측 stitch에 사용한다.

문합 형태에 따른 술기의 원칙

단대측 문합(end-to-side anastomosis)

평행 방향 문합(parallel anastomosis)

일반적으로 모든 도관은 관상동맥의 주행 방향과 평행한 방향으로 연결하는 것이 자연스러운 혈류를 유지하는데 이상적이다. 관상동맥은 6~7 mm 길이로 주행 방향을 따라 절개하고 도관은 이보다 1~2 mm 길게 사각(oblique) 절단하는 것이 문합 후 모양이 "cobra head"의 형태를 취하면서 충분한 문합 개구부(stoma)의 크기를 얻을 수 있다(Figure 6-9).

관상동맥 절개부의 양쪽 끝(toe와 heel)에 가하는 3개의 stitch는 간격을 1 mm 이하로 촘촘하게 하여야 문합부 협착을 피할 수 있으며 측면의 stitch는 1~1.5 mm 간격으로 양측에 3~4개 해서 총 12~14회의 stitch로 문합을 완성하는 것이 보통이다(Figure 6-10).

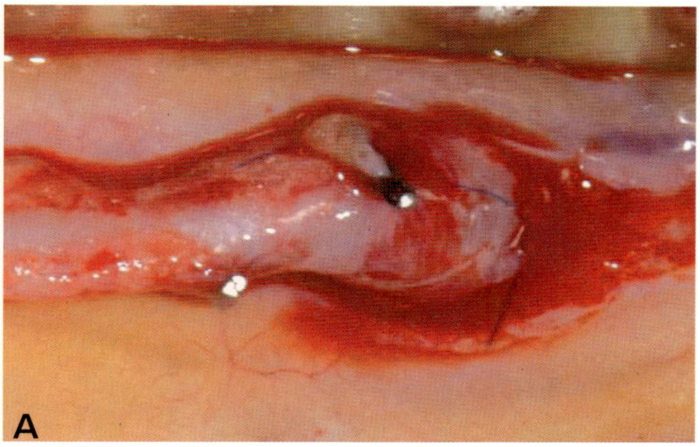

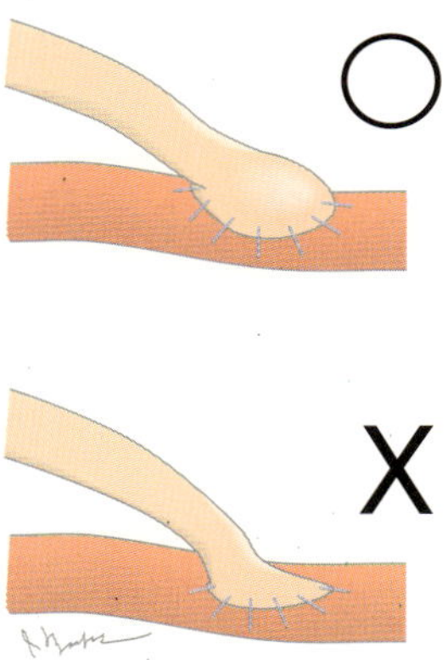

Figure 6-9. Distal anastomosis in the ideal "cobra head" shape

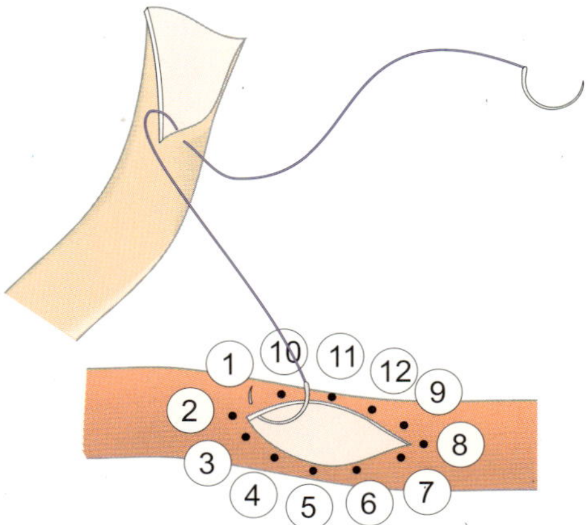

Figure 6-10. Beginning of parallel end-to-side anastomosis

직각 방향 문합 (perpendicular anastomosis)

대부분의 원위부 문합은 평행 방향으로 하는 것을 원칙으로 하지만 연쇄 문합을 할 때 마지막 목표 관상동맥과 직전의 분지 간 거리가 3 cm 이내로 가까운 경우 평행 방향 연결은 도관을 꺾이게 할 수 있다. 이런 경우 마지막 목표 부위에의 문합은 직각 방향으로 하는 것이 자연스럽다. 마지막 목표에 평행 방향 문합을 할 수 있을 만큼 우회도관의 길이가 충분치 않을 때도 마찬가지이다.

동맥도관을 직각 방향으로 연결하는 경우 관상동맥의 절개는 반드시 3~4 mm 이내로 한다. 이보다 길게 절개하면 문합 후 도관의 끝이 납작하게 되어 내경이 좁아질 수 있다. 정맥 도관을 연결하는 경우에는 도관의 내경 만큼의 길이로 관상동맥을 절개한다. 봉합은 총 8~10 stitch를 한다(Figure 6-11).

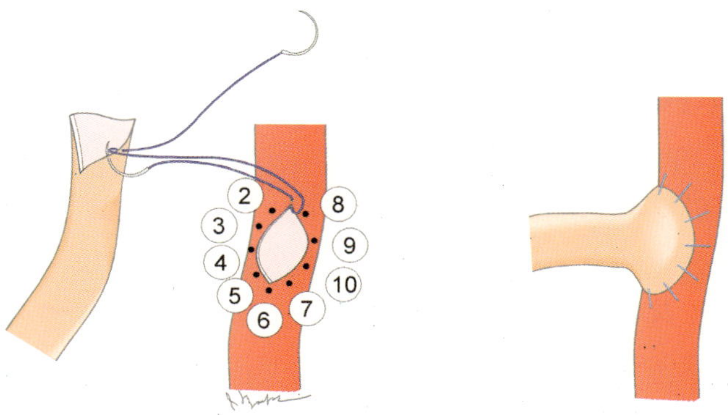

Figure 6-11. Beginning of perpendicular end-to-side anastomosis

비스듬한 문합 (Oblique anastomosis)

한 개의 우회도관으로 대각지와 LAD에 연쇄 문합을 하는 경우 두 관상동맥의 문합 부위가 가까우면 도관의 꺾임(kinking)이 생길 수 있다. 이런 경우 도관의 heel을 LAD의 heel보다 시계 방향으로 두 stitch 정도 돌려서 시작하여 30° 가량 각을 이루게 하면 도관의 주행을 자연스럽게 할 수 있다.

둔각지 계통에서 직각방향 문합을 하는 것이 좋은 경우이지만 관상동맥의 절개가 예상치 않게 길어진 경우에도 유용한 방법이다. 도관 절단을 관상동맥 절개부 길이에 맞추어 연장하고 도관의 heel 쪽 4~5시 방향 stitch 후 관상동맥 heel의 12시 방향에 stitch 해서 시작하면 30° 정도 비스듬한 문합을 함으로써 개구부 협착을 피할 수 있다(Figure 6-12).

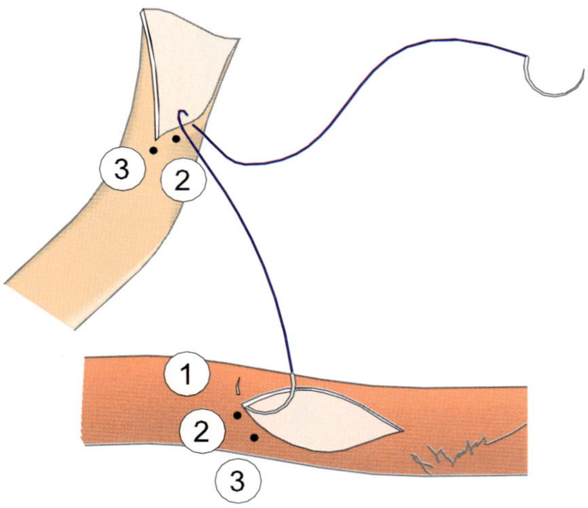

Figure 6-12. Beginning of oblique end-to-side anastomosis

측대측 문합(side-to-side anastomosis)

연쇄 문합에서 중간 단계의 문합은 목표가 되는 관상동맥 분지 간의 위치 관계, 즉 거리, 주행 방향, 심외막 내의 깊이 등을 고려하여 문합 후 다음 목표 분지로의 도관 방향을 어떻게 놓을 것이냐에 따라 평행 혹은 직각 방향 문합 중 선택한다(Figure 6-13).

평행 방향 문합(parallel anastomosis)

대각지-LAD 연쇄 문합이나 후하행지-우측 주관상동맥 연쇄 문합시 주로 사용된다. 둔각지-둔각지 간, 혹은 둔각지-후하행지 간의 연쇄 문합 시에도 중간 문합이 1개이고 도관의 길이가 충분하면서 목표가 되는 두 관상동맥 분지 사이의 거리가 먼 경우에는 중간 문합을 평행 방향으로 할 수 있다. 직각 방향 문합을 계획하였으나 관상동맥 절개가 원치 않게 5 mm 이상으로 길어진 경우에도 평행 방향 문합을 선택하는 것이 좋다.

관상동맥과 도관의 절개는 6~8 mm 정도 하며 봉합 시 두 개구부의 방향이 완전한 평행이 되도록 하는 것보다는 30° 정도 비스듬하게 되도록 하는 것이 다음 목표로의 도관 주행이 자연스럽게 된다(Figure 6-14).

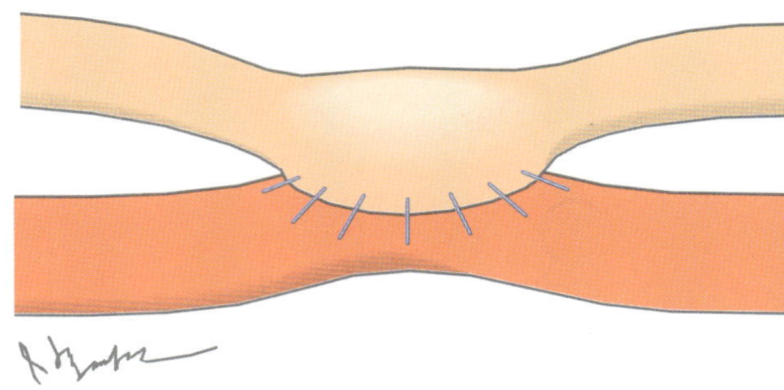

Figure 6-14. Parallel side-to-side anastomosis

직각 방향 문합(parpendicular anastomosis)

동맥 도관을 사용하여 연쇄 문합을 하는 경우, 특히 둔각지, 후측지, 후하행지로의 연쇄 문합 시 중간 단계의 문합은 거의 대부분 직각 방향으로 한다. 이는 제한된 도관의 길이를 경제적으로 사용하는 목적도 있지만 도관의 주행을 자연스럽게 하도록 하기 위함이다. 대각지-LAD 간, 대각지-둔각지 간의 연쇄 문합 시에도 두 분지가 서로 멀어지는 (diverging) 방향으로 주행하는 경우에는 직각 방향 문합을

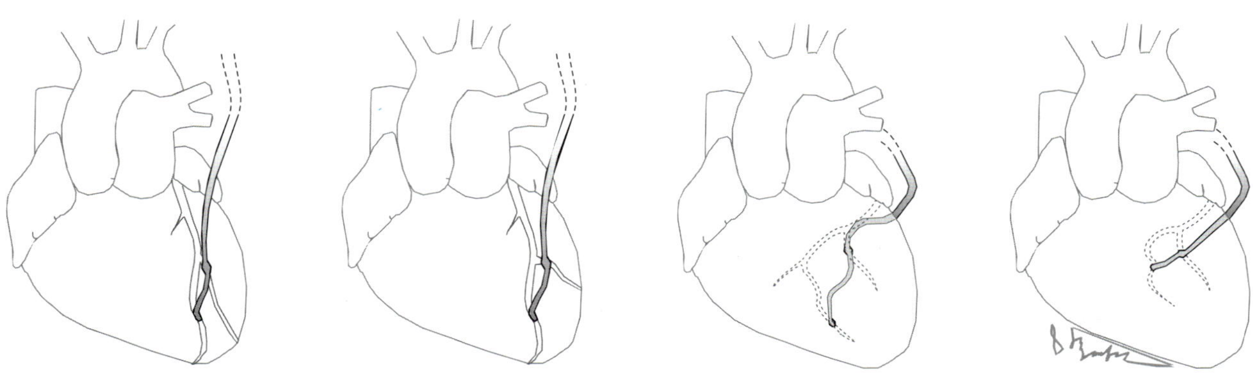

Figure 6-13. Choice of distal anastomosis configuration according to the location and course of target branches

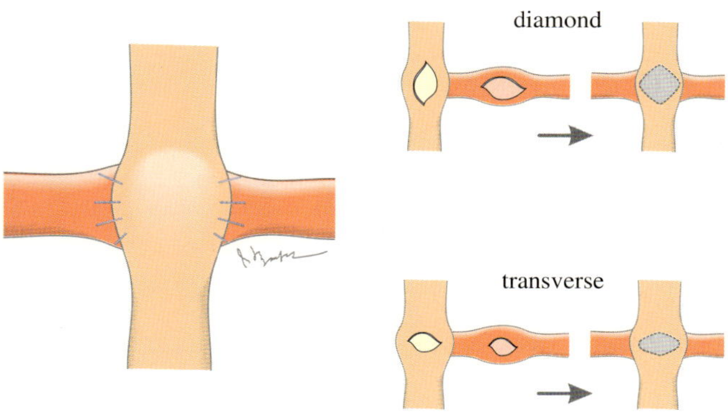

Figure 6-15. Perpendicular side-to-side anastomosis

하게 된다. 직각 방향 문합은 도관의 절개 방향에 따라 다음 두 가지 방법이 있다(Figure 6-15).

Diamond shape

우회도관을 주행 방향과 평행하게 종(longitudinal)으로 절개하는 방법으로 ITA과 같이 내경이 작은 도관에서 적용한다. 관상동맥 및 우회도관을 2~3 mm 정도 절개한 다음 두 절개부가 90° 방향으로 교차하도록 위치한 후 8-0 polypropylene 봉합사로 연속 문합하며 대체로 8~10회의 stitch를 한다. 이 때 중요한 점은 절개 길이로, 절개가 너무 길면 문합 부위의 중간이 오목하게 되고 도관이 날개를 편 갈매기 모양(seagull deformity)을 취하게 됨으로써 문합 개구부가 막히는 일이 생길 수 있다. 정맥 도관인 경우에는 절개를 더 크게 할 수 있지만 이 경우에도 정맥 직경의 1/2~2/3 이상을 넘지 않도록 하여야 하며 그렇지 않으면 정맥 도관은 탄력이 적어서 seagull deformity가 더 쉽게 생길 수 있다(Figure 6-16).

봉합할 때 우회도관과 관상동맥을 처음부터 가까이 붙여 놓고 stitch를 하는 것보다는 서로 떼어 놓은 상태에서 처음 몇 개의 stitch를 하는 소위 parachute technique을 이용하는 것이 큰 도움이 된다. 도관과 관상동맥을 직각 방향으로 놓은 상태에서 도관 절개의 우측(원위부) 끝 직전의 아래쪽 절단면을 stitch한 다음 관상동맥 절개부의 heel의 우측 3시 방향을 stitch하는 방법으로 시작한다. 이후 술자의 좌측 방향으로 stitch를 진행해 나가며 도관의 아래쪽 절단면 중앙이 관상동맥 절개부의 heel과 만나도록 stitch하고 우회도관 절개부의 좌측(근위부) 끝에 도달했을 때 봉합사를 당겨서 두 혈관을 서로 밀착시킨다. stitch가 관상동맥 절개부의 toe에 이른 다음 반대 쪽 봉합침을 이용하여 나머지 부분 즉, 3~5시 방향 사이의 봉합을 완성한다. 이 때 도관이 관상동맥에 밀착해 있는 상태에서는 도관의 뒷면이 같이 떠 질 수 있으므로 공기 주사(CO_2 blowing)를 하여 문합부가 벌어지게 해서 내면을 보면서 정확하게 needling하는 것이 중요하다.

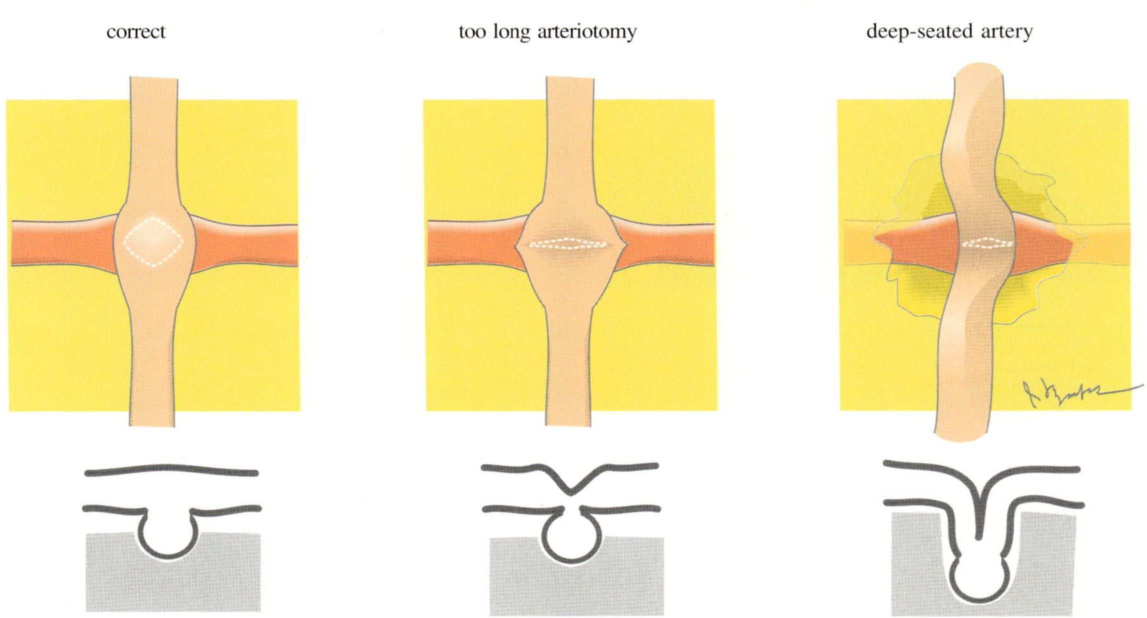

Figure 6-16. Seagull deformity of perpendicular side-to-side anastomosis

Transverse shape

도관을 주행 방향과 직각으로 횡축을 따라 절개하는 방법으로 내경이 큰 정맥 도관에서만 주로 이용하는 방법이다. 도관의 횡절개 길이는 도관 내경의 1/2~2/3 이상 넘지 않도록 하며 이보다 길면 seagull 현상이 생길 수 있다. 요골동맥을 사용하는 경우에도 요골동맥이 크고 혈관 벽이 두꺼운데 비하여 관상동맥은 1.5 mm 이하로 작은 경우에는 횡절개 문합이 diamond 형태 문합보다 장점이 있을 수 있다.

Sequential anastomosis in deep-seated coronary artery

연쇄 문합의 중간 단계에 연결하는 관상동맥이 심근이나 심외막 지방조직 속 깊이 위치하면 직각 방향 문합은 seagull 현상을 일으킬 수 있다. 이 때는 문합 후 도관 주행 방향에 놓인 심근이나 심외막 조직을 절개하여 도관이 그 사이에 들어가도록 해 주고 필요에 따라서는 내경이 펴지도록 도관을 당겨서 심외막에 봉합사로 고정해 주는 것이 좋다 (Figure 6-17).

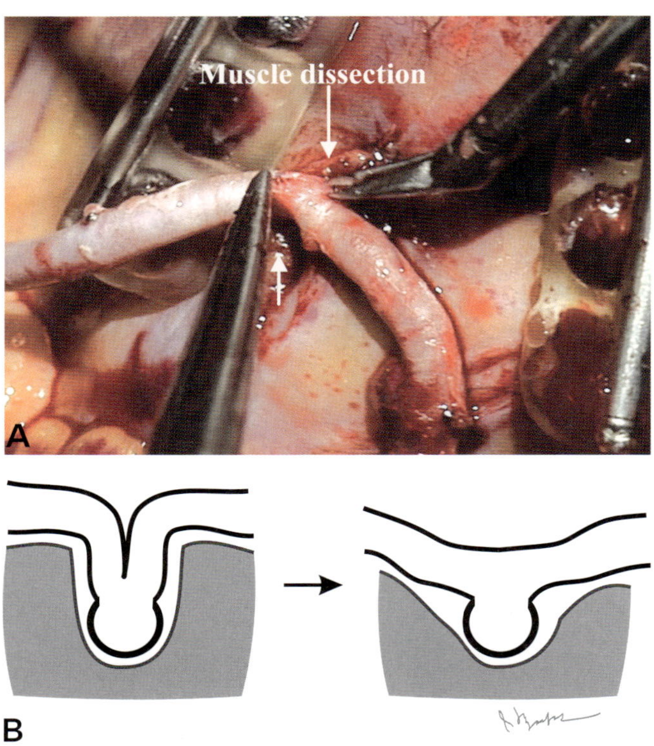

Figure 6-17. Excision of myocardial tissue to prevent seagull deformity

LAD와 같이 매우 중요한 혈관이 심근 내에 위치한 경우에는 중간 단계로 문합하지 않고 연속 문합의 가장 원위부에 연결하도록 하는 것을 원칙으로 한다.

심근 절개 후 심근 조직 및 주위 정맥에서 출혈이 될 수 있다. 정맥의 출혈은 가능한 한 봉합하여 지혈하고 심근 절개면 역시 문합부를 가리지 않는 범위 내에서 봉합하여 덮어 주는 것이 좋고 fibrin glue 도포가 도움이 된다.

우회도관 및 목표 관상동맥에 따른 세부 술기

LAD 문합(anastomosis to left anterior descending branch)

LAD 근위부의 협착 정도가 심하지 않은 경우(90% 이하), LAD가 완전 폐쇄된 다른 동맥계로 공급되는 부행혈관(collateral)을 보내고 있는 경우 등에서는 동맥절개 후 intraluminal shunt를 삽입하여 혈류를 유지한 채 문합하는 것이 안전하다. LAD를 차단한 채로 문합하던 중이라도 혈역학 상태가 나빠지거나 심전도 이상, 부정맥 등이 발생하면 shunt를 삽입한다.

문합 시작 시 도관을 수술 보조자가 잡은 채로 시작할 수도 있지만 26G 주사침으로 피부나 피하조직에 고정시켜 놓으면 흔들림 없이 heel 쪽의 stitch를 쉽게 할 수 있다. 공기(CO_2) jet로 도관 입구를 벌려서 내면의 시야를 확보하면서 heel의 바로 오른쪽, LAD 절개부의 1~2시 방향부터 시작하여 3개의 stitch를 parachute technique으로 한 다음 도관을 LAD 쪽으로 당겨 놓고 다음 stitch를 진행한다.

LAD의 heel 쪽을 stitch할 때는 봉합침을 straight forward 방향으로 파지하면 혈관 후면이나 intraluminal shunt 등을 피하여 stitch할 수 있다.

측면의 stitch가 toe를 돌아서 5시 방향에 이르면 실을 당겨 놓고 반대편 바늘로 나머지 측면 봉합을 진행한다. 보통 toe와 heel side에 각 3개, 양 측면에 각 3~4회 stitch하므로 12~14개면 문합이 완성된다(Figure 6-18).

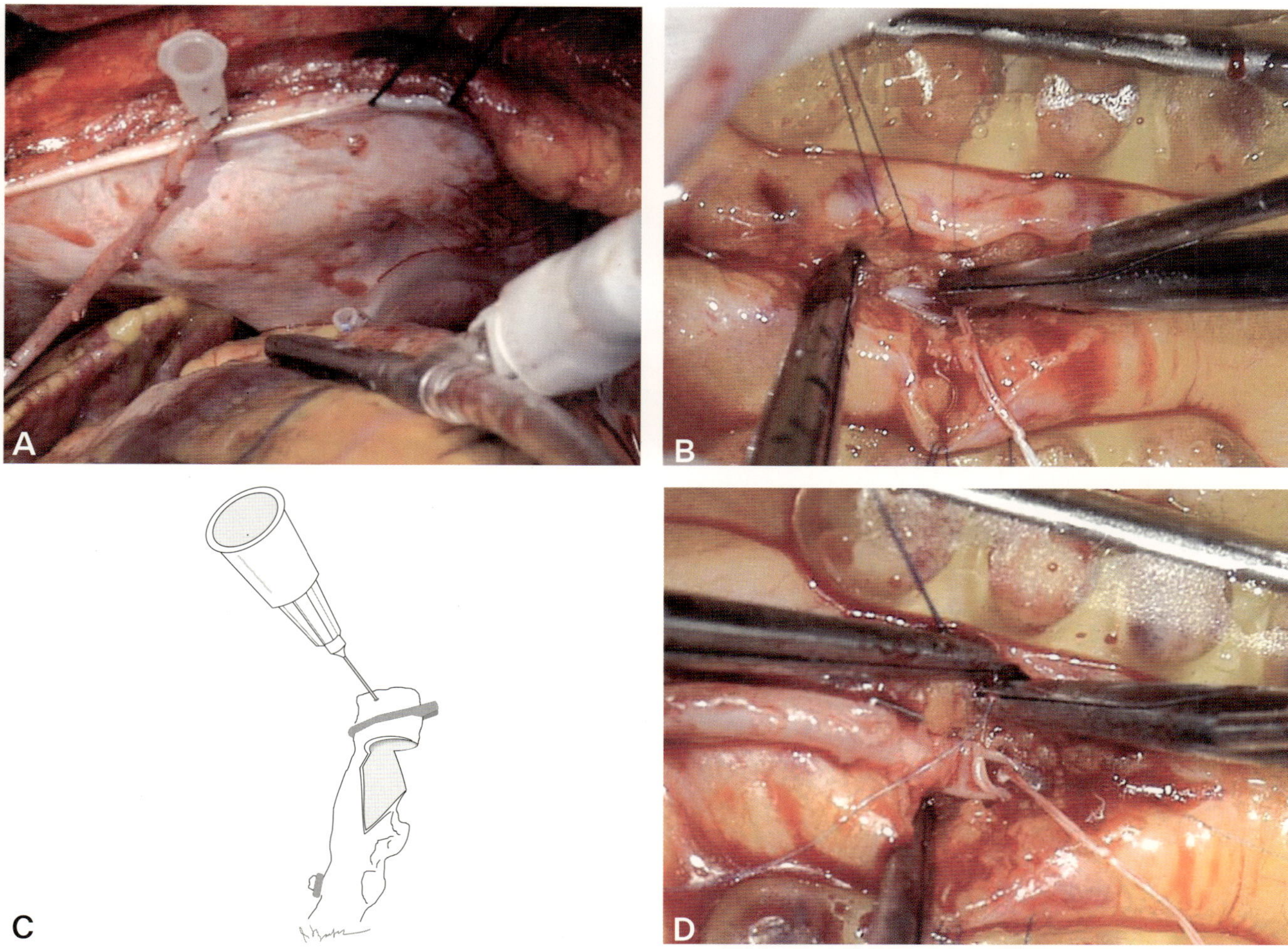

Figure 6-18. Anastomosis of LITA to LAD

Multiple lesions in LAD

LAD에 여러 곳의 협착 병변이 있을 때는 병변의 위치, 길이, 혈관 내경 등을 고려하여 다음의 도관 연결 방법들 중에서 택일한다(Figure 6-19).

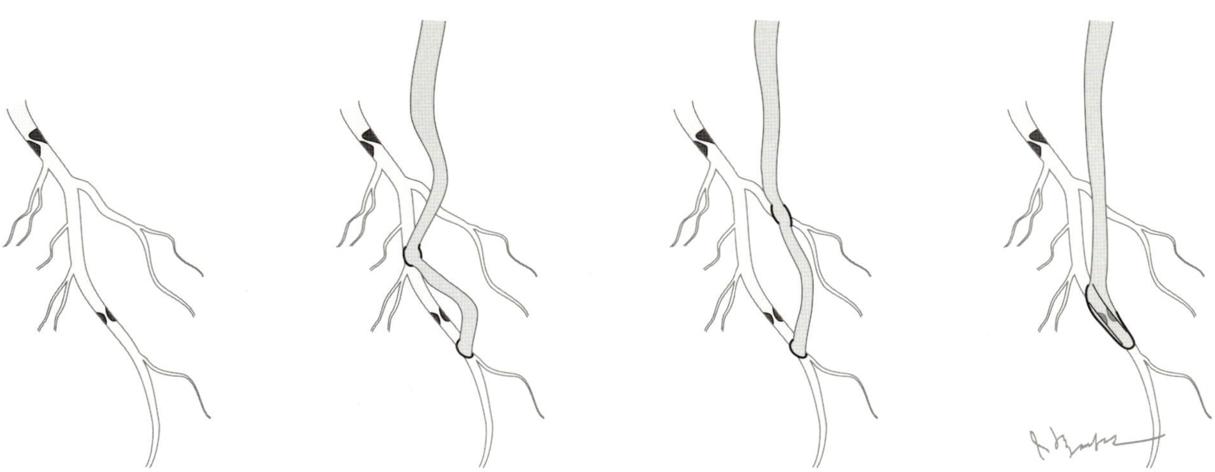

Figure 6-19. Options for grafting of LAD with multiple lesions

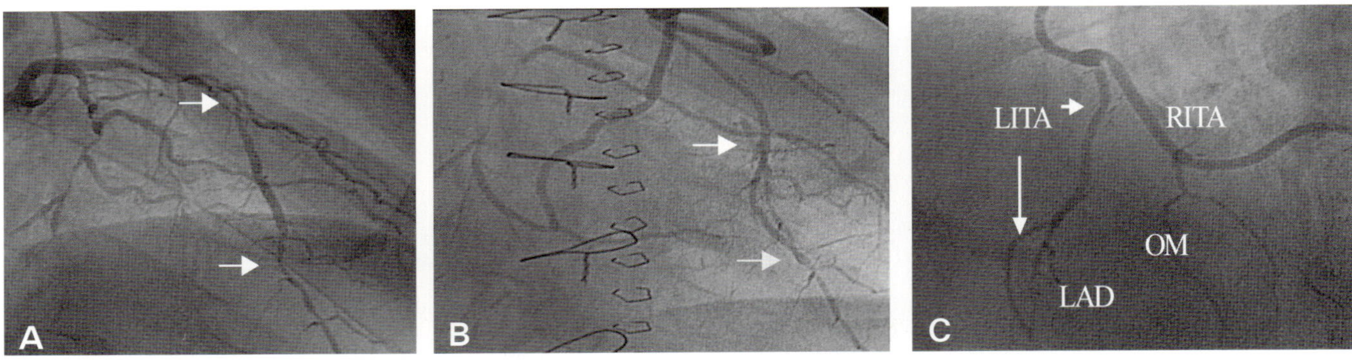

Figure 6-20. Angiogram before and after double LAD anastomoses

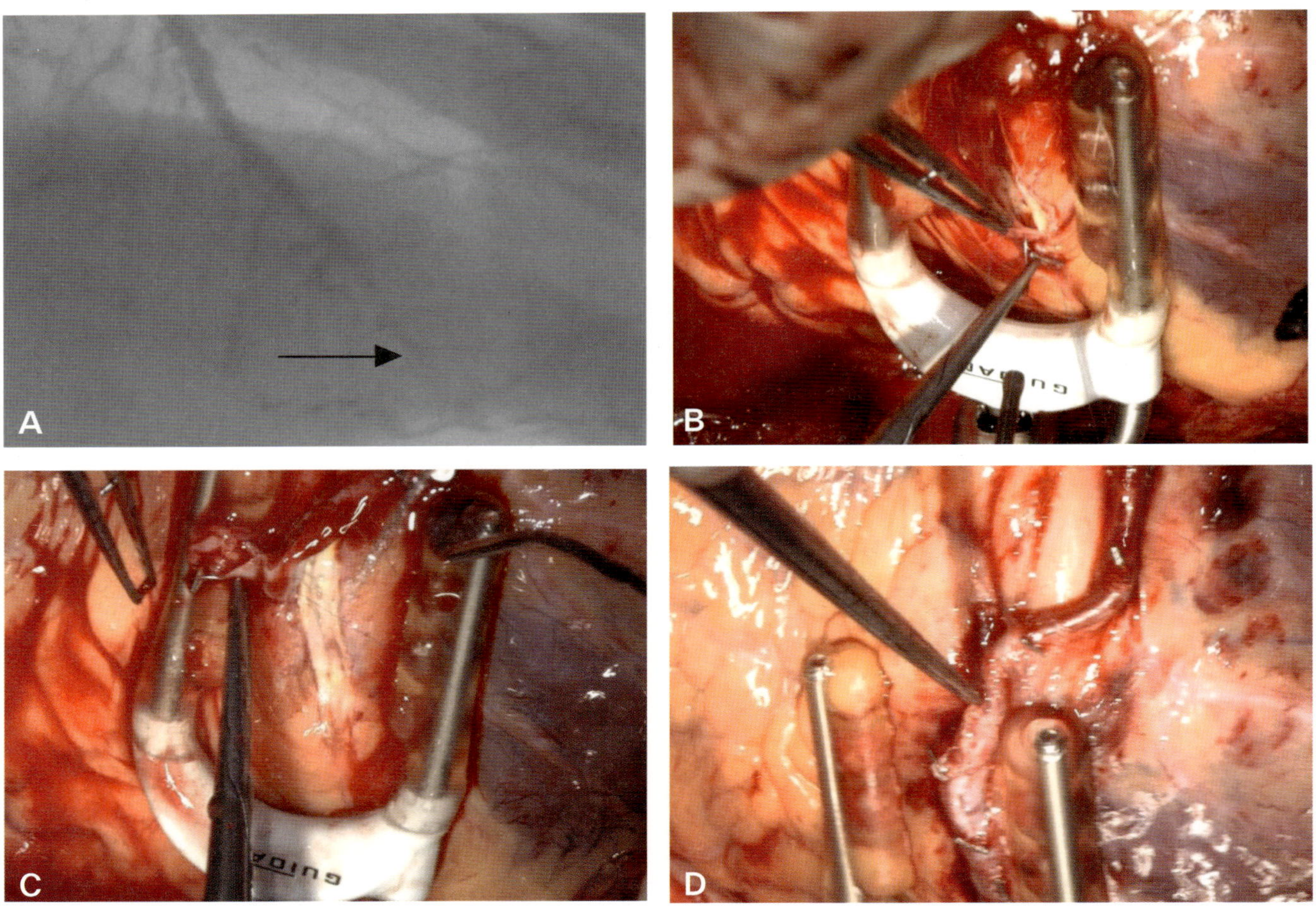

Figure 6-21. Long arteriotomy and anastomosis across a stenotic lesion in LAD

① LAD의 두 곳의 연쇄 문합 Jump anastomosis (Figure 6-20)

② 대각지-LAD 연쇄 문합

중간의 LAD에서 분지하는 대각지에 협착 병변이 없고 크기가 좋을 때 사용할 수 있다.

③ Long angioplasty

중간의 병변이 비교적 짧고(2 cm 이하) 그 전후의 내경이 좋으면 병변을 가로 질러서 LAD를 길게 절개하고 도관의 끝도 길게 절개하여 문합하는 방법을 취할 수 있다. 병변에 석회화가 있거나 큰 죽상경화반이 있을 때는 피하는 것

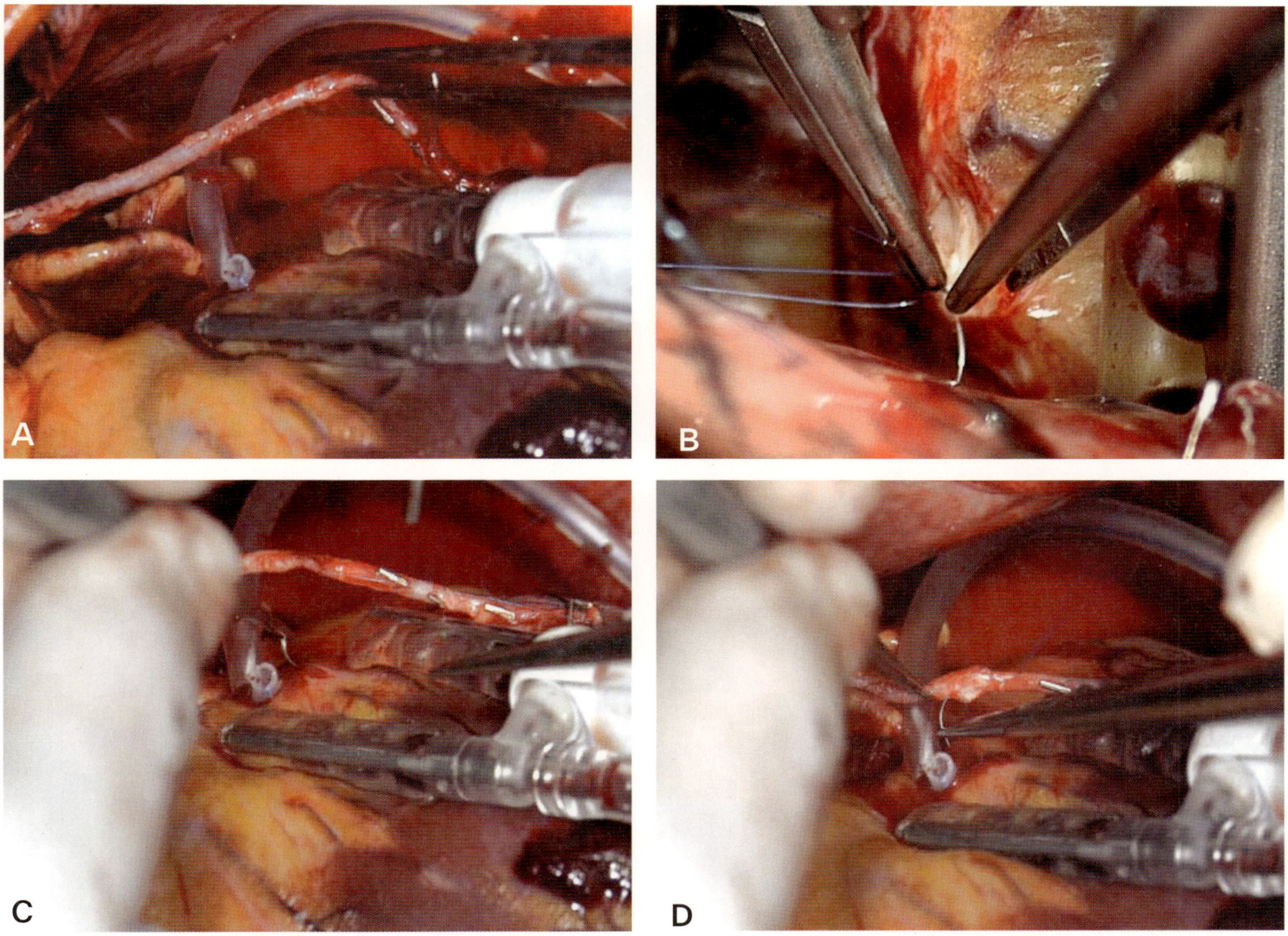

Figure 6-22. Perpendicular side-to-side anastomosis between RITA and an obtuse marginal branch

이 좋고 절개 후에 이런 병변이 발견된다면 국소적으로 내막을 제거(endarterectomy) 한 다음 문합하도록 한다. 도관 절개의 길이와 관상동맥 절개 길이를 잘 맞추는 것이 중요하며 봉합시 절개 양측면의 길이가 비슷하여 대칭을 이루게 하여야 문합 후 도관의 비틀림이 생기지 않는다(Figure 6-21).

둔각지 문합 (anastomosis to obtuse marginal branches)

연쇄 문합의 중간 문합인 경우에는 대부분 diamond 형태로 하고 마지막 연결이면 직각 혹은 평행방향 문합 중 택일한다. 관상동맥의 heel 쪽을 stitch할 때는 바늘을 straight forward나 30° outside forward 방향으로 잡으면 절개부 후면을 뜨지 않고 쉽게 stitch할 수 있다(Figure 6-22).

회선지로의 직접 문합 (anastomosis to circumflex artery)

둔각지들의 내경이 작은 경우나 회선지계가 발달되어 있지 않고(hypoplastic) 병변이 근위부 쪽에만 있는 경우 근위부 회선지에 직접 도관을 연결해야 할 경우가 있다. 대부분 좌심방이(left atrial appendage)의 기저부(base) 근처에서 쉽게 찾을 수 있다. OPCAB 시에도 심거상기(suction elevator)를 심첨부가 아닌 좌심실 측벽으로 옮겨 당기면 시야 확보에 도움이 된다(Figure 6-23).

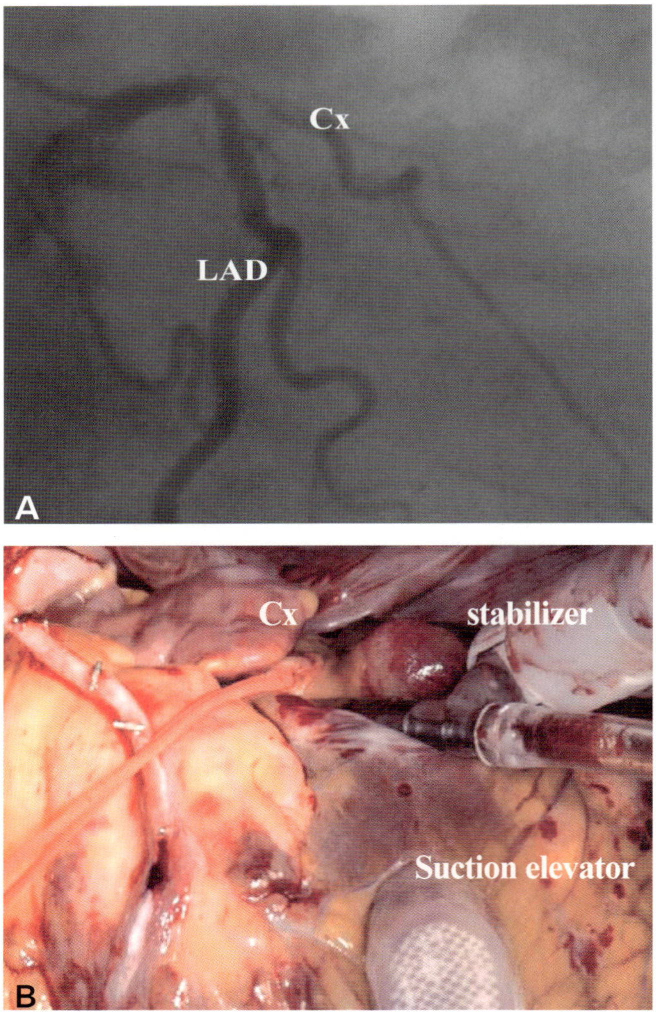

Figure 6-23. Anastomosis to the proximal segment of left circumflex artery

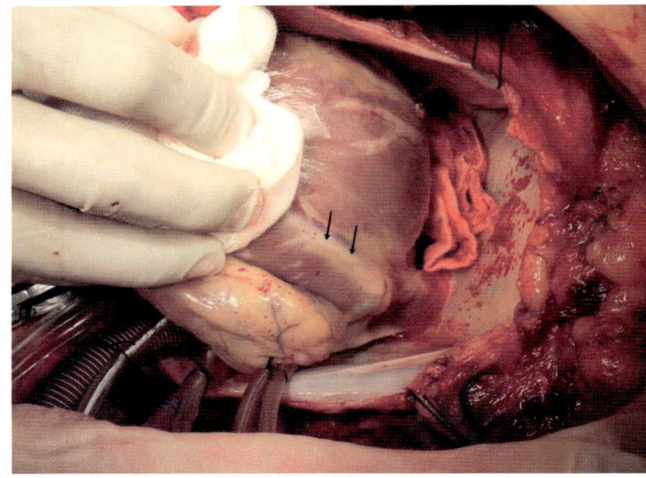
Figure 6-24. Anastomosis to the posterior descending branch

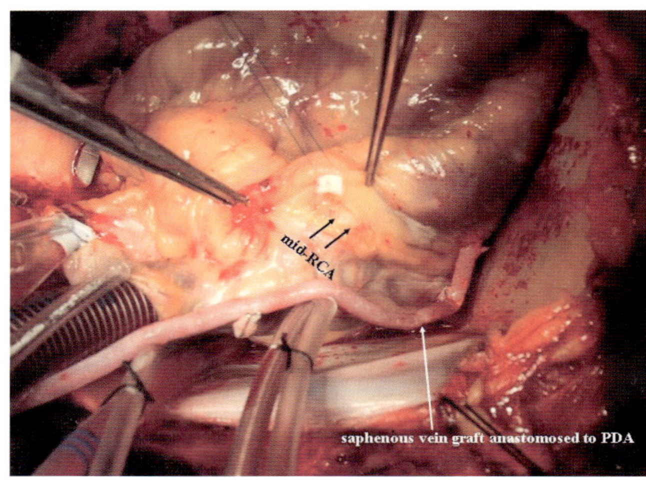

Figure 6-25. Anastomosis to the right coronary artery

후하행지 문합 (anastomosis to posterior descending branch)

심폐바이패스 사용시에는 심첨부를 당겨서 노출하지만 OPCAB시에는 심첨부를 당기지 않아도 가능하다(Figure 6-24).

우측 주관상동맥 문합(anastomosis to right coronary artery)

심장전면은 좌측으로 당기고 문합한다. OPCAB시에는 션트를 사용하며 심박동수 저하를 예방한다(Figure 6-25).

정맥 도관을 이용한 연쇄 문합 (sequential vein grafting)

한 개의 정맥 도관을 여러 관상동맥에 문합하는 것은 이미 1971년 Flemma 등에 의해서 보고되었으며[1], ITA의 사용이 적었던 당시에는 널리 쓰여진 술식이 되었다. 이런 연쇄 문합법은 단일 문합에 비하여 원위부 혈관의 혈류량이 늘기 때문에 장기 개통율 면에서 우수하지 않을까 하는 의견이 제시되어 왔지만[2] 확실한 증거는 없다. 근래에는 동맥 도관의 사용 빈도가 증가하면서 내경이 큰 우측 관상동맥에만 일부 사용하는 것이 가장 흔한 선택이다. 즉 후측지와 후하행지, 혹은 후하행지와 우측 주관상동맥에 연쇄 문

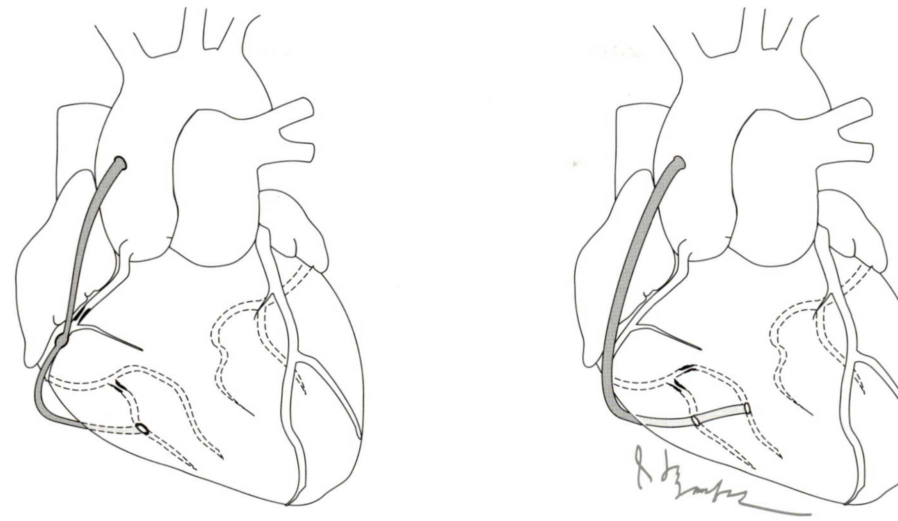

Figure 6-26. Sequential anastomosis of a vein graft in the right coronary artery system

합하는 것이 가장 흔하다. 저자들은 둔각지나 후측지의 협착 정도가 75% 이하로 심하지 않아서 경쟁 혈류의 우려로 요골 동맥이나 우측 ITA의 사용이 염려스러운 경우 주로 선택한다. 또한 심근 경색으로 비가역적인 손상을 받은 심근에 분포하는 관상동맥에 대해서도 정맥 도관을 사용한다.

수술 전에 조영술 소견을 바탕으로 계획이 세워지면 적당한 길이의 정맥 도관을 추출하는데 보통 20~25 cm 정도의 길이를 채취한다. 수술 시에는 도관을 심장 위에 올려 놓은 후 길이와 방향을 정한다. 일반적으로 무펌프 관상동맥우회술에서는 원위부 관상동맥부터 연결하기 시작하는데 두 관상동맥 사이가 가까우면 말단의 문합은 직각 방향으로 하고 근위부 관상동맥의 문합은 직각방향으로 diamond shape 혹은 횡절개로 문합한다.

후측지와 후하행지에 연쇄 문합할 때는 후측지에 직각 방향으로 문합하고 이후 도관 내에 생리식염수를 주사하면서 후하행지의 목표 지점에 올려 놓고 방향을 정한다. 대체적으로 직각 방향 혹은 30° 각도를 이루게 된다. 후측지 혹은 후하행지와 우측 관상동맥에 연쇄 문합할 때는 모두 평행 방향으로 문합하면 도관의 주행이 자연스럽게 된다(Figure 6-26).

내흉동맥을 이용한 연쇄 문합(sequential internal thoracic artery grafting)

ITA를 이용한 연쇄 문합은 Dion 등에 의해서 우측 ITA를 제 위치에서(in situ) 대동맥 뒤로 거치하여 좌측 관상동맥계에 연결하는 방법으로 시작되었고[3] 이후 Tector[4], Calafiore[5] 등은 한 쪽 ITA을 자유도관으로 채취해서 다른 ITA에 연결하여 복합도관을 만들어 다양한 관상동맥 분지들에 연결하기 시작하였다. 연쇄 문합된 ITA의 장기 개통율은 단일 문합으로 연결된 ITA와 비슷한 것으로 알려져 있고 [6] 우려되었던 문제인 수술 직후의 저혈류나 수술 후 심근경색 등의 발생 빈도는 경험의 축적과 수술 수기 발달에 힘입어 증가하지 않는 것으로 보고되고 있다.

ITA를 사용하면 심정지 상태에서의 수술이나 OPCAB 모두 우회도관으로의 혈류를 유지하면서 연결할 수 있기 때문에 문합 부위 간의 길이 결정에도 유리하고 문합 부위의 출혈 부위도 즉시 발견하여 바로 해결할 수 있다는 장점이 있다. 연쇄 문합 시 원위부 관상동맥부터 연결하기 시작하면 도관의 길이 결정에 착오가 있을 수 있고 문합부 출혈 발생 시 해결이 어려운 경우가 많다. 따라서 근위부의 관상동맥부터 먼저 문합하기 시작하며 자연스러운 방향으로 도관의 주행경로가 유지되도록 유의하면서 관상동맥의 목표 부위와 우회도관 절개부에 수술용 펜으로 표시를 한 다음 수술을 진행한다. 무펌프 우회술시에는 목표 관상동맥 문합부들 사이의 거리와 우회도관 절개부 사이의 거리를 거의 같게 해도 되지만 심정지 상태에서 수술하는 경우에는 심폐 바이패스 종료 후 심장이 팽창할 것을 고려하여 여유를 두고 우회도관 절개부들 사이의 거리를 결정하는 것이 안전하다.

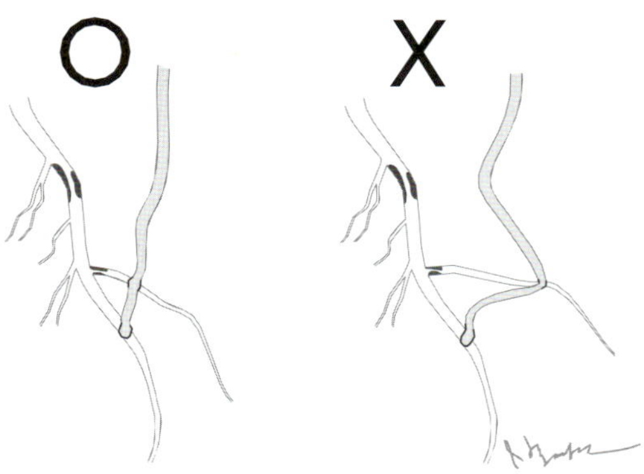

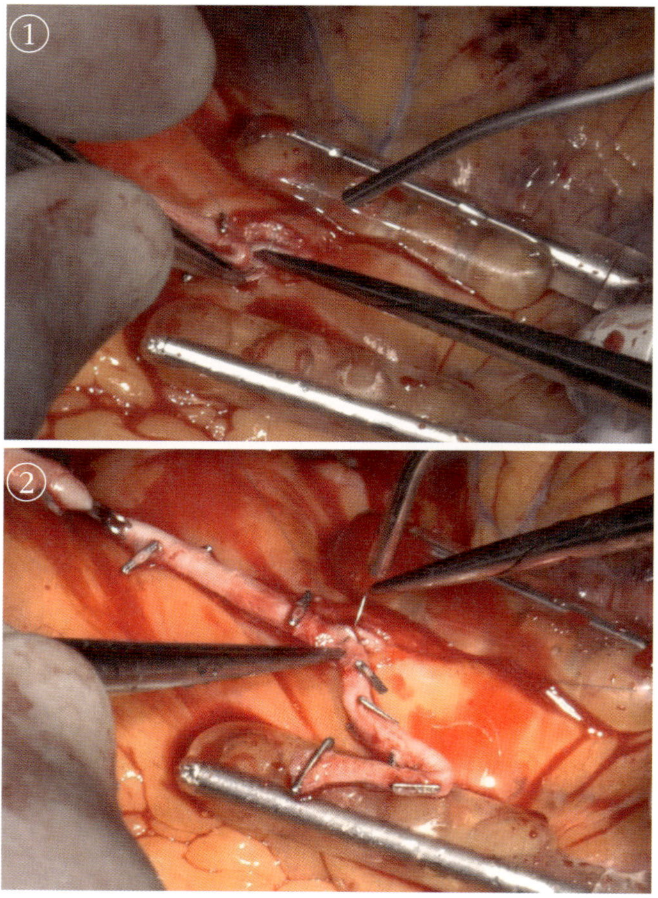

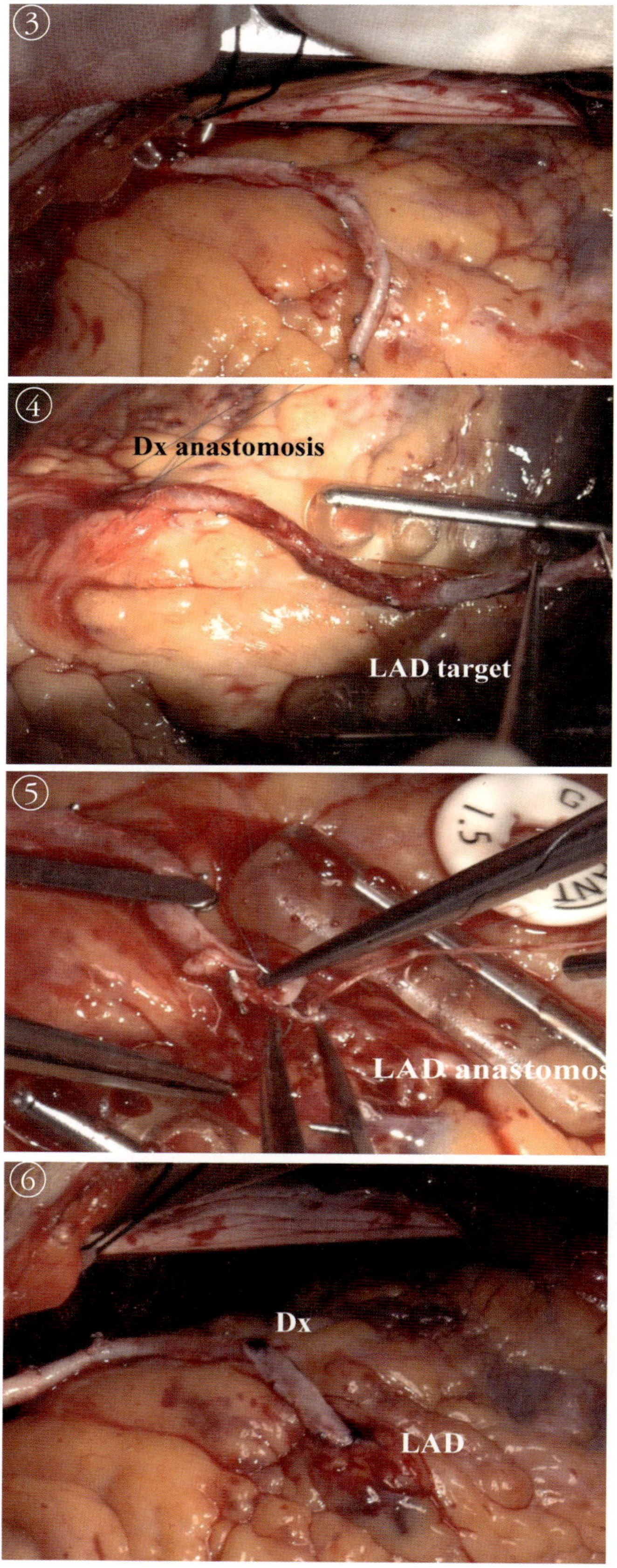

Figure 6-27. Sequential anastomosis of LITA to a diagonal branch and LAD

Sequential anastomosis to diagonal branch and LAD

대각지와 LAD의 연쇄 문합은 가장 용이하고 흔히 사용할 수 있는 방법이다. 대각지와 LAD 주행 방향에 따라 평행, 직각 혹은 비스듬한 문합 중 선택할 수 있다. 심장을 박동하는 상태에서 거상하지 않고 제 위치에 둔 채로 그 위에 좌측 ITA을 올려 놓고 대각지와 ITA의 각 절개부를 결정하여 수술용 펜으로 표시하여 둔다. 이 때 대각지로의 중간 문합 후 남게 되는 원위부 ITA가 LAD까지 도달할 수 있는 길이와 경로가 만족스러운지 살펴 보는 것이 중요하다. 만약 중간 문합으로 인하여 ITA의 경로가 길어져서 내경이 충분치 못한 원위부 쪽에 치우쳐서 LAD에 문합해야 할 상황이 예상되면 대각지로의 연쇄 문합을 포기하고 좌측 ITA는 LAD로만 단일 문합한다. 또한 대각지와 LAD의 주행 경로가 예각을 이루고 있으면 연쇄 문합 후 좌측 ITA의 주행경로가 자연스럽게 되지만 두 동맥이 4 cm 이상 떨어져 있거나 60° 이상으로 벌어져 있는 경우에는 연쇄 문합 후 도관이 꺾일 수 있으므로 연쇄 문합을 피하는 것이 안전하다[7]. 이런 경우에도 좌측 ITA는 LAD로만 단일 문합하고 대각지는 복합도관의 다른 가지 즉, 우측 ITA나 요골동맥 등으로 연결하는 것이 좋다(Figure 6-27).

Sequential anastomosis to LAD and diagonal branch

이 방법은 LAD의 근위부에 협착 병변이 있고 큰 대각지에 별도의 병변이 있으면서 문합할 수 있는 부위가 서로 가까울 때 사용할 수 있다. LAD의 문합은 가능한 평행에 가까운 방향으로 하고 대각지 문합은 도관의 경로와 방향에 따라 직각, 평행 문합 중 선택한다(Figure 6-28).

Parallel side-to-side anastomosis of ITA

ITA를 이용한 평행 중간 문합은 좌측 ITA로 대각지와 LAD를 연쇄 문합하는 경우, LAD에 두 개의 문합을 하는 경우 근위부 문합에 이용된다. 또한 복합 도관의 곁가지로 사용하는 우측 ITA로 대각지와 둔각지 등에 연쇄 문합하는 경우 중 목표 동맥의 주행 경로가 심첨부를 향하지 않고 심장의 횡축 방향을 취하는 경우 이용할 수 있다(Figure 6-29).

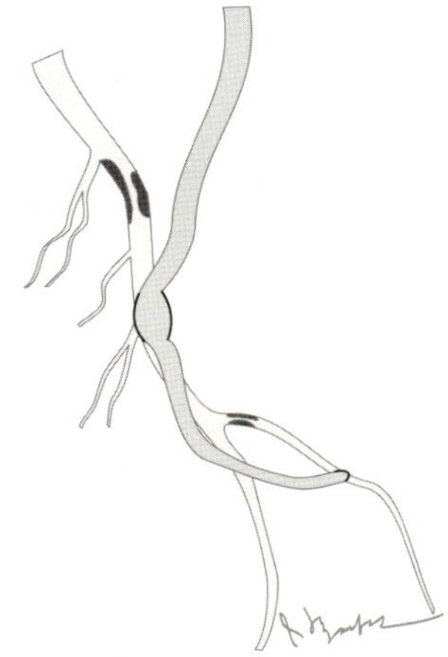

Figure 6-28. Reverse sequence of sequential anastomosis: LITA to LAD and a distal diagonal branch

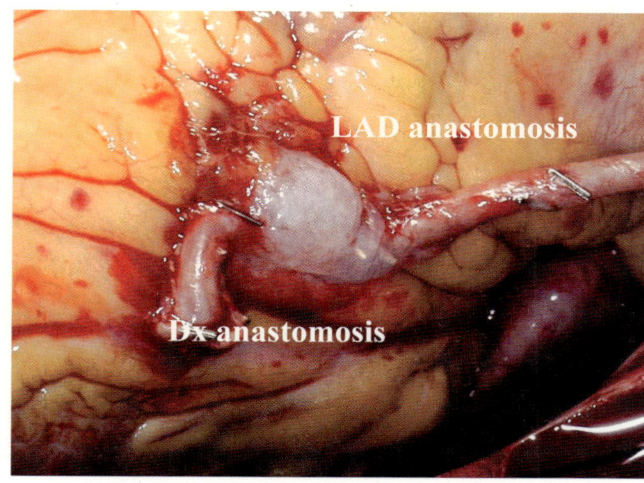

Figure 6-29. Anastomosis of LITA to LAD in side-to-side fashion

도관과 관상동맥의 절개는 6~8 mm 한다. 문합 시작 시에는 parachute technique으로 도관의 heel 바로 우측에서 시작하여 도관은 바깥에서 안쪽을 향하여, 관상동맥은 안쪽에서 바깥쪽을 향해 뜨는 방법으로 3개의 stitch를 한 다음 도관을 관상동맥 쪽으로 당겨서 붙여 놓고 계속한다. 미세 forceps로 도관 벽을 직접 잡지 않고 외벽의 외막 조직을 당겨 주고 공기(CO_2)를 분사함으로써 문합부 입구를 벌려서

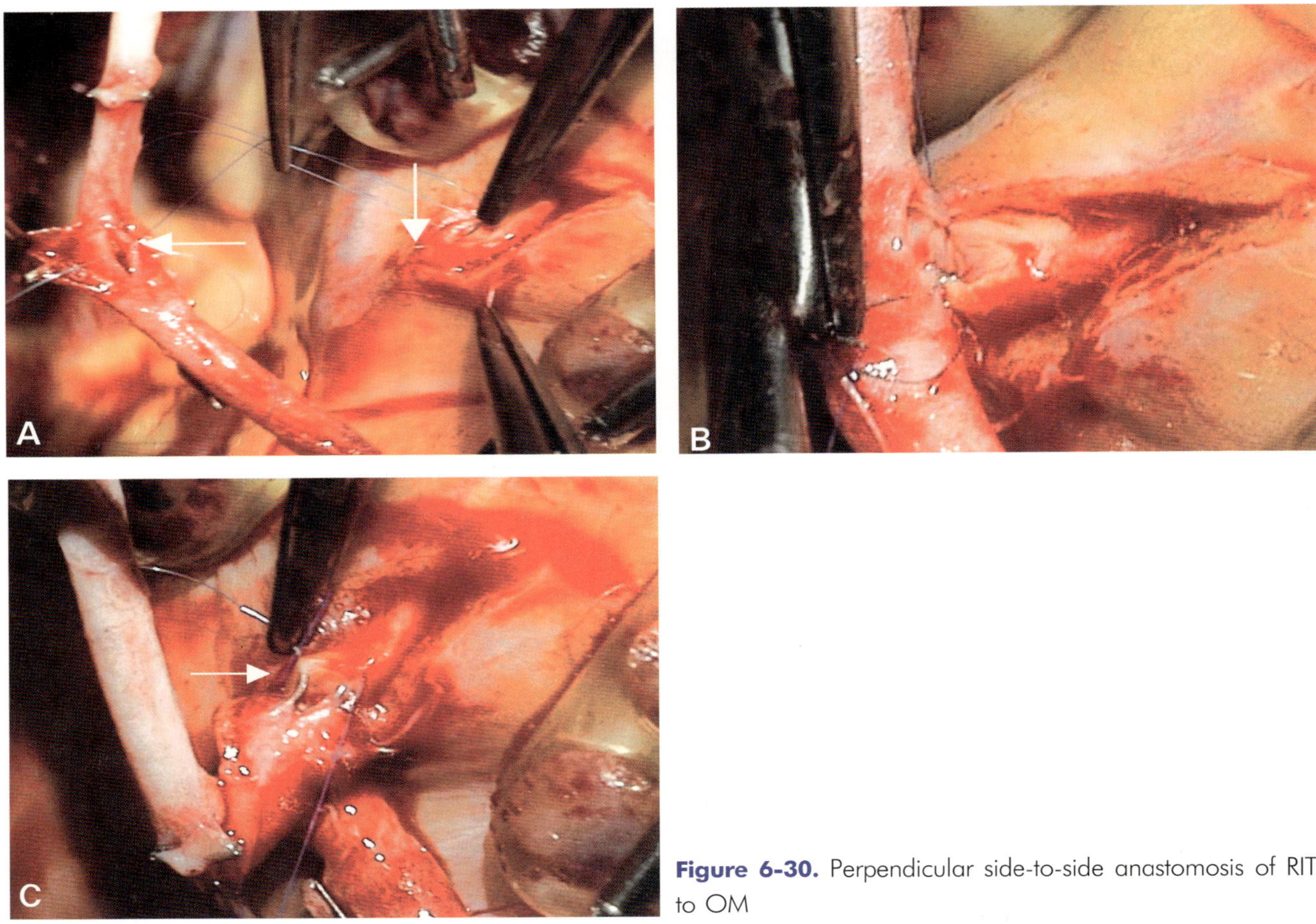

Figure 6-30. Perpendicular side-to-side anastomosis of RITA to OM

혈관 내면을 확인해 가며 stitch하여야 혈관의 내피가 손상되거나 반대 면이 같이 stitch되는 일을 막을 수 있다. stitch가 toe에 이르면 반대쪽 바늘로 나머지 봉합을 진행하는데 이 때 봉합사가 느슨해지지 않도록 양 끝을 충분히 당겨 놓도록 하고 dog-ear 모양의 혈관 조직이 문합부 안쪽으로 말려 들어가는(inversion) 일이 없도록 주의한다. 보통 측면에서는 3개 정도의 stitch가 필요하며 실을 매듭하기 전이나 바늘을 옮겨 잡기 전에 coronary dilator로 probing하여 문합부 협착 여부를 최종 확인하는 것이 좋다.

Perpendicular side-to-side anastomosis of ITA

동맥 도관만을 이용한 우회술을 최대한 적용하기 위해서는 직각 방향 중간 문합술을 이용한 연쇄 문합의 이용이 필수적이다. 도관과 관상동맥 모두 절개는 3 mm 이내로 제한한다. 이보다 길면 seagull deformity가 생길 수 있다(Figure 6-30).

문제 해결

관상동맥 후벽 손상(posterior wall trauma)

절개시 blade가 깊이 들어가서 후벽까지 같이 절개된 경우에는 8-0 polypropylene으로 봉합한다. 양 쪽 바늘 모두 혈관의 안쪽에서 외막 쪽으로 통과시킨 다음 심외막 쪽에서 묶는 방법으로, 1 mm 간격의 단속 봉합을 2~3개 하면 된다(Figure 6-31). 그러나 3 mm 이상 초과하지 않으면 그대로 문합하고 glue를 도포한다.

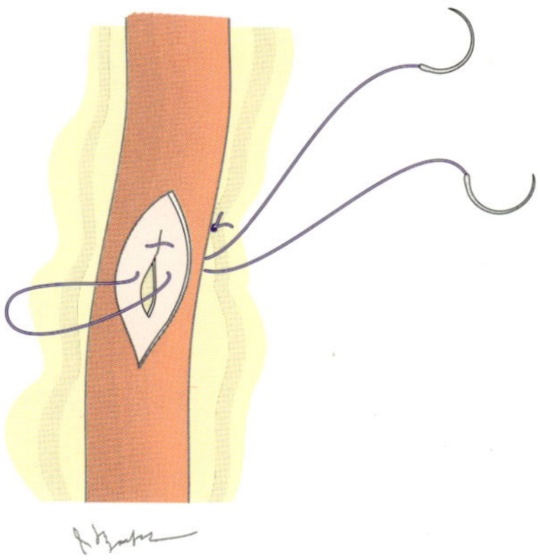

Figure 6-31. Repair of inadvertent trauma to posterior wall of coronary artery

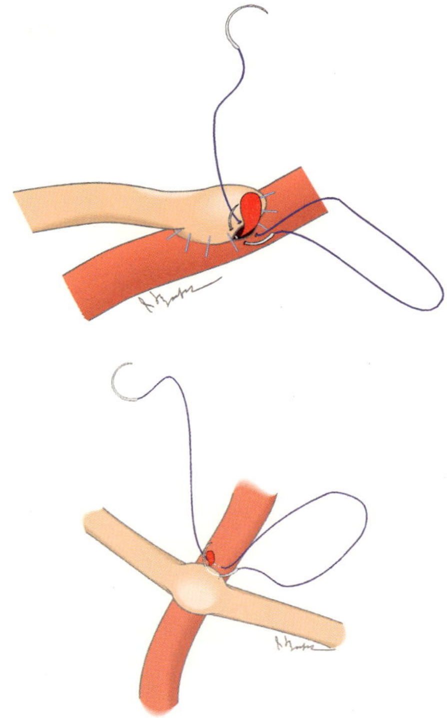

A

B

Figure 6-32. Control of bleeding from anastomosis: direct mattress suture(A) and adventitial approximation suture(B)

문합부 출혈(anastomosis bleeding)

출혈은 주로 heel 쪽에서는 봉합사를 충분히 당기지 않았거나 봉합 간격이 고르지 않을 때 발생하고, 측면이나 toe 쪽에서는 도관의 절개면이 관상동맥 절개면보다 길어서 초래되는 소위 "dog ear"를 만들었을 때 발생한다. 출혈은 각각의 문합을 마친 다음 확인하여 즉시 해결하여야 한다. 특히 연쇄 문합을 하는 경우, 모든 문합을 마친 다음에는 도관을 여러 방향으로 잡아 당길 수가 없기 때문에 중간 문합 부위의 출혈을 해결하기 위한 시야 확보가 어려우므로 각각의 문합 후 출혈이 없음을 확인하고 다음 문합으로 진행하여야 한다.

지혈을 위한 stitch는 단속 봉합보다는 mattress suture로 stitch하는 것이 더 효과적이다. 혈관이 가늘고 벽이 얇은 경우에는 봉합침으로 혈관벽을 관통시키는 대신 혈관의 외막 조직만을 stitch 하는 것도 좋은 방법이다(Figure 6-32).

봉합사가 당겨지지 않아(loosening) 생기는 출혈은 느슨한 봉합사 고리 내에 새 봉합사를 통과시킨 다음 바로 근처에 단속 봉합을 추가하여 서로 묶어 주므로써 해결할 수 있

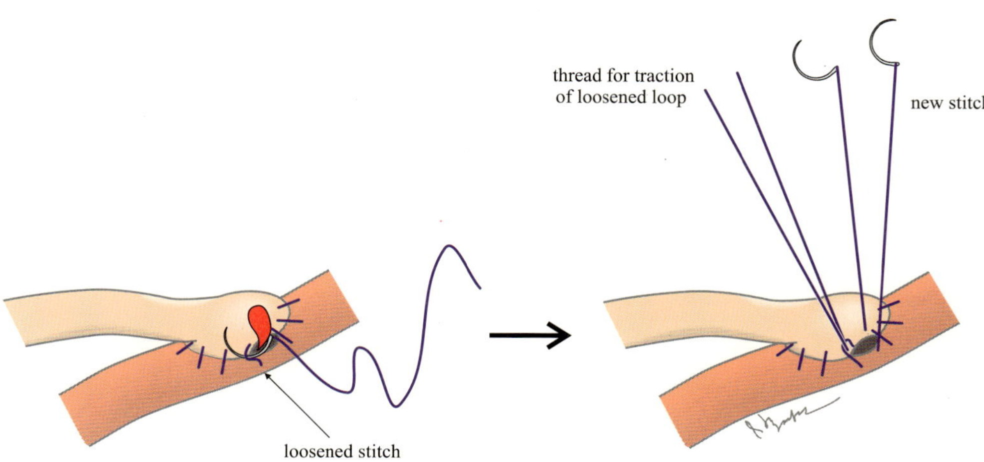

Figure 6-33. Tightening of a loosened stitch loop

다(Figure 6-33).

도관의 찌그러짐(graft wrinkling)

문합 후에는 도관으로 혈류가 통하게 하여 팽창된 상태에서 문합부 도관이 소위 "cobra head" 형태를 취하는지 확인한다. 이 때 문합부 근처 도관에 외피의 섬유조직에 의하여 도관이 band 모양으로 좁아진 것을 발견하게 되는 경우가 종종 있다. 그 때는 외피의 섬유 band를 Potts scissors로 잘라서 도관 협착과 와류 발생을 막아 준다. 그 과정에서 혈관 벽이 손상되거나 숨어 있던 분지가 발견이 되면 8-0 polypropylene으로 봉합한다.

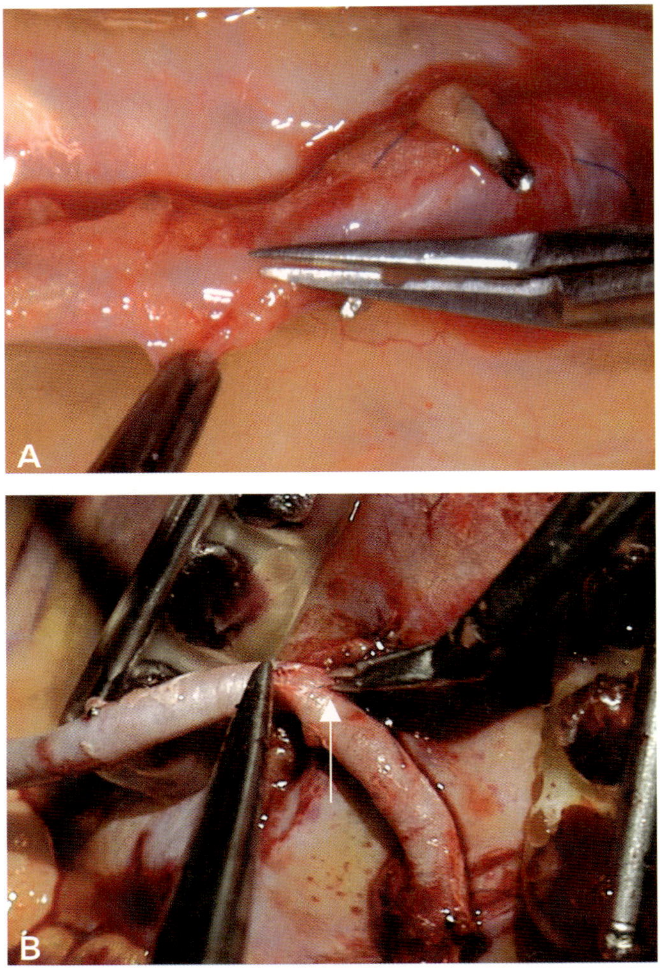

Figure 6-34. Debanding of adventitia to solve deformity or stricture of a graft

연쇄 문합의 중간 문합 후에도 전후의 도관이 충분히 팽창되는지 확인해야 하는데 특히 도관이 완전하게 skeletonization되어 있지 않으면 문합부의 찌그러짐을 발견하지 못 할 수 있으므로 도관 주위 조직을 완전하게 제거하여 band가 있으면 잘라 주어야 한다. 이 방법으로도 찌그러진 모양이 좋아지지 않으면 봉합 시 문합 측 반대편 도관 벽이 같이 떠진 것이므로 문합을 뜯고 다시 시행하여야 한다(Figure 6-34).

참고문헌

1. Flemma RJ, Johnson WD, Lepley D Jr. Triple aortocoronary vein bypass as treatment for coronary insufficiency. Arch Surg 1971;103:82-3.
2. Bartley TD, Bigelow JC, Page US. Aortocoronary bypass grafting with multiple sequential anastomosis to a single vein. Arch Surg 1972;105:915-17.
3. Dion RA, Verhelst R, Goenen M, et al. Sequential mammary artery grafts in one hundred and twenty consecutive patients: indications, operative technique, 6 months postoperative functional and angiographic controls. J Cardiovasc Surg 1989;30:635-42.
4. Tector AJ, Amundsen S, Schmahl TM, Kress DC, Peter M. Total revascularization with T grafts. Ann Thorac Surg 1994;57:33-9.
5. Calafiore AM, Contini M, Vitolla G, et al. Bilateral internal thoracic artery grafting: long-term clinical and angiographic results of in situ versus Y grafts. J Thorac Cardiovasc Surg 2000;120:990-6.
6. Dion R, Glineur D, Derouck D, et al. Long-term clinical and angiographic follow-up of sequential internal thoracic artery grafting. Eur J Cardio-thorac Surg 2000;17:407-14.
7. Boustany CW Jr, Mills NL. Sequential coronary artery bypass utilizing the internal mammary artery. J Cardiovasc Surg 1988;29:123-7.

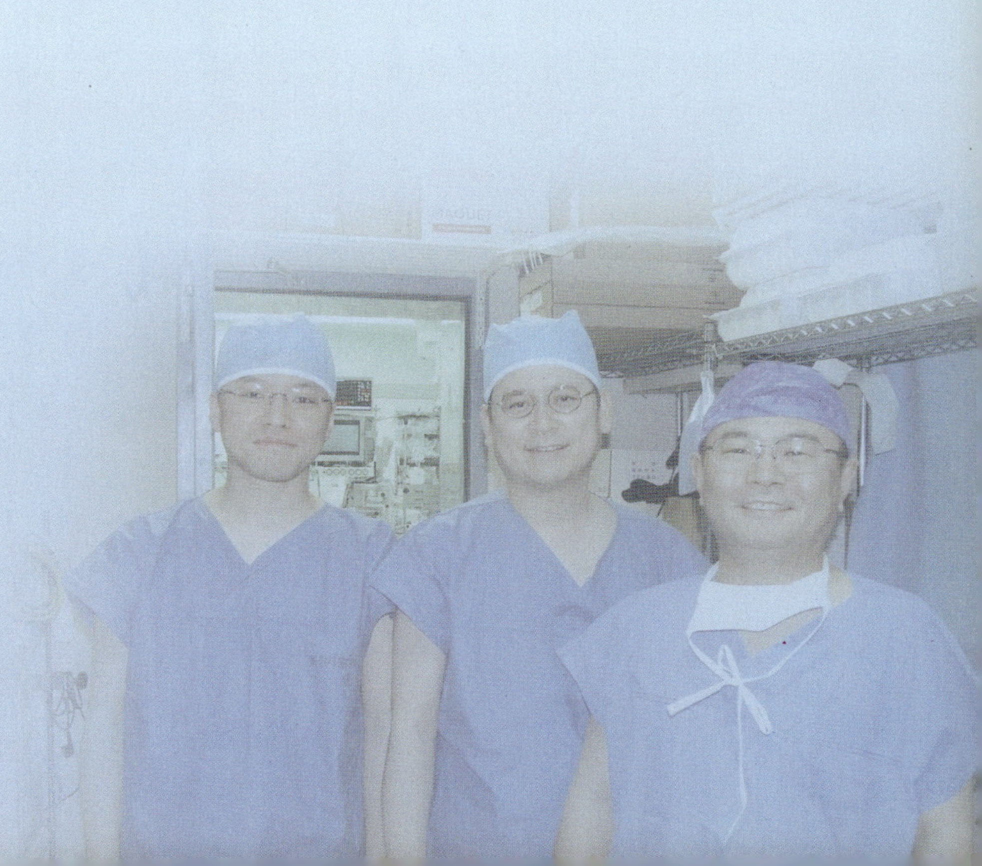

CHAPTER

7

심폐바이패스를 이용한 관상동맥 우회수술 Coronary Artery Bypass Grafting using Cardiopulmonary Bypass

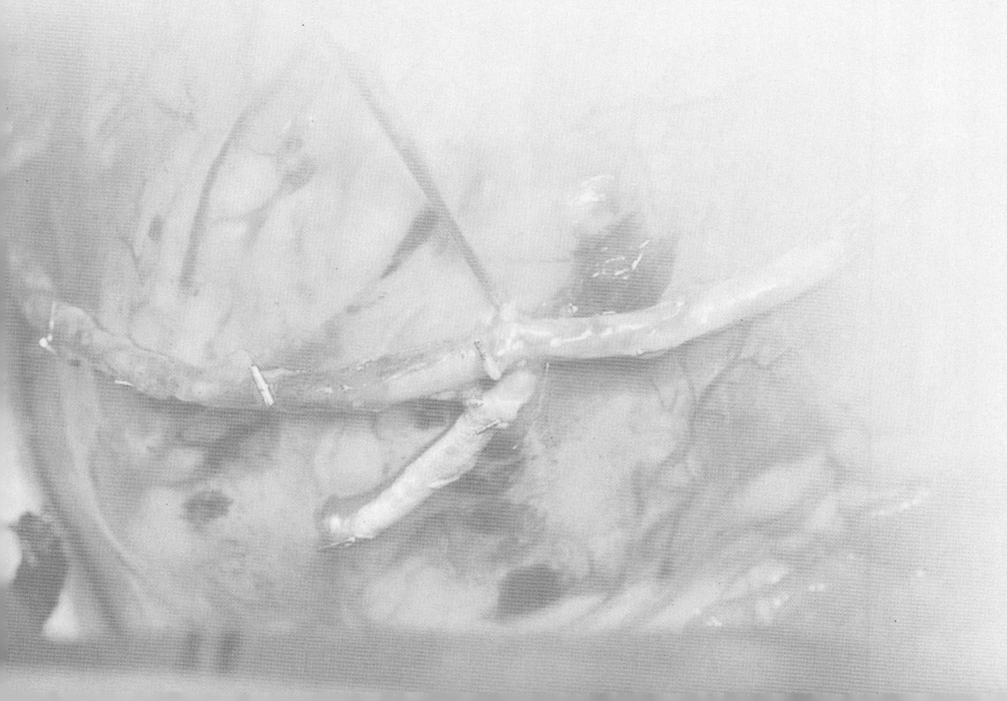

최근 심폐바이패스를 사용하지 않는 관상동맥 우회술(off-pump coronary artery bypass grafting, 이하 OPCAB)이 활발하게 시행되고 있지만 심폐바이패스 가동 하에 심정지를 유도한 상태에서 목표 관상동맥에 우회도관을 문합하는 것이 아직은 더 일반적인 수술 방법이다. 특히 대동맥 판막 협착, 허혈성 승모판 폐쇄부전, 좌심실류, 대동맥류 등과 같은 질환이 동반되어 있는 경우에는 심폐바이패스 및 심정지가 반드시 필요하게 되고 근래에 이런 환자들이 증가하고 있으므로 심폐바이패스 하의 관상동맥 우회수술에 대한 지식과 술기의 습득은 아직도 매우 중요하다. 또한 심장의 비대나 확장이 심하여 OPCAB이 기술적으로 어려운 경우도 상당 수 있고 OPCABG 시행 도중 혈역학적 상태가 악화되어 신속하게 심폐바이패스 가동이 필요한 경우도 있다. 이런 경우 심폐바이패스는 가동하되 심장 박동은 유지하는 상태에서 수술하는 방법(on-pump beating heart bypass)이 우선 고려할 만한 방법이다. 이 방법은 OPCAB에 경험이 많지 않은 외과의가 초기 전환 단계에서 사용할 수 있는 방법으로도 추천된다.

심폐바이패스를 사용하는데 따르는 합병증 중 특히 중요한 것은 각종 보체 및 혈장 성분의 활성화에 따른 전신적 염증 반응, 출혈 합병증 증가, 뇌혈류량 및 패턴의 변화와 상행 대동맥 조작에 따른 색전 등에 기인하는 허혈성 신경계 합병증 등이다.

중추신경계 합병증의 예방

최근에는 심폐바이패스 장비 및 기술과 수술 수기가 발전하여 심각한 뇌 손상의 빈도는 크게 감소하였다. 그러나 아직도 심폐바이패스를 사용한 관상동맥 우회수술 후 심각한 뇌경색의 빈도는 1%를 상회하며 이는 대부분 색전에 의한 것으로 밝혀졌다. 또한 임상적으로는 크게 문제가 되지 않더라도 인지 기능 장애(neurocognitive dysfunction)의 발생 빈도는 아직도 상당히 높아서 최대 30%까지 보고되고 있다. 특히 수술 후 이 기능의 회복이 느려서 퇴원 시까지 장애가 남아 있는 경우 장기간 추적 과정에서도 계속 장애가 남아 있게 되는 것으로 알려져 있다. 이런 인지 기능 장애 역시 상당 부분은 미세 색전(microembolism)에 기인한다는 의견이 제시되고 있다. 이외에 심폐바이패스 중 비박동성 저압력 관류에 의한 뇌 부종과 대뇌 피질의 산소 포화도 저하도 원인으로 생각되고 있으며, 혈관 내피에 shear stress가 줄고 산화질소(nitric oxide) 생산 감소에 따라 두개내 혈관 저항이 늘어나는 것도 대뇌 관류를 저하시킬 수 있는 요인으로 여겨지고 있다[1~6].

따라서 심폐바이패스에 의한 중추신경계 합병증을 예방하는 관건은 적절한 뇌 혈류량 및 관류압을 유지하는 것과 색전(micro- and macroemboli) 발생을 최소화하는데 달려 있다. 이를 위해서는 위험도를 높이는 인자를 사전에 인식하고 적절한 예방 및 대응책을 사전에 강구하는 것이 가장 중요하다[7~9](Table 7-1. 7-2).

상행 대동맥 및 경동맥 검사

중추신경계 합병증 발생의 가장 중요한 위험 인자이므로 응급 수술이 아닌 한 이에 대하여 검사하는 것이 필수적이며 특히 뇌경색의 과거력을 가진 환자나 고령의 환자에서는 중요성이 더욱 부각된다. 일부 병원에서는 관상동맥 조영술 시 경동맥까지 촬영하는 곳도 있지만 보편화된 것은 아니므로 수술이 결정되면 별도의 검사를 시행하여야 한다.

TABLE 7-1.
Cerebral injury after cardiopulmonary bypass

Type of injury		
	type 1 :	non-fatal stroke
		transient ischemic attack(TIA)
		stupor or coma at discharge
		death d/t stroke
		hypoxic encephalopathy
	type 2 :	new deterioration in intellectual function
		confusion / agitation / disorientation
		memory deficit
		seizure without evidence of focal injury.
Mechanisms of cerebral injury		
		1. hypoperfusion
		2. microemboli
		3. inflammatory response
Risk factors		
		previous stroke
		presence of carotid bruit / stenosis
		hypertension
		increasing age
		diabetes mellitus

우선 단순 흉부 촬영에서 대동맥 특히 대동맥 궁의 석회화 여부를 확인하여야 한다. 석회화되어 있는 경화반은 수술 중에 촉진하는 것으로도 대부분 쉽게 발견된다. 그러나 해당 위치뿐 아니라 인접 대동맥에도 심각한 죽상경화 병변이 있을 가능성이 높기 때문에 CT angiography 등을 시행할 필요가 있다. 수술 전 CT 검사를 시행하지 않은 경우에는 수술 중 경식도 초음파 검사로 확인 가능한 범위 내의 대동맥 병변을 면밀하게 살펴야 하고 epiaortic probe가 구비되어 있는 경우에는 직접 대동맥 초음파 검사를 시행하는 것이 바람직한 방법이다. 관상동맥 조영 사진상 대동맥의 석회화 병변이 보이는 경우에는 더욱 큰 의미를 가진다(Figure 7-1).

경동맥 초음파 검사는 과거에는 고령이나 뇌허혈 증상이 있는 환자, 경동맥 잡음이 들리는 환자 등에서 제한적으로 시행하도록 권장되어 왔다. 그러나 최근에는 저자들은 연령에 관계없이 대부분의 환자에서 시행하고 있으며 경동맥뿐 아니라 양측 쇄골하 동맥 및 근위부 내흉동맥들의 상태를 함께 평가할 수 있다는 장점이 있다. 경동맥 병변이 발견되는 경우의 치료 방침 결정은 제14장에서 서술한다.

가장 정확하게 대동맥 및 대동맥 궁 분지들의 상태를 평가할 수 있는 검사는 CT angiography이다. 최근 CT 장비와 software의 비약적인 발전으로 단시간 내에 검사가 가능하고 석회화가 없는 죽상경화반도 쉽게 발견할 수 있다. 또한 CT는 대동맥뿐 아니라 전신의 동맥계를 검사할 수 있어 경동맥 병변, 쇄골하동맥 협착, 대동맥류 및 말초동맥 질환 등도 발견할 수 있는 장점이 있으므로 CT를 시행하는 경우 경동맥 초음파 검사를 생략할 수 있다(Figure 7-2).

경흉부 초음파 검사는 대동맥 근부 근처의 상행 대동맥과 하행 대동맥만 볼 수 있기 때문에 수술 중 주로 조작하게 되는 부위는 평가가 곤란하여 유용성에 한계가 있다. 마취 유도 후 경식도 초음파 검사로 검사하게 되면 보다 넓은 범위를 관찰할 수 있으나 이 역시 대동맥 궁 근위부와 상행 대

TABLE 7-2.
Principles of neuroprotection during cardiac surgery

General considerations	Expeditious surgery
	Attention to myocardial preservation and hemostasis
Maintaining cerebral perfusion	Avoid prolonged/profound arterial hypotension
	Avoid prolonged systemic hypoperfusion
	Avoid prolonged superior vena caval obstruction
	Consider retrograde cerebral perfusion during DHCA
Reducing cerebral embolization	Adequate anticoagulation
	Minimize aortic manipulation/instrumentation
	Careful (de)cannulation of the aorta
	Avoid venous air entrainment
	Use of arterial line filter
	Avoid CPB altogether (i.e. 'beating heart' procedures)
	Use of exhaustive deairing/debridement procedures
	Avoid or reduce use of cardiotomy suction
	Consider haparin-bonded circuits
Temperature management	Moderate hypothermia(i.e. 32° C)
	Avoid rapid/excessive rewarming
Acid-base management	Alpha-stat regimen
	Avoid hypercapnia and hypocapnia
Other	Avoid/treat hyperglycemia
Advanced neurological monitoring	Jugular venous oxygen saturation
	Near infrared spectroscopy(NIRS)
	EEG
	Transcranial Doppler sonography

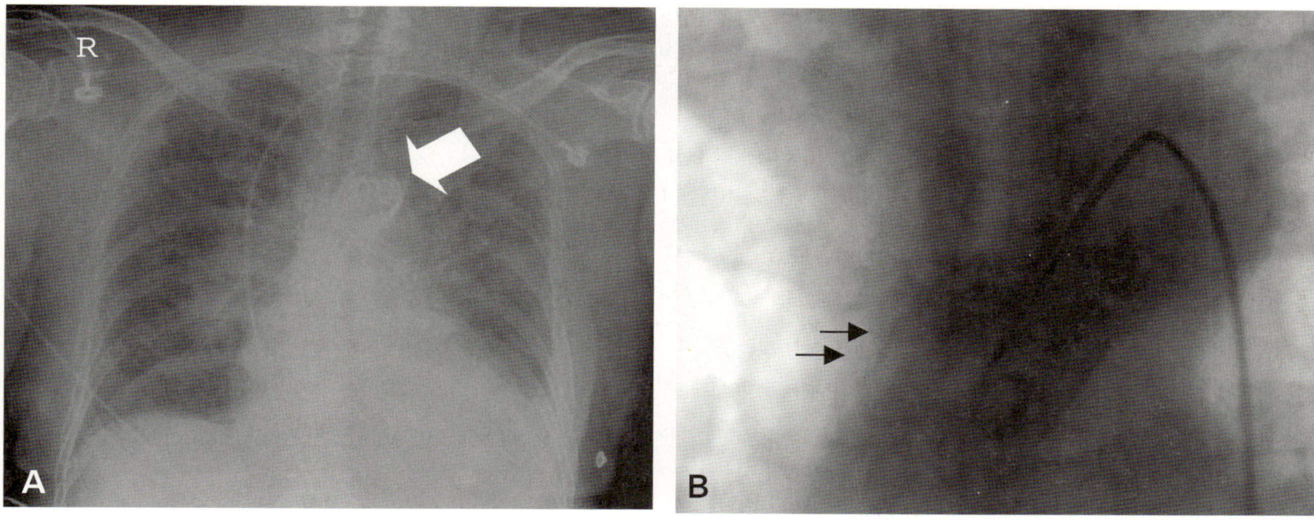

Figure 7-1. Aortic wall calcification seen in chest X-ray and aortogram

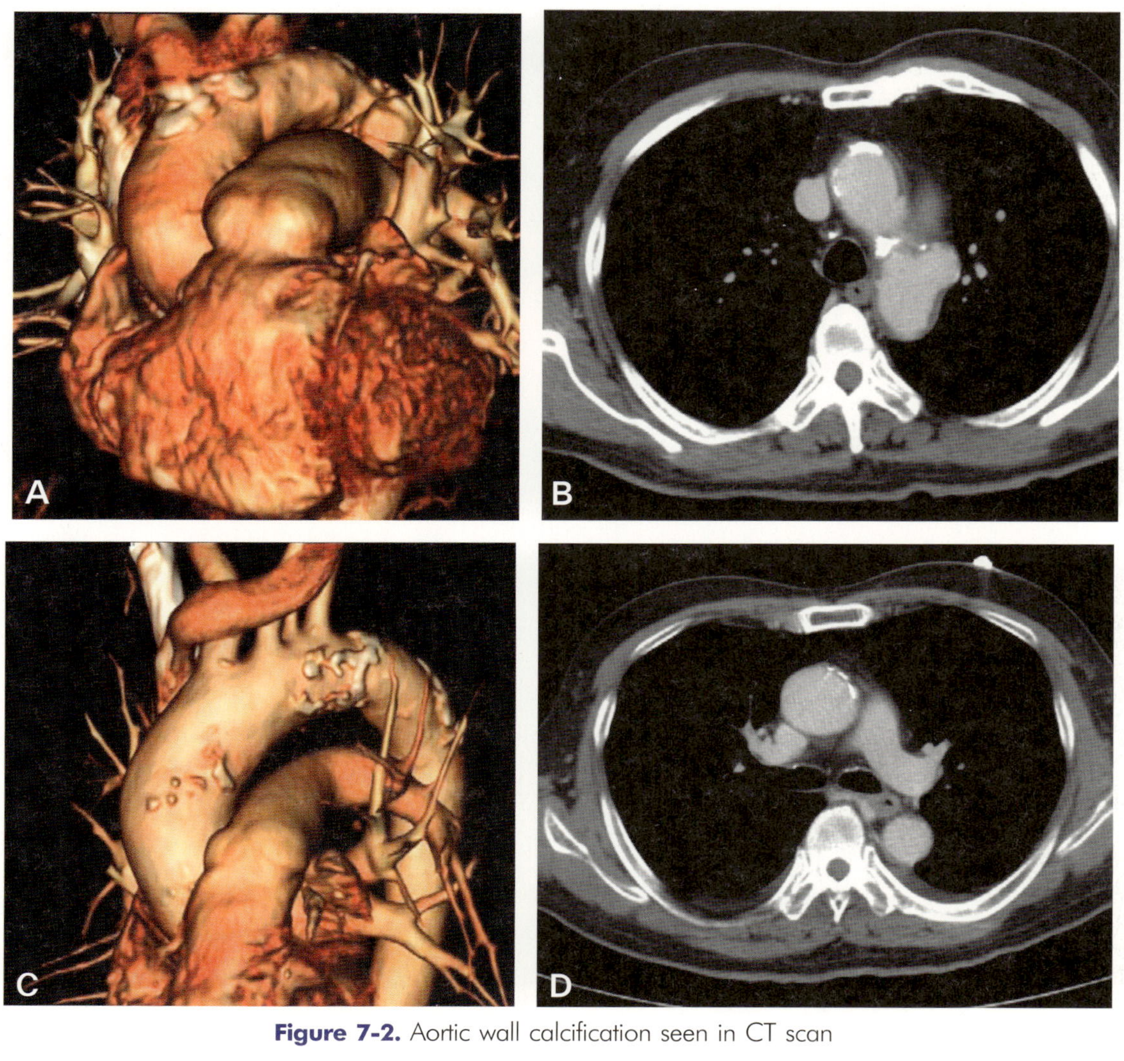

Figure 7-2. Aortic wall calcification seen in CT scan

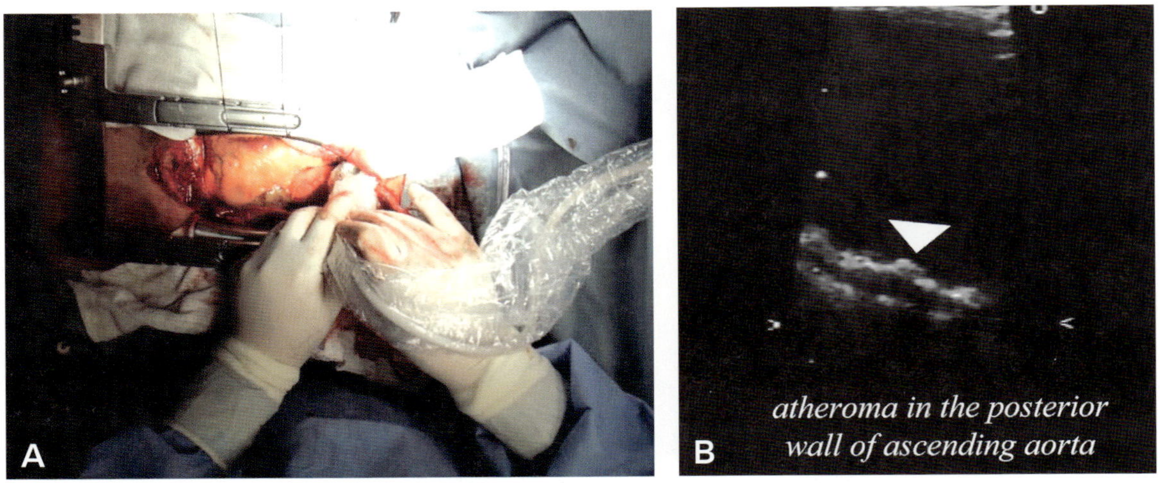

Figure 7-3. Examination of the aortic wall using epiaortic scan

동맥 원위부는 검사 시야 내에 포함시키기 어렵다는 한계가 있다[10, 11]. 초음파 검사 중 가장 우수한 방법은 개흉 후 직접 probe를 대동맥에 대고 검사하는 epiaortic scan이며 대동맥 내로 튀어 나온 경화반 뿐 아니라 대동맥이 두꺼워진 부분까지 발견할 수 있어 적절한 수술 방법 및 삽관 위치, 근위부 문합의 위치 등을 결정하는데 큰 도움을 주는 검사이다(Figure 7-3, Table 7-3).

수술 중 대동맥에 삽관하기 전과 교차 감자하기 전에 손으로 조심스럽게 대동맥 벽을 만져서 경화반 여부를 판단하는 것은 필수적인 조치이다. 혈압을 50~60 mmHg까지 낮춘 상태에서 만져야 병변을 발견하는 확률도 높아지고 혹시 이 과정에서 경화반이 떨어져 나가 색전화하는 일도 피할 수 있다.

상행 대동맥 병변에 대한 대책

상행 대동맥에 심각한 죽상 경화성 병변이 있는 경우 색전에 의한 뇌경색을 예방하기 위해서는 병변 부위의 삽관 및 차단(clamping)을 피하거나 최소화하는 수술 방법을 취해야 하며 다음의 방법들이 있다. 우선 가장 확실한 예방책은 심폐바이패스를 사용하지 않는 off-pump technique으로 전환하는 것이다. 이 경우에도 상행 대동맥에 근위부 문합을 하는 경우에는 부분 겸자(partial clamping) 과정이 문제가 되므로 가능한 한 in-situ로 사용되는 동맥 도관 즉, 내흉동맥이나 우측 위대망동맥을 이용한 수술 방법을 취하고 필요시 복합도관으로 만들어 상행 대동맥에 직접 문합하는 것을 피한다. 상행 대동맥에 문합이 불가피한 경우에는 부분 감자 방법 대신 특수한 기구나 자동 문합기를 사용하는 것이 안전할 것이다(제6장 참조).

TABLE 7-3.
Grading of atherosclerotic disease of the ascending aorta

Definition	
Mild	localized thickening ≤ 3 mm
Moderate	thickening = 3-5 mm
Severe	thickening ≥ 5 mm
	marked calcification
	protruding or mobile atheroma
	ulcerated plaques
	thrombi
	circumferential involvement of most or the entire ascending aorta
Grading on transesophageal echocardiography	
Grade I	simple smooth-surfaced plaque
	focal increase in echo density
	thickening of intima extending less than 5 mm into the aortic lumen
Grade II	marked irregularity of intimal surface
	focal increase in echo density with thickening of adjoining intima
	overlying shaggy echogenic material extending 〉 5 mm into aortic lumen
Grade III	plaques with a mobile element

심폐바이패스를 사용해야 하는 경우에는 동맥관 삽관 위치를 변경하여야 한다. 과거에는 대퇴동맥이 대체 삽관 위치로 선호되었으나 대다수 환자가 하행 대동맥에도 죽상경

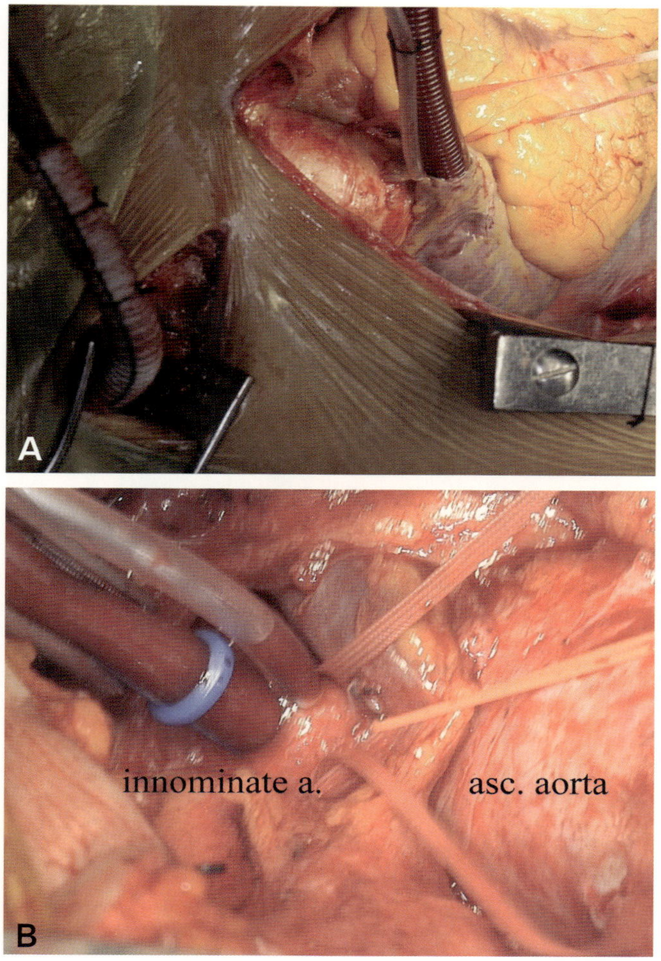

Figure 7-4. Alternative sites for arterial cannulation: right axillary artery(A) and innominate artery (B)

화 병변을 가지고 있으므로 추천할 만한 방법이 아니라고 생각된다. 최근에는 우측 액와동맥(right axillary artery)이 가장 선호되고 있으며 드물게는 무명동맥(innominate artery, right brachiocephalic artery)에도 삽관할 수 있다(Figure 7-4).

대동맥을 감자(clamp)로 차단하는 것도 색전 발생을 일으키는 주요 조작 과정이므로 이에 대한 세심한 주의를 요한다. 안 쪽으로 튀어 나온 경화반이 없고 대동맥 벽만 두꺼워진 경우에는 경화반과 평행한 방향으로 clamp를 삽입하는 것이 안전하다(Figure 7-5).

감자를 반복하거나 부분 감자(partial clamping)하는 것이 더 위험하다고 알려져 있으므로 가능하면 in-situ 동맥 도관만을 사용하는 것이 좋고 자유도관을 사용하는 경우에는 처

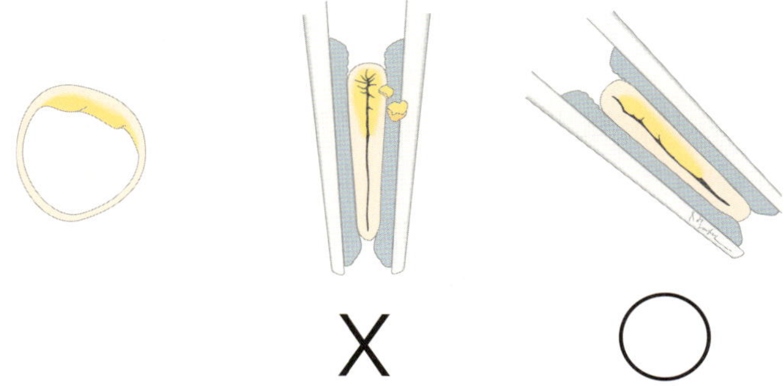

Figure 7-5. Cross-clamping of the ascending aorta in the presence of atherosclerotic plaque

음 교차 감자 후 근위부 문합까지 마치는 소위 single clamp technique을 사용하는 것이 보다 안전한 방법이다.

상행 대동맥 전장에 심한 병변이 있어 교차 감자가 불가한 경우에는 몇 가지 방법 중의 하나를 취한다. 첫째는 심폐바이패스는 가동하되 심장이 박동하는 상태에서 수술을 진행하는 방법(on-pump beating technique)이고 둘째는 30℃ 이하의 저체온을 유도하여 심실 세동 상태에서 수술하는 방법(hypothermic fibrillation technique), 셋째는 초저체온을 유도하여 상행 대동맥을 인조혈관으로 치환한 후 이를 교차 감자하고 수술을 진행하는 방법이다. 전술한 바와 같이 in-situ 및 복합 동맥 도관만을 사용하면 상행 대동맥을 치환할 필요가 없으나 자유 도관을 상행 대동맥에 문합해야 하는 경우에는 대동맥 치환을 하거나 자동 문합기 등을 사용할 필요가 생긴다.

심폐바이패스 운용

① 관류량 및 관류압

뇌 혈류량을 주로 결정하는 요인에 대해서는 이견이 있어서 바이패스 관류량에 비례한다는 의견과 관류량보다는 관류 압력에 비례한다는 의견이 맞서 있다[9]. 이를 고려하여 동맥 관류량과 관류압을 모두 적정 범위 내에서 유지하는 것이 중요하다. 관류량은 정상 체온인 경우 2.2~2.4 L/min/m²의 범위를 유지하며 저체온 상태에서는 28° C에서 1.6 L/min/m², 20° C에서 1.2 L/min/m² 정도로 낮춘다. 동맥압은 50~70 mmHg의 범위 내로 유지하되 연령이 많거나 고혈압을 가지고 있는 환자에서는 목표 동맥압을 상향 조정

하여 70대 환자의 경우 70 mmHg 이상으로 유지하도록 권장된다. 뇌 혈류량은 자동 조절 기능(autoregulation of cerebral blood flow)이 있어 50~120 mmHg의 관류압 범위 내에서는 혈류량이 일정하게 유지되지만 고혈압 환자에서는 이 범위가 상향 조정되어 있기 때문이다[6].

② 산-염기 균형 조절

pH-stat strategy는 뇌 혈류 자동 조절기능을 상실시켜 동맥 관류압에 비례하여 뇌 혈류량이 증가하게 되므로 뇌 부종의 위험이 증가하고 미세 색전의 발생 가능성도 높아지는 것으로 알려져 있다. 따라서 성인 환자, 특히 고령의 환자에서는 α-stat strategy를 따르는 것이 더 안전하다[8].

③ Aprotinin 정주

Aprotinin은 심폐바이패스 시 활성화되는 보체 등의 단백 인자들의 활성화를 감소시키는 역할을 하여 전신 염증성 반응의 둔화와 함께 적절한 뇌 혈류량 유지에도 기여할 것으로 생각되고 있다. 다만 일부 보고에서 혈액 응고 등에 의한 미세 색전의 발생과 우회도관의 조기 폐쇄 가능성에 대한 우려가 제기되고 있다. 충분한 양의 heparin을 투여해서 activated clotting time을 상향 유지함으로써 예방 가능한 것으로 알려지기도 하였으나 최근에는 관상동맥 우회술에서는 사용하지 않도록 권고되고 있다.

수술 과정

Cannulation

심폐기 가동을 위해서는 상행 대동맥과 우심방에 각각 캐뉼라를 삽관한다. 이때 상행대동맥의 죽상경화반을 조심하여야 하는데 soft atheroma인 경우에는 수술 전 CT angiography나 epiaortic scan을 시행하지 않는 한 촉진만으로는 알 수 없는 경우가 많다. 수술 전 검사가 이루어지지 않은 경우에는 가능한 한 대동맥 궁 원위부 쪽에 삽관하고 동맥 캐뉼라 끝이 하행 대동맥 쪽을 향하도록 하는 것이 보다 안전한 방법이다. 가용한 경우 끝 부분 측면에 여러 개의 구멍이 나 있는 캐뉼라를 사용하는 것이 좋다.

대동맥은 부분 감자를 하지 않은 상태에서 11번 scalpel blade로 절개하고 직접 캐뉼라를 넣는다. 대동맥을 절개하였을 때 절개부에서 출혈이 없는 것은 soft atheroma의 존재를 시사하는 것으로 이럴 때는 절개부의 purse-string suture를 결찰하고 원위부 쪽의 다른 부위로 삽관 위치를 변경하는 것이 안전할 것이다(Figure 7-6).

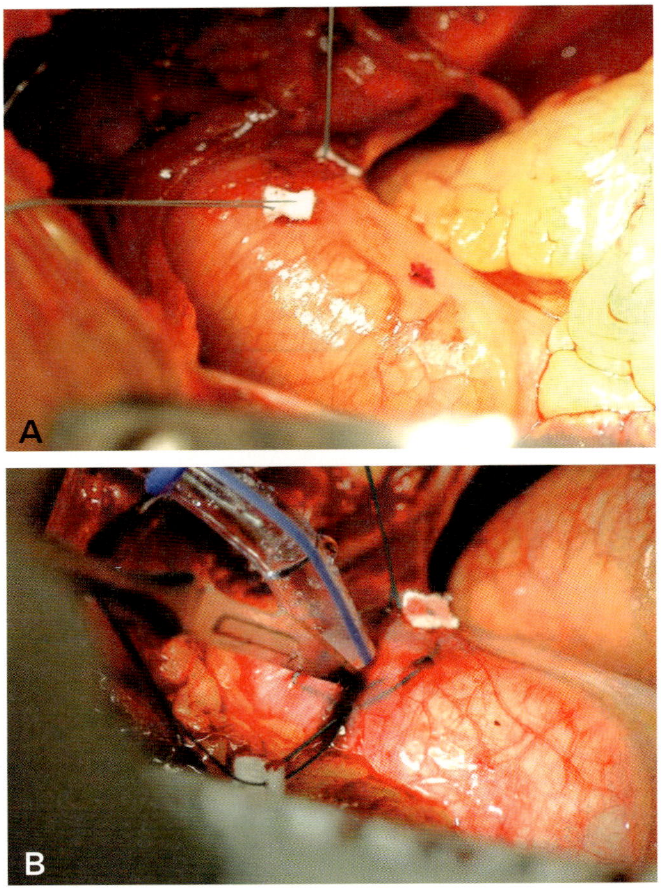

Figure 7-6. Cannulation of the ascending aorta

동맥관 삽관 후에는 피부 절개 상단에 고정하여 둔다. 정맥관은 두 단계에 구멍이 나 있는 단일 캐뉼라(two-stage single venous cannula)를 사용한다. 승모판 성형술 등 좌측 심장을 개방하는 수술이 필요하면 두 개의 정맥관을 따로 삽관한다(Figure 7-7).

Cardioplegic cannula

심정지액 주입을 위한 캐뉼라를 근위부 상행 대동맥에 삽입하되 향후에 도관의 근위부 문합이 예정된 경우에는 각각의 문합 위치에 맞춰서 위치를 설정한다. 우측 관상동맥의 도관은 상행 대동맥의 우측 혹은 정면, 좌측 관상동맥의 도

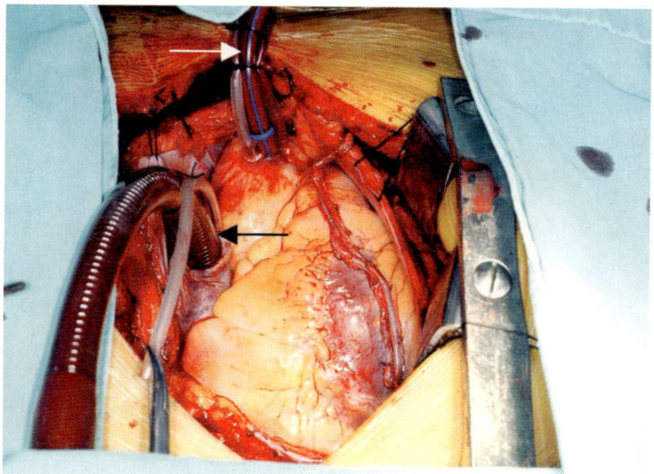

Figure 7-7. Standard cannulation for conventional CABG

관은 약간 윗 쪽의 좌측을 선택한다. 여러 개의 근위부 문합이 필요한 경우에는 미리 표시를 해둔다. 상행 대동맥과 폐동맥이 비어 있는 상태에서는 위치 선정이 틀려질 수 있으므로 심장에 혈액을 채운 상태에서 결정한다.

역행성 심정지액 주입을 위한 카테타는 우심방 중간 부위에서 하대정맥과 우심실 쪽으로 약간 치우친 지점에 purse-string suture를 하고 삽입한다. 심방에 혈액을 채운 상태에서 카테타를 오른손으로 잡고 왼손으로는 심장 뒷면의 관정맥동(coronary sinus) 부위를 만지면서 그 쪽을 향하여 삽입한다(Figure 7-8). 카테타 끝이 관정맥동 입구의 판막(Eustachian valve) 등에 걸려서 저항이 느껴질 수 있는데 무리하게 밀어 넣으면 파열될 위험이 있으므로 뒤로 뺐다가 다시 삽입을 시도한다. 저항이 없으면 좌심방이(left atrial appendage) 쪽으로 밀어 넣는다. 만약 관정맥동에 손상이 생기면 심정지 상태에서 7-0 polypropylene으로 봉합하고 glue를 도포함으로써 해결한다. 파열된 부위가 길면 심낭 포편을 사용하는 것이 좋다.

위와 같은 방법으로 역행성 심정지액 카테타가 삽입되지 않는 환자에서 역행성 주입이 반드시 필요하다고 판단되는 경우나 승모판막 수술 등이 병행되는 환자에서는 상 · 하대정맥에 각각 정맥 캐뉼라를 삽입한 다음 우심방을 열어서 관정맥동 입구를 직접 보면서 카테타를 삽입한다. 관정맥동 입구에 5-0 polypropylene으로 purse-string suture를 하고 삽입한 다음 조이면 수술 중 카테타가 빠지거나 우심방으로 심정지액이 역류하는 것을 막을 수 있다. 카테타는 깊이 삽입하지 않고 purse-string을 조인 다음 심정지액을 주입하여 팽창된 balloon이 purse-string 직후에 걸리도록 위치시킨다(Figure 7-9).

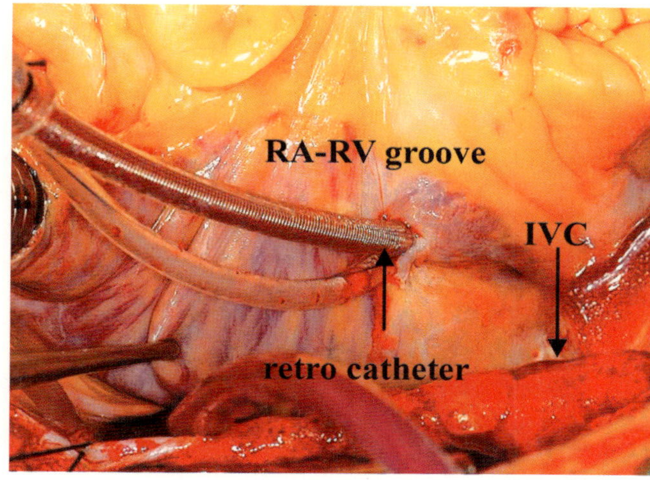

Figure 7-8. Closed insertion of a retrograde cardioplegic cannula

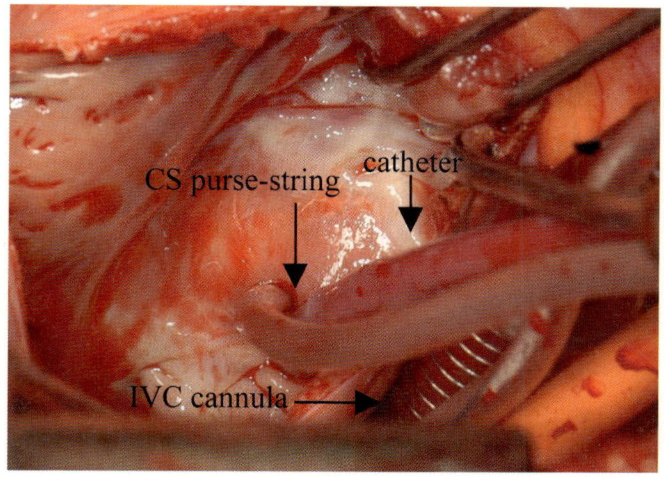

Figure 7-9. Open insertion of a retrograde cardioplegic cannula

Vent catheter

좌심실에 삽입하는 vent 카테타는 심근 보호에서 중요한 역할을 한다. 심폐바이패스 가동 후 심장이 정지되면서 좌심실 내에 혈액이 차서 팽창되면 허혈성 심근 손상을 촉진, 악화시키는 요인이 된다. 특히 대동맥 판막 폐쇄 부전이 있는 경우에는 심폐바이패스 직후 심실의 팽만과 심정지가 발생하는 경우가 많고 대동맥 차단 후에도 심정지액의 역류

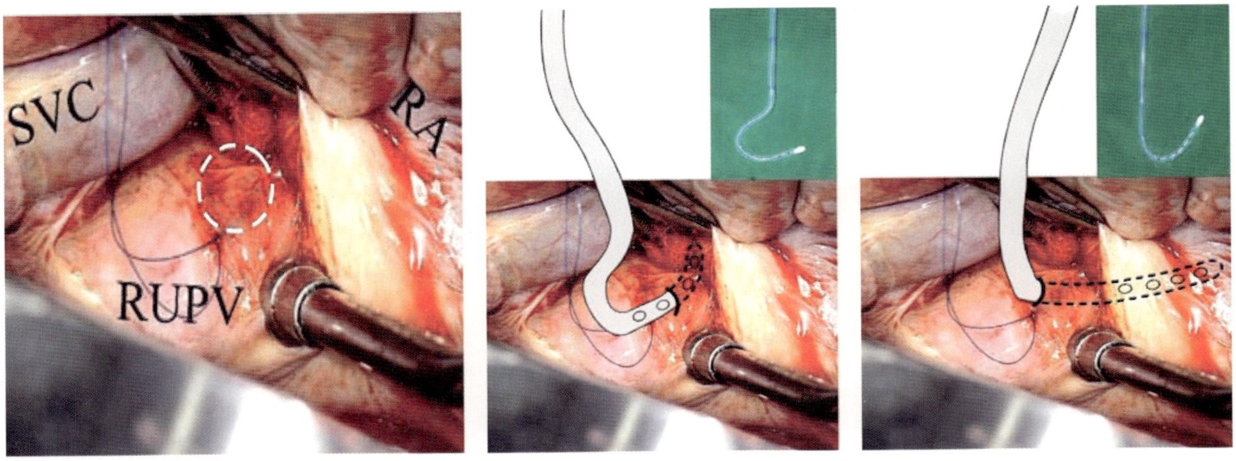

Figure 7-10. Insertion of a left ventricular vent catheter

등으로 심실이 확장될 수 있어서 vent 삽입이 필수적이다.

단독 관상동맥 우회술을 위해서는 vent 카테타 삽입이 필수적인 것은 아니지만 심실이 확장된 좌심실 기능 저하 환자, 판막 수술이 병행되는 환자 등에서 삽입이 필요하다. 처음에는 삽입하지 않았더라도 수술 중 좌심실이 팽창되거나 관상동맥 절개부로 많은 양의 혈액이 흘러 나와 문합 시야가 좋지 않을 때는 수술 도중에라도 삽입한다. On-pump beating heart technique으로 수술할 때도 둔각지나 후측지 등의 문합을 위하여 심장을 들어 올리면 좌심실이 확장되는 경우가 있는데 이 경우에도 vent 삽입이 필요하게 된다.

좌심방 절개가 필요없는 수술일 때는 우상 폐정맥(right upper pulmonary vein)에 purse-string suture를 하여 blind technique으로 삽입한다. Stylet을 넣을 채로 카테타 끝을 "ㄷ"자로 변형시키면 삽입이 쉽다. 끝이 좌심방 내로 들어간 다음에는 카테타가 원래의 모양으로 돌아오게 하여 좌심방 전벽을 따라서 승모판막 쪽으로 회전시키면서 밀어 넣으면 어렵지 않게 좌심실 내에 위치시킬 수 있다. 밀어 넣을 때는 stylet을 빼면서 카테타만을 밀어 넣어야 하며 stylet과 같이 밀어 넣으면 좌심방 후벽이나 좌심실 천공을 초래할 수 있다. 방향이 틀린 경우 좌측 폐정맥이나 좌심방이(left atrial appendage) 기저부(base) 쪽에 끝이 걸리는 경우가 많으며 이 부위가 천공이 호발되는 부위이다(Figure 7-10).

판막 수술이나 좌심실류에 대한 수술이 필요하여 좌측 심장을 절개하는 경우에는 직접 육안으로 확인하여 vent catheter를 좌심실 내에 위치시킨다. 이 때 catheter의 끝을 잘라내서 나중에 심장 박동이 시작하였을 때 심장 내의 공기 및 색전 물질들이 쉽게 빠져 나올 수 있도록 한다(Figure 7-11).

Myocardial protection

대동맥 교차 감자는 심폐바이패스 개시로부터 약 5분 정도 지난 후 일시적으로 관류량을 낮춰서 동맥 혈압을 20~30 mmHg까지 감소시킨 다음 시행한다. 교차감자는 상행대동맥 보호용으로 교차면이 넓은 것이나 rubber cover된 것을 선택한다. 촉진하여 가장 부드러운 부위를 선택하여 잡는다. 이후 심정지액을 투여한다.

심정지액 투여 시 과도한 압력이 걸리면 심정지 주입용 catheter의 끝이 대동맥 벽을 관통하여 완전하게 삽입되지 못한 것을 의미하거나 상행 대동맥에 교차감자가 완전치 못하여 대동맥 관류 혈액이 근위부로 빠져 나오는 것을 의미한다. 압력이 너무 낮은 것은 대동맥 판막의 폐쇄 부전이 있음을 의미한다. 수술 전 문제가 되지 않을 정도인 경도의 폐쇄 부전인 경우 심정지액 주입 속도를 높이면 대부분 해결된다. 그렇지 않은 경우에는 좌심실에 vent catheter를 넣어 배액하는 상태에서 좌심실을 손으로 압박하면 심정지액이 좌심실 쪽으로 누출되는 것을 어느 정도 줄일 수 있다. 충분한 양을 주입하였는데도 심정지가 잘 유도, 지속되지 않으면 대동맥을 절개하여 관상동맥 입구에 직접 심정지액을 주입하거나 아니면 체온을 더 낮추고 역행성 심정지액에 의존하여 수술을 진행하는 방법을 택한다. 정맥 도관을 사용하

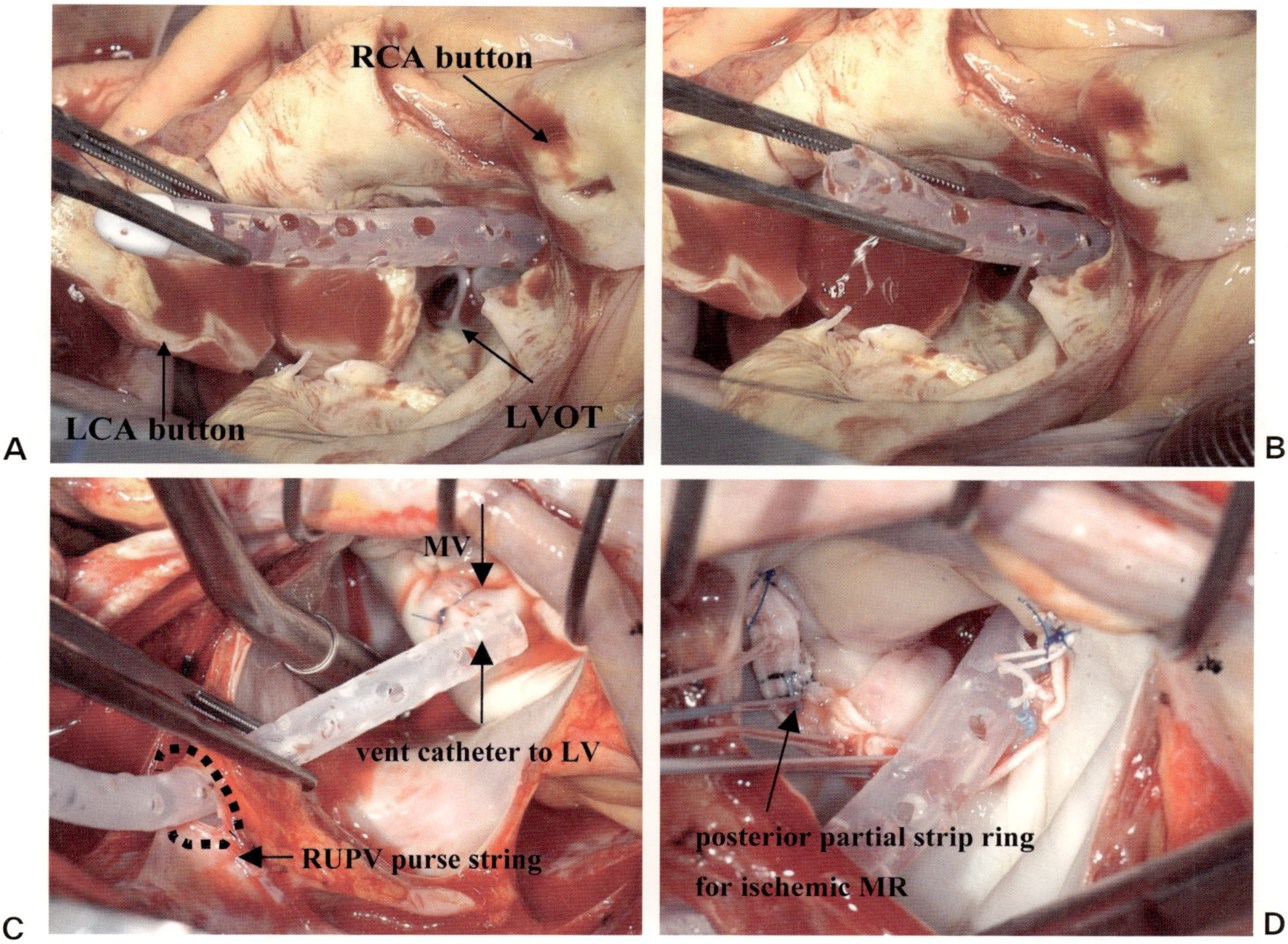

Figure 7-11. Placement of the vent catheter during open cardiac procedures: Bentall procedure(A, B) and mitral annuloplasty(C, D)

는 경우 각 원위부 문합 종료 후 도관을 통하여 심정지액을 주입하면 심정지가 유지된다. 심정지가 잘 유도되지 않는 경우 교차 감자를 풀고 심실 세동 상태에서 수술을 진행할 수도 있으나 이때 원위부 문합을 위하여 심실을 들어 올리면 대동맥 판막 역류가 더 심해져 좌심실이 팽창되고 동맥 관류압이 떨어질 수 있으므로 주의하여야 한다.

역행성 심정지액은 분당 150~200 cc의 속도로 주입하며 카테타에 붙어 있는 line을 통하여 관류압을 monitor하여 40 mmHg를 넘지 않도록 주의한다. 역행성 주입은 심정지액이 심근에 골고루 공급되도록 하는 것 이외에 문합 중에 관상동맥 절개를 통하여 들어갈 수 있는 공기나 죽상경화반을 제거(back-flushing)하는 효과도 있으므로 매 원위부 문합 종료 시마다 반복하는 것이 좋다. 주입하면서 심근 표면의 정맥들에 혈액이 차는지, 관상동맥 개구부로 암적색의 혈액이 나오는지 확인한다. 혈류가 없거나 monitoring하는 주입 압력이 떨어지면 카테타가 관상정맥동으로부터 이탈된 것이므로 위치를 확인하고 다시 삽입한다. 드물게 수술 전 진단되지 않은 좌상대정맥(persistent left superior vena cava)이 있는 경우에 역행성 주입시 압력이 오르지 않으므로 이 또한 확인할 필요가 있다.

심정지액의 종류 및 주입 방법에 대한 일반 원칙은 Table 7-4에 정리한 바와 같다[12].

그러나 급성 심근 경색, 특히 심인성이나 심정지가 발생한 상태에서 수술하는 경우에는 보다 세심한 심근 보호 조치가 필요하다[13]. 이에 대해서는 제11장에서 기술한다.

TABLE 7-4.
Cardioplegia for myocardial protection

Types of cardioplegic solution
- crystalloid vs. blood cardioplegia
- temperature : cold (4~10℃) vs. warm (37℃) vs. tepid (29~30℃)

Method of delivery
- antegrade vs. retrograde
- combined

Delivery interval
- Intermittent vs. continuous

General strategy
- *Normal LV function* : cold antegrade induction → intermittent maintenance (antegrade or retrograde or combined)
- *Decreased LV function* : warm antegrade induction → intermittent maintenance (antegrade or retrograde or combined)
- *Severely decreased LV function* : warm antegrade induction → intermittent maintenance (antegrade or retrograde or combined) → warm retrograde reperfusion

Anastomosis

원위부 문합 예정 부위는 심폐바이패스 가동 직후 수술용 펜으로 표시해 둔다. 역행적 심정지액 주입시 관상동맥과 정맥의 혈류가 바뀌어 정맥이 선홍색으로 보이고 동맥이 검붉은색으로 변해서 혼동될 수 있기 때문이다. 문합의 순서는 복합도관의 경우, 좌전하행지 - 대각지 - 둔각지 - 후하행지 순으로 하고 정맥도관을 사용하는 경우에는 이와 반대로 후면의 분지부터 한 다음 마지막으로 좌전 하행지에 내흉동맥을 연결한다. 급성 심근 경색으로 수술하는 경우에는 폐쇄된 혈관(infarct-related artery)에 먼저 정맥도관을 연결하여 이를 통해서 낮은 압력으로 심정지액을 주입하는 재관류를 하는 것이 좋다.

측면이나 후면의 분지에 문합하기 위해서 심장을 전위시킬 때는 조수가 손을 사용하거나 gauze로 만든 sponge stick 등을 사용하는 것이 고전적인 방법이다. 최근에는 OPCAB을 위해 사용하는 stabilizer를 이용하면 편리하고 한 사람의 조수만으로 수술을 진행할 수도 있게 된다(Figure 7-12).

자유도관을 사용하여 대동맥에 근위부 문합이 필요한 경우 전술한 바와 같이 대동맥 천공 위치를 잘 선택하는 것이 중요하다. 또한 대동맥과 심장이 혈액으로 팽만된 상태에서 도관의 길이 및 근위부 문합 위치를 결정하여야 도관의 길이가 짧거나 꺾이는 일을 막을 수 있다(Figure 7-13).

도관 문합을 위하여 관상동맥을 절개하면 절개부를 통하여 공기가 동맥 내로 들어갈 수 있다. 대부분의 경우 그 양이 적고 관상동맥으로부터 나오는 혈류(back-flow)에 의하여 씻겨 나오기(flushing) 때문에 큰 문제가 되지는 않는다. 그러나 좌심실 혹은 대동맥 근부에 삽입한 vent catheter를 통하여 과도한 음압이 걸리는 경우 관상동맥 절개부를 통하여 근위부를 거쳐 대동맥 근부, 심지어는 좌심실까지도 공기가 들어가 심폐바이패스 이탈 시에 공기 색전증을 초래할

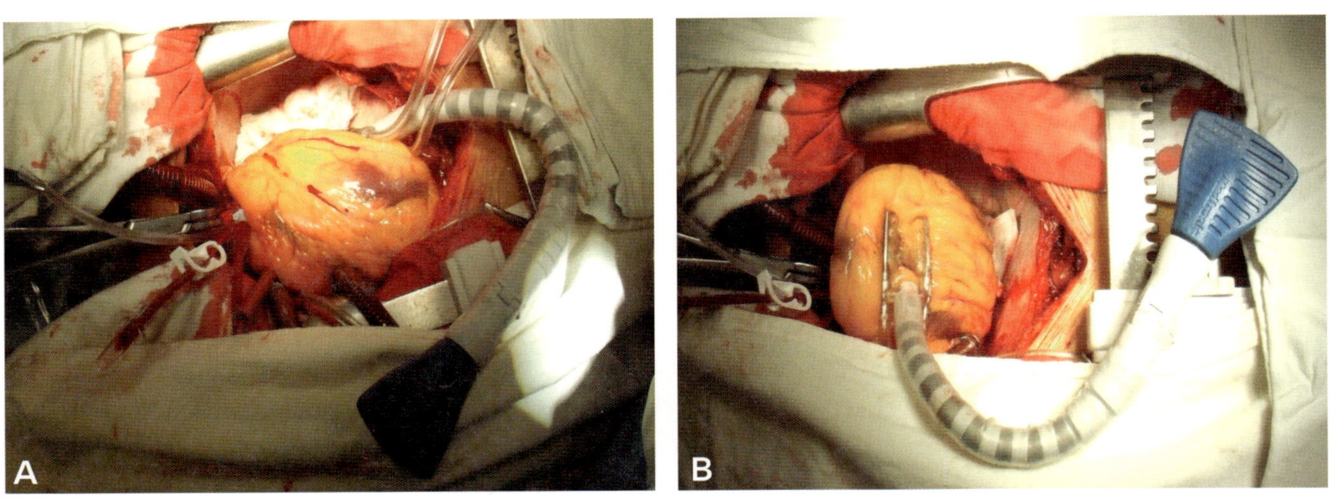

Figure 7-12. Exposure of target coronary branches using a stabilizer: for the anterior or anterolateral surface(A) and for the lateral or posterior surface(B)

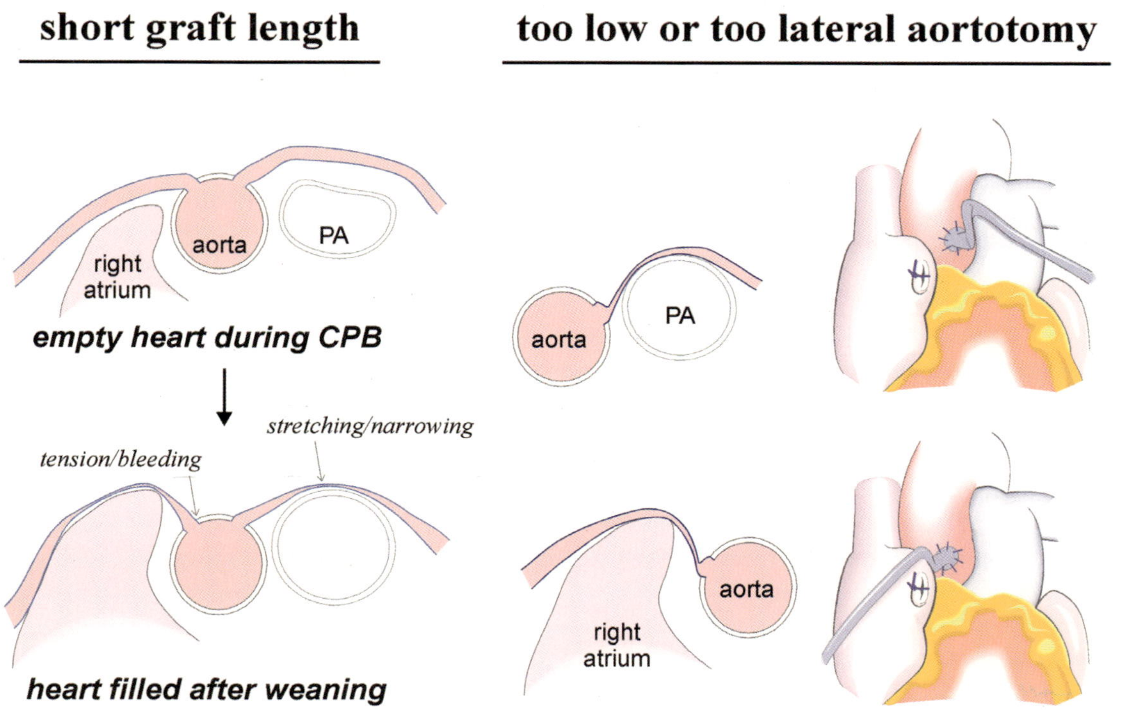

Figure 7-13. Pitfalls in the location of proximal anastomosis of coronary bypass grafts

염려가 있으므로 주의하여야 한다. 그 밖에도 문합부 시야 확보를 위하여 사용하는 CO_2 blower의 공기 유량이 너무 많은 경우에도 관상동맥 내로 많은 양의 공기가 들어갈 수 있다. 또한 정맥 도관은 내경이 커서 내부에 상당한 양의 공기가 들어간 채로 남아 있을 수 있다. 따라서 이런 가능성들이 의심되면 vent를 통한 음압의 정도를 적절히 조정함과 동시에 매 문합 종료 시마다 역행성 심정지액을 충분히 주입하여 관상동맥 내의 공기를 제거하고 정맥 도관으로도 충분한 양의 심정지액을 통과시켜 공기를 배출시킨 다음 봉합사를 결찰하도록 한다.

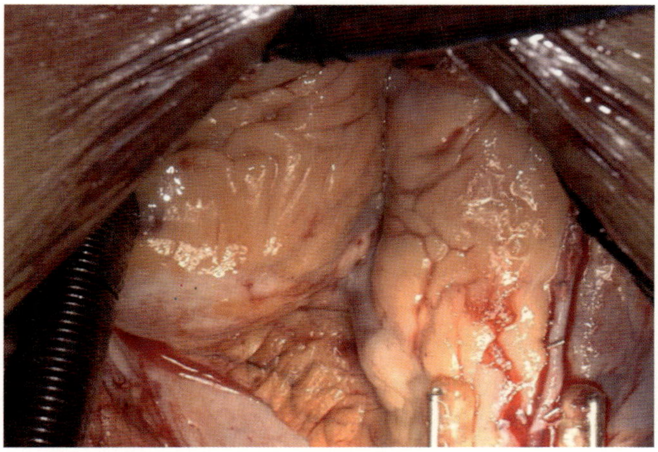

Figure 7-14. Decompressed heart during on-pump beating heart CABG

심장 박동 상태에서의 문합 (On-pump beating heart technique)

심장의 비대가 심하거나 혈역학 상태가 불안정할 때는 심폐바이패스를 가동함으로써 전신의 관류를 유지함과 동시에 심장의 크기를 작게 한 다음 OPCAB 때와 마찬가지로 수술을 진행한다. 이 때 심폐바이패스로의 배혈량(drainage)을 적절하게 유지하는 것이 중요한데 과도하게 배혈하면 심실이 납작해지거나 쪼그라들어서 stabilizer로 고정하는 것이 어렵게 되기 때문이다. 반대로 배혈량이 부족하여 심실이 과도하게 팽만되면 심근 손상이 발생할 수 있으며 특히 대동맥 판막 폐쇄부전이 있는 환자에서 주의를 요한다(Figure 7-14).

심폐바이패스 도중 체온이 떨어지지 않도록 하여야 서맥이나 심실 세동이 발생하는 일이 없고 문합 종류 후 체온을 올리기 위하여 불필요하게 오랜 시간 심폐바이패스를 가동하는 일을 피할 수 있다.

좌주간 관상동맥 병변에 대한 수술 (Surgery for isolated left main disease)

좌주간 동맥에 국한된 병변에 대한 수술 전략은 여러 가지 중에서 선택할 수 있다. 협착 정도가 75% 미만이면 좌측 내흉동맥을 좌전하행지에 연결하고 다른 도관을 이용하여 대동맥으로부터 둔각지에 연결해준다. 병변이 75% 이상이면 양측 내흉동맥(혹은 좌측 내흉동맥과 요골동맥)을 복합도관으로 만들어 좌전하행지와 둔각지에 연결해 준다. 다른 방법으로는 좌우 내흉동맥을 in situ 도관으로 사용하여 좌전하행지와 둔각지에 연결하는 방법을 택할 수도 있다. 회선지 본지는 잘 발달되어 있으나 문합해야 할 둔각지의 내경이 작은 경우에는 좌주간동맥을 성형술로 넓혀주고 좌전하행지에 좌측 내흉동맥을 연결하는 방법을 고려하기도 한다. 회선지의 발달이 미약하면 최소침습적 수술 방법(minimally invasive coronary artery bypass, MIDCAB)으로 좌측 내흉동맥을 좌전하행지에 연결하는 것으로 충분할 수 있다. 이 후 원위부 혈류가 유지된 상태에서 비교적 안전하게 좌주간 동맥 병변에 대하여 경피적 중재술(스텐트 삽입)을 시도하는 것을 고려할 수도 있다(Table 7-5).

다른 그림의 증례는 좌주간동맥 협착으로 LITA to LAD 및 RITA(Y from LITA) to ramus의 수술을 시행했던 환자로 2년 후 혈관조영상 중간지(ramus intermedius)에 연결된 우측 내흉동맥은 조영되지 않고 있으나 좌측 내흉동맥을 통하여 좌전하행지 뿐 아니라 대각지와 회선지계까지 모두 조영되고 있다. 이와 같이 회선지계의 발달이 미약한 환자에서는 좌측 내흉동맥으로 좌전하행지에 연결하는 수술만으로도 충분할 수 있다고 판단된다(Figure 7-15).

다른 그림의 증례는 MIDCAB으로 좌전하행지에 좌측 내흉동맥을 연결하는 수술만 했던 환자로 수술 후 조영 사진상 좌측 내흉동맥으로의 혈류가 회선지에까지는 미치지 못하고 있다. 환자가 흉통을 호소하여 좌주간 관동맥에 스텐트를 삽입하고 호전되었다(Figure 7-16).

TABLE 7-5.
Options for surgery in isolated left main coronary stenosis

1. in-situ LITA to LAD + aortocoronary free graft(RITA, radial a., saphenous vein) to OM
2. composite graft : LITA to LAD + RITA(or radial artery) from side of LITA(Y graft) to OM
3. in-situ RITA to LAD + in-situ LITA to LAD
4. in-situ LITA to LAD + in-situ RITA (retroaortic route, transverse sinus) to OM
5. left main ostio- or angioplasty + in-situ LITA to LAD
6. only in-situ LITA to LAD (in case of hypoplastic circumflex system)
   ± later left main stent (hybrid)

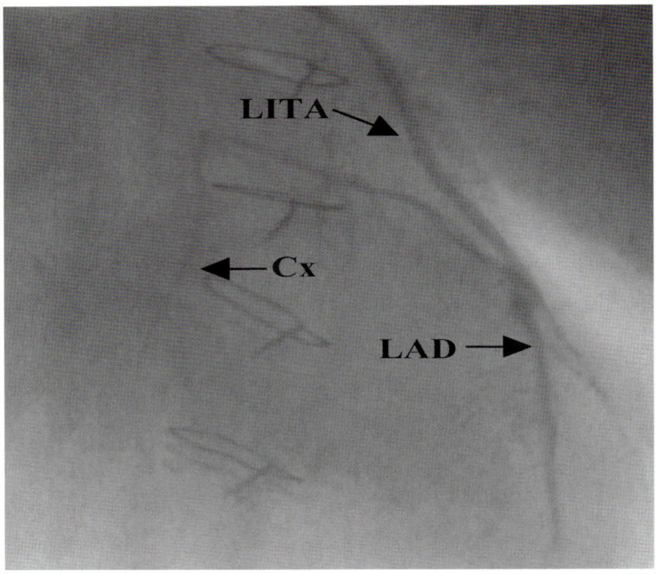

Figure 7-15. LITA-dependent left coronary artery system after CABG for isolated left main disease

좌주간 관동맥 성형술 (Surgical ostioplasty / angioplasty)

수술 전 혈관조영 사진에서 주간동맥부위에 석회화가 보이지 않는지 확인하고 수술시에도 혈관 절개 전에 병변을 확인하여 석회화가 확인되면 우회술로 변경한다(Table 7-6).

좌주간병변은 동맥경화에 의한 병변이 가장 흔하지만 젊은 여성인 경우 fibromuscular dysplasia의 병변이 있으며 이외 Takayasu 동맥염, 매독성 염증 질환, 방사선치료 후유

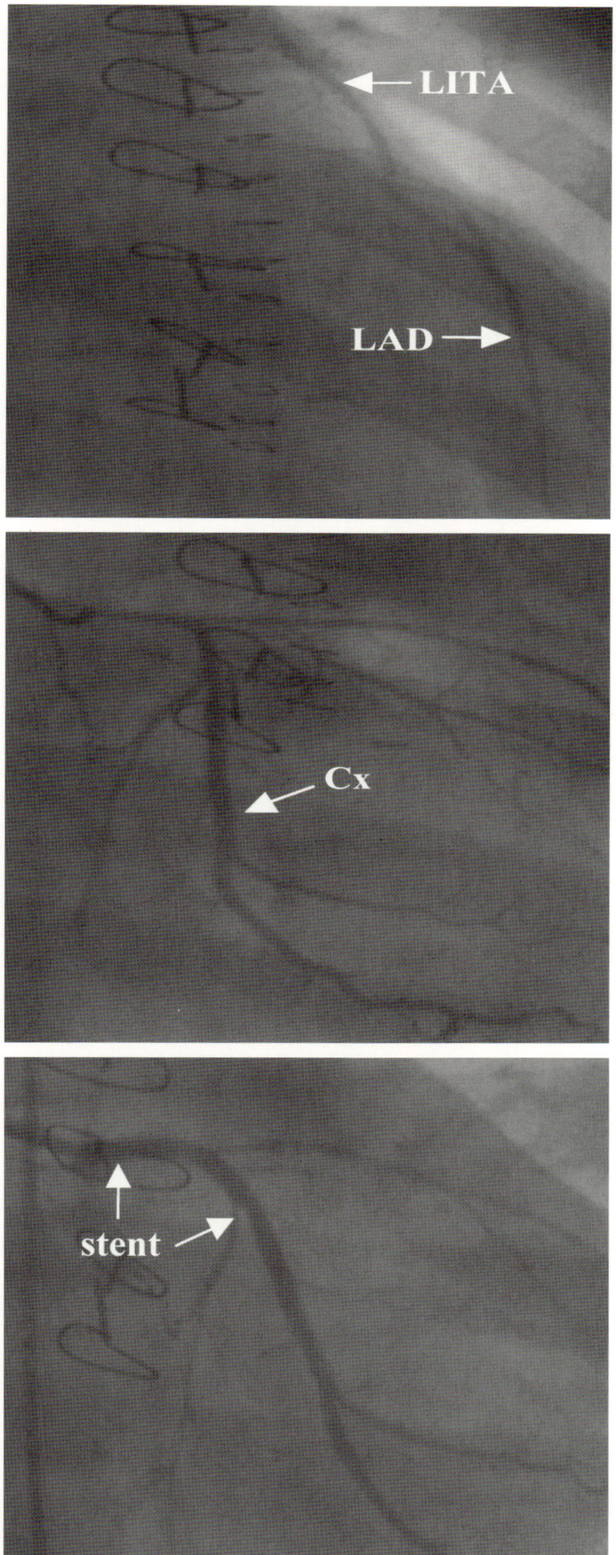

Figure 7-16. Stenting of the left main coronary artery for insufficient graft flow to supply the circumflex system after CABG(only LITA to LAD)

TABLE 7-6.
Indications & contraindications of surgical left main angioplasty

Indications
1. 60세 이하
2. no calcification
3. isolated main disease

Contraindications
1. 60세 이상
2. heavy calcification of the left main coronary artery
3. plaque at the bifurcation

증으로도 발생할 수 있다. 이런 질환에서는 쇄골하동맥이나 내흉동맥의 폐쇄나 협착이 동반되어 있어 직접 성형술이 가장 적절한 수술 방법인 경우가 있다.

수술 방법은 좌주간 관동맥 및 그 개구부에 대한 접근 방법에 따라 대동맥 후방으로 접근하는 방법[14], 대동맥 앞쪽으로부터 접근하는 방법[15,16]과 상행 대동맥을 완전히 절단한 다음 접근하는 상방 접근법[17] 등이 보고되어 왔다. 관동맥 및 개구부를 넓혀 주는 첨포로는 정맥도관이나 자가 심낭[16] 등이 가장 많이 사용되고 내흉동맥 절편을 사용할 수도 있다[17,18].

대동맥의 후방으로부터 접근하는 방법은 대동맥을 앞으로 견인한 상태에서 좌주간 관동맥의 후면을 절개하여 넓히는 방법이다. 시야가 좋지 않고 특히 원위부 쪽의 문합이 용이하지 않기 때문에 별로 추천되지 않는 방법이다.

대동맥의 앞 쪽으로부터 접근하는 방법은 우선 폐동맥 주위를 완전히 박리하여 견인이 가능하게 한 다음 좌측으로 당겨서 좌주간 관동맥을 노출시킨 다음 대동맥 전방의 중간부터 횡절개를 시작하여 좌주간 관동맥 개구부를 지나 협착부위보다 원위부까지 절개를 연장한다. 대동맥 전방의 횡절개 시작 부위는 좌 · 우 판막엽의 교련 부위보다 앞 쪽에서 시작하도록 한다. 절개가 너무 크면 첨포 문합 후 대동맥 판막 폐쇄 부전이 생길 수 있다. 첨포를 문합하기 전에 내막이 박리된 부위가 없는 지 확인하여야 하고 내막절제술은 시행하지 않는 것이 좋다. 첨포는 관동맥 개구부 및 주간동맥의 내경이 5 mm 정도가 되도록 전단하여 문합한다(Figure 7-17).

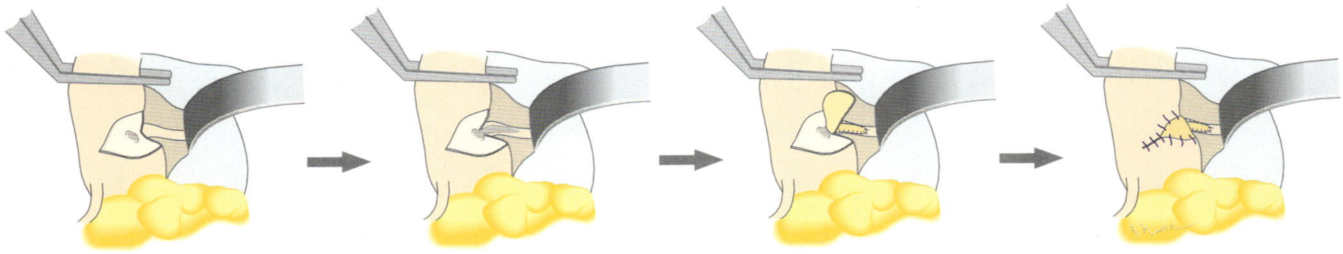

Figure 7-17. Anterior approach for left coronary ostioplasty

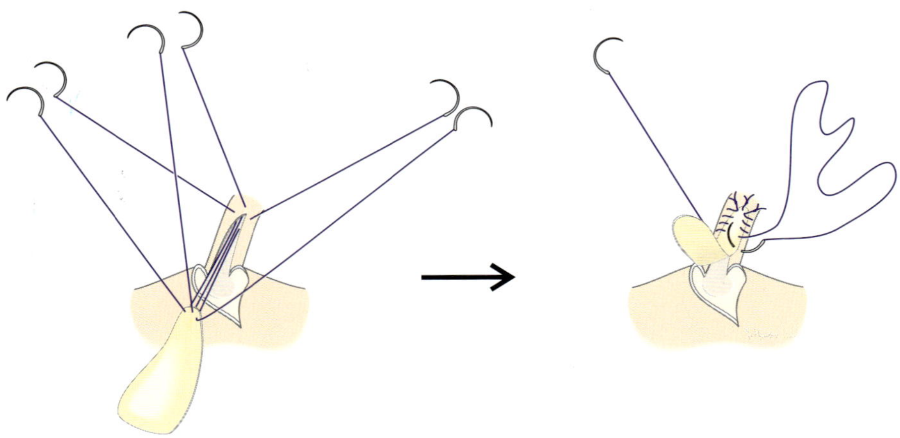

Figure 7-18. Suturing technique for coronary ostioplasty

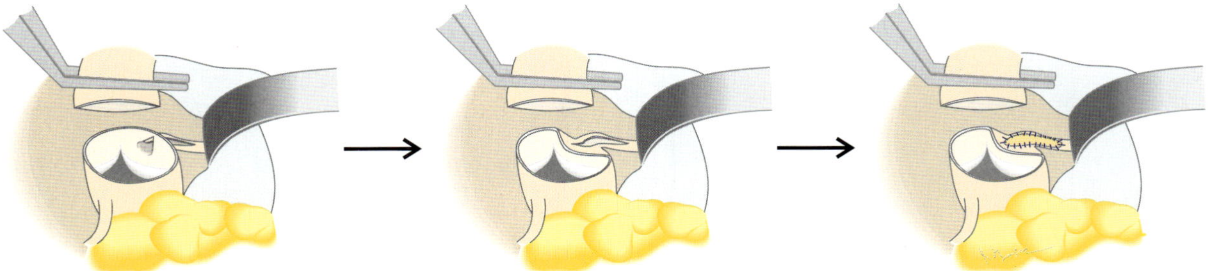

Figure 7-19. Superior approach for left coronary ostioplasty

첨포를 문합할 때는 가장 원위부에서 시작하며 이 부분에는 3개의 7-0 polypropylene단속 봉합으로 첨포를 붙인다. 이후 양 쪽 가장자리의 실로 연속 봉합하여 대동맥 쪽으로 진행한 다음 대동맥 절개부에서는 5-0 polypropylene으로 봉합사를 바꾸어 봉합한다(Figure 7-18).

상방 접근법은 대동맥을 완전히 횡으로 절단하여 좌주간 관동맥의 원위부까지 시야 확보가 용이하다는 장점과 함께 첨포를 좌주간 관동맥을 넓히는 용도로만 사용하고 대동맥 절개는 별도로 봉합할 수 있어 첨포가 꺾이거나 꼬일 위험이 없이 자연스러운 모양을 만들 수 있다는 장점도 있다. 또한 출혈 위험이 적고 이후의 동맥류 발생이나 판막 폐쇄 부전 발생을 염려할 필요가 없다는 장점도 있다(Figure 7-19).

참고문헌

1. Newman MF, Kirchner JL, Phillips-Bute B, et al. Longitudinal assessment of neurocognitive function after coronary artery bypass surgery. N Engl J Med 2001;344:395-402.
2. Fearn SJ, Pole R, Wesnes K, Faragher EB, Hooper TL, McCollum CN. Cerebral injury during cardiopulmonary bypass: emboli impair memory. J Thorac Cardiovasc Surg 2001;121:1150-60.
3. Anderson RE, Li TQ, Hindmarsh T, Settergren G, Vaage J. Increased extracellular brain water after coronary artery bypass grafting is avoided by off pump surgery. J Cardiothorac Vasc Anesth 1999;13:698-702.
4. Macha M, Yamazaki K, Gordon LM, et al. The vasoregulatory role of endothelium derived nitric oxide during pulsatile cardiopulmonary bypass. ASIO J 1996;42:M800-4.
5. Roach GW, Kanchuger M, Mangano CM, et al. Adverse cerebral outcomes after coronary bypass surgery. N Engl J Med 1996;335:1857-63.
6. Taylor KM. Central nervous system effects of cardiopulmonary bypass. Ann Thorac Surg 1998;66:S20-4.
7. McKhann GM, Goldsborough MA, Borowicz LM, et al. Predictors of stroke risk in coronary artery bypass patients. Ann Thorac Surg 1997;63:516-21.
8. Murkin JM. Etiology and incidence of brain dysfunction after cardiac surgery. J Cardiothorac Vasc Anesth 1999;13:12-17.
9. Arrowsmith JE, Grocott HP, Reves JG, Newman MF. Central nervous system complications of cardiac surgery. Br J Anesth 2000;84:378-93.
10. Trehan N, Mishra M, Kasliwal RR, Mishra A. Reduced neurological injury during CABG in patients with mobile aortic atheromas : a five-year follow-up study. Ann Thorac Surg 2000;70:1558-64.
11. Wareing TH, Davila-Roman VG, Daily BB, et al. Strategy for the reduction of stroke incidence in cardiac surgical patients. Ann Thorac Surg 1993;55:1400-8.
12. Mentzer RM Jr, Salik Jahania M, Lasley RD. Myocardial protection. Cohen LH, Edmunds LH.Jr. Cardiac surgery in the adults 2nd ed. New York : McGraw-Hill, 2003;413-38.
13. Brown WM 3rd, Horsley S, Gott JP, Bufkin BL, Guyton RA. Myocardial protection for coronary artery bypass in patients with acute myocardial infarction : resuscitation of ischemic myocardium. Sem Thorac Cardiovasc Surg 1995;7:191-97.
14. Hitchcock JF, Robles de Medina EO, Jambroes G. Angioplasty of the left main coronary artery for isolated left main coronary artery disease. J Thorac Cardiovasc Surg 1983;85:880-4.
15. Dion R, Elias B, Khoury GE, Noirhomme P, Verhelst R, Hanet C. Surgical angioplasty of the left main coronary artery. Eur J Cardio-thorac Surg 1997;11:857-64.
16. Raanani E, Kogan A, Shapira Y, Sagie A, Kornowsky R, Vidne BA. Surgical reconstruction o the left main coronary artery : fresh autologous pericardium or saphenous vein patch. Ann Thorac Surg 2004;78:1610-3.
17. Jönsson A, Jensen J, Olsson A, Holm P, Liska J. Follow-up of patients operated on with arterial patch angioplasty of the left main coronary artery. Ann Thorac Surg 2006;81:1249-55.
18. Liska J, Jönsson A, Lockowandt U, Herzfeld I, Gelinder S, Franco-Cereceda A. Arterial patch angioplasty for reconstruction of proximal coronary artery stenosis. Ann Thorac Surg 1999;68:2185-90.

CHAPTER 8

심폐바이패스를 사용하지 않는 관상동맥 우회수술 Off-Pump Coronary Artery Bypass Grafting (OPCAB)

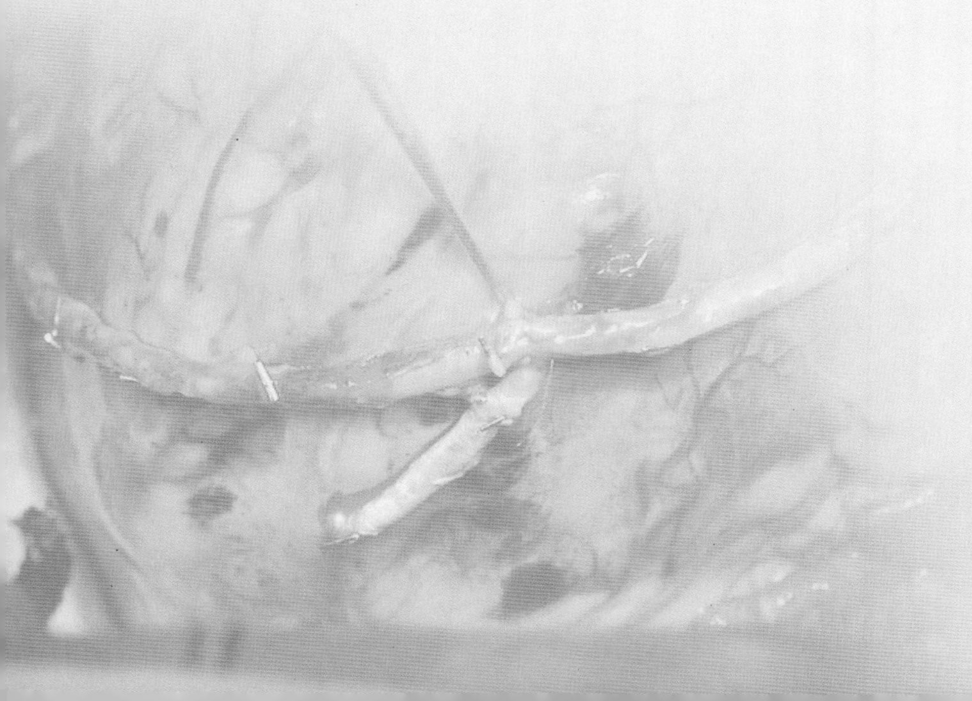

배경 및 역사

관상동맥 우회수술은 심장의 표면에 있는 관상동맥에 대한 수술이므로 심장을 절개할 필요가 없는 만큼 엄밀한 의미에서는 개심수술이라 할 수 없고 따라서 심장의 기능을 대신하는 심폐기의 사용 없이도 수술을 진행할 수 있다. 그러나 심폐바이패스 하에서 심정지를 유도한 후 수술하는 것이 안정된 수술 시야를 확보하여 미세한 문합 진행에 크게 도움이 되기 때문에 기존의 관상동맥 우회수술에서는 대부분 인공심폐기를 사용하여 왔다. 체외순환에 대한 지식과 기술의 발전으로 심폐기 사용의 안전성이 확립되어 있고 심장 정지 후의 심장기능 회복도 최근 눈부시게 발전하였지만 아직 이물질에 대한 혈액의 반응, 특히 전신적 염증 반응을 일으키는 보체(complement) 및 cytokine의 활성화에 따르는 문제는 완전히 해결되지 않고 있다[1]. 혈액 내의 염증물질은 수술 후 심장 기능뿐 아니라 폐 기능 회복에도 역효과를 미치고 수술 부위 감염과 수혈 필요성을 증가시킨다. 또한 심폐기 가동을 위해서 필수적인 상행 대동맥의 삽관과 관류, clamp를 사용한 차단 과정에서 죽상경화반이 떨어져 나감으로 인해 발생하는 색전증은 수술 후 뇌경색의 주요 원인으로 밝혀져 있고 신장을 비롯한 다른 장기의 허혈 합병증 발생에도 기여하는 것으로 생각되고 있다.

1967년 러시아의 Kolessov가 좌측 내흉동맥을 좌전하행지에 연결하면서 체외순환을 사용하지 않고 심장박동 하에서 시행한 것이 최초로 보고된 인공심폐기 가동 없는 관상동맥우회술(OPCAB)의 임상 적용 예가 되었다[2]. 1980년대에 남미의 Benetti[3], Buffalo[4] 등이 다중혈관 우회수술을 포함한 다수의 환자에서 본격적으로 적용하였고, 이후 1990년대 중반 미국의 Subramanian[5]과 이탈리아의 Calafiore[6] 등의 지속적인 적용과 성적 발표 이후 확산되기 시작하여 현재는 전세계적으로 대다수 외과의들이 관심을 갖는 수술기법이 되었다. 초창기에는 심폐바이패스 하에서 수술하는 것보다 우회도관 개통률이 불량한 것으로 알려졌으나 최근에는 여러 심장 고정 기구들이 개발, 상업제품화되어 비슷한 수준의 개통률을 보이기에 이르렀다.

적응 대상

초창기에는 OPCAB의 적응 대상이 심장기능이 정상이고 혈류역학 상태가 안정적인 환자에서 접근 및 노출이 쉬운 관상동맥에 한정되었으나 최근에는 수술 수기 및 기구의 발전으로 적응 대상이 크게 확대되었다. 그러나 아직 세계적인 평균치를 따져 보면 OPCAB를 시행하는 외과의 및 전체 수술 건수에서의 비율은 50% 내외에 이르고 있다. 관상동맥 우회수술 중 기술적으로 가능한 모든 경우를 심폐바이패스 없이 시행하여 OPCAB의 비율이 90% 이상을 차지하는 외과의도 있고 심폐바이패스에 따른 합병증 발생 가능성이 높은 경우에만 제한적으로 OPCAB를 시행하는 이도 있으나 연령이 많은 환자, 심장기능이 떨어진 환자, 재수술인 경우나 뇌신경 합병증, 말초혈관질환, 간질환, 만성 폐쇄성 폐질환, 신부전을 갖고 있는 환자 등에서는 OPCAB의 장점이 인정되고 또한 선호되고 있다[7]. 특히 상행대동맥에 심한 석회화가 있거나 크고 불안정한 죽상경화반이 있는 경우에는 OPCAB가 거의 절대적인 적응이 된다. 혈류역학이 아주 불안정하거나 심장이 커서 심장의 거상 및 전위 상태에서 혈압 유지가 힘들 때에는 심폐바이패스를 가동하되 심정지는 시키지 않고 심장이 박동하는 상태에서 수술을 하는 경우도 있다.

마취 및 혈역학적 변화에 대한 대처

OPCAB은 소위 '마취과적 수술'이라 불리기도 할 만큼 마취 의사의 역할이 다른 어떤 수술보다도 중요하다. 안정된 혈류역학 상태를 유지하기 위해서는 외과의와 마취의 간에 즉각적인 의사 소통이 수술 과정중 항상 가능하여야 한다. 심장의 수축력 및 허혈에 악영향을 미치는 저체온을 예방하는 것이 중요하므로 수술실 온도를 올려주고 blanket을 통하여 보온을 함과 동시에 정맥주사용 수액이나 수술시야에서 사용하는 수액은 따뜻하게 하여 사용하도록 한다. 항응고는 헤파린을 1.5~2.0 mg/kg 정주하고 활성화 응고시간(activated clotting time, ACT)을 수시로 검사하여 300초 이상 유지한다.

관상동맥을 노출하기 위한 심장의 거상 및 전위에 따라 혈압이 저하되는 경우가 많고 문합을 위하여 관상동맥 분지를 차단하게 되면 일시적으로 국소 심근 허혈상태가 된다. 따라서 마취의 쪽에서는 동맥압, 중심정맥압, 폐동맥압, 산소포화도 등을 모니터함은 물론 심전도도 두 개 이상 관찰하고 경식도 초음파로 심장 수축력을 관찰하면서 적절한 조치를 취해야 한다. 혈압유지를 위해서는 환자의 머리 쪽을 낮춰주는 등의 체위 변화, 수액 주입, 심근 수축력 항진 약물 정주 등을 적절히 조합하여 심장충만압(filling pressure)과 수축력간의 균형을 맞춰준다. 수술 중의 고혈압을 조절하는 조치로는 마취 심도의 조절, 수액 주입량 감소 등이 우선되며 혈압하강제, 특히 bolus 주사는 급격한 혈류역학 변화를 초래할 수 있으므로 피하는 것이 좋다. 심전도상의 ST 분절 변화, 부정맥, 폐동맥압 상승, 경식도 초음파 상의 심근운동 저하 등과 같은 허혈 징후가 있으면 니트로글리세린을 정주한다(Table 8-1).

문합 중 혈압 하강 및 폐동맥압 하강

가장 쉽게 해결할 수 있는 상황으로 머리 부위를 낮추는 체위 변화(Trendelenberg position)로 심장으로의 정맥 환류(venous return)를 촉진하고 수액 정주 속도를 증가시켜서 심장의 전부하(preload)를 증가시킨다. Phenylephrine 등의 혈압상승제를 수 분 간격으로 2~3회 주사하는 것도 도움이 된다.

문합 전 심장이 커진 경우

심장기능이 정상인 환자에서도 마취 후에 수액 주입이 과도하게 많거나 소변량이 적은 경우에는 혈장량 증가로 인하여 문합 전에 심장이 커지게 된다. 이 때는 nitroglycerin 정주량을 증가시키거나 milrinone을 추가하여 심장의 전부하를 감소시키고 몇 분을 기다려서 심장 크기가 작아지는 것을 확인한 다음 문합을 시작하는 것이 안전하다. 고혈압으로 인한 심근 비대가 심하거나 심외막하 지방조직이 두꺼운 환자에서도 심장은 크게 느껴진다. 심장이 커진 상태에서도 좌전하행지의 문합은 어렵지 않게 할 수 있지만 대각지나

TABLE 8-1.
Essential of anesthetic management in OPCAB

Use intermediate- or short-acting agents
Avoid hypothermia : warming mattress, warm fluids and gases, elevated room temperature
Oxymetric pulmonary artery catheter
Transesophageal echocardiography
Maintain adequate cardiac filling : volume loading, Trendelenberg position
Intravenous nitroglycerin for prophylaxis against myocardial ischemia
Judicious use of positive inotropes
Avoid negative inotropes

둔각지의 문합을 위하여 심장을 들고 심장 측면을 압박기구로 누르면 좌심실유출로가 압박되어 혈압이 하강하고 폐동맥압이 상승한다.

문합 중 혈압 하강 및 폐동맥압 상승

이는 국소 심근 허혈이 심한 경우나 심장의 과도한 전위 및 고정에 따른 좌심실유출로 압박에 의해서 나타난다. 심근 허혈에 의한 경우로 판단되면 즉시 혈관 내에 션트를 삽입한다. 좌심실유출로 압박이 의심되면 문합을 중지한 다음 혈관내 션트를 삽입하여 출혈을 막음과 동시에 혈류를 유지시킨 상태에서 압박을 풀고 심장을 원위치에 놓는다. 이 상태로 혈압과 폐동맥압이 정상화될 때까지 기다린 후 다시 고정기구를 거치하되 흉골을 더 벌리고 심장을 덜 들어올린 상태에서 고정기구에 의한 심장의 전위를 최소화하도록 노력한다. 이런 조치에도 불구하고 다시 혈압이 하강하면 심폐바이패스를 가동하도록 한다. 폐동맥압 상승이 심하지 않고 체동맥압 하강만 나타나는 경우에는 혈압상승제 투여로 혈압을 유지할 수 있는 경우가 많으나 폐동맥압 상승이 동반된 경우에는 혈압상승제를 반복하여 주사하는 것은 심근 허혈 및 심근 부하 상태를 악화시키는 조치로 심장 정지를 초래할 위험이 있다.

심장 기능 저하에 의한 거대 심장

수술 시작과 동시에 저용량의 심근기능 촉진제(inotropic agent) 보통 norepinephrine와 nitroglycerine, milrinone 등을 정주하기 시작한다. 심근 기능 저하와 심비대가 심한 환자들에서는 관상동맥의 위치와 상태를 확인하기 위하여 심장을 드는 동작만 하여도 혈압이 하강되고 심정지까지 발생할 수 있으므로 각 단계별로 인내심을 가지고 조심스럽게 진행해 나가야 한다. 이런 경우에는 심장을 거즈 한 장을 받치는 정도로도 어렵지 않게 노출시켜 수술할 수 있는 좌전하행지 문합을 먼저 시행한 다음 몇 분의 여유를 두고 기다리면서 심근 수축 기능 개선 및 심장 용적의 감소 여부를 살핀다. 이후 흡인 거상기(suction elevator)로 심첨부를 들어 올린 상태로 다시 몇 분을 더 기다리면서 안정된 혈역학 상태가 유지되는 것을 확인한 다음에 다음 목표가 되는 관상동맥 절개 및 문합을 시작한다. 중등도 이상의 허혈성 승모판막 폐쇄부전이 동반된 허혈성 심근증 환자는 승모판막부전도 교정할 필요가 있으므로 처음부터 심폐바이패스 가동을 준비한다. 수술 전 승모판막 부전이 경미하였던 경우라도 수액 투여와 심장의 전위에 의하여 승모판막부전 정도가 심해져서 혈압이 하강되고 심하면 폐울혈을 초래할 수 있다. 이 경우에도 상기한 약물들을 투여하여 상황이 호전되지 않으면 심폐바이패스의 사용을 적극적으로 고려하여야 한다.

심정지(cardiac arrest)

OPCAB이 계획된 경우에도 항상 심정지에 대비하여야 하며 따라서 체외순환사(perfusionist)는 수술장 내에 대기 중이어야 하며 OPCAB이나 응급 상황에 대한 수술팀의 경험이 많지 않은 경우에는 충진액(priming fluid)을 채우지 않은 채로 심폐바이패스 회로를 조합한 상태에서 대기시키는 것이 안전하다.

심정지가 발생하면 우선 제세동(defibrillation)을 1~2회 시행한다. 심정지가 지속 혹은 반복되면 헤파린을 추가 주사하고 심폐기 충진 진행과 동시에 상행대동맥과 우심방에 삽관하여 최단 시간 내에 심폐바이패스를 시작한다. 가동 후에는 심장이 박동하는 상태에서 나머지 문합을 마친다. 문합이 끝나면 최대한의 심폐바이패스 보조 하에 심장을 empty beating 상태로 20~30분간 유지시킨 다음 심폐바이패스 이탈을 시도하되 약 5분 이상에 걸쳐 천천히 진행한다. 이후에 혈역학 상태가 불안정하거나 심실성 빈맥이 있으면 대동맥내 풍선펌프를 가동하고 이것으로 충분한 심박출량이 유지되지 않거나 다시 심정지가 발생하면 심폐바이패스 보조를 20~30분간 더 시행한다. 이후에도 호전되지 않는 경우 경피적 체외막형 산화기(percutaneous extracorporeal membrane oxygenation, ECMO), 혹은 원심 펌프를 이용한 심실보조장치(ventricular assist device)로 순환 보조를 시행한다. ECMO를 사용하는 경우 대퇴동맥 및 정맥 삽관으로 이용이 가능하여 흉골절개부를 봉합할 수 있기 때문에 저자들은 이를 더 선호하고 있다.

심폐바이패스로의 전환 (conversion to cardiopulmonary bypass)

수술 도중에 혈역학 상태가 불안정해지거나, 심한 출혈, 심근 허혈의 징후, 심정지 혹은 심실성 부정맥 등이 발생한 경우에는 응급 상황에 준하여 심폐바이패스를 가동하는 수술로 전환한다. 그 밖에 혈관의 병변이 미만성으로 길게 있거나 내경이 예상 외로 작아서, 혹은 심근내 혈관으로 만족스러운 문합 조성이 곤란하거나 시간이 많이 소요되는 경우 등에도 심폐바이패스로 전환할 필요가 생기게 된다. 충분한 경험이 쌓이게 되면 이런 경우에도 전환 빈도는 크게 감소하게 되지만 심폐바이패스로의 전환을 수술의 실패로 생각하기 보다는 수술 방법의 변형으로 생각하고 필요한 경우 OPCAB을 고집하기보다는 적절한 시기에 심폐바이패스를 사용하는 것이 안전성을 보장할 수 있다. 심폐바이패스로의 전환 가능성이 있다고 예상되는 환자로 상행대동맥에 죽상경화 병변이 있는 경우에는 미리 경식도 초음파, 촉진 등의 방법으로 병변이 적은 부위를 골라 삽관 위치를 표시해 두거나 대안으로 우측 액와동맥 등을 확보해 놓는 것이 안전할 수 있다.

OPCAB 도중 응급으로 심폐바이패스로 전환하는 경우 수술 후 사망률과 이환율이 높아지는 것으로 알려져 있으나 [8] 전술한 원칙들을 지키는 경우 그 발생 빈도를 최소화할 수 있다고 생각된다. 다만 심정지 발생 후 심폐바이패스 가동까지의 소요 시간을 10분 이내로 해야 심근 및 뇌기능 손상과 그 밖의 주요 장기 기능 부전을 피할 수 있고 좋은 예후를 기대할 수 있다.

수술 진행의 일반 원칙

정중흉골절개에서는 모든 관상동맥을 접근할 수 있고 또한 양측 내흉동맥을 정상적으로 박리해낼 수 있다. 심낭 절개는 역T자형으로 하되 횡격막 쪽에서는 심폐바이패스 가동시 보다는 더 좌우로 연장하여 절개한다. 이것은 심장을 들어 올릴 때 심장 일부가 눌려서 혈압이 떨어지지 않게 하기 위해서이다. 심비대가 심한 경우에는 특히 오른쪽 늑막을 열어 우심장이 압박을 받게 하지 않는다. 문합 시의 환자의 위치는 머리는 내리고 오른쪽, 즉 집도의 쪽으로 기울여 준다. 이때 호흡기의 폐 환기량을 회당 300 mL로 하여 심장 압박을 피한다.

목표 관상동맥의 노출은 심장 전면에 위치한 좌전하행지나 대각지는 심장 뒤에 거즈 등을 놓으면 접근이 용이하지만, 심장 측면이나 후면에 있는 회선지계, 후측부지(posterolateral branch), 후하행지(posterior descending artery)의 접근을 위해서는 특수 기구의 이용이 불가피하다. 최근에는 특수 고안된 흡입기구를 심첨부에 걸어서 당기면 혈역학 장애를 최소화하면서 심장 후부 및 하부의 관상동맥 노출이 용이하게 된다. 심장 기능이 심하게 떨어져있고 심비대가 심하면 특수 기구를 사용하더라도 혈압 유지가 용이치 않을 수 있는데 이 때는 OPCAB을 강행하는 것보다는 심폐바이패스를 사용하는 것을 추천한다.

목표 관상동맥이 노출된 후 심장 박동에 의해 지장을 받지 않고 완벽한 문합을 하기 위해서 문합 부위의 관상동맥을 국소적으로 고정하며 이 때도 역시 특수 고안된 압박기구를 사용한다. 관상동맥 절개 후의 출혈을 줄이고 문합을 위한 시야를 확보하기 위해서 절개할 부위보다 근위부에서 관상동맥 주위로 봉합사를 떠서 조여준다. 의료용 공기(CO_2)를 분사하면 혈관 내면의 시야 확보에 큰 도움을 준다. 근위부 관상동맥 차단 후 혈압이 유지되지 않거나 심한 심근 허혈의 징후가 보이면 관상동맥 내에 intraluminal shunt를 넣고 근위부 차단을 해제하고 문합을 진행하기도 한다(Figure 8-1, Table 8-2).

관상동맥 문합의 순서를 정하는 원칙은 부행지(collateral branch)를 받는 동맥(recipient)을 먼저 하는 것이다. 즉, 근위부에 심한 협착 또는 폐쇄가 있고 다른 동맥에서 공급받는 부행지를 통하여 원위부 관류가 되고 있는 혈관에 먼저 우회도관을 연결하고 그 이후에 부행지의 공급원이 되는 혈관에 우회도관을 연결한다. 부행지가 발달되지 않은 경우에는 일반적으로 좌전하행지에 좌측 내흉동맥을 연결하는 과정을 가장 먼저 시행한다. 좌전하행지와 대각선지를 완성하면 이 곳에서 멀어지는 순서에 따라 둔각지, 후측부지를 문합해 나간다. 우측 관상동맥의 후하행지는 상기한 방법과 마찬가지로 노출과 압박 고정을 하고 어렵지 않게 수술할 수 있으나 후하행지가 갈라지기 이전의 우측 주관상동맥은 혈류를 차단하면 심박동이 느려져 혈압이 떨어지는 경우가 많다. 이에 대한 대처 방법으로는 소위 심근허혈 전처치(ischemic preconditioning)를 하거나 일시적 인공 심박동기(temporary pacemaker)로 심박동수를 유지시키면 도움이 되고 가장 좋은 방법은 동맥 내에 shunt를 넣어 혈류를 유지시켜주는 것이다.

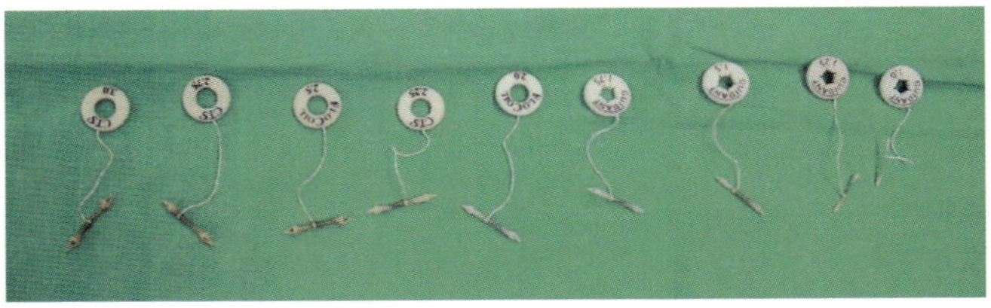

Figure 8-1. Intraluminal coronary shunts (1.0 to 3.0 mm size, increment by 0.25 mm)

TABLE 8-2.
Indications of intraluminal shunt

Anatomic indications
1. proximal LAD
2. main right coronary artery
3. not tight stenosis
4. deep-seated or intramyocardial LAD
5. source of collaterals to large territory

Hemodynamic instability or myocardial ischemia
1. low systemic blood pressure
2. high pulmonary artery pressure
3. high pulmonary capillary wedge pressure(PCWP)
4. arrhythmia

자유도관을 상행대동맥에 근위부 문합 할 때는 상행대동맥을 부분적으로 차단(partial clamping)하는데 이 경우에도 죽상경화반의 유리와 색전화가 발생할 가능성이 있다. 그러므로 여러 수술 전 검사와 수술 중 촉진으로 상행대동맥의 상태를 살피는 것이 중요하다. 죽상경화반의 존재 가능성이 높을 때는 자유도관을 사용하지 않는 것이 바람직하지만 불가피한 경우에는 다른 우회도관(piggybacking)이나 관상동맥(intercoronary grafting)으로 근위부 문합 부위를 옮기거나 특수기구를 사용하여 상행대동맥의 부분 차단 없이 문합하는 방법을 사용한다.

문합이 완성되면 activated clotting time을 측정하여 주어진 heparin 용량의 1/3에 해당하는 용량의 protamine을 주어 역전시킨다. 이후 심전도, 경식도 초음파로 심장기능을 확인하고 초음파 혈류측정기로 도관의 혈류를 측정한다. 마지막으로 수술 부위로부터의 출혈 여부를 확인하고 절개부를 봉합한다.

심근의 허혈 전처치 (Ischemic preconditioning)

가역적인 허혈성 심근 손상(reversible ischemic myocardial injury)이 선행하는 경우 이에 따르는 허혈에 대하여 심근 조직이 어느 정도 내성을 가지게 된다는 이론과 연구 결과에 근거한 조치이다. 이에 따르면 전처치를 한 경우 허혈이 있을 때 아데노신 트리포스페이트(adenosine triphosphate, ATP)의 이용이나 혐기성 해당(anaerobic glycolysis)의 속도가 전처치를 거치지 않은 심근에 비해 늦어지게 되어 비가역적 손상이 올 때까지 시간의 여유가 있게 된다. 따라서 심근 세포의 괴사가 지연되고 심근 경색의 크기도 줄어들게 되며 이러한 보호 효과는 60~90분 이내의 시간 동안 지속하는 것으로 알려져 있다. 전처치의 또 다른 효과는 항부정맥 작용에 있다. 심근 허혈 후 재관류 시 발생하는 부정맥(reperfusion-induced arrhythmia)이 제2차 허혈 후의 재관류시에는 현저히 감소되는 것으로 밝혀져 있다. 심근 수축력의 회복 면에서도 전처치를 거친 심근은 허혈이 있은 후에 심근 수축력 회복이 우월한 것으로 연구되어 있는데 이는 OPCAB 후 심근 수축력이 조기에 회복되고 허혈에 따르는 심근 효소치 상승이 경미한 것과 관계가 있다고 생각된다[9].

이와 같은 사실에 근거하여 초창기의 OPCAB에서는 문합 전에 목표 관상동맥의 근위부를 5분간 차단 후 5분간 재관류하는 과정을 3회 반복함으로써 허혈성 전처치를 한 다음 관상동맥을 절개하고 문합을 하였다. 하지만 근래에는 대부분 이런 과정을 거치지 않고 있다. 그 이유는 관상동맥 우회수술을 받는 환자들의 심근이 이미 허혈성 환경에 노출되어 있고 수술을 위한 마취나 니트로글리세린 등의 약물 자체가 심근허혈 전처치 효과를 가지고 있기 때문이다. 또한 혈류공급 영역이 넓은 주요 관상동맥 분지의 경우에는 혈관내 shunt를 사용함으로써 문합 시 허혈시간을 최소화할 수 있기 때문이다. 좌전하행지에 대해서만 간소화된 전처치 과정을 거치기도 하는데 2분간 차단 후 3분간 재관류하며 이를 2회 반복한다[10]. 약제를 이용한 전처치에는 아데노신(adenosine)을 사용한다. 방법은 일시적 심박동기를 거치하여 분당 80회로 맞춘 다음 아데노신 0.2~0.3 μg/kg를 bolus로 정주하는 것이고 심박동이 느려지므로 문합 부위를 고정하는 데도 도움이 된다. 혈압 하강이 동반되는 경우가 많으므로 혈압 상승제를 미리 준비해 두어야 한다(Table 8-3, 8-4).

TABLE 8-3.
Measures to maintain hemodynamic stability during OPCAB

Trendelenberg position
Adequate intravascular volume
Extended pericardiotomy in inverted T-shape
Reduce tidal volume for ventilation
α-agonist, nitroglycerine
Minimal compression of the heart
Revascularization of collateralized vessel first
Frequent communication with anesthesiologist
Patience

TABLE 8-4.
Sequence of grafting in OPCAB
- from easiest to hardest

Multiple free grafts
1. collateralized vessels first before collateralizing vessels
2. left anterior descending artery with LITA
3. proximal anastomosis before distal anastomosis
4. diagonal branch
5. main right coronary artery
6. posterior descending branch
7. distal circumflex, second, third obtuse marginal branches
8. posterolateral branch
9. proximal obtuse marginal branch
10. ramus intermedius branch

Composite arterial graft
1. Y anastomosis (adjust anastomosis site according to the first target)
2. left anterior descending artery with LITA
3. diagonal or ramus intermedius branch
4. first, second, third obtuse marginal branches, posterolateral branch
5. posterior descending branch
6. main right coronary artery

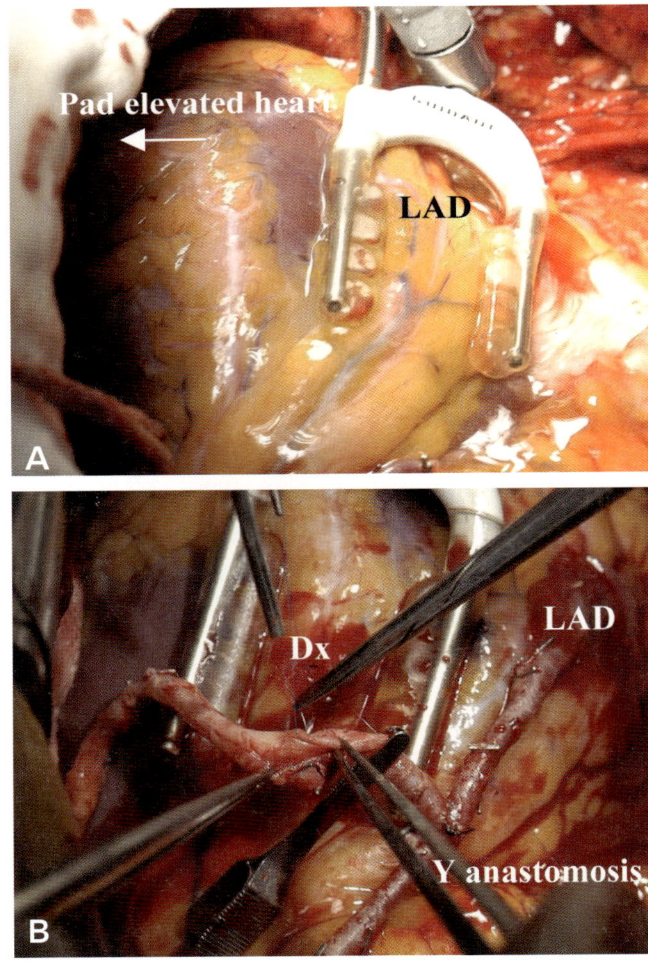

Figure 8-2. Exposure of LAD(A) and diagonal branch(B) during OPCAB

관상동맥의 노출

Left anterior descending artery / diagonal branch

좌전하행지는 심장 뒤에 거즈를 2장 혹은 심장이 작은 경우에는 3장 정도를 넣으면 좌심실이 적당히 들어 올려지면서 쉽게 노출된다. 심첨부 쪽에 가깝게 원위부 좌전하행지에 문합해야 하는 경우 좌측 내흉동맥의 길이가 여유가 없을 수 있는데 이럴 때는 심장의 아래쪽, 횡격막과의 사이에도 거즈를 넣어 심장을 위쪽으로 밀어주면 쉽게 문합할 수 있다. 대각지의 경우도 거즈를 심장 뒤에 넣어서 올려서 노출할 수 있으나 근위부의 대각지나 측면으로 많이 치우친 대각지를 노출할 때는 흡인거상기(suction elevator)를 이용하기도 한다. 이 경우 심첨부에 거상기를 거치한다(Figure 8-2).

Obtuse marginal branches / posterolateral branch

거상기를 심첨부보다는 문합 목표가 되는 관상동맥 쪽을 향하여 심기저부 쪽으로 옮겨서 심실 중간부에 위치시키는 것이 더 양호한 시야를 확보할 수 있다(Figure 8-3).

Posterior descending branch

두가지 방법이 있다. 심첨부나 그 아래쪽에 거상기를 위치하는 것이 보통의 방법이다. 혈역학 상태가 불안정해지는 경우에는 심장을 들어 올리지 않고 심장 전면과 하면의 경계부 즉, 예각변(acute margin)에 거상기를 붙여서 당기면 어느 정도 후하행지의 시야를 확보할 수 있다(Figure 8-4).

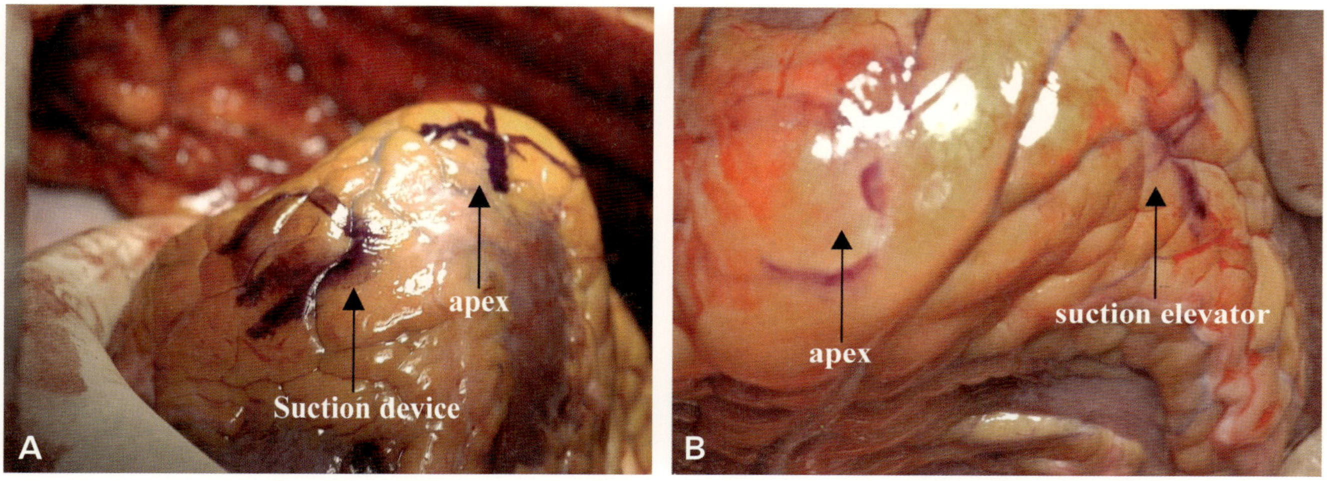

Figure 8-3. Position of suction elevator for exposure of obtuse marginal(A) and posterolateral branches(B) during OPCAB

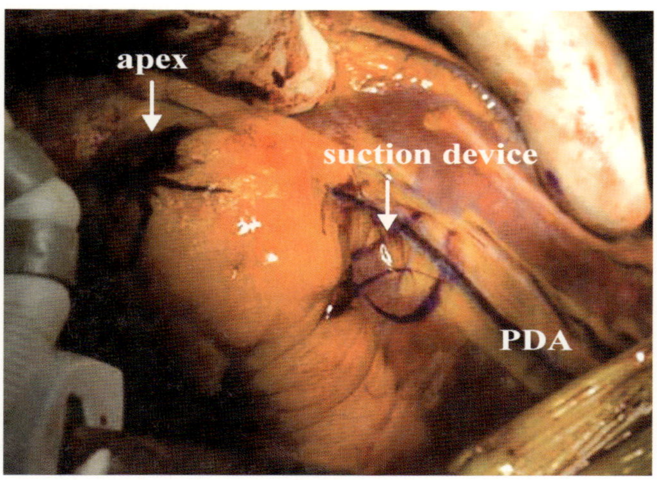

Figure 8-4. Position of suction elevator for exposure of posterior descending branch during OPCAB

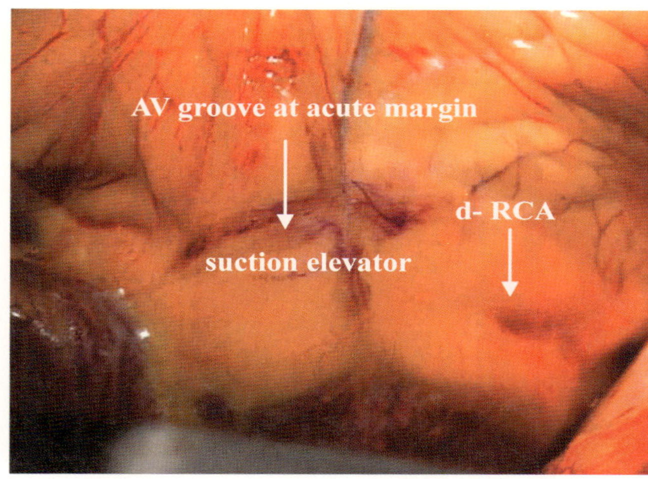

Figure 8-5. Exposure of distal right coronary artery

Right coronary artery

우측 주관상동맥의 근위부를 노출할 때는 심장은 전위시키지 않은 채로 두고 문합 부위 주변의 심외막 지방조직을 5-0 polypropylene 봉합사로 네 방향에서 당겨주면서 심장 고정기(stabilizer)를 거치하면 안정된 시야가 확보된다. 중간 부위의 우측 주관상동맥의 경우에도 상기한 방법을 사용한다. 만약 시야가 불량하면 흡인 거상기를 sternal retractor의 좌측 날개에 고정한 채로 우심실 전벽에 흡인부를 붙여서 좌측으로 당겨주면 시야 확보가 확실하게 된다. 원위부 우측 관상동맥을 노출할 때는 sternal retractor의 좌측 날개에 고정한 흡인 거상기의 흡인부를 심장 하면, 방실구(atrioventricular groove) 근처에 고정하여 심장을 위로 들어주는 기분으로 당기면 원하는 부위에 심장 고정기(stabilizer)를 설치할 수 있게 된다(Figure 8-5).

대표적인 문합 과정 (Examples of Anastomosis)

Left anterior descending artery

혈류 차단을 위해서는 문합 목표 부위보다 근위부를 5-0 polypropylene 혹은 탄성 봉합사(elastic suture)로 떠서 올가미로 조이는 방법을 주로 사용한다. 대부분의 경우 원위

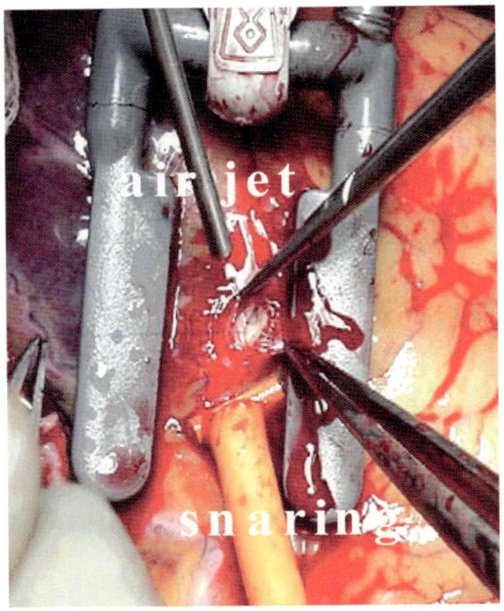

Figure 8-6. Proximal occlusion of LAD with a snaring suture

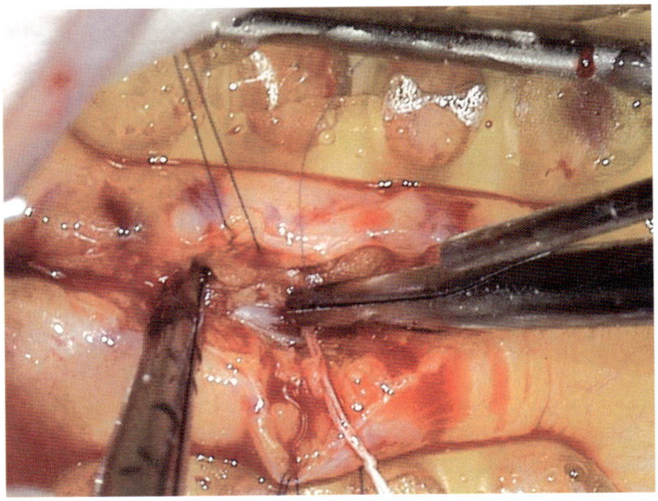

Figure 8-8. Passing the initial stitch in the presence of a intraluminal shunt

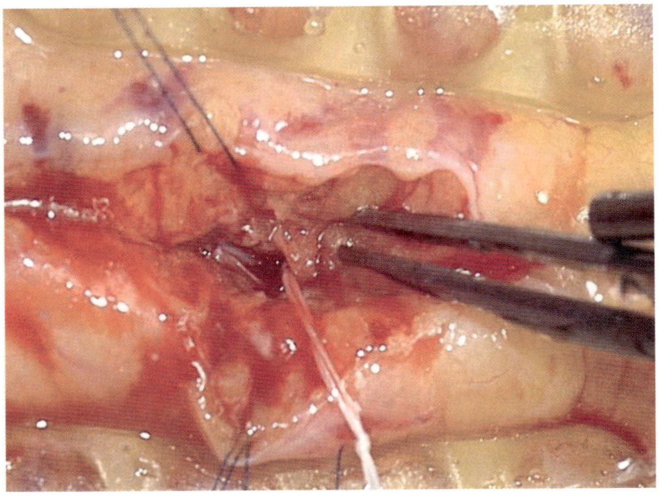

Figure 8-7. Exposure of a deep-seated LAD

부는 차단하지 않으며 시야를 방해하는 혈액은 공기(CO_2) 분사로 씻어내어 시야를 확보한다. 근위부 차단을 위한 stitch로 인하여 우심실 벽의 천공이나 국소 파열이 생길 수 있는데 이 경우 5-0 혹은 6-0 polypropylene으로 봉합 후 fibrin glue를 도포하는 것으로 대부분 해결된다(Figure 8-6).

심외막 조직이 두꺼워서 좌전하행지가 깊이 위치하는 경우 혈관 주위를 6-0 polypropylene으로 떠서 견인하면 시야가 좋아진다. 이 경우 근위부 차단을 위한 stitch가 심근 손상이나 우심실 파열을 초래할 위험이 높으므로 혈관내 션트(intraluminal shunt)를 사용하는 것이 안전하다(Figure 8-7).

좌전하행지 문합 시에는 혈관내 션트(intraluminal shunt)를 종종 사용한다. 혈관 내경에 맞추어 선택하며 1.5 mm 크기가 가장 많이 사용된다. 혈관벽에 밀착되는 크기보다는 약간 작은 크기를 선택하는 것이 삽입이 용이하고 혈관 내피 손상의 위험도 적다. 션트 주위로 약간의 혈액이 누출될 수 있으나 시간이 경과하면 혈관벽과 션트가 밀착되면서 누출양이 줄어들면서 공기 분사로 시야를 확보할 수 있을 만큼 되는 것이 보통이다. 션트의 양끝이 두꺼워서 혈관벽과 밀착되어 바느질이 쉽지 않을 수 있고 션트가 바느질되는 경우도 있는데 봉합침의 등으로 션트를 밀어 주면서 첫 stitch를 하고 이후에는 stitch된 봉합사를 당겨서 혈관벽을 들어 올려주는 동작으로 션트와의 사이에 틈을 만들어 주면 바느질이 쉬워진다(Figure 8-8).

문합을 위한 바느질 진행 방향은 션트를 사용하지 않는 경우와 차이가 없으며 마지막 몇 stitch는 당기지 않고 이완된 채로 두었다가 모든 stitch가 끝난 다음 션트를 제거하고 실을 당긴 다음 매듭을 짓는다. 션트를 사용하는 경우 문합부 협착 여부 확인을 위한 probing 과정은 생략한다(Figure 8-9).

Diagonal branches

좌측 내흉동맥에 측면의 복합도관으로 연결된 우측 내흉동맥으로 대각지에 직각 방향의 연쇄 문합(diamond anas-

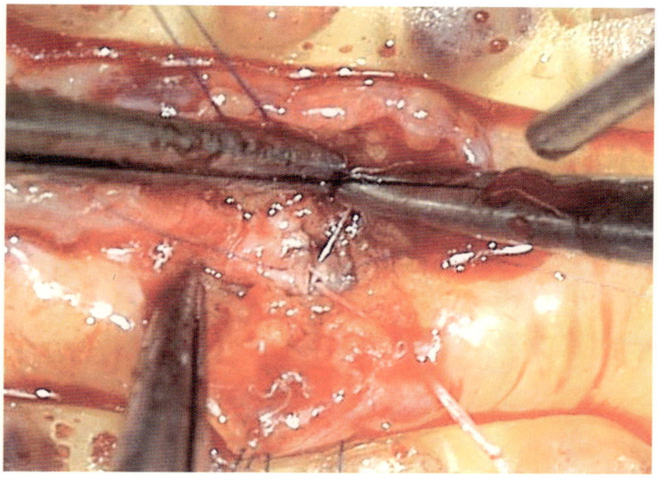

Figure 8-9. Last stitches of LITA-LAD anastomosis in the presence of a shunt

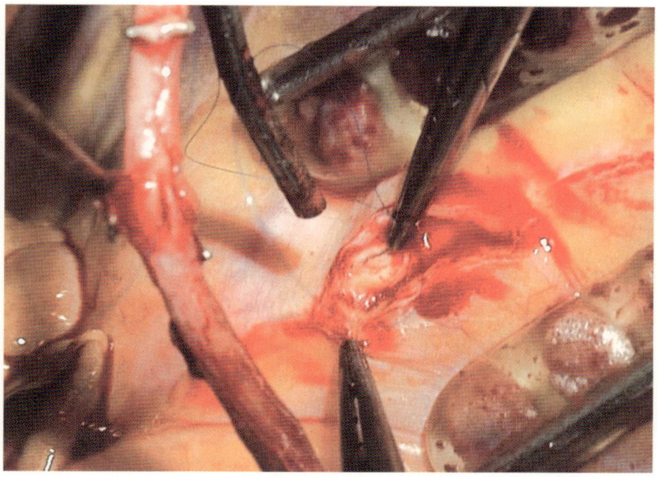

Figure 8-10. Side-to-side anastomosis between RITA and a diagonal branch

tomosis)을 하는 사진이다. 대각지 문합 후 멀리 떨어져 있지 않은 둔각지에 다시 문합을 하려면 가능한 한 대각지의 근위부를 문합부로 선택하는 것이 좋다. 원위부에 치우쳐서 연쇄문합을 하면 둔각지로 옮겨 가는 도관의 주행이 자연스럽지 못하게 되거나 둔각지 문합 부위 역시 불가피하게 내경이 작은 원위부에 치우쳐서 할 수 밖에 없게 되기 때문이다(Figure 8-10).

Obtuse marginal branches

흡인 거상기를 심첨부보다 목표 관상동맥 지점 쪽으로 옮겨 붙이는 것이 좋고 그 바로 아래에 심장 고정기(stabilizer)를 거치한다. Y자 복합도관의 한 쪽 가지인 우측 내흉동맥을 이용하여 연쇄 문합의 중간 문합으로 연결하는 경우가 많다(Figure 8-11).

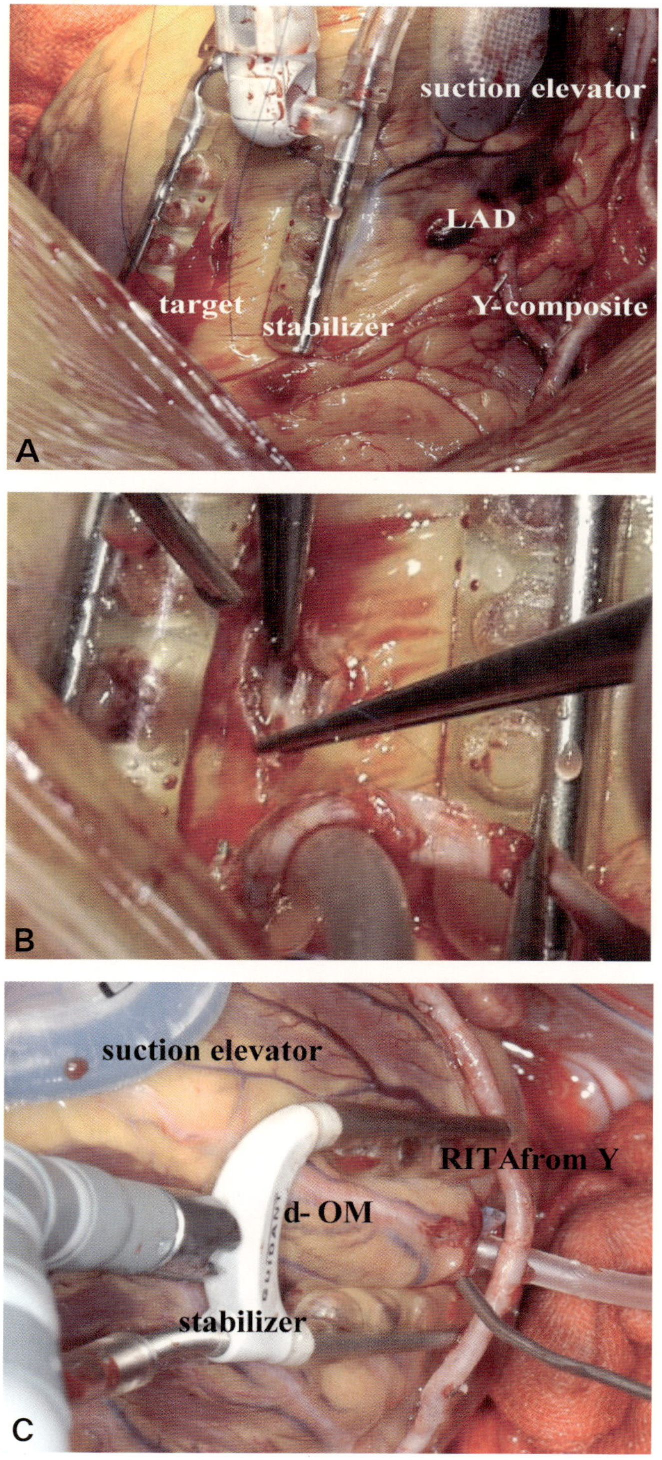

Figure 8-11. Side-to-side anastomosis between RITA and an obtuse marginal branch. (A) exposure and stabilization, (B) beginning of anastomosis - view from the right side of the patient, (C) view from the cardiac apex

Posterior descending branch

Y자 복합도관을 연결하는 경우에는 도관의 길이에 따라 직각방향, 순방향 평행, 역방향 평행 문합 중 선택하며 길이가 허락하는 한 순방향 평행이 선호된다. 우회도관으로 위대망동맥을 pedicle로 사용하는 경우에는 언제나 순방향으로 평행 문합이 가능하다. 후하행지에 연결한 이후에 후측지나 원위부 둔각지까지 연쇄 문합을 하는 경우에도 후하행지에는 평행 방향으로 문합하고 도관의 주행이 자연스럽도록 위치시킨 다음 마지막 문합은 직각 방향으로 하는 방법을 취한다(Figure 8-12).

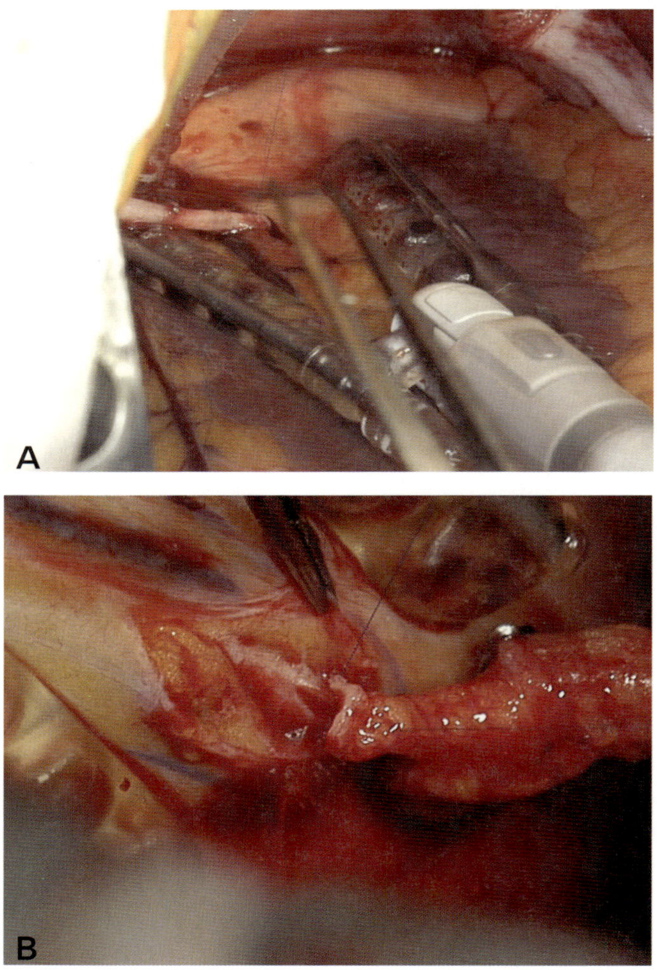

Figure 8-12. Grafting of posterior descending branch. (A) end-to-side anastomosis of RITA from a Y composite graft, (B) grafting with right gastroepiploic artery pedicle

Right coronary artery

그림과 같이 근위부 협착이 아주 심하지 않은 경우에는 동맥 복합도관을 사용하는 경우 혈류 경쟁에 의하여 개통률이 저하될 수 있으므로 복재정맥을 도관으로 선택한다. 목표 부위의 동맥벽에 매우 두꺼운 죽상경화반 혹은 석회화가 있는 경우에는 비교적 얇은 부위를 찾아서 절개하며 대부분 shunt를 삽입하고 수술한다. 절개 면의 하단 쪽(환자의 우측)을 먼저 stitch한 다음 상단 쪽을 stitch하는 것이 혈관 내면을 잘 보면서 할 수 있다(Figure 8-13).

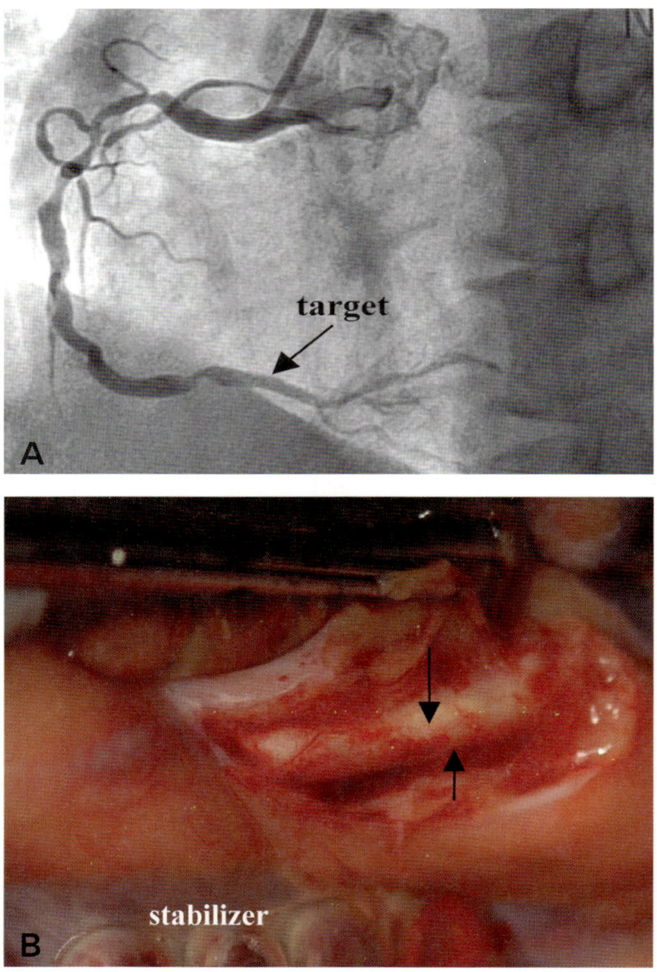

Figure 8-13. Grafting of distal right coronary artery. (A) coronary angiogram, (B) exposure, (C) anastomosis with a saphenous vein graft in the presence of a intraluminal shunt

(continued to next page)

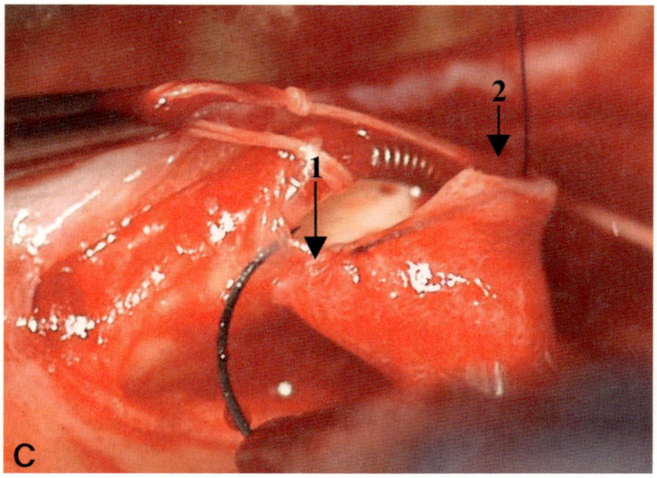

Figure 8-13. Grafting of distal right coronary artery. (C) anastomosis with a saphenous vein graft in the presence of a intraluminal shunt

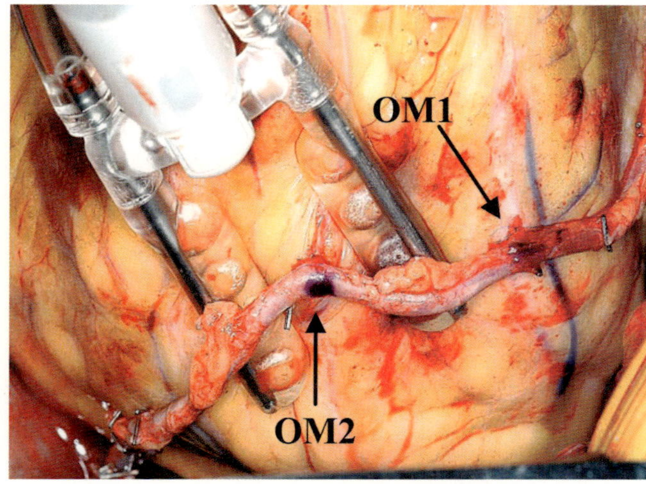

Figure 8-14. Dangerous position of stabilizer during sequential anastomoses of two closely located branches

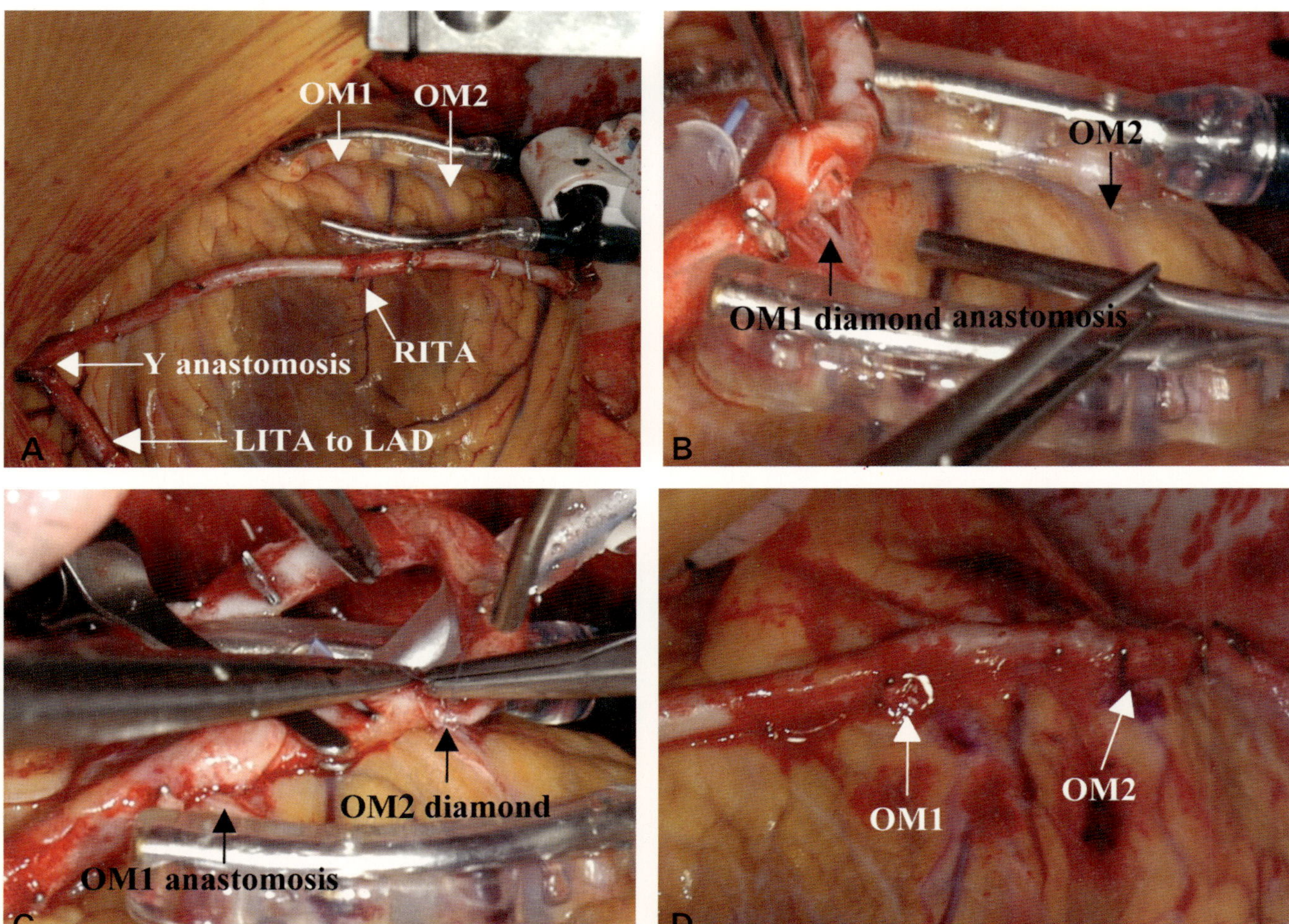

Figure 8-15. Use of a customized stabilizer with curved feet for sequential anastomoses of two nearby branches. (A) stabilization of two target sites, (B) first anastomosis, (C) second anastomosis, (D) after completion of both anastomoses

인접한 혈관의 연속문합 (Nearby sequential anastomoses)

연속문합으로 연결하고자 하는 분지들이 서로 가까운 경우에는 고정기를 원하는 바대로 위치시키는 것이 어려운 경우가 종종 있다. 또한 두 번째 문합을 위하여 거치한 고정기의 한 쪽 발판이 두 문합 사이의 도관 밑으로 들어가게 되므로 문합 종료 후 고정기를 떼는 과정에서 문합부위나 도관에 손상을 줄 수 있다(Figure 8-14).

이런 경우를 피하기 위하여 변형된 모양, 즉 심장 압박부가 곡선으로 굽어진 고정기를 사용하면 한 시야에서 두 개의 분지를 모두 고정하고 문합을 할 수 있다. 그림에서는 서로 인접한 두 둔각지들간의 연속문합을 위하여 변형된 고정기를 사용하였다(Figure 8-15).

참 고 문 헌

1. Menasche P. The systemic factor: the comparative roles of cardiopulmonary bypass and off-pump surgery in the genesis of patients injury during and following cardiac surgery. Ann Thorac Surg 2001;72:S2260-5.
2. Kolessov VI. Mammary artery-coronary artery anastomosis as a method for treatment for angina pectoris. J Thorac Cardiovasc Surg 1967;54:535-44.
3. Benetti FJ. Direct coronary surgery with saphenous vein bypass without either cardiopulmonary bypass or cardiac arrest. Cardiovasc Surg 1985;26:217-22.
4. Buffolo E, Andrade JC, Succi J, Leao LE, Gallucci C. Direct myocardial revascularization without cardiopulmonary bypass. Thorac Cardiovasc Surg. 1985;33:26-9.
5. Subramanian VA. Less invasive arterial CABG on a beating heart. Ann Thorac Surg 1997;63:S68-71.
6. Calafiore AM. Di Mauro M, Canosa C, Di Giammarco G, Iaco AL, Contini M. Myocardial revascularization with and without cardiopulmonary bypass: advantages, disadvantages and similarities. Eur J Cardiothorac Surg 2003;24:953-60.
7. Stamou SC, Corso PJ. Coronary revascularization without cardiopulmonary bypass in high-risk patients: a route to the future. Ann Thorac Surg 2001;71:1056-61.
8. Patel NC, Patel NU, Loumet DF, McCabe JC, Subramanian VA. Emergency conversion to cardiopulmonary bypass during attempted off-pump revascularization results in increased morbidity and mortality. J Thorac Cardiovasc Surg 2004;128:655-61.
9. Vroom MB, Van Wezel HB. Myocardial stunning, hibernation, and ischemic preconditioning. J Cardiothorac Vasc Anesth 1996;10:789-99.
10. Laurikka J, Wu ZK, Iisalo P, et al. Regional ischemic preconditioning enhances myocardial performance in off-pump coronary artery bypass grafting. Chest 2002;121:1183-1189.

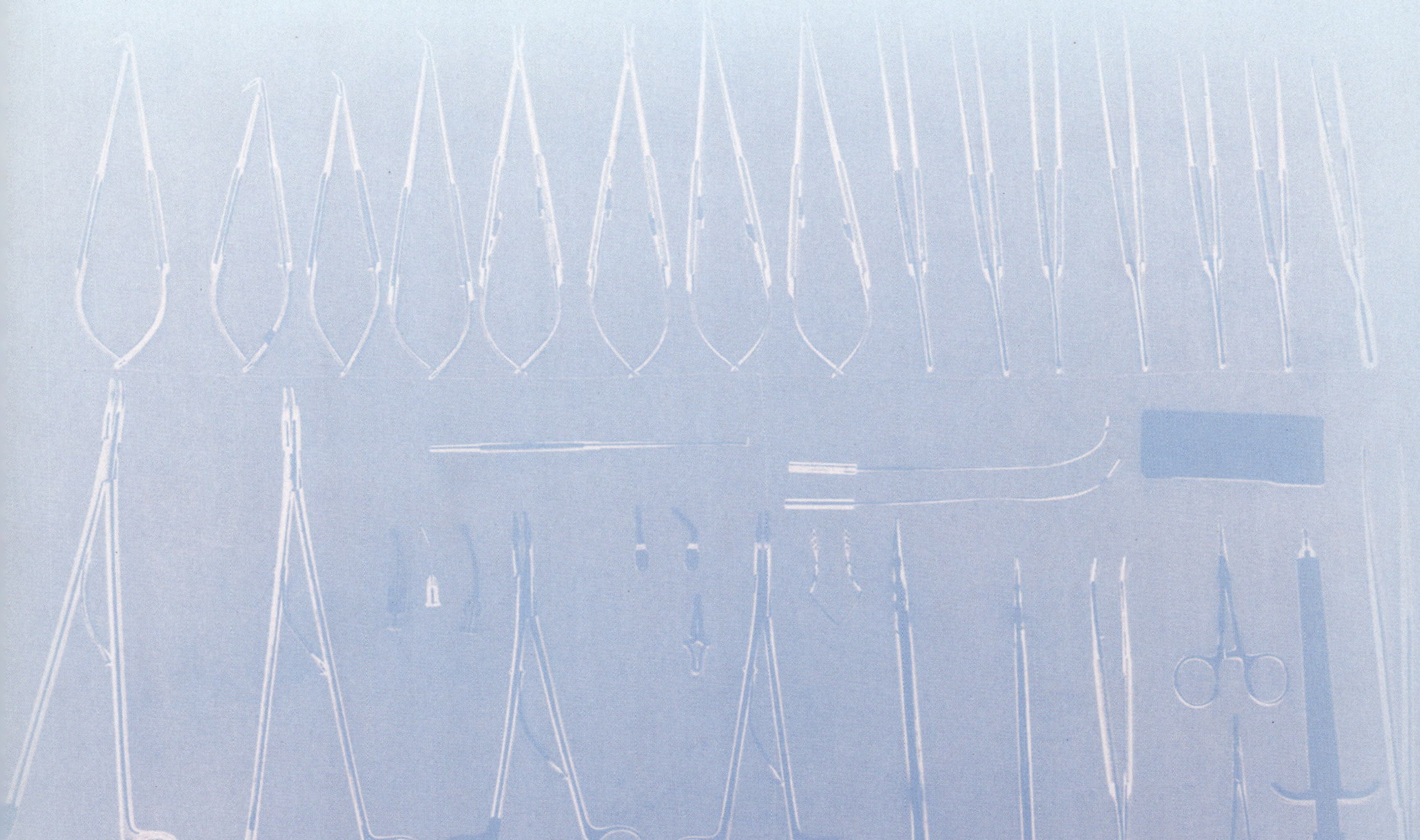

CHAPTER

9 최소침습 관상동맥 우회수술

Minimally Invasive Coronary Artery Bypass Grafing

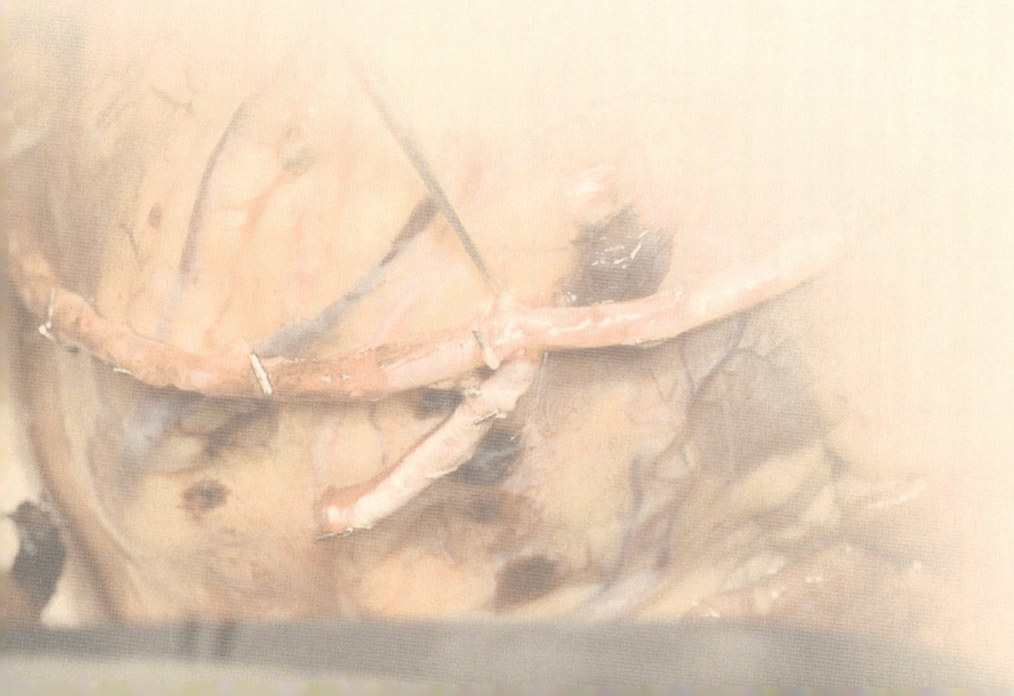

최소침습 우회수술이란 최소의 절개를 통하여 우회도관을 획득하고 목표 관상동맥에 연결하는 수술 방법을 말하기도 하며 더 좁은 의미로는 최소 절개와 더불어 심폐바이패스 사용없이 심장 박동 상태에서 수술하는 방법을 말한다. 환자의 회복 경과를 단축하여 정상 생활로의 복귀를 촉진하고 미용상으로도 흉터를 최소화하고자 하는 데 그 목적이 있다.

적응증

경피적 중재시술이 발달함에 따라 단일 혹은 이중혈관 질환으로 우회수술을 받게 되는 경우는 드물어졌다. 그러나 중재시술이 용이하지 않거나 결과가 좋지 않을 것으로 예상되어서 우회수술이 필요한 경우에는 최소침습적 수술의 좋은 적응증이 된다. 장기간 완전 폐쇄된 혈관, 3 cm 이상 긴 협착 병변, 주요 혈관 분지 부위의 협착, 중재시술 후의 재협착 등이 대표적인 예이다. 이런 해부학적 적응증에 더하여 흉골절개나 심폐바이패스에 따른 위험을 증가시키는 인자를 가진 환자에서 특히 장점을 갖게 된다. 고령, 심한 뇌신경계 질환, 당뇨, 만성 폐질환, 심실 기능 저하 및 심부전 등의 그런 경우이다.

위험인자들을 복합적으로 가지고 있어서 전통적인 방법의 심폐바이패스 하 혹은 무펌프 우회수술의 위험도가 높다고 예측되는 경우에는 다중혈관질환 환자라도 최소 침습적 수술로 좌측 내흉동맥(left internal thoracic artery, 이하 LITA)을 좌전하행지(left anterior descending artery, 이하 LAD)에 연결하고 나머지 혈관은 중재시술로 치료하는 소위 "hybrid procedure"도 고려하게 된다. 또한 폐질환이나 흉복부 대동맥 수술, 말초혈관 수술 등과 같은 수술과 병행하여 관상동맥 우회수술을 시행할 필요가 있을 때도 최소 침습적 방법이 장점이 있다(Table 9-1).

우회의 목표가 되는 관상동맥의 내경이 작거나 병변이 심한 경우에는 우회도관 및 문합 개통률 면에서 불리할 수 있기 때문에 최소 침습 우회수술을 시행하지 않는 것이 바람직하다. 그 밖에도 심한 비만, 우심실 비대에 의한 좌심실 혹은 LAD의 전위(displacement), 과량의 심외막하 지방 조직 등도 최소 침습 수술을 불가하게 만드는 요인이다[1]. 그러나 최근 심장 고정 장치 및 수술 기구들이 발전함에 따라 경험이 충분한 수술자에게는 이와 같은 인자들이 부적응증

TABLE 9-1.
Indications of MIDCAB

Ideal anatomic candidate
1. diameter of LAD ≥ 2 mm beyond 1st diagonal branch
2. non-calcified LAD
3. total occlusion of LAD
4. failure of previous saphenous vein graft to LAD with intact LITA
5. thin chest wall
6. thin, tubular heart

Clinical candidate
1. high risk for conventional CABG
   old age, COPD, hematologic disorders, malignancy, immunosupression, cerebrovascular disease, CRF, peripheral vascular diseases, etc.
2. restenosis after PCI for one or two major branch(es) : LAD, RCA, OM
3. major branch lesion(s) not suitable for PCI
4. failure of one or two major grafts after previous CABG

TABLE 9-2.
Contraindications to MIDCAB

Unsuitable coronary anatomy
1. small target artery : diameter 〈 1.5 mm
2. diffusely diseased and/or calcified target branch
3. intramyocardial course of target vessel

Unsuitable graft source
1. stenosis or occlusion of left subclavian artery
2. occluded internal thoracic artery (e.g., previous radiotherapy)
3. celiac artery stenosis — poor right gastroepiploic artery

Unsuitable body habitus
1. obesity
2. large, dense breast
3. pulmonary hypertension with lateral displacement of right ventricle

Intraoperative exclusions for MIDCAB
1. substernal location(medially located) LAD
2. LAD not visible : intramyocardial or deep-seated
3. lateral displacement of LAD away from incision
4. extremely fatty heart
5. very thin, friable coronary artery wall
6. hemodynamic instability during cardiac displacement/fixation

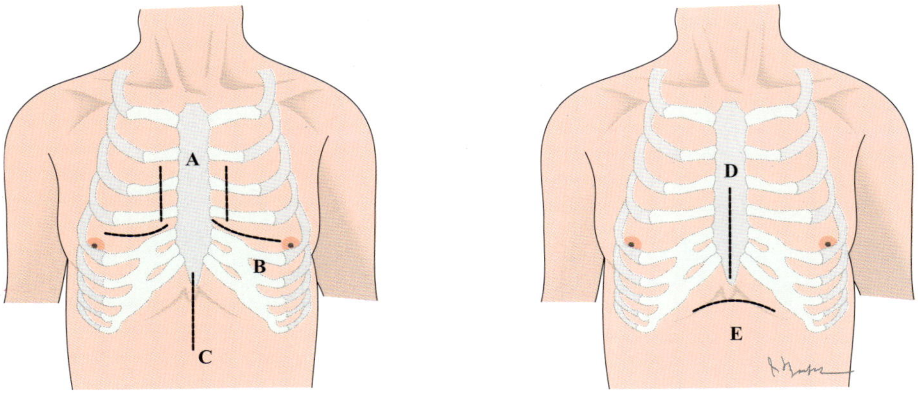

A. parasternal incision
B. small anterior thoracotomy
C. subxiphoid incision
D. lower partial sternotomy
E. subcostal incision

Figure 9-1. Various incisions for minimally invasive CABG

이 되는 경우가 줄어들고 있다(Table 9-2).

수술 준비 시 유의 사항

수술 준비 및 마취 시 일반적인 관상동맥 우회수술과 다른 점은 내흉동맥 박리 중 폐환기에 의해서 시야가 방해받지 않도록 이중 내경 튜브(double lumen tube)로 기관 삽관을 하고 제세동용 팻취(external defibrillation patch)를 흉벽에 미리 붙여 두어 부정맥 발생에 대처할 준비를 해 놓는다는 점이다. 또한 수술 중 부정맥 발생 시 대처가 쉽지 않으므로 이에 대한 세심한 주의가 필요하고 심실성 기외 수축이 발생할 때나 관상동맥 차단을 해제하여 재관류가 시작되기 전과 같은 때에 미리 lidocaine을 정주하여 심실성 부정맥 발생 가능성을 최소화하는 것이 중요하다.

절개 방법들

최소침습 관상동맥 우회수술을 위한 소절개로는 좌전흉벽 소절개(left anterior small thoracotomy, LAST)와 흉골하부 부분절개(lower partial sternotomy)가 대표적인 방법이고 그 밖에 여러가지 변형된 방법들이 소개되어 왔다(Figure 9-1).

Left anterior small thoracotomy

가장 흔히 쓰이는 이 절개는 LAD에 직접 접근할 수 있는 방법으로 유방으로 흉터가 가려질 수 있는 여성 환자에서 특히 미용상의 장점이 있다[2, 3]. 과거에 심장 수술을 시행받은 환자에서 흉골을 다시 절개하지 않고 심한 유착 부위를 피하여 LAD 및 좌심실 측면의 분지들에 쉽게 접근할 수 있다는 장점도 있다. 이 절개의 단점은 특수 기구 없이는 내흉동맥 전장을 박리하기 어렵고 부분 흉골절개에 비하여 수술 후 통증이 다소 심하다는 점을 들 수 있다(Figure 9-2).

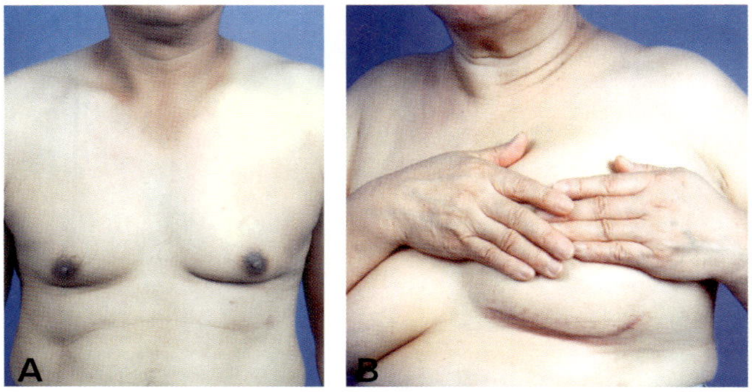

Figure 9-2. Scar after left anterior small thoracotomy(LAST). (A) male, (B) female

환자의 자세는 좌측 가슴을 30° 정도 높인 앙와위를 취하고 좌측 팔을 머리 위로 들어 올려 고정한다. 유방 아래 쪽을 따라 midclavicular line부터 흉골 쪽으로 6~8 cm 가량 횡절개하여 제4늑간을 통해 개흉한다. 근위부 LAD와 대각지에 모두 우회해야 하는 경우에는 제3늑간을 절개하며 LAD의 문합 목표점이 심첨부에 치우쳐 있을 때는 제5늑간으로 접근하기도 한다. 수술 중 심폐바이패스가 필요한 경우에는 절개 내측 끝을 흉골 변연부를 따라 ㄱ자로 연장한 다음 2개의 늑연골을 절단 혹은 절제하면 상행대동맥, 우심방, 주폐동맥 등이 노출되어 짧은 시간 내에 삽관을 할 수 있다.

늑간근 절개 후 내측 끝을 electrocautery 사용을 자제하면서 조심스럽게 박리하여 내흉동맥 및 정맥을 찾은 다음 위, 아래 각 한 늑간 정도 공간을 sharp dissection하여 ITA를 mobilization 시킨다. 이후 특별히 고안된 흉벽 거상기(retractor)를 사용하면 작은 절개로도 충분한 거리의 ITA를 박리할 수 있다. 내흉동맥 전장의 주행을 확인한 다음 Harmonic Scalpel이나 긴 tip의 electrocautery로 박리를 계속한다. 원위부로는 제5늑간까지 박리한다(Figure 9-3).

ITA 박리 후 heparin을 주사하고 LAD 위치로 예상되는 부위로 심낭을 절개하고 통상의 무펌프 우회수술과 동일한 방법으로 ITA와 LAD를 문합한다. 문합 후에는 출혈이 없음을 확인한 다음 문합 부위 위를 심낭이나 주위 지방 조직으로 덮어주어 문합 부위가 흉벽에 유착되는 것을 예방한다. 나머지 심낭 절개부는 봉합하지 않고 열어 두어 혈액이 늑막강(pleural cavity)으로 배액되도록 하면 심낭 내에 직접 배액관을 넣지 않아도 된다.

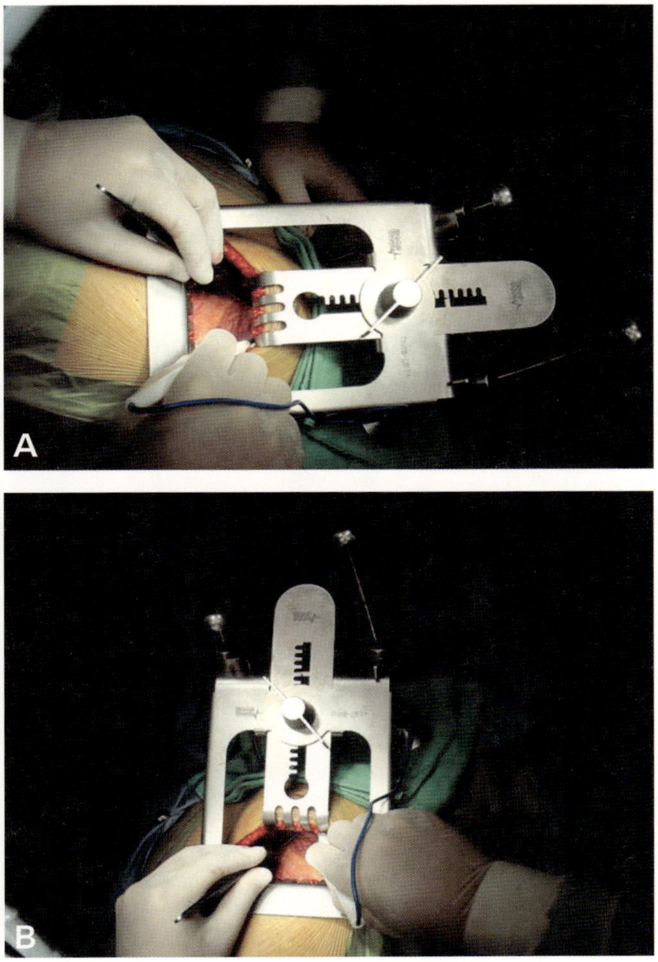

Figure 9-3. Harvesting of LITA in MIDCAB via LAST using a special retractor

절개 봉합 전 cryoprobe로 절개된 늑간을 포함하여 위, 아래의 각 1개 늑간의 늑간신경들을 냉동 차단시키면 수술 후 통증 완화에 도움이 된다(Figure 9-4).

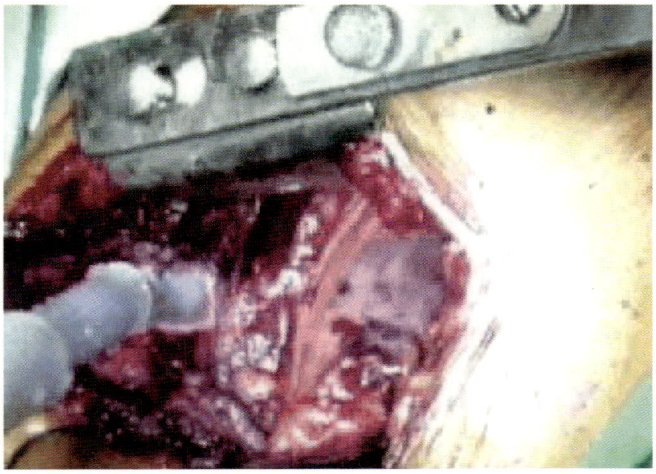

Figure 9-4. Cryoablation of intercostals nerve

흉강경을 사용하면 내시경 삽입을 위한 소절개들과 3cm 정도의 늑간 절개만으로 LAD를 노출하고 문합을 할 수 있어 미용적으로 유리하며 늑골을 견인하는데 따른 수술 후 통증을 크게 줄일 수 있다. 구미에서는 robot을 이용하여 문합 과정까지 내시경 하에서 시행하는 방법이 활발하게 시도되고 있다[4-10].

Lower partial sternotomy

이 절개 방법은 LAD와 우측 관상동맥, 양쪽 ITA 및 우측 위대망동맥을 노출할 수 있기 때문에 적용 범위가 넓은 유용한 소절개 방법이다[3]. 완전 흉골 절개에 비하여 미용 상의 장점 이외에도 늑연골, 근육의 손상 및 긴장을 적게 주기 때문에 창상과 흉벽, 어깨 등의 통증을 줄일 수 있고 창상 관련 합병증도 감소시킬 수 있는 방법이다. 수술 도중 완전 정중 흉골 절개가 필요해지는 경우 간단하게 연장할 수 있는 것도 장점이다(Figure 9-5).

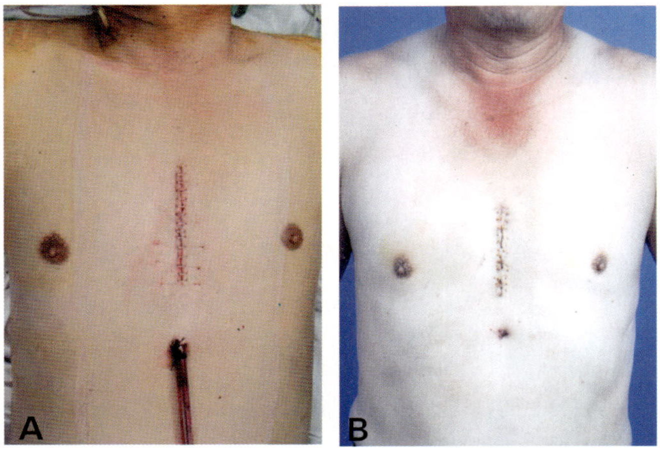

Figure 9-5. Scar after lower partial sternotomy

제3늑간 높이에서 시작하여 검상돌기 상부까지 약 8~10 cm 피부를 절개한다. 검상돌기하부가 노출되지 않으므로 흉골 절개는 oscillating saw로 하는 것이 좋다. 흉골은 정중선보다 약간 좌측으로 치우쳐서 절개하면 ITA 및 LAD의 노출이 보다 용이하다. 작은 흉골 retractor로 흉골을 벌린 다음 ITA를 박리하는데 가능한 한 제1늑간 높이까지 박리하며 근위부 시야가 불량할 경우 흉골 절개를 J자 형으로 연장한다. 제2 늑골 높이의 앞쪽 흉벽을 보조 수술자가 압박해 주면 시야가 좋아지는 경우가 많다(Figure 9-6).

ITA 박리를 마친 다음 LAD 앞 쪽의 심낭을 절개한다. 수술 시야에서 좌측으로 치우친 부위를 절개해야 하므로 Kelly clamp나 두꺼운 silk 봉합사로 심낭을 견인하면서 절개한다. 심낭 절개 후에도 LAD가 시야 중앙으로 나오지 않으면 외측의 심낭을 다시 silk 봉합사로 stitch하여 당겨 줌으로써 정중앙 쪽으로 위치시킬 수 있고 좌심실 뒤 쪽으로 거즈를 받쳐 주는 것도 LAD 시야 확보에 도움이 된다(Figure 9-7).

이후의 수술 진행은 일반적인 경우와 크게 다르지 않다.

Left parasternal incision

이 절개는 흉골 좌측 경계를 따라 종절개한 다음 제3과 제4, 혹은 제4와 제5 늑연골을 흉골로부터 분리(disarticulation)시켜서 내흉동맥과 좌전하행지 관상동맥을 노출시키는 방법이다. 초보자도 비교적 쉽게 시도할 수 있는 접근 방법이다(Figure 9-8).

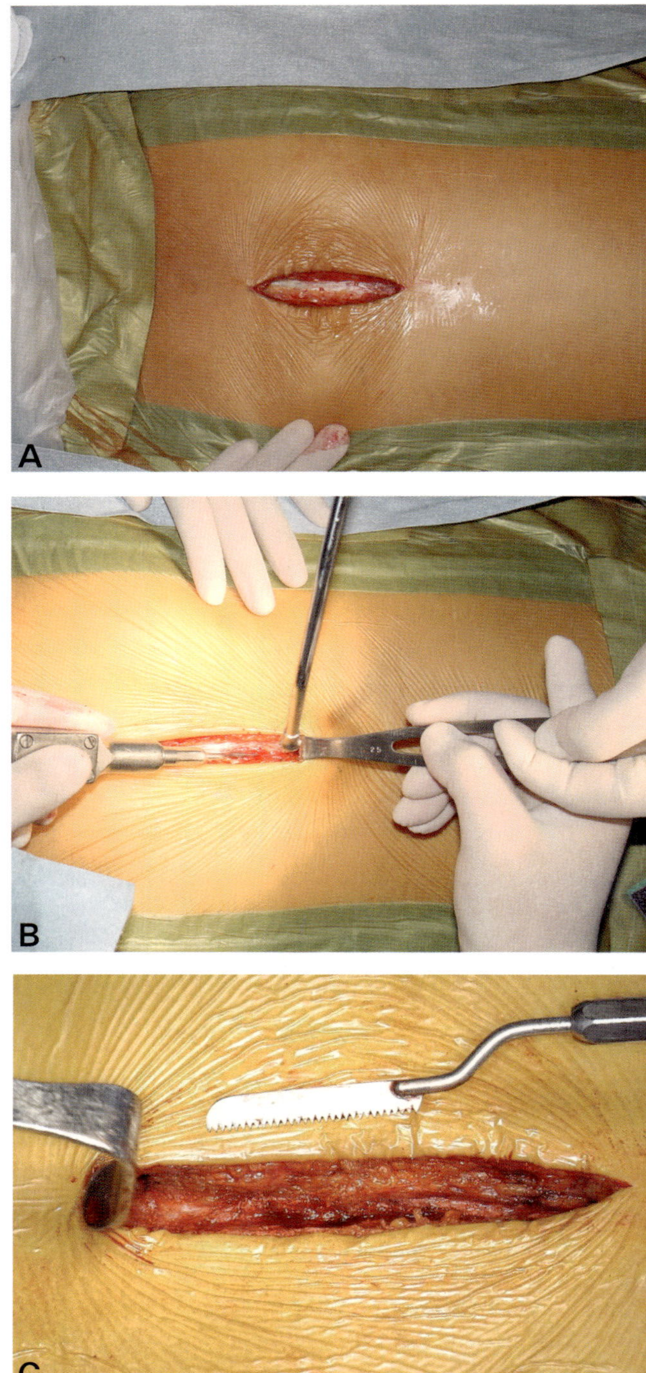

Figure 9-6. Procedures of lower partial sternotomy. (A) skin incision, (B) sternal splitting using a narrow saw, (C) close-up view

Subxiphoid incision

검상돌기하 절개는 우측 관상동맥 원위부나 후하행지에 우측 위대망동맥(right gastroepiploic artery)을 연결할 때

쓰는 방법이다. 검상돌기 바로 밑에서 시작하여 수직으로 10 cm 정도 절개한 다음 linea alba를 따라 근막과 복막을 절개하고 위대망동맥을 박리한다(Figure 9-9).

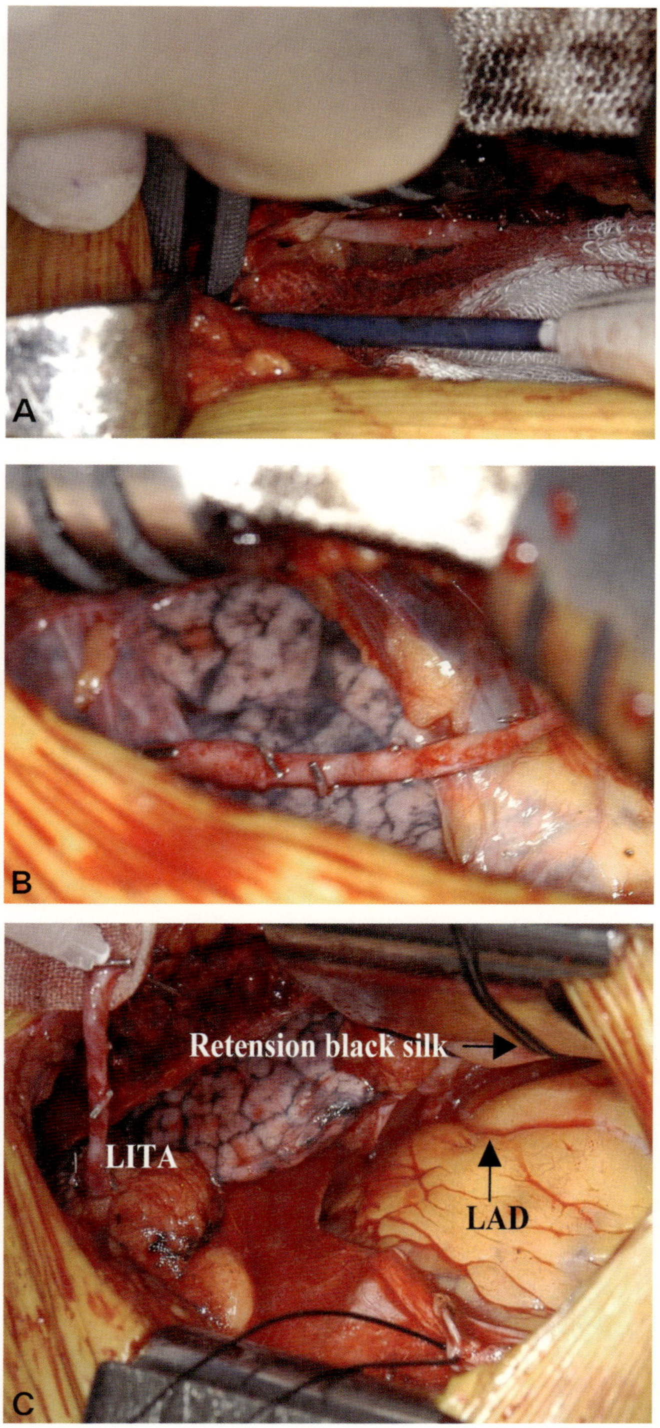

Figure 9-7. MIDCAB via lower partial sternotomy. (A) harvesting of LITA, (B) mobilized LITA pedicle, (C) exposure of LAD

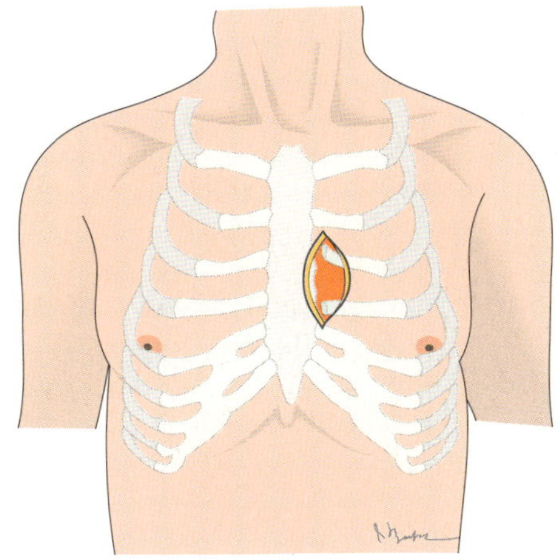

Figure 9-8. Left parasternal incision for MIDCAB

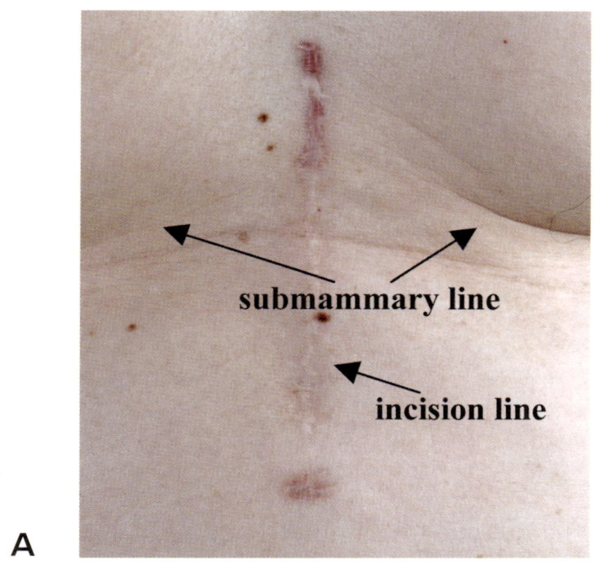

Figure 9-9 (A). Subxiphoid incision for MIDCAB

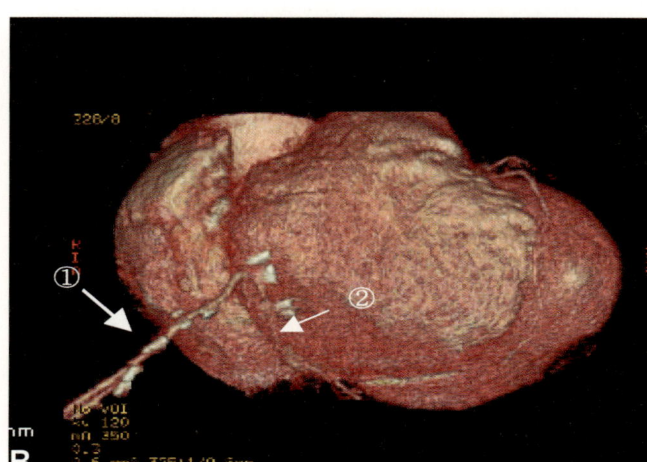

Figure 9-9 (B). Coronary CT angiogram after RGEA-RCA anastomosis via Subxiphoid incision

내흉동맥 박리에 사용하는 흉골 견인기를 사용하여 흉골 하부를 앞으로 들어올려서 목표 관상동맥의 시야를 확보한다. 필요시 검상돌기를 절제하고 횡격막의 앞쪽 일부를 절개하면 시야가 좋아진다. 또한 우심실 하벽을 4-0 polypropylene으로 떠서 전상방으로 당겨 주면 목표 관상동맥을 수술자 쪽으로 전위시킬 수 있다. 문합 부위를 고정기(stabilizer)로 고정하든가 이를 거치할 여유 공간이 없으면 문합부 주위의 심외막을 5-0나 6-0 polypropylene으로 떠서 횡격막에 고정시켜 놓으면 고정기의 도움 없이도 문합을 진행할 수 있다.

Subcostal incision

일명 경복부 접근(transabdominal approach)이라고도 표현되는 방법으로 한 개의 절개로 좌전하행지와 후하행지에 각각 좌측 내흉동맥과 우측 위대망동맥을 문합할 수 있다는 장점이 있다. 특히 재수술로 시행하는 관상동맥 우회수술 시에 흉골을 절개하고 그 뒷 면의 유착을 박리할 필요가 없다는 장점도 있다[11](Figure 9-10).

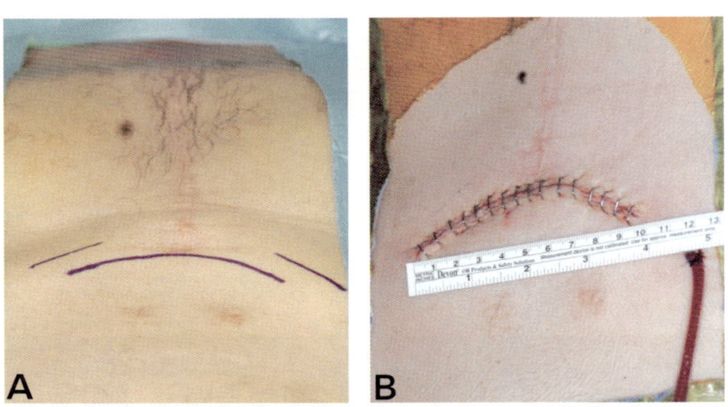

Figure 9-10. Subcostal incision for MIDCAB

검상돌기 직하부에서 양 쪽 늑골 경계부를 지나는 곡선을 따라 약 8 cm의 피부 절개를 한 다음 양측 복직근(rectus abdominis muscle)을 전후 근막과 함께 횡절개 한다. 이 때 복직근의 바깥 경계를 따라 주행하는 신경혈관다발(neurovascular bundle)은 자르지 말고 보존하는 것이 수술 후 통증을 줄일 수 있다. 복직근 절개면을 굵은 실크 봉합사로 절개부 피부에 고정시켜 놓은 다음 횡격막이 늑연골 후면에 붙어 있는 부분을 electrocautery로 박리한다. 이 공간을 통하여 내흉동맥을 박리하는데 견인기를 사용하여 흉골 하부와 늑연골을 앞 쪽으로 당기면 제2~3 늑간까지는 시야가 확보된다. 복막을 횡절개하여 복강으로 접근, 위대망동맥을 박리한다.

관상동맥의 노출은 심낭을 역T자 모양으로 절개한 다음 적절한 위치를 굵은 봉합사로 떠서 당겨 주면 시야를 확보할 수 있다. 후하행지나 후측지와 같이 깊은 곳에 위치하는 분지들은 횡격막을 일부 절개하고 간을 복부 쪽으로 눌러줌으로써 시야를 확보할 수 있다(Figure 9-11).

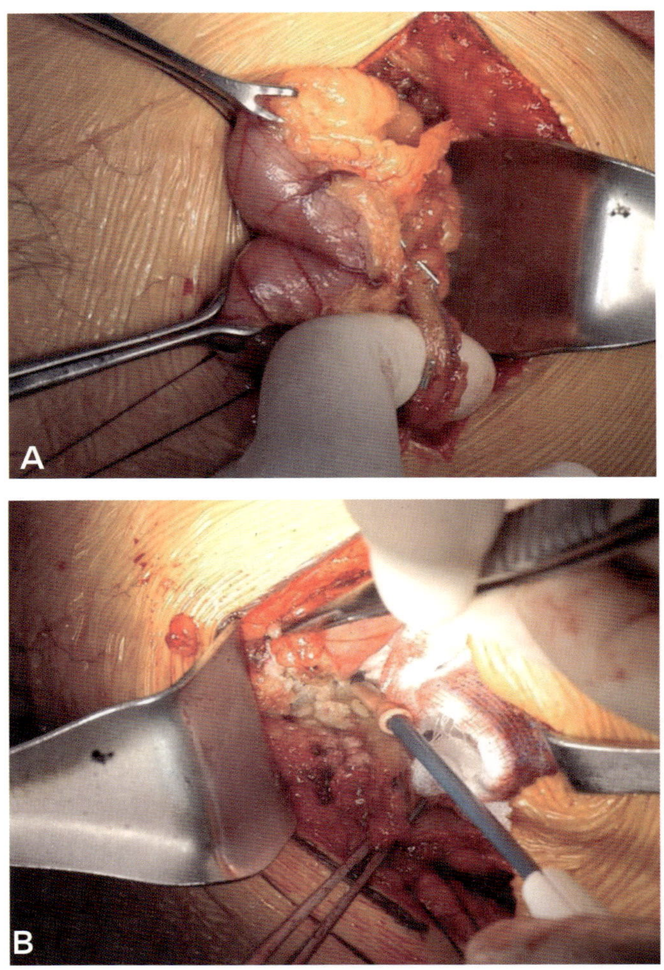

Figure 9-11. (A). Harvesting of right gastroepiploic artery via subcostal incision. (B). Division of diaphragm and pericardial adhesion for exposure of distal RCA or its branches via subcostal incision

경피적 중재시술과의 혼합 요법 (Hybrid procedure)

혼합 요법이란 여러 개의 관상동맥 분지에 협착 병변을 가진 환자에서 일부 분지에는 최소 침습적인 외과 수술로 우회도관을 연결하고 다른 분지는 경피적 중재시술로 치료함으로써 두 치료 방법의 장점만을 최대로 추구하는 것이다 [12, 13]. 다중혈관 질환 환자 중에서 특히 좌전하행지의 병변이 소위 type C 병변이어서 중재시술로 치료가 곤란하거나 장기 성적이 불량할 것으로 예상되는 경우 MIDCAB으로 좌측 내흉동맥을 연결한 다음 회선지계와 우측 관상동맥계의 병변은 풍선확장 및 스텐트 삽입으로 치료하는 경우가 가장 많다. 만성 폐쇄성 폐질환, 고령, 관상동맥 우회수술 재수술 등과 같은 고위험군 환자에서 큰 절개를 통한 합병증을 피하고자 하는 목적으로 적용되기도 하고 일부 젊은 환자에서는 큰 절개를 피하고자 하는 미용상의 이유로 적용되기도 한다.

혼합 요법을 시행할 때는 두 치료를 동시에 할 것인가, 혹은 따로 시행한다면 어느 치료를 먼저 할 것인가를 결정해야 한다. MIDCAB과 중재시술을 동시에 시행하는 것은 외과적 우회 문합 부위를 수술 즉시 조영술로 평가할 수 있고 중재시술이 예상과 달리 여의치 않은 경우 해당 분지에 우회수술을 추가할 수 있다고 하는 장점이 있다. 그러나 중재시술에 필요한 영상 장비와 수술에 필요한 장비를 모두 갖춘 시설이 필요하다는 제한이 있다. 또한 중재시술을 위해서 수술 직후에 계속해서 헤파린을 사용해야 하기 때문에 출혈의 위험이 증가할 수 있다는 단점도 있다.

두 치료를 별개로 시행하는 것은 입원 기간이 연장된다는 단점이 있으나 기존의 시설로도 적용이 가능하고 출혈 위험성이 상대적으로 적다는 장점이 있다. 특히 혈역학 상태가 불안정하거나 심근 기능이 저하된 환자에서는 좌전하행지로의 혈류가 개선된 상태에서 2~4일 경과시켜 혈역학 상태 및 심근 기능이 호전된 상태에서 안정적으로 중재시술을 시행할 수 있다는 장점도 있다.

어느 경우에든 중재시술을 먼저 할 것인가, 아니면 MIDCAB을 먼저 시행할 것인가도 논란이 될 수 있다. 중재시술의 대상이 되는 혈관의 병변이 시술의 실패를 별로 걱정하

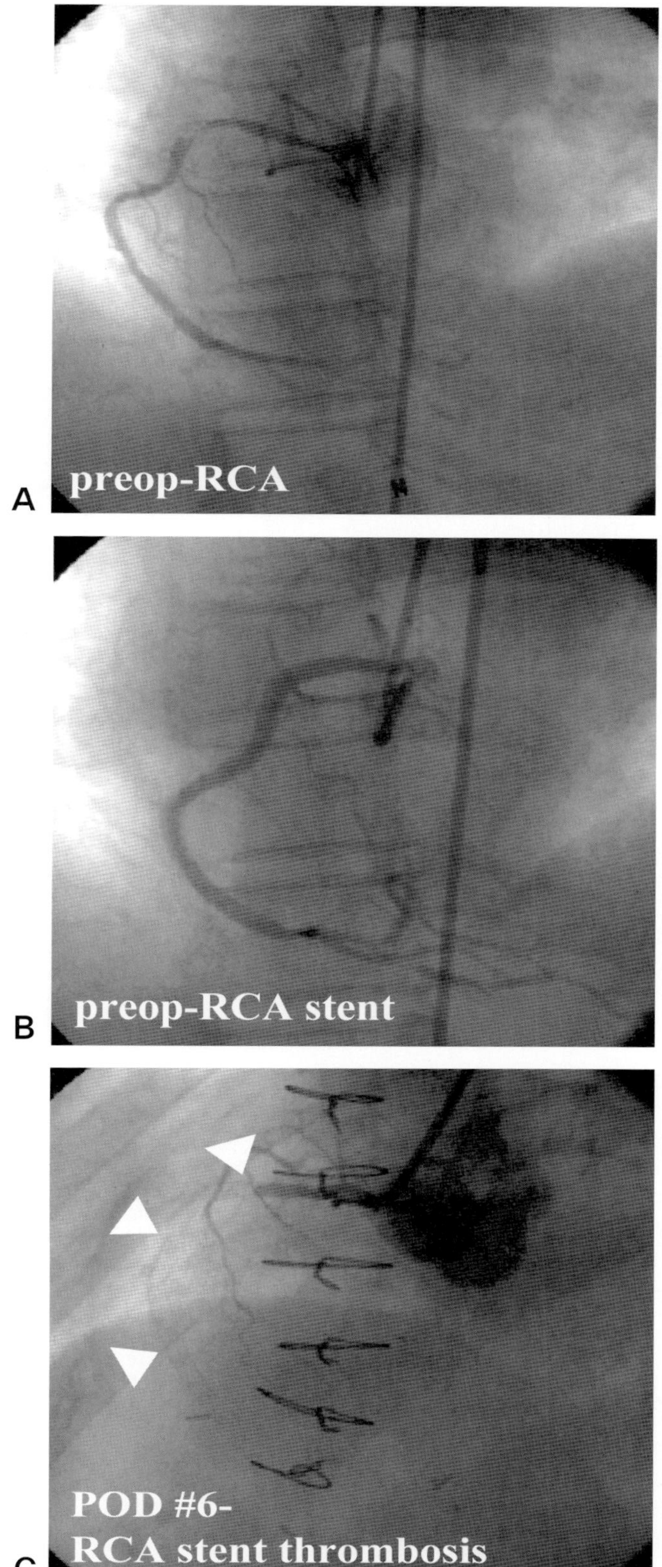

Figure 9-12. A case of RCA stent thrombosis after hybrid revascularization *(continued to next page)*

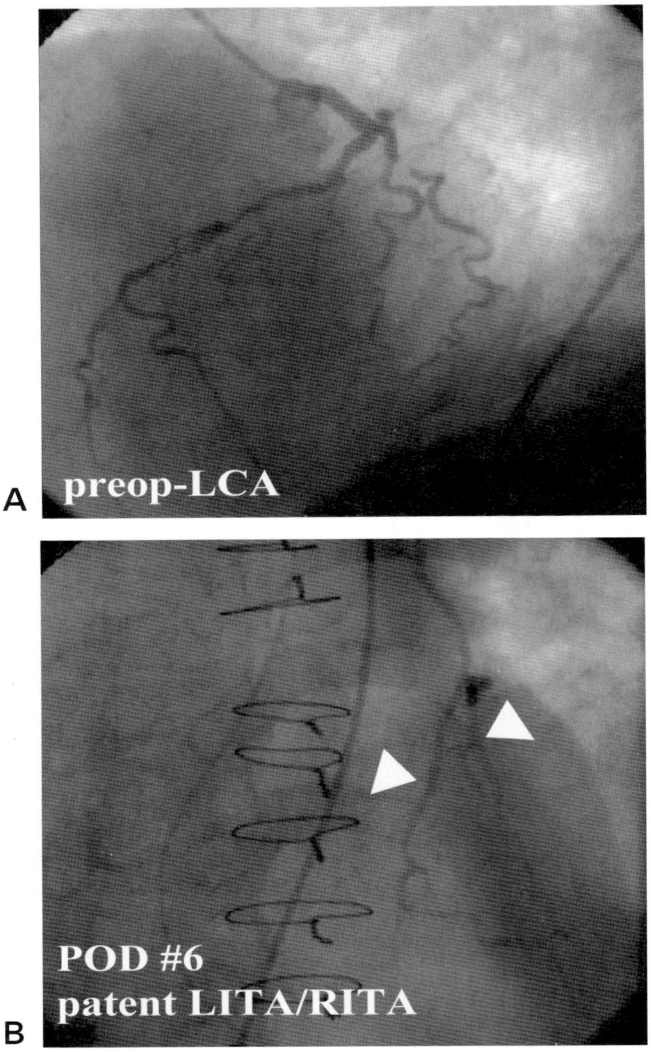

Figure 9-12. A case of RCA stent thrombosis after hybrid revascularization *(continued from previous page)*

지 않아도 되는 상태라면 MIDCAB을 먼저 시행하는 것이 안전한 방법일 것이다. 특히 좌측 주관상동맥의 협착이 있는 환자에서는 MIDCAB을 먼저 하고 이후 심근의 혈류가 유지되는 상태에서 소위 "protected angioplasty"를 시행하는 것이 절대적으로 필요하다. 그렇지 않은 경우로써 우측 관상동맥이나 회선지계의 병변에 대한 중재시술의 실패 가능성을 배제할 수 없는 경우라면 먼저 중재시술을 시도하고 그 결과에 따라 MIDCAB으로 해결할 목표 관상동맥을 결정하는 것이 하나의 방법일 수 있다.

중재시술로 스텐트를 먼저 삽입한 다음 MIDCAB 혹은 CABG를 시행하는 경우 항혈소판제, 특히 clopidogrel의 사용이 문제가 된다. 수술을 위하여 clopidogrel을 중단하는 경우 스텐트 내의 혈전 형성의 위험이 크기 때문에 이에 대한 대책이 필요한 것이다(Figure 9-12).

일부 외과의는 clopidogrel을 계속 사용하는 상태에서 수술을 진행하기도 하고 많은 경우 수술 3~4일 전에 clopidogrel을 중단하고 헤파린 정주로 대체한 상태에서 수술한 다음 수술 당일부터 clopidogrel 복용을 재개하는 방침이 사용되고 있다.

참고문헌

1. Subramanian VA. Patient selection for minimally invasive coronary artery bypass. In: Yim APC, Hazelrigg SR, Bashar Izzat M, Landreneau RJ, Mack MJ, Naunheim KS, Ferguson TB. Minimal Access Cardiothoracic Surgery. 1st ed. Philadelphia: W.B. Saunders, 2000;408-11.
2. Calafiore AM, Giammarco GD, Teodori G, et al. Left anterior descending coronary artery grafting via left anterior small thoracotomy without cardiopulmonary bypass. Ann Thorac Surg 1996;61:1658-65.
3. Subramanian VA, McCabe JC, Geller CM. Minimally invasive direct coronary artery bypass grafting: two-year clinical experience. Ann Thorac Surg 1997;64:1648-55.
4. Benetti FJ, Ballester C, Sani G, Doonstra P, Grandjean J. Video assisted coronary bypass surgery. J Card Surg 1995;10:620-5.
5. Mack M, Acuff T, Yong P, Jett GK, Carter D. Minimally invasive thoracoscopically assisted coronary artery bypass surgery. Eur J Cardio-thorac Surg 1997;12:2-4.
6. Reichenspurner H, Damiano RJ, Mack M, et al. Use of the voice-controlled and computer-assisted surgical system ZEUS for endoscopic coronary artery bypass grafting. J Thorac Cardiovasc Surg 1999;118:11-6.
7. Falk V, Diegeler A, Walther T, et al. Total endoscopic computer enhanced coronary artery bypass grafting. Eur J Cardiothorac Surg 2000;17:38-45.
8. Vassiliades TA Jr. Endoscopic-assisted atraumatic coronary artery bypass. Asian Cardiovasc Thorac Ann 2003;11:359-61.
9. Srivastava S, Gadasalli S, Agusala M, et al. Use of bilateral internal thoracic arteries in CABG through lateral thoracotomy with robotic assistance in 150 Patients. Ann Thorac Surg 2006;81:800-6.
10. Subramanian VA, Patel NU, Patel NC, Loulmet DF. Robotic assisted multivessel minimally invasive direct coronary artery bypass with port-access stabilization and cardiac positioning: paving the way for outpatient coronary surgery? Ann Thorac Surg 2005;79:1590-6.

11. Subramanian VA, Patel NU. Transabdominal minimally invasive direct coronary artery bypass grafting(MIDCAB). Eur J Cardio-thorac Surg 2000;17:485-7.
12. Murphy GJ, Bryan AJ, Angelini GD. Hybrid coronary revascularization in the era of drug-eluting stents. Ann Thorac Surg 2004;78:1861-7.
13. Cisowski M, Morawski W, Drzewiecki J, et al. Integrated minimally invasive direct coronary artery bypass grafting and angioplasty for coronary artery revascularization. Eur J Cardio-thorac Surg 2002;22:261-5.

CHAPTER

10

복잡하거나 특이한 관상동맥 병변에 대한 수술 Surgical Technique for Difficult or Unusual Coronary Anatomy

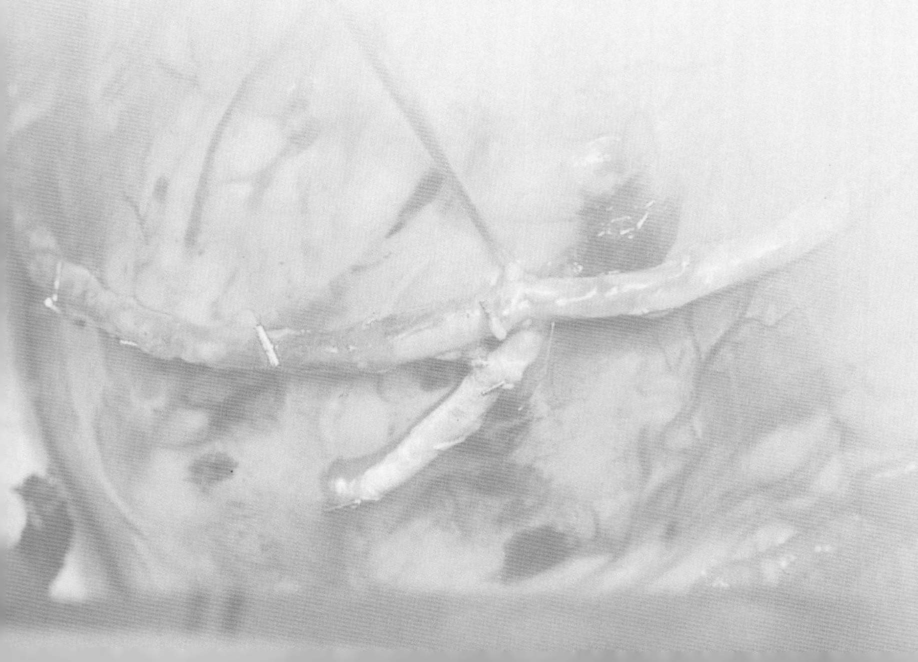

Deep-seated LAD

좌전하행지(left anterior descending artery, 이하 LAD)는 대개 큰 어려움 없이 목표 지점을 찾을 수 있지만 간혹 문합에 적당한 부위가 심외막 지방층 내에 깊숙이 주행하여 시야에 들어 오지 않는 경우가 있다.

그림과 같이 관상동맥 조영 사진에서 LAD가 짧게 보이고 바로 옆에 대각지가 평행으로 주행하면 이중 좌전하행지(dual LAD)의 가능성이 있고 대체적으로 LAD가 깊게 존재할 가능성이 높다. 따라서 우회수술 시 육안으로 식별되는 곳만을 문합 목표지점으로 삼으면 LAD를 놓칠 수 있기 때문에 쉽게 보이지 않더라도 근위부에서 깊이 있는 LAD를 찾아 연결해야 한다(Figure 10-1).

조영 사진에서 LAD 일부 구간이 일직선 모양을 취하고 심장 박동에 따른 모양 변화가 없으며 그 원위부에서 표면으로 돌출되는 듯한 모양을 보이면 이 역시 깊게 주행하는 것을 의미한다(Figure 10-2).

이런 경우 표면에 노출된 곳을 문합 목표로 삼는 경우 좌측 내흉동맥(left internal thoracic artery, 이하 LITA)이 짧거나 문합 부위의 LAD 및 LITA의 내경이 너무 작아지게 되는 경우가 많다.

깊이 주행하는 LAD를 찾기 위해서는 육안으로 보이는 부위 즉, 심첨부 근처나 인접한 대각지에서부터 박리를 시작하여 찾아 가면 목표 지점에 도달할 수 있다. 심장 박동 상태에서 우회술을 하는 경우에는 압박기(stabilizer)를 두 개 사용하여 고정하면 관상동맥이나 인접 정맥의 손상 없이 긴

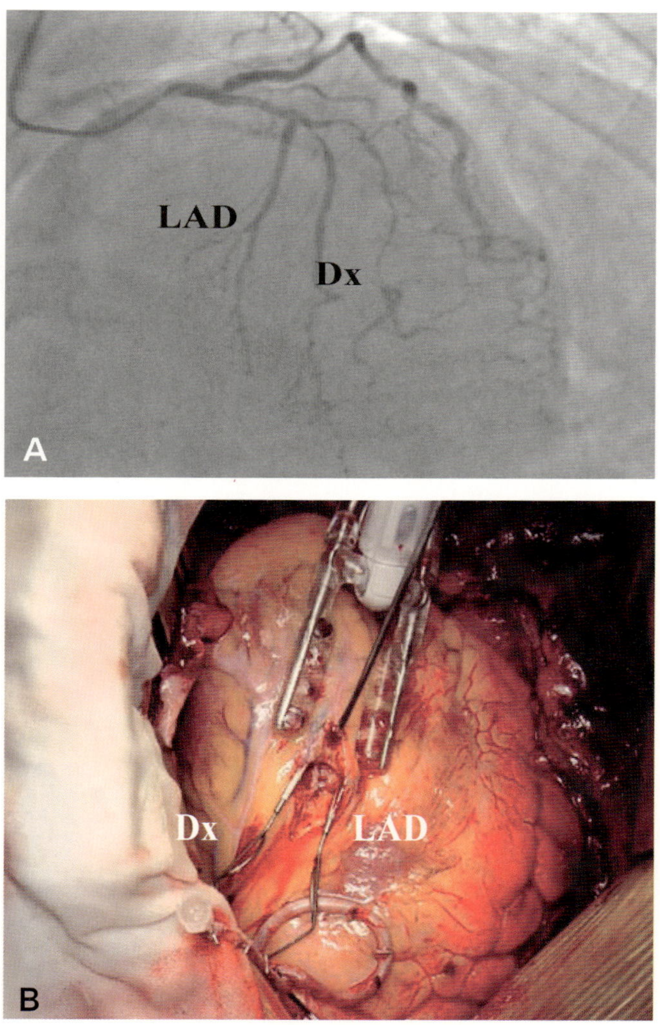

Figure 10-1. Deep-seated, short LAD; coronary angiogram and operative finding

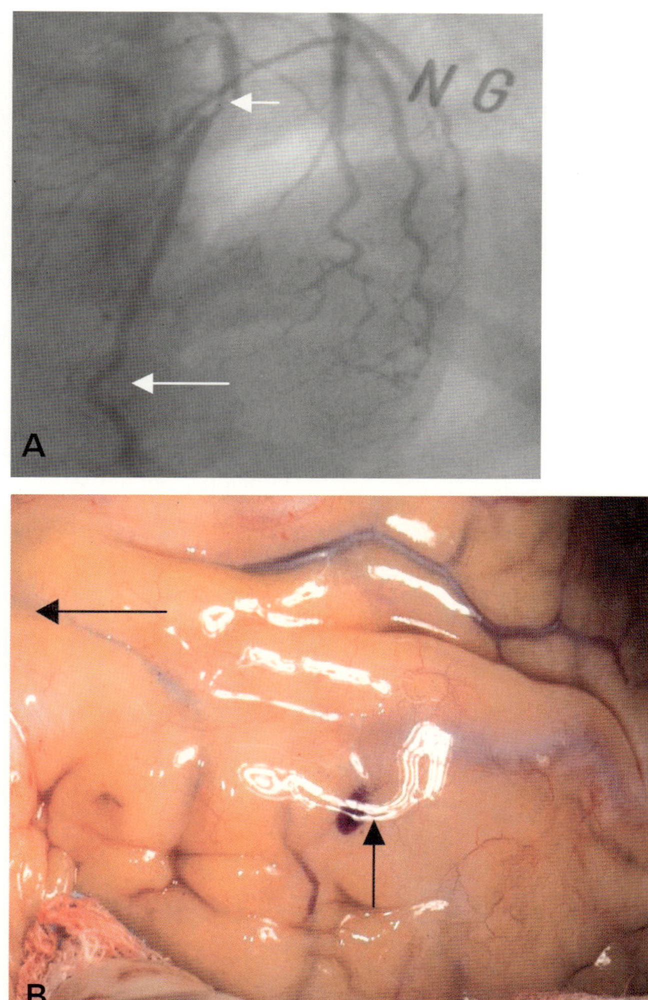

Figure 10-2. Deep-seated, long LAD; coronary angiogram and operative finding

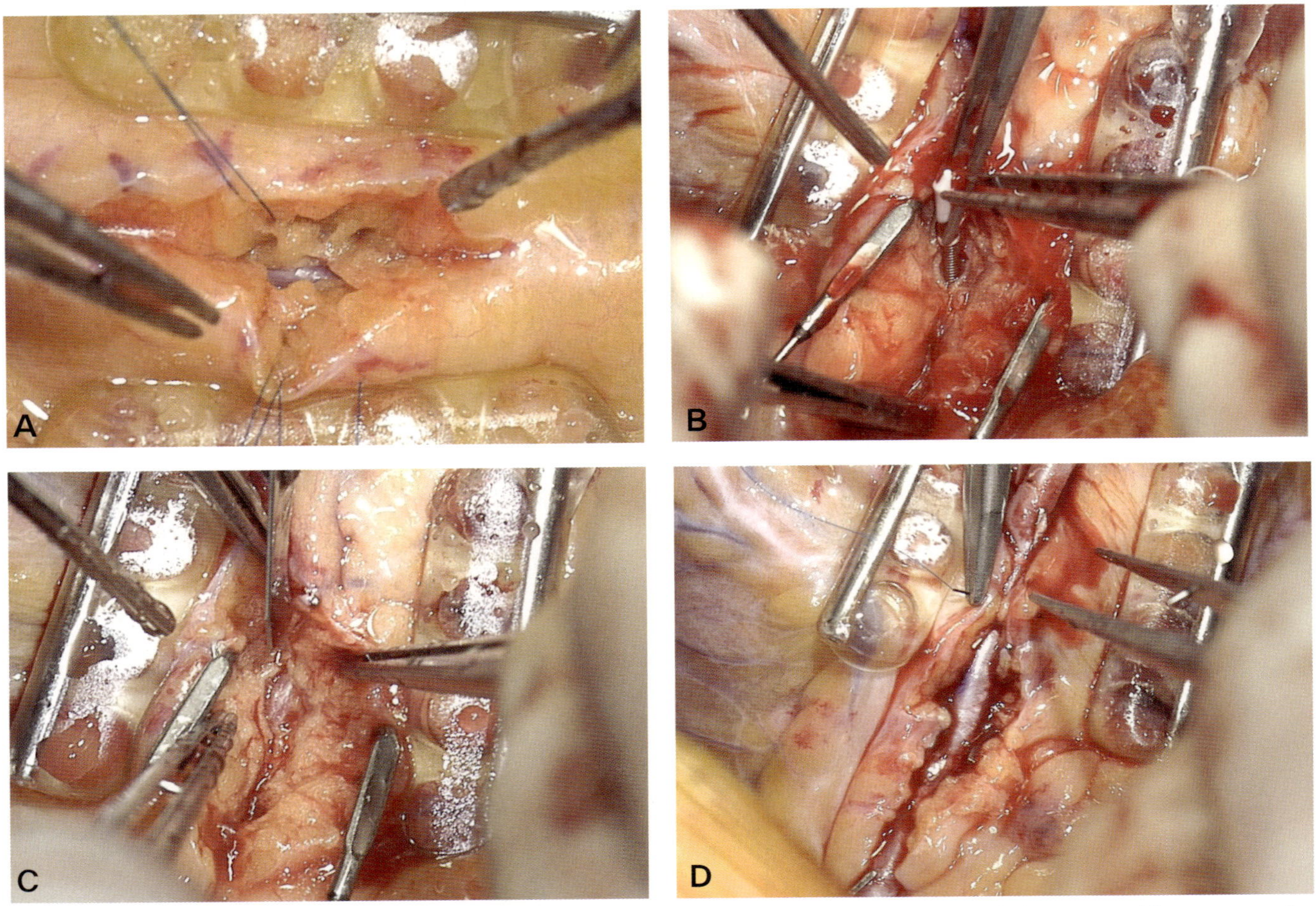

Figure 10-3. Grafting procedures for deep-seated LAD. (A) incision of epicardial fat, (B) epicardial retractor, (C) insertion of an intraluminal shunt, (D) closure of epicardial fat after completion of anastomosis

경로를 박리하기가 용이하다. 목표 지점을 찾은 후에는 두터운 심외막 조직이나 심근을 6-0 Polypropylene으로 떠서 당겨 주거나 epicardial retractor를 사용하여 문합을 위한 시야를 확보하고 근위부 폐쇄는 봉합사보다는 혈관내 shunt를 주로 사용한다. 박리 중 손상된 정맥은 작은 hemoclip이나 봉합사로 결찰해서 출혈에 의한 시야 방해를 피하며 문합 완성 후 절개된 심외막 조직을 봉합해서 도관의 주행을 자연스럽게 하고 출혈을 예방한다(Figure 10-3).

Intramyocardial coronary artery

심근내 관상동맥(intramyocardial coronary artery)은 가장 흔히 볼 수 있는 관상동맥 변이이며 혈관 조영술 시 1.5~16%의 빈도를 보이는 것으로 알려져 있다[1]. 다른 병변이 동반하지 않는 한 특이 증상이 없는 경우가 대부분이지만 intramyocardial LAD를 가진 일부 환자는 심근 수축 시의 압박으로 인하여 허혈 증상, 심하면 부정맥이나 심근 경색도 발생할 수 있다. 베타 차단제 등의 약물로 증상이 호전되지 않는 경우에는 관상동맥을 압박하는 심근을 절개해 주거나 우회로 조성 등의 수술이 필요할 수 있다. 최근에는 stent 시술이 시도되기도 하지만[1] 아직 장기 성적에 대한 믿을 만한 보고는 없다.

LAD 근위부는 심근내 관상동맥이 가장 많이 발견되는 부위이다. 이곳은 수술 시에 육안으로 확인이 쉽지 않은 부위이므로 수술 전 혈관 조영술에서 어느 정도 예견할 수 있어야 한다. 심장 박동에 따라 모양이 변하지 않고 계속 직선 형태의 모양을 취하면서 수축기에 내경이 작아지는 소견을

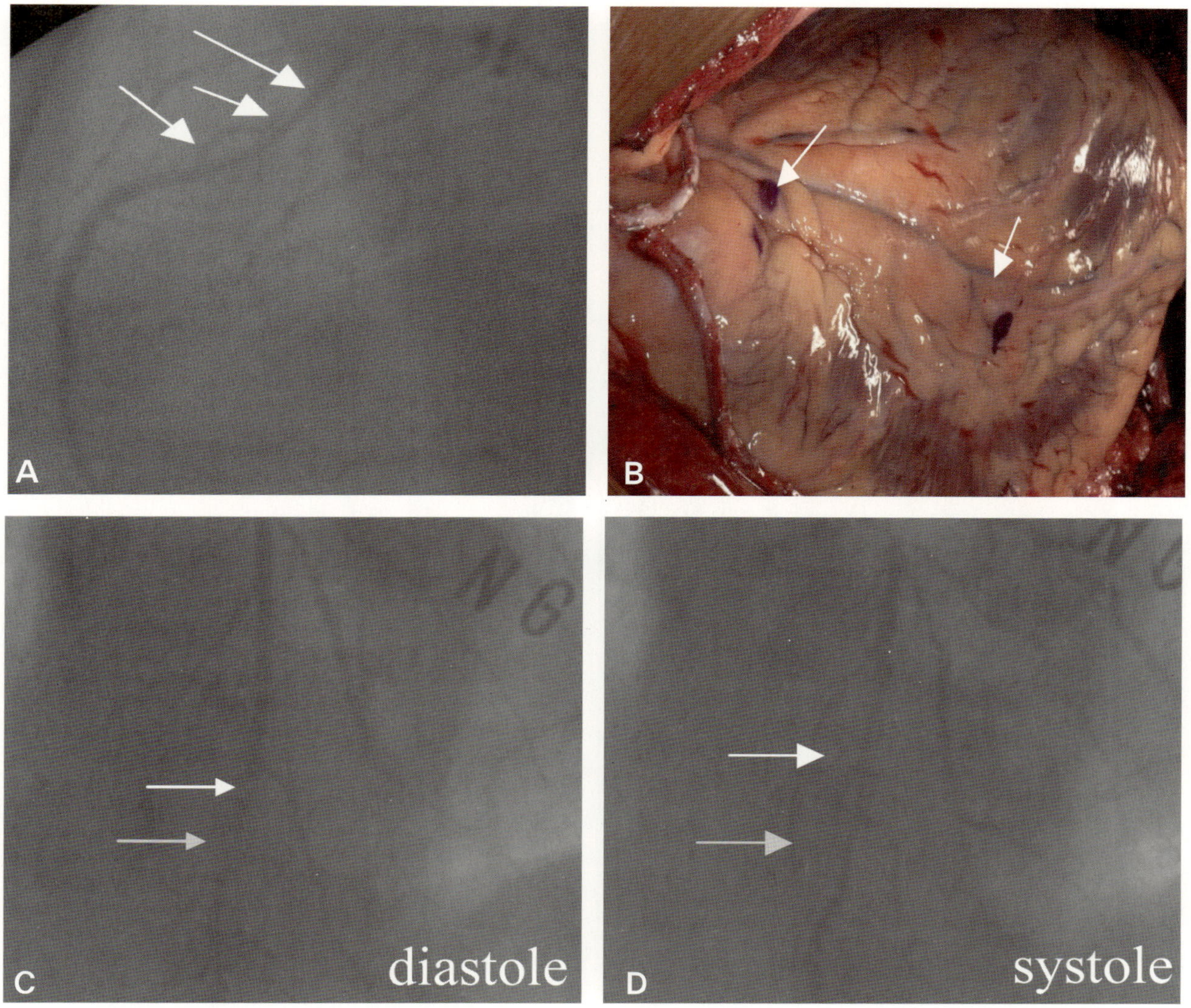

Figure 10-4. Intramyocardial LAD; coronary angiogram and operative findings

보인다(Figure 10-4).

일반적으로 심근내로 주행하는 관상동맥 구간에는 죽상경화 병변이 잘 생기지 않으므로 문합 목표 지점으로 선택하는 경우가 많다. 다만 심근내 주행이 시작되는 곳과 끝나는 곳은 높은 혈류 shear stress로 인하여 협착 병변이 호발하는 부위임에 주의하여야 한다. 심근내 관상동맥은 전술한 바와 같은 방법으로 찾을 수 있으며 다른 구간에 비하여 혈관벽이 얇은 특징을 가지므로 문합시에 세심한 주의를 요한다. OPCAB 시 근위부를 폐쇄시키는 것은 봉합사로 조이는 것보다는 혈관내 shunt를 이용하는 것이 시야 확보 및 출혈 예방에 유리하다. 절개된 심근 조직에서 출혈이 많으면 6-0 혹은 7-0 polypropylene 봉합사로 출혈 부위를 봉합하는 것이 좋다.

둔각지 근위부도 심근내 주행 하는 경우가 많은 부위이다. 심근 조직 아래로 희미하게 흰 색을 띄는 관상동맥이 보이는 경우가 많으므로 식별하는 데 큰 어려움은 없다. 심근 절개 후 6-0 polypropylene으로 출혈하는 부위를 봉합한 다음 그 실을 당겨 주면 문합 부위 시야 확보가 용이하다. 연속 문합(sequential anastomosis)으로 도관을 연결하는 경우에는 평행문합(parallel anastomosis)을 하는 것이 좋으며 직각문합(perpendicular anastomosis)은 도관이 심근 내로 꺾여 들어가는 seagull 혹은 butterfly 현상을 초래할 수

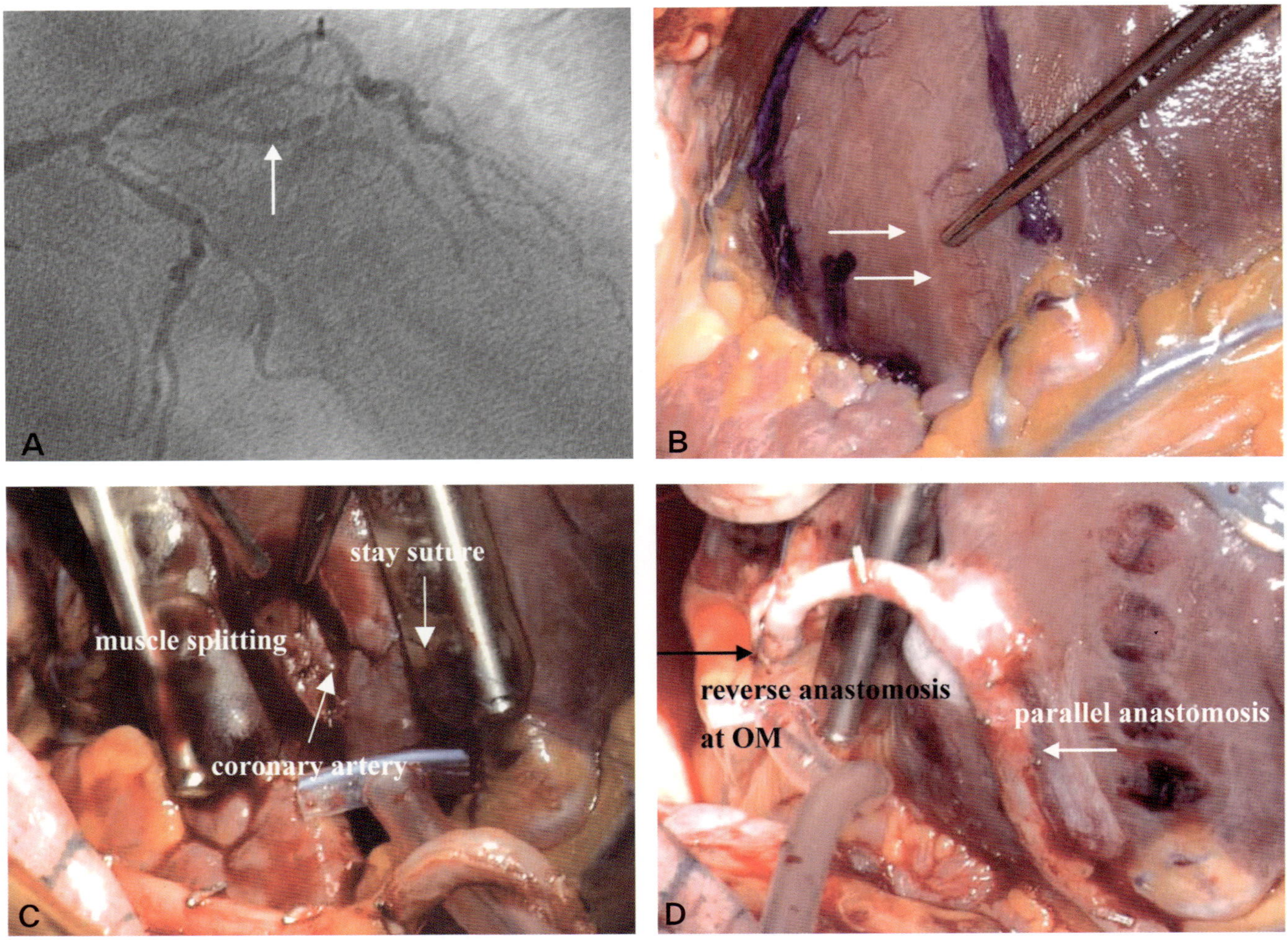

Figure 10-5. Intramyocardial obtuse marginal branch; coronary angiogram and operative findings

있다. 따라서 직각문합을 하는 경우에는 도관의 주행을 따라 심근을 더 절개해서 도관이 자리잡을 곳을 만들어 주어야 한다(Figure 10-5).

이중 좌전하행지 (dual LAD)

수술 환자의 약 1%에서 발견된다[2,3]. 선천성 심기형, 특히 대혈관 전위증이나 팔로4징에서 RCA에서 기시하는 또 하나의 LAD가 발견되는 경우가 많다. 정상 심장에서의 dual LAD는 Spindola-Franco 등에 의해서 다음의 4가지 형태로 분류되었다[3].

type I : short LAD는 전실간구(anterior interventricular sulcus, 이하 AIVS)로 주행한다. long LAD는 그 보다 좌측 즉, 좌심실 쪽에서 내려온 다음 원위부에서 AIVS로 주행한다. 근위부의 주요 심실중격지(major septal perforator)들은 short LAD에서 나온다.

type II : short LAD는 type I과 동일하며 long LAD가 우심실 쪽에서 하행한다.

type III : short LAD는 type I, II와 동일하며 long LAD가 심실 중격 심근내로 주행한다.

type IV : AIVS의 근위부에서만 관찰되는 short LAD에서 주요 심실중격지와 대각지들이 기시하고 long LAD는 RCA에서 기시한다.

Dual LAD는 수술 전 혈관 조영 사진을 통해서 위치 및 병변 상태를 확실하게 숙지하고 있어야 혼동하지 않고 완벽한 우회수술을 할 수 있다. 짧은 LAD는 근위부 즉, 폐동맥 근

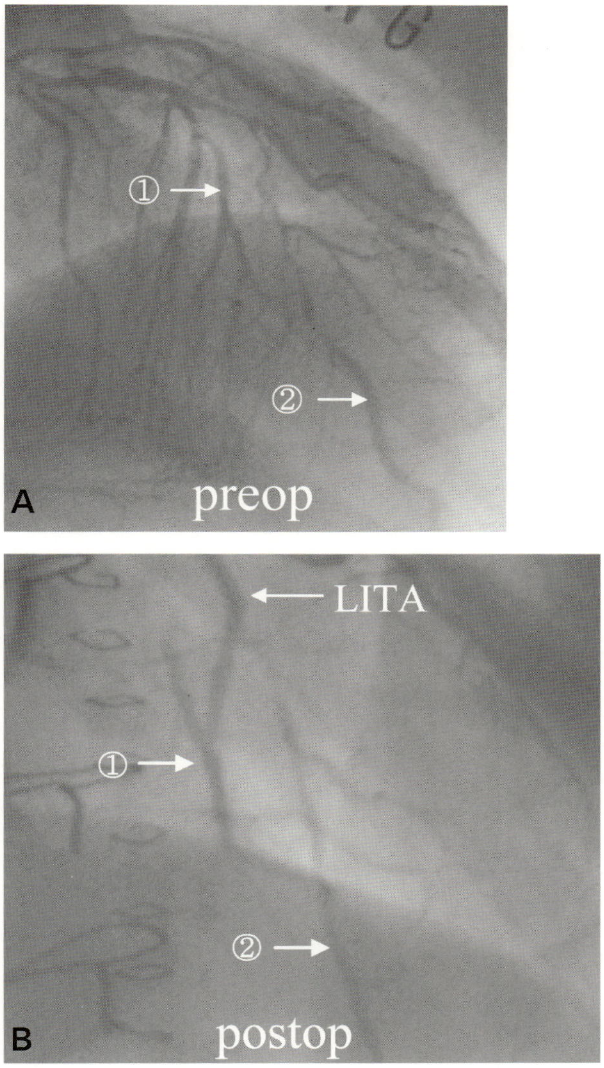

Figure 10-6. Dual left anterior descending arteries

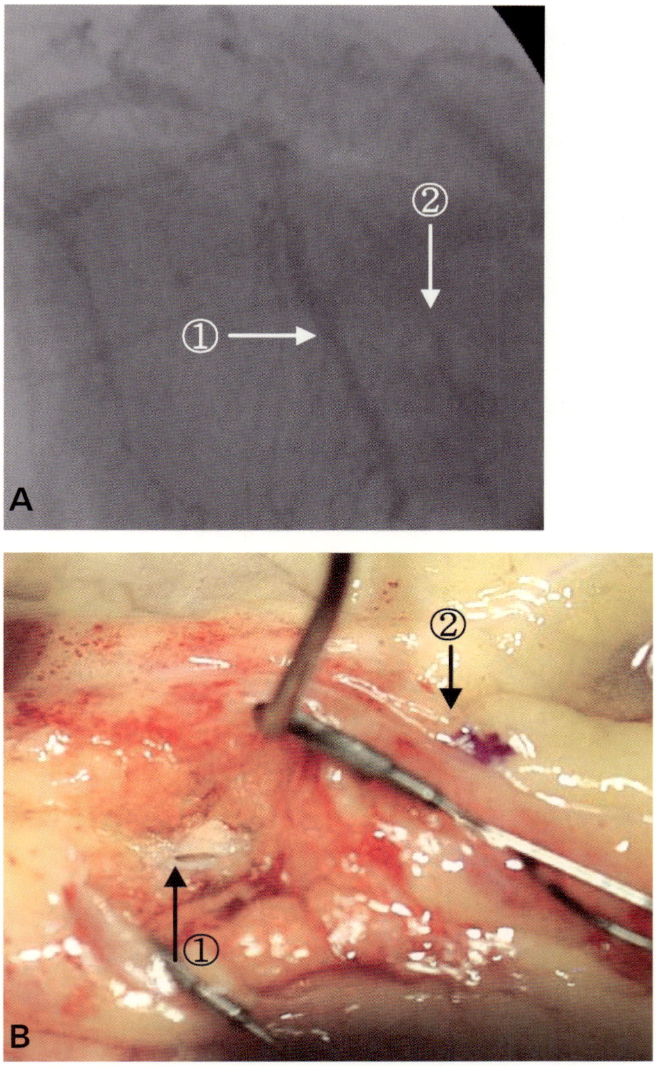

Figure 10-7. Parallel LAD and diagonal branch (case 1)

처의 AIVS에서 찾아야 하고 긴 LAD 역시 심근내 주행을 하는 경우에도 반드시 찾아서 완전한 우회수술이 되도록 한다. 대부분 LITA로 두 LAD에 연속문합하는 것이 가능하다. 좌측 LAD 즉, long LAD가 심근내 깊게 주행하는 경우가 많은데 너무 깊은 경우에는 연속문합은 피한다(Figure 10-6).

평행 주행하는 좌전하행지와 대각지 (parallel LAD & diagonal branch)

혈관 조영 사진 상 Dual LAD와 구분이 쉽지 않다. deep-seated LAD가 있는 경우 수술 시 대각지를 LAD로 착각하여 그 곳에만 문합을 함으로써 LAD를 남겨 놓는 실수를 초래할 수 있는 경우이다.

Case 1. 조영 사진 상 LAD(①)가 크고 부행혈관(collateral branch)처럼 보이는 가느다란 대각지(②)가 평행하게 주행하지만 수술 시야에서는 대각지만 쉽게 발견되고 LAD는 심근내에 깊이 주행해서 식별이 용이하지 않았던 경우이다(Figure 10-7).

Case 2. LAD와 대각지의 내경 차이가 크지 않은 경우에는 혼동할 가능성이 더욱 높고 LAD를 찾아 내는데 시간이 걸릴 수 있다(Figure 10-8).

Case 3. 좌측 관상동맥 조영시 LAD는 근위부에서 완전

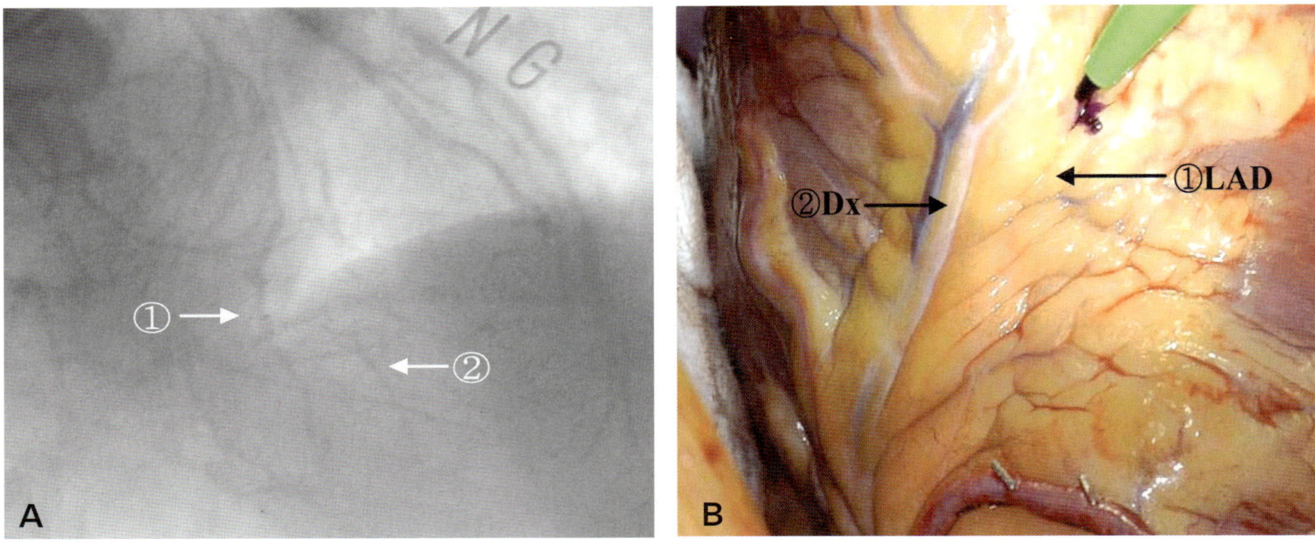

Figure 10-8. Parallel LAD and diagonal branch (case 2)

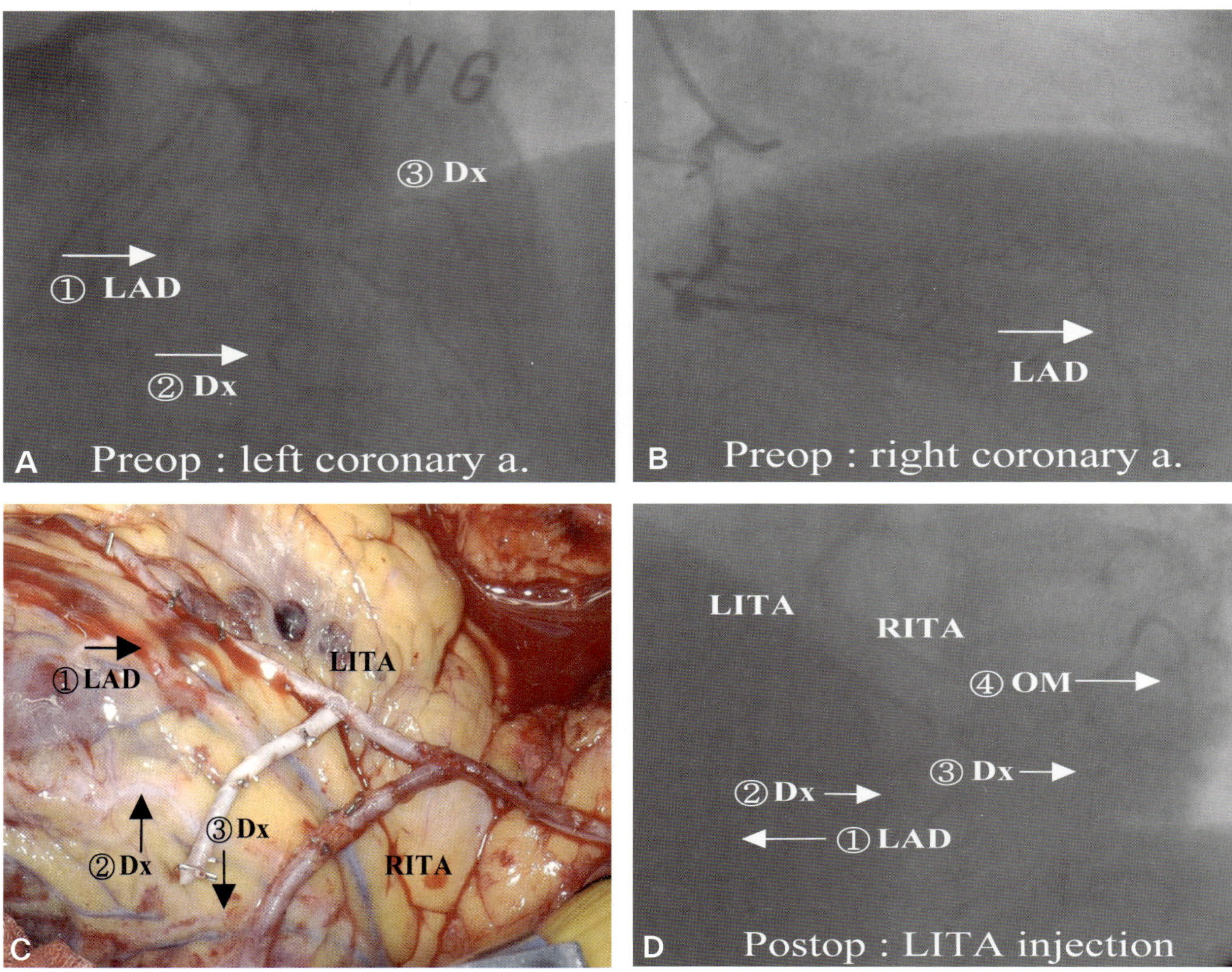

Figure 10-9. Parallel LAD and diagonal branch (case 3); grafting with π-shaped composite graft

폐쇄되어 거의 보이지 않고 큰 대각지가 LAD와 비슷한 주행을 하고 있다. 우측 관상동맥 조영 사진에서 부행혈관을 통하여 LAD가 조영된다. 이런 환자들은 반드시 여러 각도의 사진을 비교하여 LAD와 대각지를 구별하여야 LAD를 놓치지 않고 우회할 수 있다. 본 증례는 π형 복합도관으로 LAD와 두 개의 대각지에 우회로를 조성하였다(Figure 10-9).

심강내 관상동맥 (Intracavitary coronary artery)

수술 환자의 0.2~0.3%에서만 발견되는 극히 드문 기형이고[4] 수술 전 조영 사진으로는 진단이 거의 불가능하지만 우회수술 시 큰 난관이 될 수 있으므로 염두에 두고 있어야 한다. 특히 무펌프 우회수술(OPCAB) 시에 심실 천공으로 예상치 않은 대량 출혈을 초래하게 될 위험이 있다.

가장 흔히 보이는 형태는 LAD나 우측 관상동맥(right coronary artery, 이하 RCA) 일부 구간이 우심실 내로 주행하는 것이다. 인공 심폐기 가동 하에 심정지 상태에서 도관을 문합하여야 한다[4,5]. 문합 후 도관이 눌리는 것을 막기 위해서 심실 근육은 봉합하지 않는 것이 좋다. 우심실 벽은 얇고 심실 압력이 높은 부위가 아니므로 도관 위로 심외막 조직만을 당겨서 봉합하고 fibrin glue를 도포하는 것으로 우심실 천공 및 출혈을 막을 수 있는 경우가 대부분이다(Figure 10-10).

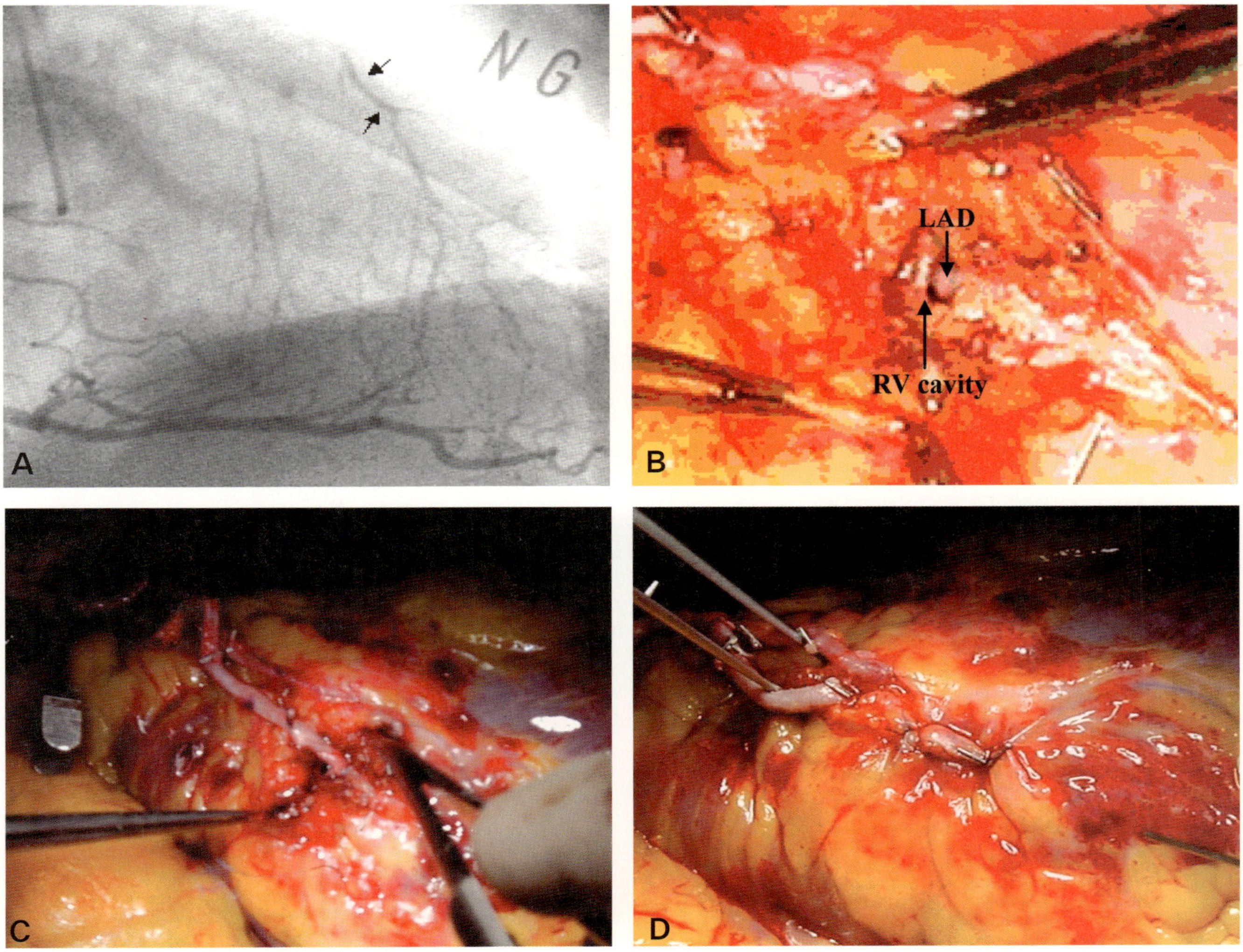

Figure 10-10. Intracavitary LAD; coronary angiogram and operative findings

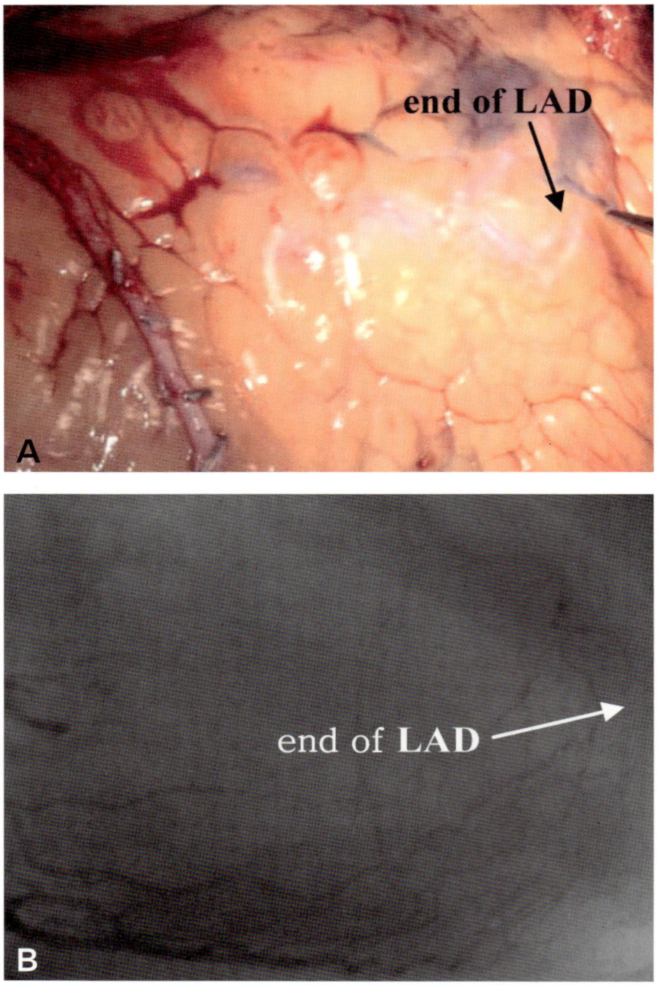

Figure 10-11. Short LAD; coronary angiogram and operative finding

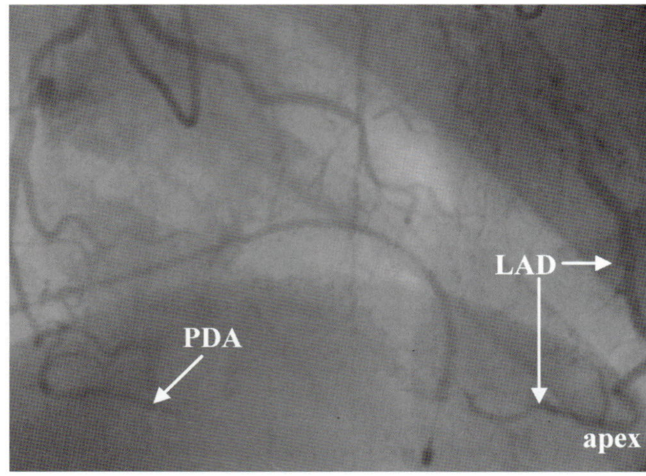

Figure 10-12. Long LAD extending to LV posterior wall

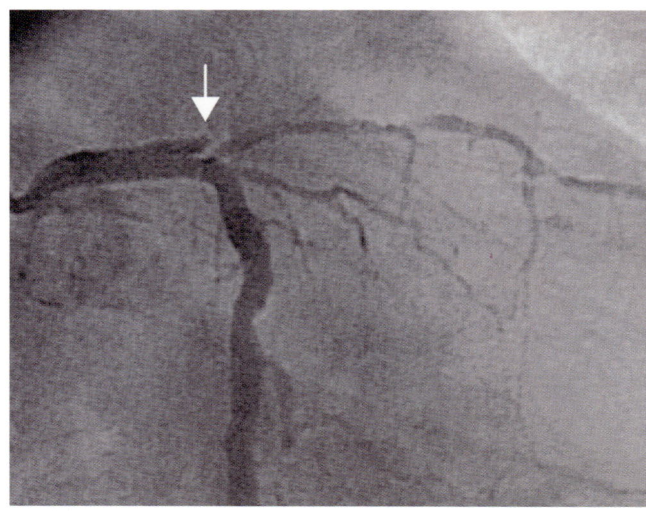

Figure 10-13. Ulcerative plaque in proximal LAD

좌전하행지의 길이가 짧거나 긴 경우

보통과 달리 LAD가 매우 짧은 경우에는 대부분 후하행지가 길고 지배하는 심근 영역이 넓어서 그 중요성이 높아진다. 단, 조영 사진을 검토하면서 혹시 LAD가 근위부에서 완전 폐쇄되어 있고 부행혈관 발달이 미약하여 대각지가 LAD로 오인되는 경우가 아닌지 재차 확인할 필요가 있다(Figure 10-11).

이와 반대로 LAD가 심첨부를 지나서 심장 후면까지 후하행지의 주행 방향으로 발달된 경우가 있다. 후하행지는 발달이 미약하여 짧고 가는 모양을 보인다. LAD가 지배하는 심근 영역이 훨씬 넓으므로 OPCAB으로 도관을 문합하는 경우 LAD의 허혈 시간이 길어지면 위험할 수 있다. 따라서 혈관내 shunt를 적극적으로 사용할 필요가 있고 재관류 시의 심실성 부정맥 발생에 대비할 필요가 있다(Figure 10-12).

궤양성 병변 (Ulcerative lesion)

죽상경화반(atherosclerotic plaque)의 갑작스러운 파열로 완전 폐쇄나 혈전 형성의 위험이 높다고 생각되는 병변이다. 이런 경우 내경 협착 정도가 심하지 않더라도 우회혈관을 연결하는 것이 안전하리라 판단된다(Figure 10-13).

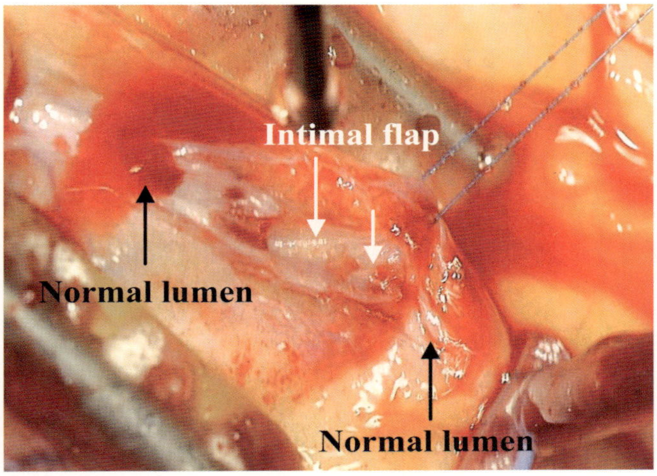

Figure 10-14. Dissection of LAD

관상동맥 박리증 (coronary artery dissection)

우회수술 시에 볼 수 있는 관상동맥 내막 박리는 중재시술 도중에 생겨 응급수술 시에 보게 되는 급성형과 시간이 경과되어 우연히 발견되는 만성형이 있다(Figure 10-14).

급성 박리 병변인 경우는 가능한 한 박리가 끝난 원위부의 정상적인 부위에 도관을 문합하도록 한다. 그러나 박리 병변의 길이가 너무 길어서 도관 길이가 충분치 못 한 경우에는 박리된 내막을 적당히 잘라내고 heel과 toe 쪽의 혈관 내강(lumen)을 잘 유지시키도록 주의하면서 도관을 연결한다. 필요한 경우 8-0 polypropylene 봉합사로 박리된 내막을 외막 쪽에 붙여주는 것도 한 방법이다. 만성형인 경우에는 비교적 혈관벽이 튼튼하므로 굳이 정상 부위로 절개를 연장할 필요 없이 박리된 내막을 절제하고 도관을 연결하는 것으로 대부분 해결된다.

조영술상 보이지 않는 동맥 (invisible target)

LAD 근위부의 완전 폐쇄 환자 중 부행혈관의 발달 정도에 따라서는 심실중격지와 같은 부행혈관만 조영되고 LAD 자체는 확인되지 않는 경우도 종종 있다(Figure 10-15).

둔각지가 회선지에서의 분지점 부근에서 갑자기 끊어진

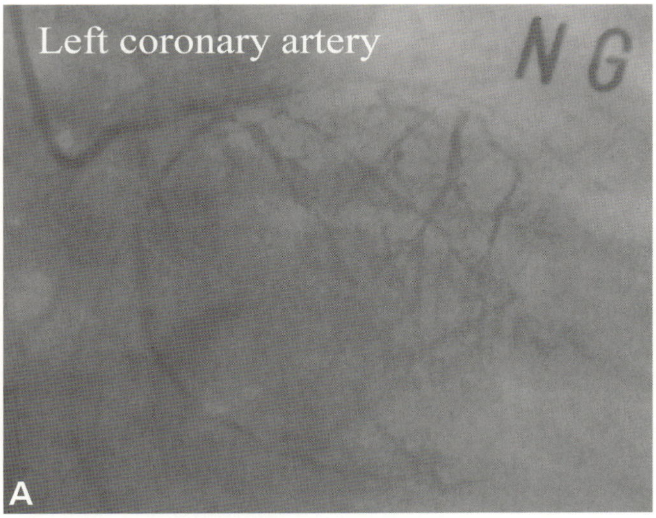

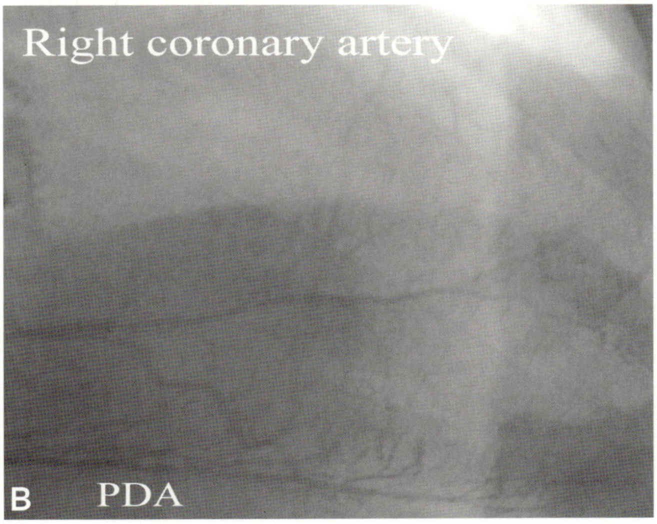

Figure 10-15. Invisible LAD with septal collateral branches in coronary angiogram

듯한 모양을 보이고 원위부가 전혀 조영되지 않는 소견이다. 부행지 발달이 미약하여 조영이 안 되어 있을 뿐 원위부의 혈관 내강은 개통되어 있어 우회술이 가능한 경우가 대다수이다(Figure 10-16).

좌측 주관상동맥의 완전 폐쇄로 목표 분지를 미리 파악하는 것이 거의 불가능한 경우도 있다. 이런 경우에는 수술시 충분한 길이의 우회도관을 확보한 다음 육안으로 확인되는 분지 중 크기가 충분하다고 판단되는 분지에 모두 우회수술을 하는 것이 안전할 것이다(Figure 10-17).

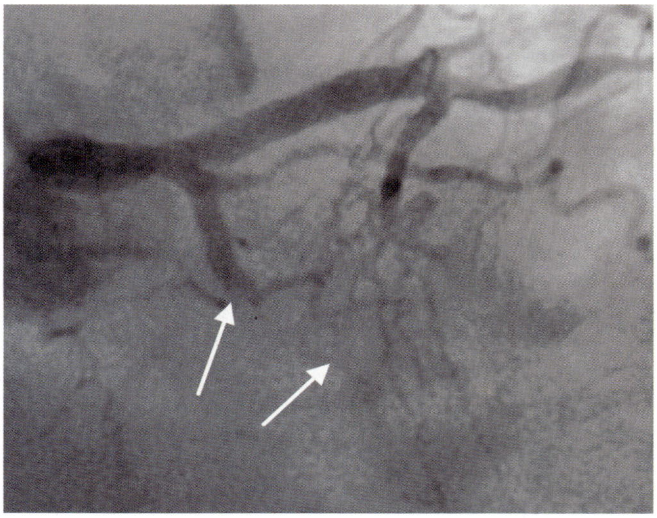

Figure 10-16. Abrupt occlusion of circumflex artery with invisible obtuse marginal branches

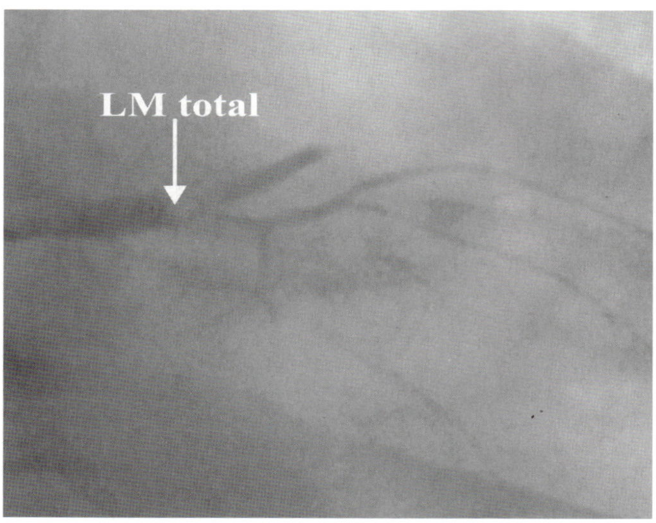

Figure 10-17. Near-total occlusion of left main coronary artery with poor visualization of its branches

내경이 매우 작은 좌전하행지 (attenuated LAD)

LAD 근위부가 완전 폐쇄된 후 시간이 경과하면서 내피 증식으로 혈관 내경이 매우 작아진 환자를 종종 볼 수 있다. 이런 경우는 우선 조영제가 충분치 않거나 촬영 시간이 너무 짧아서 실제보다 가늘게 보이는 경우와 감별해야 하므로 여러 각도의 조영 사진을 마지막 장면까지 충분히 확인할 필요가 있다. 이런 환자들도 수술 시 혈관을 절개하면 혈관 내강(lumen)이 개통되어 있는 경우가 대다수이다. 단 내피

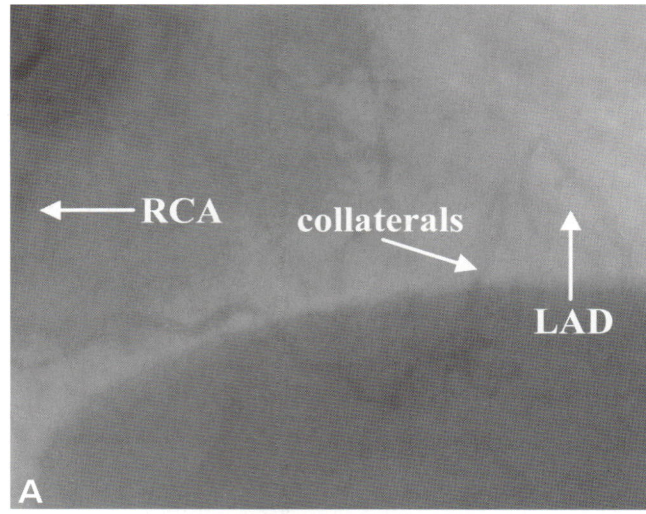

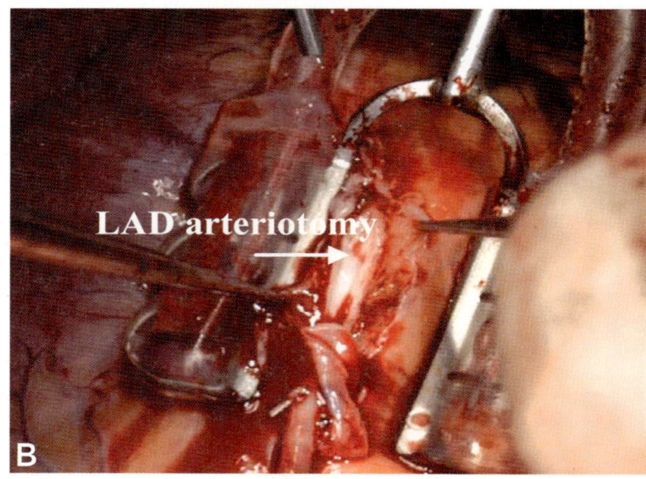

Figure 10-18. Attenuated LAD; coronary angiogram and operative finding(intimal thickening)

가 두꺼워져 있어서 절개 시 내강이 제대로 절개되지 않을 수 있으므로 절개 후 양 방향으로 coronary dilator를 probing하면 내강의 개통을 확인함과 동시에 혈관 수축으로 collapse된 채로 있는 것을 피할 수 있다(Figure 10-18).

우회술 후 혈관조영술을 해 보면 수술 전에 비하여 내경이 크게 보이고 전장의 주행이 확인 가능해지는 경우가 많다. 그러나 내피 증식이 심한 환자들은 수술 후에도 여전히 LAD의 내경이 가늘게 보인다. 이런 환자들은 수술 시에 LAD와 우회도관을 길게 절개하여 patch angioplasty와 비슷한 모양으로 도관을 연결하는 것이 바람직하고 가능한 경우 내막절제술(endarterectomy)도 병행할 필요가 있다고 생각된다(Figure 10-19).

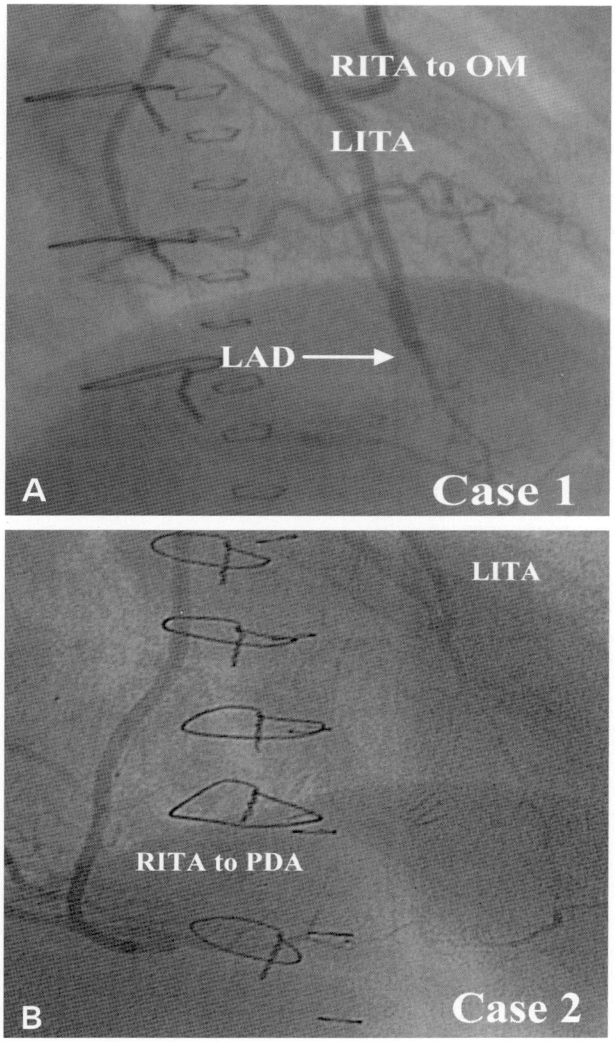

Figure 10-19. Postoperative angiogram after grafting of attenuated LAD with LITA

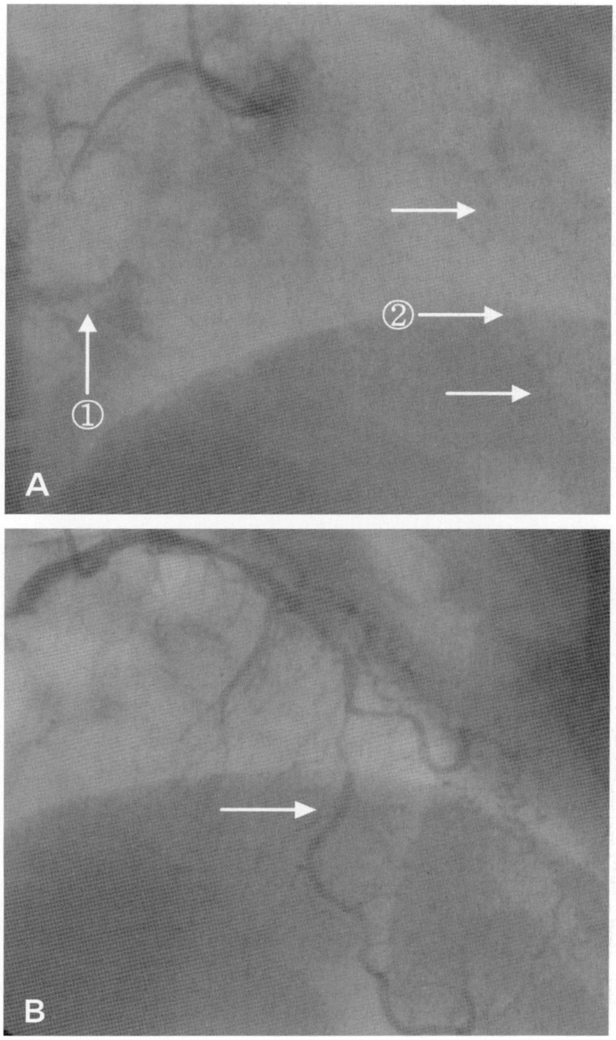

Figure 10-20. Coronary arteries with diffuse calcification

석회화가 심한 동맥 (diffuse calcification)

조영제가 주입되지 않은 상태에서 RCA와 LAD 거의 전장을 따라 증가된 음영이 보이는, 석회화 소견이다(Figure 10-20).

수술 전에 조영 사진에서 가장 내경이 크다고 판단되는 부위를 목표점으로 미리 선정하여 두는 것이 좋다. 단, 석회화가 심한 경우, 실제 내경보다 혈관 조영 사진 상의 내경이 더 크게 보일 수 있음에 유의한다. 수술 시에는 가능하면 관상동맥 전면에 석회화가 적고 혈관벽이 얇다고 판단되는 곳을 절개부로 선택하며 특히 문합 개구부 양 끝(toe와 heel 쪽)에는 최소한의 병변이 있도록 절개 길이를 조절한다.

절개 부위의 내경이 너무 작으면 가능한 한 내경이 만족스러운 부위까지 절개를 연장하고 혈관성형술의 개념으로 길게 우회도관을 연결해준다. 절개부보다 원위부에서 비교적 내경이 양호하고 병변이 적은 부위가 발견되면 내막절제술은 피하도록 한다(Figure 10-21).

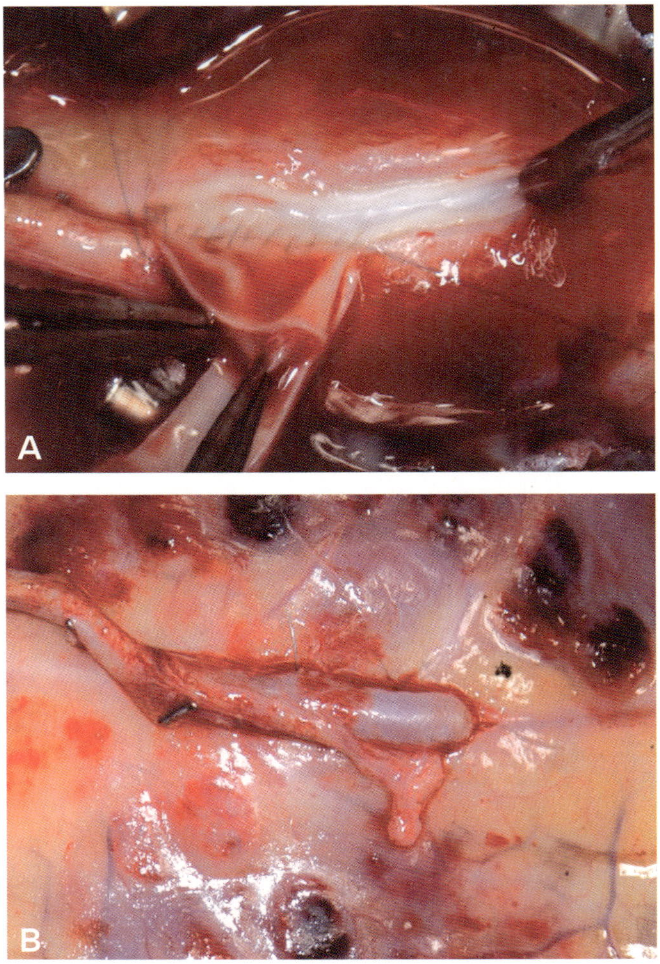

Figure 10-21. Angioplastic, long anastomosis of LITA to diffusely diseased LAD

관상동맥 내막절제술 (coronary endarterectomy)

Traction endarterectomy of RCA

만성 폐쇄성 병변(chronic total occlusion)이 있고 부행지가 발달되어 있으며 원위부 혈관 내경이 작아서 우회도관 연결이 불가능한 경우에 적응이 된다. 후하행지 분지점 전후로 RCA를 충분히 박리(mobilization)한 다음 RCA를 절개한다. 내피박리 기구나 microforceps로 외막만 남겨 놓고 중막 및 내막을 박리하여 근위부 및 원위부 쪽의 내막 조직을 절개부 쪽으로 당겨 가면서 잘라낸다. 원위부 쪽은 후하행지와 후측분지(posterolateral branch)까지 절개를 연장하여 박리한다. 떨어져 나온 내막 조직의 끝이 자연스럽게 가늘어지는지(tapering) 여부를 확인하여 중간에 끊어진 부위가 있으면 남아 있는 내막 조직을 마저 박리해 낸다. 혈관벽에 남아 있는 내막 조직을 완전히 제거한 다음 우회도관을 연결한다. 우회도관으로는 보통 복재정맥을 사용하며 우위대망동맥을 사용하기도 한다(Figure 10-22).

Local endarterectomy of LAD

LAD의 중간 부위에 협착 병변이 있을 때 병변을 관통하여 길게 절개하고 우회도관을 문합할 수 있는데 이 때 죽상경화반의 두께가 두껍거나 석회화가 심하여 봉합침의 통과가 어려울 정도이면 국소적으로 내막 조직을 절개한 다음 문합을 시행한다(Figure 10-23).

죽상경화반이 비교적 혈관 내경의 한 쪽으로 치우쳐 있으면서 내막 조직이 잘 떨어지지 않거나 봉합면이 매끄럽지 않은 경우에는 경화반을 절제하지 않고 이를 문합 면으로부터 격리시키면서 우회도관을 문합하는 방법을 취할 수도 있다[6](Figure 10-24).

Traction endarterectomy of LAD

염증 반응과 석회화가 없는 섬유조직성 죽상경화반(fibrous atheroma)이 길게 존재할 때 적응이 되고 젊은 환자에서 흔히 시행한다. 동맥을 덮고 있는 심외막은 최소로 박리하고 No. 15 blade로 25~50 mm의 길이로 동맥을 절개한 다음 절개부 양 쪽으로부터 내막 조직을 박리해 낸다. 보조 수술자가 원위부의 심외막 조직을 반대 방향으로 당겨주는 것이 도움이 된다[7](Figure 10-25).

Direct vision endarterectomy of LAD

LAD의 거의 전장에 걸쳐 석회화된 병변으로 내강이 없는 경우에는 내막을 박리할 부분을 모두 절개하여 직접 육안으로 확인하면서 대각지 및 중격지의 내막까지 최대한 절제하는 것이 좋다. 이를 위해서는 인공 심폐기 가동 하에 심정지를 시켜서 안정되고 혈액이 없는 시야에서 시행하는 것이 안전하다(Figure 10-26).

LAD 근위부를 절개하여 내막 조직의 박리를 시작하여 원

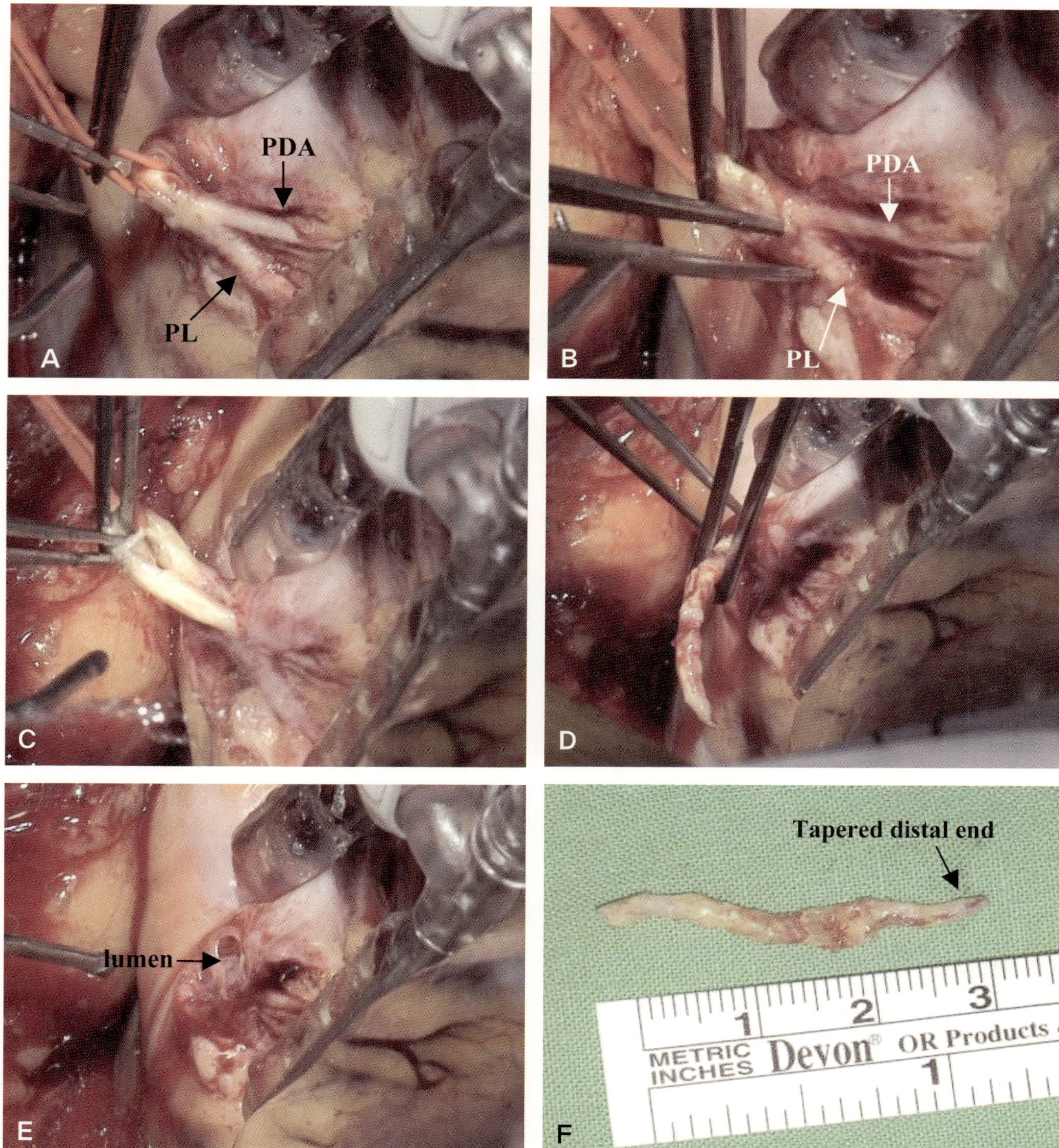

Figure 10-22. Endarterectomy of distal RCA and its branche

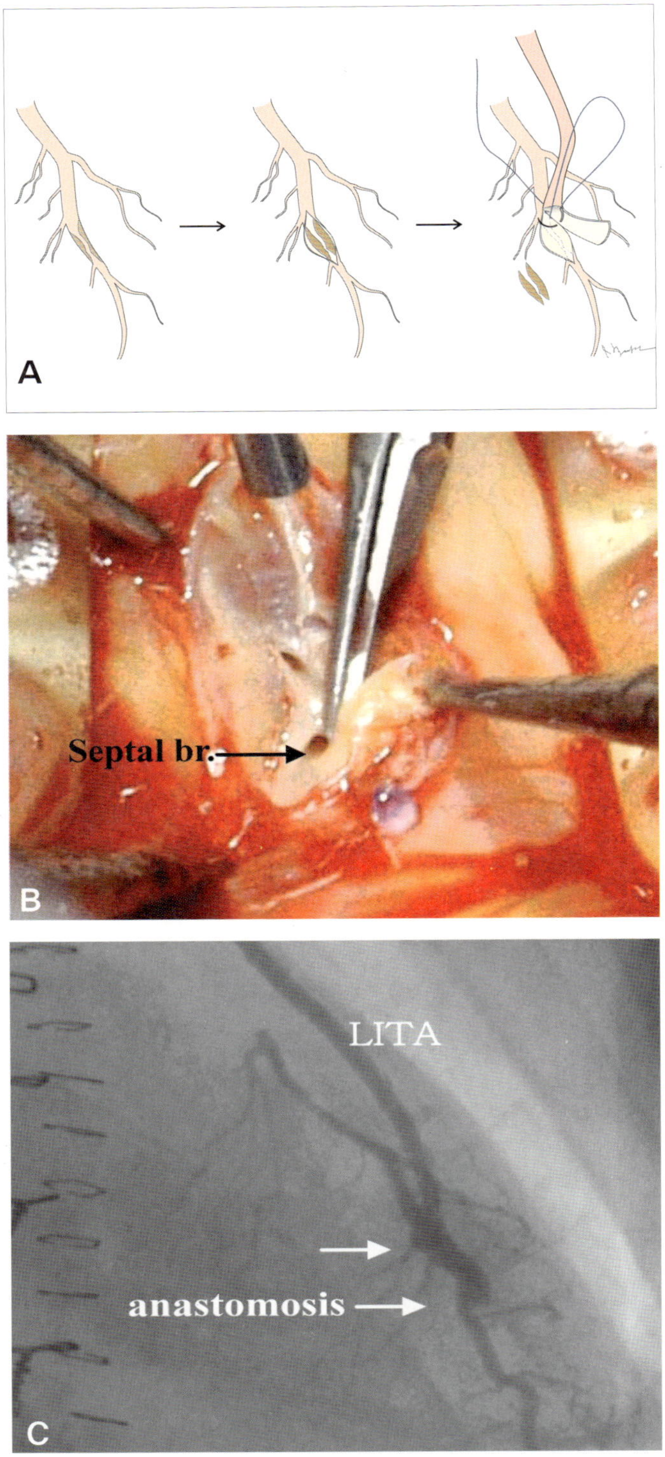

Figure 10-23. Local endarterectomy of LAD and long anastomosis with LITA

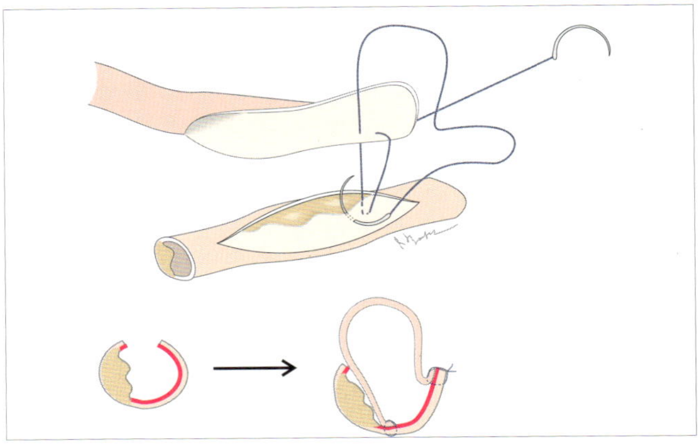

Figure 10-24. Anastomosis with exclusion of eccentric plaque

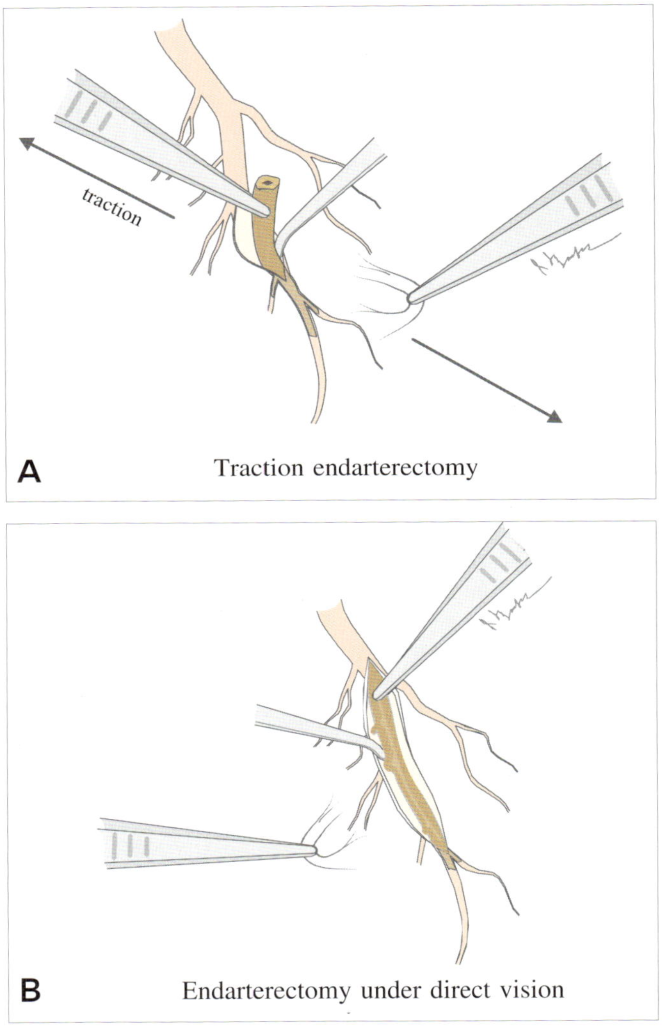

Figure 10-25. Endarterectomy of LAD

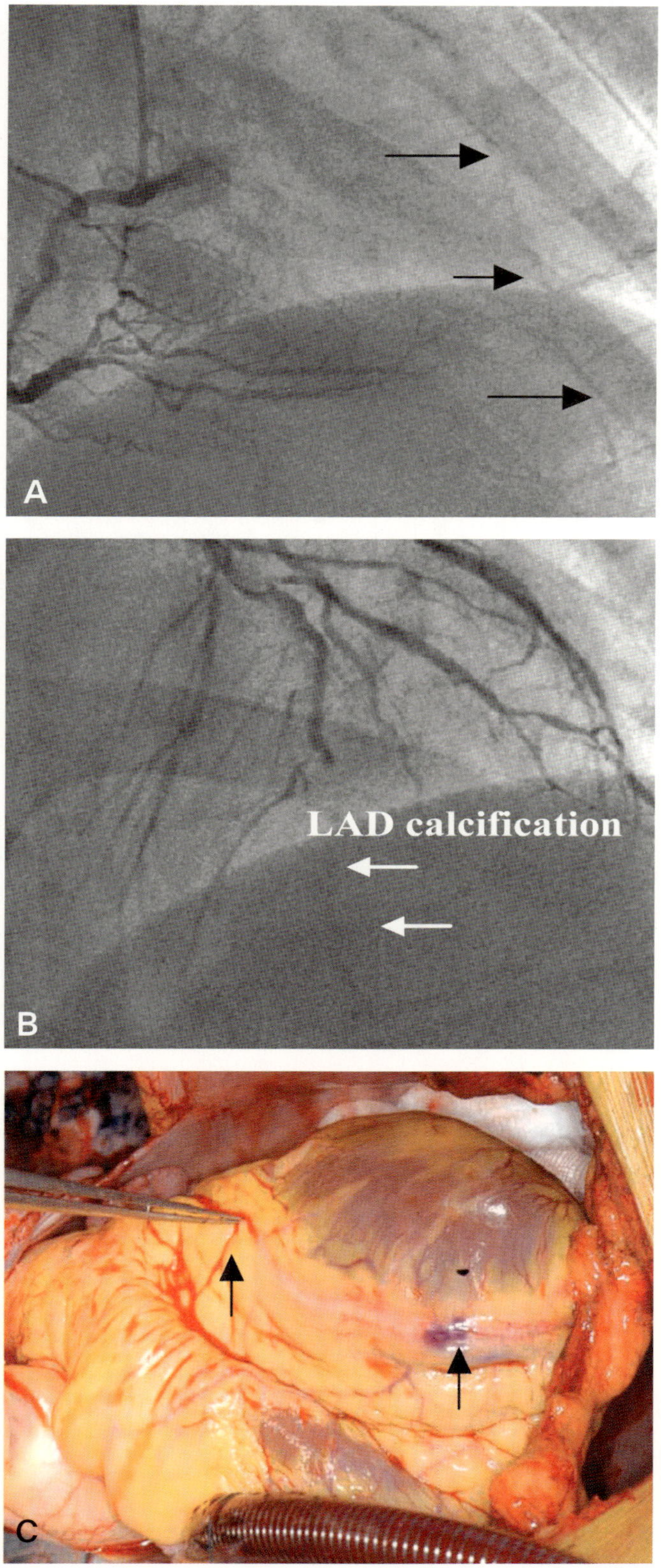

Figure 10-26. Diffusely calcified LAD with attenuated lumen

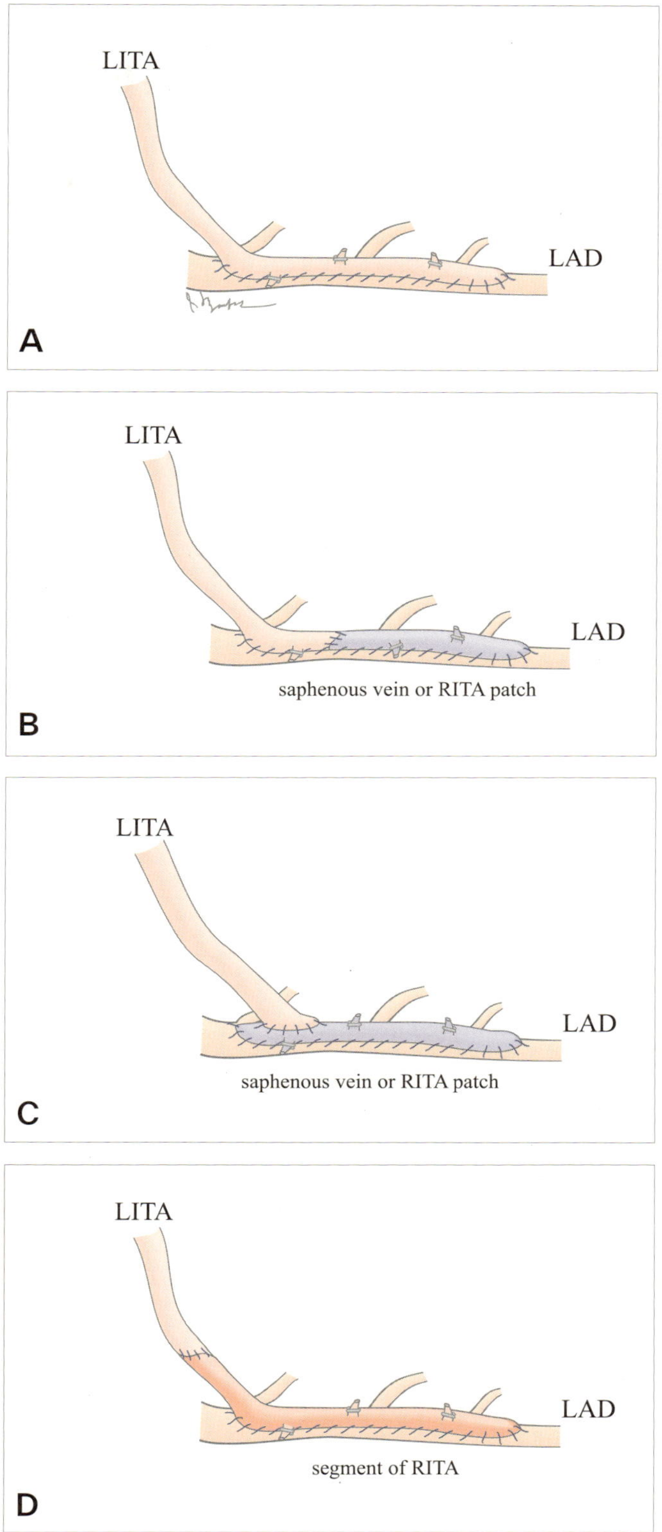

Figure 10-27. Different methods of long angioplastic anastomosis after endarterectomy of LAD

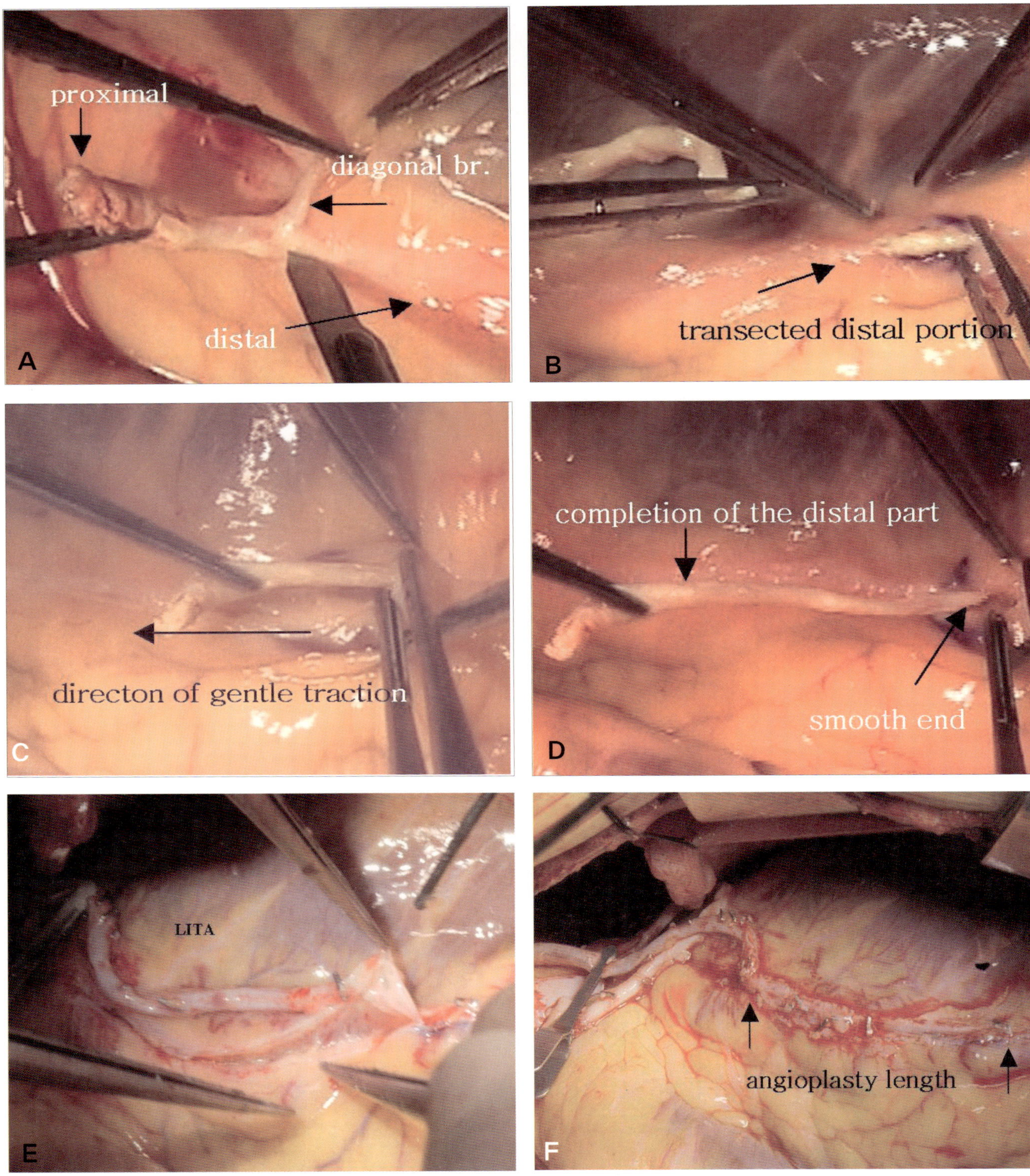

Figure 10-28. Endarterectomy of LAD under direct vision of the entire lesion

위부 쪽으로 진행해 나간다. 대각지와 중격지 쪽의 내막도 본 줄기로부터 끊어지지 않도록 부드럽게 당기면서 빼낸다. 대부분의 경우 특수 기구 없이 microforceps만으로도 내막 조직을 외막으로부터 박리할 수 있다. 순간적으로 과도하게 힘을 주는 것을 피하고 일정한 힘으로 당기면서 내막을 박리하다 보면 어느 순간 절개부로부터 원위부의 내막 조직이 자연스럽게 잘리면서 빠져 나온다. 빠져 나온 내막 조직의 끝이 자연스럽게 tapering되어 있음을 확인한 다음 혈관 내면 및 절개면의 남은 내막 조직을 완전히 제거한 다음 우회도관 문합을 시행한다. 우회도관의 절개 길이를 결정하기 어려우면 LAD의 원위부(toe)부터 문합을 시작해서 필요한 만큼 우회도관 절개를 연장해 나가는 것도 좋은 방법이다.

내막 절제 후에 우회도관을 연결하는 것은 LAD의 긴 절개를 덮어주는 혈관성형술(angioplasty)의 모양을 띄게 되는데 여기에는 여러가지 방법이 있다[8,9]. LITA의 길이나 내경이 충분하지 않은 경우에는 복재정맥이나 우측 ITA를 종절개하여 만든 patch로 LAD절개부를 덮는다(Figure 10-27, 10-28).

내막 절제 후에는 수술 당일부터 흉관 배액량이 시간당 50 ml 이하로 된 이후 heparin을 500IU/hour의 속도로 정주하고 다음날부터 aspirin과 clopidogrel을 경구 투여한다. 다른 종류의 혈전 위험인자가 있는 경우 warfarin을 3개월간 투여한 후 aspirin으로 전환하기도 한다[10].

참고문헌

1. Haager PK, Schwarz ER, vom Dahl J, Klues HG, Reffelmann T, Hanrath P. Long term angiographic and clinical follow up in patients with stent implantation for symptomatic myocardial bridging. Heart 2000;84:403-8.
2. Sajja LR, Farooqi A, Shaik MS, Yarlagadda RB, Baruah DK, Pothineni RB. Dual left anterior descending coronary artery. Tex Heart Inst J 2000;27:292-6.
3. Spindola-Franco H, Grose R, Solomon N. Dual left anterior descending coronary artery: angiographic description of important variants and surgical implications. Am Heart J 1983;105:445-55.
4. Ochsner JL, Mills NL. Surgical management of diseased intracavitary coronary arteries. Ann Thorac Surg 1984;38:356-62.
5. 김수완, 이영탁, 성기익, 박표원, 전태국, 박계현. 심강내 관상동맥(Intracavitary Coronary Artery) 질환에 대한 관상동맥우회술-수술치험 1 예- 대흉외지 2005;38:504-6.
6. Barra JA, Bezon E, Mondine P, et al. Surgical angioplasty with exclusion of atheromatous plaques in case of diffuse disease of the left anterior descending artery: 2 years' follow-up. Eur J Cardio-thorac Surg 2000;17:509-14.
7. Goldman BS, Christakis GT. Endarterectomy of the left anterior descending coronary artery. J Card Surg 1994;9:89-96.
8. Santini F, Casali G, Lusini M, et al. Mid-term results after extensive vein patch reconstruction and internal mammary grafting of the diffusely diseased left anterior descending coronary artery. Eur J Cardio-thorac Surg 2002;21:1020-5.
9. Aranki SF. A modified reconstruction technique after extended anterior descending artery endarterectomy. J Card Surg 1993;8:476-82.
10. Byrne JG, Karavas AN, Gudbjartson T, et al. Left anterior descending coronary endarterectomy: early and late results in 196 consecutive patients. Ann Thorac Surg 2004;78:867-74.

CHAPTER

11

심근 경색 및 그 합병증에 대한 수술

Surgery for Myocardial Infarction and its Complications

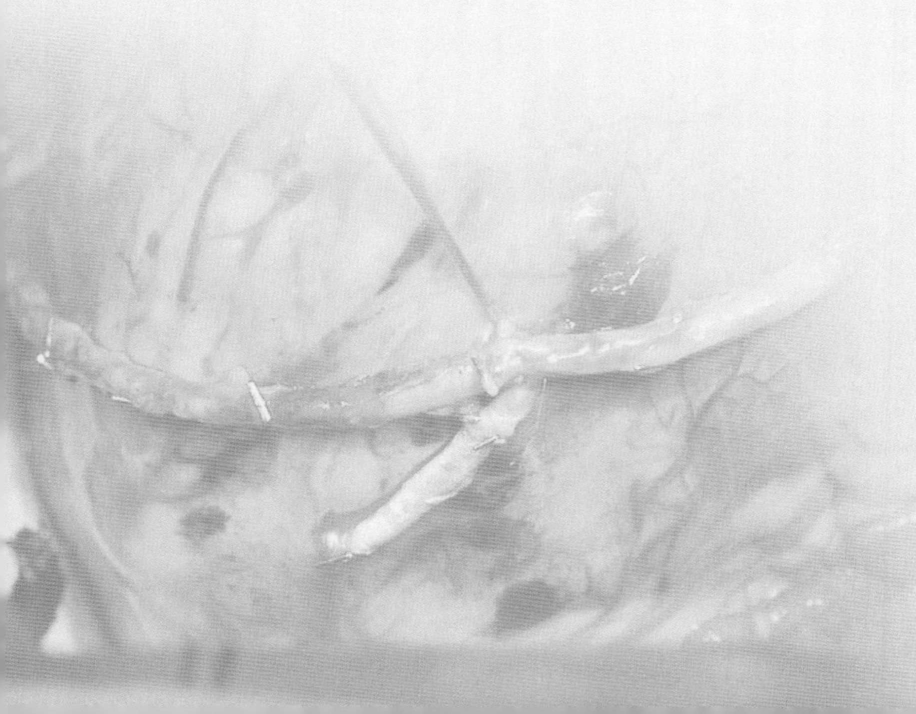

급성 관상동맥 증후군에서의 관상동맥 우회수술

급성 관동맥 증후군(acute coronary syndrome)은 불안정 협심증, 비ST절 상승 심근경색(non-ST elevation myocardial infarction, non-STEMI), ST절 상승 심근경색(ST elevation MI, STEMI)을 총칭하는 개념이다[1]. 그 발생기전은 관상동맥 벽에 기존하는 경화반(plaque)에 혈전이 생기거나(thrombus formation on a preexisting plaque), 혈관 수축(vasoconstriction), 역동성 폐쇄(dynamic obstruction), 염증(inflammation), 이차적 불안정 협심증(secondary unstable angina) 등이 원인이 된다고 여겨지고 있다.

비ST절 상승 경색과 STEMI는 이미 심근 괴사가 발생한 경우로써 그 중에서 non-STEMI는 심전도 상의 변화는 없으나 troponin과 creatinine kinase MB 등과 같은 심근 효소가 상승되어 있는 경우를 말하며 심근 벽의 심내막쪽만을 침범한 non-transmural infarction 혹은 subendocardial infarction이 임상적으로 이렇게 나타나는 것으로 이해하고 있다. 이에 비하여 STEMI는 심전도상 ST 분절의 상승이 뚜렷하게 관찰되고 관상동맥 폐쇄 후 시간이 지남에 따라 심근벽 전 층이 침범되면서 병적인 Q파(pathologic Q wave)가 나타나게 된다.

불안정 협심증은 심근 경색 전 협심증(preinfarction angina)으로 일컬어지기도 하는 범주로 임상적으로는 안정시의 흉통(rest angina), 새로 시작된 심한 통증(new-onset severe angina), 강도가 점점 심해지는 흉통(crescendo angina) 등을 포함한다. 수술 전 불안정 협심증이 나타나면 미세 심근세포의 손상(minor cell damage)이 반복될 수 있다고 알려져 있다[2]. 그러므로 이런 환자들은 즉시 heparin 정맥 주입을 시작할 필요가 있고 통증이 지속 혹은 반복되거나 ST 분절의 변화가 관찰되면 응급에 준해 우회수술을 하거나 IABP를 삽입하여야 한다. 또한 수술 직전과 수술 중 심근 경색이나 myocardial stunning이 발생할 가능성이 있으므로 이를 염두에 두고 수술에 임해야 한다. 특히 좌전하행지에 내흉동맥을 도관으로 사용한 경우 혈류량이 부족할 가능성도 있으므로 수술 후 혈류 역학 상태가 만족스럽지 못하거나 심실성 부정맥이 발생하면 정맥도관을 추가할 준비를 해두는 것이 안전하다.

급성 심근 경색에서 가장 중요한 치료 목표는 경색을 유발하는 관상동맥(infarct-related artery)에 최단시간 내에 혈류를 다시 통하도록 하는 소위 조기 재관류(early revascularization)에 있다. 근래에는 혈전 용해제 투여나 일차 중재시술(primary percutaneous intervention)이 활발하게 적용되고 있어 외과적 우회수술이 필요한 경우는 크게 줄어들었다. 또한 중재 시술에 비해 응급 관상동맥 우회술은 위험부담이 크기 때문에 가능한 한 우회수술보다는 중재시술이 선호되고 있는 것이 사실이다. 하지만 외과수술은 다혈관질환에 대하여 보다 완벽한 재관류를 할 수 있고 심폐바이패스(cardiopulmonary bypass)을 통하여 심근의 산소 소모량을 감소시킴으로써 재관류손상(reperfusion injury)을 감소시킬 수 있다는 장점이 있다[3,4]. 특히 중재시술의 적용이 곤란한 복잡 병변이나 다중혈관 질환에서는 아직도 우회수술이 필요한 경우가 많다.

심근 경색 후 환자에 우회수술 후 장기 생존율은 경색이 없었던 환자와 비교하여 차이가 없고 불안정 협심증 환자에서의 장기 생존율은 안정형 협심증 환자에 비하여 오히려 우수한 것으로 알려져 있다[5]. 경피적 중재시술과 비교하면 최근의 보고들은 생존율 면에서는 큰 차이가 없으나 협심증의 재발 빈도나 이차적인 재관류 시술이 필요한 빈도는 우회수술을 시행한 환자들에서 훨씬 낮은 것으로 밝히고 있다[6].

급성 심근 경색 후 관상동맥 우회수술의 수술 시기

급성 심근 경색 후의 조기 치료 방침으로 약물 치료를 한 경우와 재관류요법(revascularization)을 한 경우를 비교하면 약물 치료군에 비하여 재관류군에서 조기 사망률이 낮은 것으로 밝혀져 있고 특히 6시간 이전에 재관류를 시행한 경우에서 사망률이 크게 감소하는 것으로 조사되었다[7]. 장기 추적 결과 상으로도 재관류군에서 급사의 빈도가 크게 줄어드는 것으로 알려져 있다. 특히 좌심실 전벽에 경색이 발생한 경우에는 재관류가 6시간 이전에 시행되었는지의 여부에 관계없이 재관류군의 장기 생존율이 약물 치료군에 비하여 유의하게 높음이 보고되었다[8].

심근 경색 후 시간이 별로 경과하지 않은 상황에서 응급 혹은 긴급하게 시행하는 관상동맥우회술은 선택적으로 시행하는 수술보다는 초기 사망률이 높은 편이다. 특히 경심근경색(transmural infarction)인 경우의 사망률이 Q파가 나타나지 않는 경색(non-Q wave infarction) 후의 수술에 비하여 위험도가 더 높다. 또한 기존에 이미 심근 기능이 저하되어 있었던 경우, 대동맥내 풍선펌프 등과 같은 기계적 보조가 필요하였던 경우, 신장 기능의 저하가 동반된 경우 등에도 사망률이 증가하는 것으로 알려져 있다[9,10].

따라서 급성 심근 경색 후 우회수술이 필요하다고 진단된 경우라 하더라도 혈류역학 상태가 안정되어 있으면 우선 내과적인 치료를 한 다음 최소 3일, 일반적으로는 1~2주 후에 수술을 시행하도록 권고되고 있다[11,12](Table 11-1). 하지만 심근 경색 후에 협심증이 지속되거나 반복되어 나타나면 가역적인 허혈보다는 심근 경색이 진행하는 것으로 판단하여야 한다. 특히 심근 경색 후에 경색이 발생한 부위가 아닌 다른 관상동맥 영역에서 허혈 징후가 발생하면 사망률이 더 높아진다. 이런 경우에는 조기에 수술을 시행하는 것이 바람직하다. 이런 범주 환자의 수술 사망률은 심근 경색이 발생하지 않은 불안정 협심증에서의 수술보다 더 높아서 약 5~8%로 보고되고 있으며 만약 심인성 쇼크가 동반되면 50%까지 육박하게 된다[13].

급성 심근 경색 후 장기 치료에 사용되는 베타차단제, 칼슘채널 차단제, 안지오텐신전환효소차단제(ACE inhibitors) 등은 심근 경색 후 관상동맥 우회술을 시행받은 환자에서도 필히 사용하도록 권고된다. 급성 심근경색에서 베타차단제 복용은 사망률을 낮추고 경색의 크기를 작게 해주며 경색의 재발률도 낮추는 것으로 조사되어 있다. 좌심실 구출률(ejection fraction)이 45% 이하인 환자들은 carvediolol을 3.125mg bid 용량으로 투여 시작한 다음 혈압 저하 여부를 관찰하면서 점차 증량하고 좌심실 구출률이 45% 이상인 경우에는 atenolol이나 metoprolol 등을 복용시킨다[14].

TABLE 11-1.
Medical treatment of acute myocardial infarction

Adequate arterial oxygenation : $SaO_2 \geq 90\%$
Nitroglycerine
  epicardial artery dilation, increase collaterals, decrease preload
  side effect ; ventilation-perfusion mismatch, hypotension
Analgesia : morphine sulfate
  reduce preload, afterload, myocardial oxygen demand, anxiety, circulating catecholamine
  side effect ; hypotension, respiratory depression
Antiarrhythmic therapy : lidocaine, atropine, counterchock
Longterm therapy for uncomplicated MI
  β-blocker, Ca^{++} channel blocker, ACE inhibitors

심인성 쇼크상태에서의 관상동맥 우회수술

급성 심근 경색으로 인하여 심인성 쇼크에 빠진 경우에도 환자의 구명을 위한 수단으로 우회수술이 필요한 경우가 있다. 심인성 쇼크는 경색이 침범한 심근의 크기와 밀접한 관계가 있어서 좌심실 심근 중 40% 이상에 경색이 발생한 경우에 쇼크가 초래되며 경색 주변부 심근에 경색이 계속 진행하여 경색 영역이 넓어지는 상태가 된다. 따라서 급성 심근 경색에 의한 심인성 쇼크에 대한 치료의 일차적인 목표는 경색의 크기를 최소화하고 경색 부위의 확대를 저지하는 데 있다(Table 11-2).

수술 전의 심인성 쇼크는 관상동맥 우회수술의 사망률을 높이는 가장 중요한 위험인자가 됨은 잘 알려져 있다. 사망률은 경색 후 경과된 시간이나 폐쇄된 관상동맥의 위치와 상관없이 높은 것으로 조사되어 있고 경피적 중재시술과 비교하여도 차이가 없다고 알려져 있다[15~17]. 이런 점에서 수술 전후 기계적 보조 장치를 적극적으로 활용할 필요가 있다. 가장 흔하게 사용되는 것이 대동맥내 풍선펌프이지만

TABLE 11-2.
Signs and definition of cardiogenic shock

peripheral vasoconstriction with cold extremities
change of mental status
tachycardia
urine output 〈 20 ml/hour
cardiac index 〈 1.8 L/min/m^2
pulmonary capillary wedge pressure (PCWP) 〉 18 mmHg
left ventricular stroke volume index (LVSVI) 〈 20 mL/m^2
systemic vascular resistance (SVR) 〉 2400 dyne · sec/cm^5

이것만으로 혈역학 상태가 유지되지 않을 때는 최근 소개된 경피적 심폐보조장치(percutaneous cardiopulmonary support, 혹은 extracorporeal membrane oxygenation)가 필요하게 된다[18]. 이 기구는 관상동맥 조영술이나 중재시술을 시행하는 도중에 심인성 쇼크 혹은 심정지가 발생한 경우에도 적용할 수 있고 수술 후에도 저심박출증이 지속될 때 적극적으로 사용할 가치가 있다. 경피적 심폐 보조장치는 며칠 이상 장기간 사용이 불가하므로 장기적으로 심장 기능을 보조하기 위해서는 좌심실 보조 장치(left ventricular assist device)로 전환하여 심장 기능의 호전을 기대하면 장기간 보조하거나 심장 이식을 기다리는 동안의 가교 역할을 하도록 한다. 이런 기계적 보조 장치들은 심근 경색에 의한 심인성 쇼크 환자들의 생존율을 높이기 위해서 적극적으로 사용할 필요가 있는 필수적인 장비로 인식되어야 한다.

혈전 용해 후의 우회술

급성 심근 경색으로 혈전용해제를 투여한 이후 조기에 관상동맥 우회수술이 필요한 경우는 혈전 용해가 성공적으로 되지 않은 경우, 성공적인 용해 후에도 심한 협착 병변이 남아 있으면서 중재시술이 불가능한 경우, 폐쇄된 관상동맥 분지 이외에도 다발성 혹은 미만성으로 병변이 있는 경우 등이다[19]. 이런 경우에는 수술 후의 출혈 합병증이 문제가 되며 특히 혈전 용해제 투여 후 12시간 이내에 수술을 시행하는 경우 그 위험이 크게 증가하는 것으로 알려져 있다. 그러나 충분한 시간을 기다릴 여유가 없는 환자에서는 수술 중 aprotinin과 혈소판 투여 등으로 출혈 가능성을 줄일 수 있기 때문에 혈전용해제 투여가 수술을 지연시키는 절대적인 요인은 될 수 없다[20].

심근 경색 합병증에 대한 수술

심실중격 파열

급성 심근 경색 환자의 약 1~2%에서 심실 중격 파열이 발생하는 것으로 알려져 있고 대체적으로 심근 경색 후 2~4일 사이에 가장 자주 발생하지만 경색 후 수시간 내에 생기거나 2주 후에 나타날 수도 있다. 근래에는 혈전 용해 요법이나 조기 중재술 등이 활발하게 시행되면서 발생률이 현저히 감소하여 0.2% 정도로 발생률이 감소하였으며 경색 증상 발생 후 첫 날 가장 많이 발생하여 과거보다 조기에 발생하는 것으로 발표되고 있다[21,22].

심실 중격 파열은 전체적으로는 남성에서 1.5배 가량 더 자주 발생하지만 관상동맥 질환을 가진 사람들만 비교하면 오히려 여성에서 발생 비율이 높은 특징이 있다. 또한 다중 혈관 질환 환자보다 단일 혈관질환에서 더 빈발하는데 이는 단일 혈관질환 환자에서 부행지의 발달이 적기 때문이다. 심장 내에서의 위치는 좌전하행지 영역의 심근 경색에 따른 심실 중격 전면부에 호발한다. 전면부 파열은 후면부 파열에 비해서 단순한 파열 경계를 갖지만 후면부 파열은 유두근 등 주위 구조가 상대적으로 복잡하여 수술이 힘들고 결과도 전면부 파열에 비해 좋지 않다[23].

조기 진단에서 가장 중요한 것은 심근 경색 환자의 치료 과정에서 면밀하게 임상 경과를 관찰하여 합병증 발생을 의심하는 것에서부터 시작한다. 비교적 안정된 혈류역학을 유지 하던 환자가 갑자기 흉통을 호소하거나 심부전 증상, 소변량의 감소, 폐부종 등의 소견을 보이면 유두근 파열과 더불어 심실 중격 파열을 강력하게 의심하여야 한다. 수축기 잡음과 폐부종음 청진 등 이학적 소견만으로도 대부분 진단이 가능하다. 관상동맥 조영술은 필요하지만 중격 결손 수술 시 관상동맥 우회술을 추가하는 것이 수술 후 생존에 큰 영향을 미치지 않는다는 보고도 있기 때문에 일부에서는 환자의 상태가 매우 위중한 경우 조영술을 생략하기도 한다.

심실 중격 파열이 발생한 경우 수술을 하지 않을 때 자연 생존율은 7% 정도에 불과하고, 4주 이내 사망률이 80% 이상으로 보고되었다. 사망률은 혈전 용해 요법이 사용되기 이전과 비교하여 차이 없이 여전히 높은 사망률을 보인다. 대부분의 환자는 심인성 쇼크에 이른다. 우선 처치는 좌심실 부하를 감소 시키고 좌우 단락(left-to-right shunt)량을 줄이기 위해서 강심제, 혈관이완제, 이뇨제 등을 투여한다. 대동맥내 풍선펌프(intraaortic balloon pump)는 이러한 목적에 모두 효과적이고 혈류역학 안정에 필수적인 치료법이다. 사망의 대부분은 심장 기능 부전 보다는 다발성 기관 부전에 기인 하고 시간을 지체할수록 다장기 부전의 위험이 누적되기 때문에 준응급이나 응급 수술을 시행하는 것이 원칙이다.

경색 후 심실 중격 파열에 대한 수술 방법은 여러 가지가 알려져 있는데 이는 약해진 경색 조직의 봉합 부위가 재차 파열되어 중격 결손이 재발하는 것을 방지하기 위하여 다양한 방법들이 소개되어 왔기 때문이다. 심근 경색 발생 직후에는 경색 부위와 인접 심근 조직에까지 부종이 발생하여 있기 때문에 봉합 부위가 다시 파열될 수 있다. 대체로 심근 경색 후 7일 정도 경과하면 부종 감소로 조직이 비교적 견고해져 이런 위험이 줄어든다. 이런 점을 고려하여 수술 후 갑작스럽게 혈압이 상승되지 않도록 주의하여야 한다. 봉합 부위에 fibrin glue를 도포하는 것을 권하는 문헌도 있다. 봉합부 파열로 중격 결손이 재발하는 경우 단락량이 많으면 재수술도 고려하여야 한다[24].

경색에 의한 심실 중격 파열은 수술 전 초음파에서 큰 단락으로 보이지만 수술 후 봉합부 파열로 재발되는 단락은 patch 주변으로 여러 개의 단락이 복잡하게 보이는 양상을 띈다. 수술 중 최대한 경색 조직을 배제하는 방법으로 수술하고 수술 후 적절한 혈압을 유지하는 것이 단락의 재발을 막는데 중요하지만 경색 부위가 아주 넓고 경색 발생 직후 수술한 경우 이를 완벽하게 피할 수 없는 경우가 많다. 따라서 수술 후 수시로 청진을 통하여 수축성 잡음의 발생 여부를 감시하고 가능하면 조기에 초음파 검사를 시행하는 것이 중요하다. 단락의 재발이 의심되면 Swan-Ganz catheter를 통하여 폐동맥과 우심방의 혈액을 채취하여 산소포화도를 측정함으로써 단락량을 계산하고 Qp/Qs가 1.5 이상인 경우 재수술을 시행한다. 처음 수술과 달리 경색 발생 후 1~2주일 이상 경과하여 시행하게 되는 2차 수술 시에는 경색 부위의 부종이 감소하여 여러 개의 단속 봉합으로 어렵지 않게 누출 부위를 폐쇄시킬 수 있다.

one patch technique : right atrial approach

선천성 심실 중격 결손에 대한 수술 시와 같이 우심방 절개를 통하여 중격 결손을 막아주는 방법이다. 경색된 심실을 절개하지 않기 때문에 수술 후 출혈의 위험성이 적지만 우심실 벽에 유두근 등이 복잡하게 붙어있어 시야 확보가

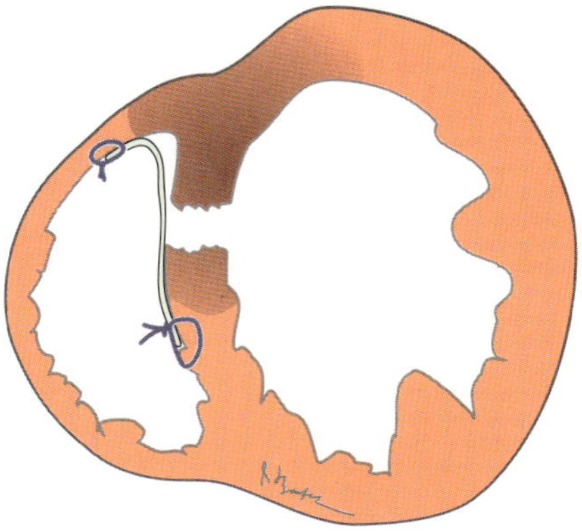

Figure 11-1. Repair of postinfarction VSD with a patch from right ventricular side

쉽지 않고 결손을 완전하게 폐쇄시키지 못할 가능성이 높다는 단점이 있어 자주 사용되지는 않는다[25](Figure 11-1).

one patch technique : infarction exclusion technique

고전적인 수술 방법은 심근 경색 부위의 좌심실 전벽을 좌전하행지 옆을 따라 종절개한 후 심실 중격 경색 부위에 접한 정상 심근에 우심낭(bovine pericardium)이나 Dacron 첨포(patch)를 봉합하여 파열 부위를 막아 주고 좌심실 절개를 봉합하는 것이다. 가장 간단한 방법이지만 단점은 첨포를 일차원적으로 편평하게 만들어 막아준 경우 수술 후 좌심실내 압력에 의한 긴장으로 약한 봉합 부위가 다시 파열되어 상당량의 단락이 재발할 가능성이 상당하다는 것이다(Figure 11-2).

infarction exclusion technique with transmural sutures

고전적인 infarct exclusion 방법과 patch의 모양은 비슷하지만 봉합하는 방법에 차이가 있다. 자유 벽(free wall) 쪽에서는 심실 바깥에서부터 심실 내강 쪽으로 봉합침을 통과시킨 다음 patch를 통과하고 심실 중격 쪽에서는 우심실 쪽에서 좌심실 쪽으로 봉합침을 통과시켜 건강한 심근 조직을 최대한 많이 patch와 함께 봉합하고자 하는 방법이다. 심첨부 및 좌심실 절개부 쪽에서는 절개부를 봉합할 때 그 사이에 patch를 끼워 넣어서 같이 봉합한다[26](Figure 11-3).

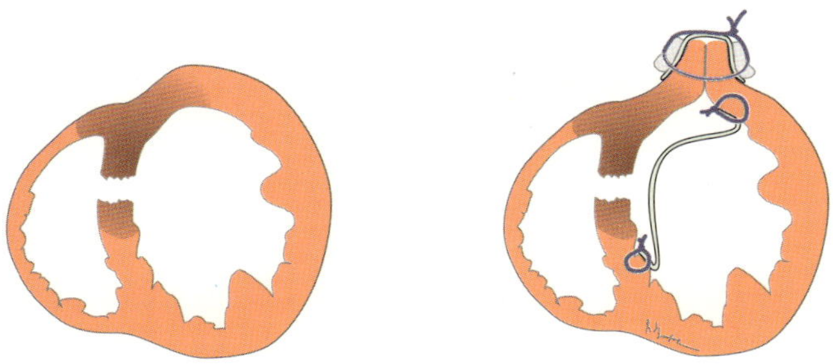

Figure 11-2. Repair of postinfarction VSD with a single patch using infarct exclusion technique

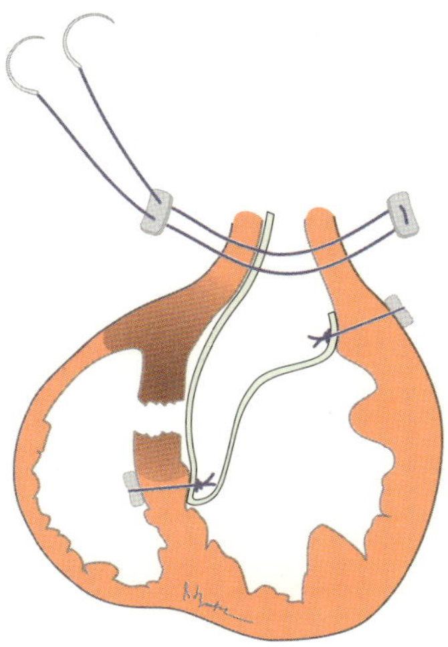

Figure 11-3. Repair of postinfarction VSD with infarct exclusion technique - transmural sutures

one patch technique : tailored 3-dimensional patch

One patch technique으로 봉합할 때 patch의 크기를 적절하게 하면서 3차원적인 도안을 하기 어려운 점이 있다. 이를 개선하기 위해 patch를 exclusion시킬 좌심실 부위보다 크게 하여 우선 심근에 봉합한 다음 남게 되는 면적만큼 patch를 잘라내고 봉합해 주면 깔때기 모양의 3차원적인 형태가 이루어 진다[27](Figure 11-4).

two patch technique : Sandwich technique via RV

심실 중격 파열 부위에 인접한 우심실 경색 부위를 절개하고 중격 파열부 주위의 괴사된 조직을 제거한다. 심낭과 Dacron patch로 두 겹의 patch를 만들어 여러 개의 4-0 polypropylene으로 단속 봉합하는 방법이다. 봉합침을 좌심실 쪽에서 심실 중격을 관통하여 우심실 쪽으로 나오도록 한 다음 patch들에 통과시키는 방법으로 봉합한다. Patch들 사이에 fibrin glue를 도포하기도 한다[28](Figure 11-5).

double patch technique

Infarct exclusion 방법과 비슷한 방법이나 심실 중격 파열 부위에 인접하여 결손을 직접 막아주는 patch를 하나 더 봉합해 준다는 차이가 있다[29](Figure 11-6).

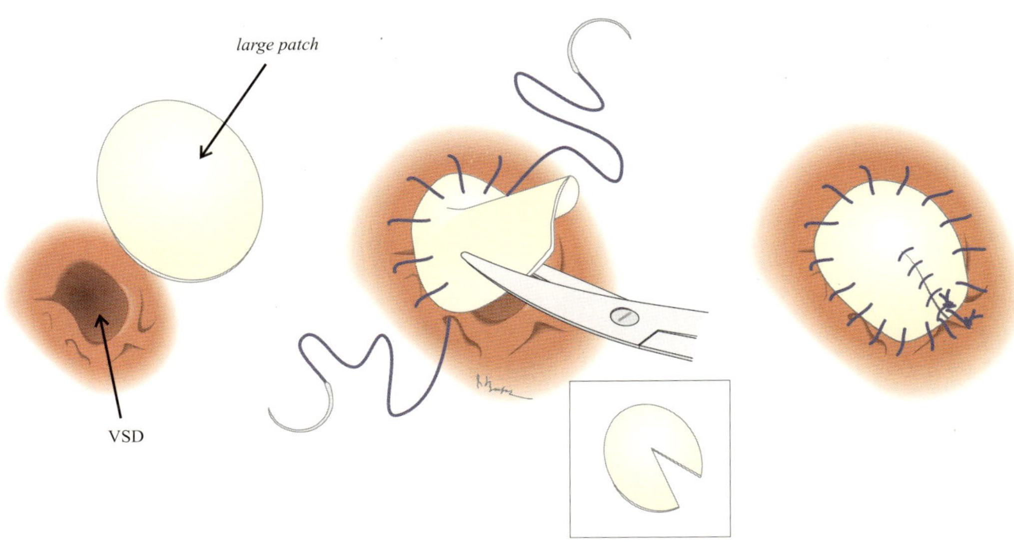

Figure 11-4. Repair of postinfarction VSD with a tailored three dimensional patch

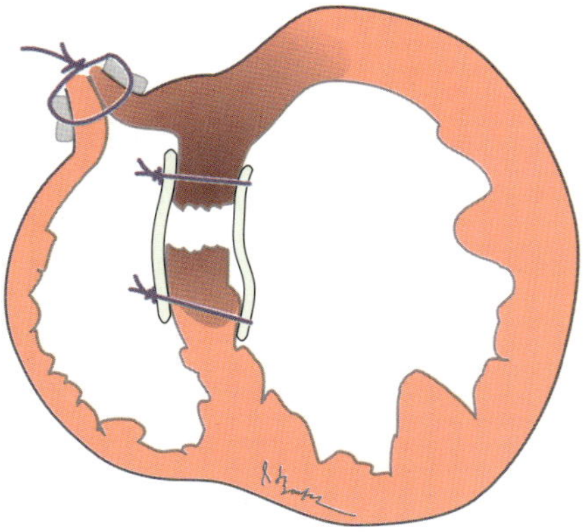

Figure 11-5. Repair of postinfarction VSD with a double patch(sandwich) technique from right ventricular side

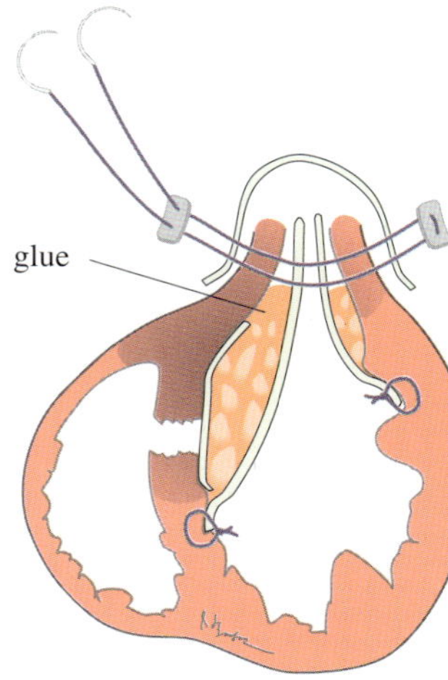

Figure 11-7. Repair of postinfarction VSD with three patches

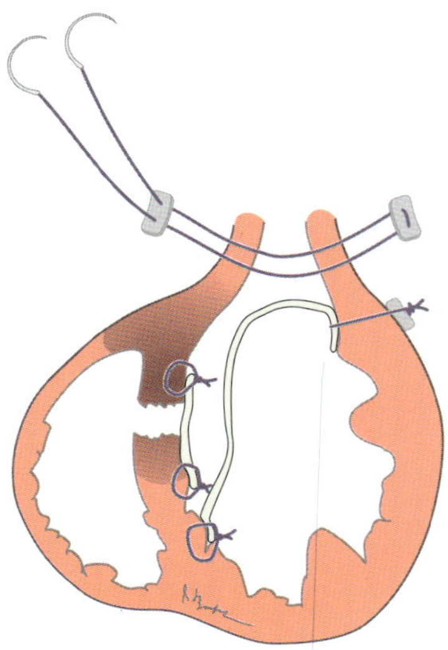

Figure 11-6. Repair of postinfarction VSD with double patches: one for infarct exclusion and the other for closure of VSD

three patch technique

다른 방법에서와 마찬가지로 좌전하행지로부터 2 cm 가량 좌측에서 좌심실 전벽을 종절개한 다음 두 개의 우심낭편(bovine pericardial patch)을 심실 중격 쪽과 자유 벽(free wall) 쪽에 각각 봉합한다. 심근 경색 부에서 충분한 거리를 두고 정상 심근에 4-0 polypropylene으로 심첨부 쪽으로 봉합해 오다가 심실 전벽과 후벽 쪽에서 두 patch가 만나게 되면 patch끼리 서로 봉합한 다음 patch들이 심실 절개부 바깥으로 나오게 함으로써 심첨부 쪽에 patch로 둘러 쌓인 원추형의 새로운 공간을 만든다. 제3의 patch를 중격 파열 부위 보다 충분히 크게 하여 봉합없이 중격 위에 올려놓고 Bioglue를 주위에 도포하고 자유 벽 쪽의 patch와 심실 벽 사이에도 도포한다(Figure 11-7).

이후에는 좌심실 절개면 바깥 쪽에 Teflon felt strip 한 쌍을 놓고 심근 조직과 심실로부터 나온 두 개의 patch와 함께 3-0 polypropylene을 이용하여 봉합한다. 처음에는 continuous mattress suture로 봉합하고 절개면 위에 남은 bovine pericardial patch를 덮어서 한 번 더 연속 봉합함으로써 절개부를 보강한다. 이 방법의 장점은 좌심실 내에 혈액이 채워졌을 때 그 압력에 의해서 두 개의 patch가 가깝게 붙어서 압력을 받기 때문에 중격부 파열이 재발될 가능성이 크게 줄어든다는 점이다(Figure 11-8).

Closure with a device

수술 후에 중격 파열이 재발되었을 때 잔여 단락 부위를 경피적 중재술로 기구(Amplatz occluder)를 이용하여 폐쇄시키는 방법이 보고되었고 근래에는 수술 대신 일차적으로 시도된 예가 보고되기도 하였다[30](Figure 11-9).

Closure of chronic VSD

심실 중격 파열 이후 긴 시간이 경과하여 수술하게 되는 만성형은 매우 드물다. 발생 후 2~4주가 지나면 경색 부위의 부종이 해소되고 섬유화가 진행되어 재발의 우려 없이 통상의 좌심실 성형술, 소위 Dor 술식(endoventricular cir-

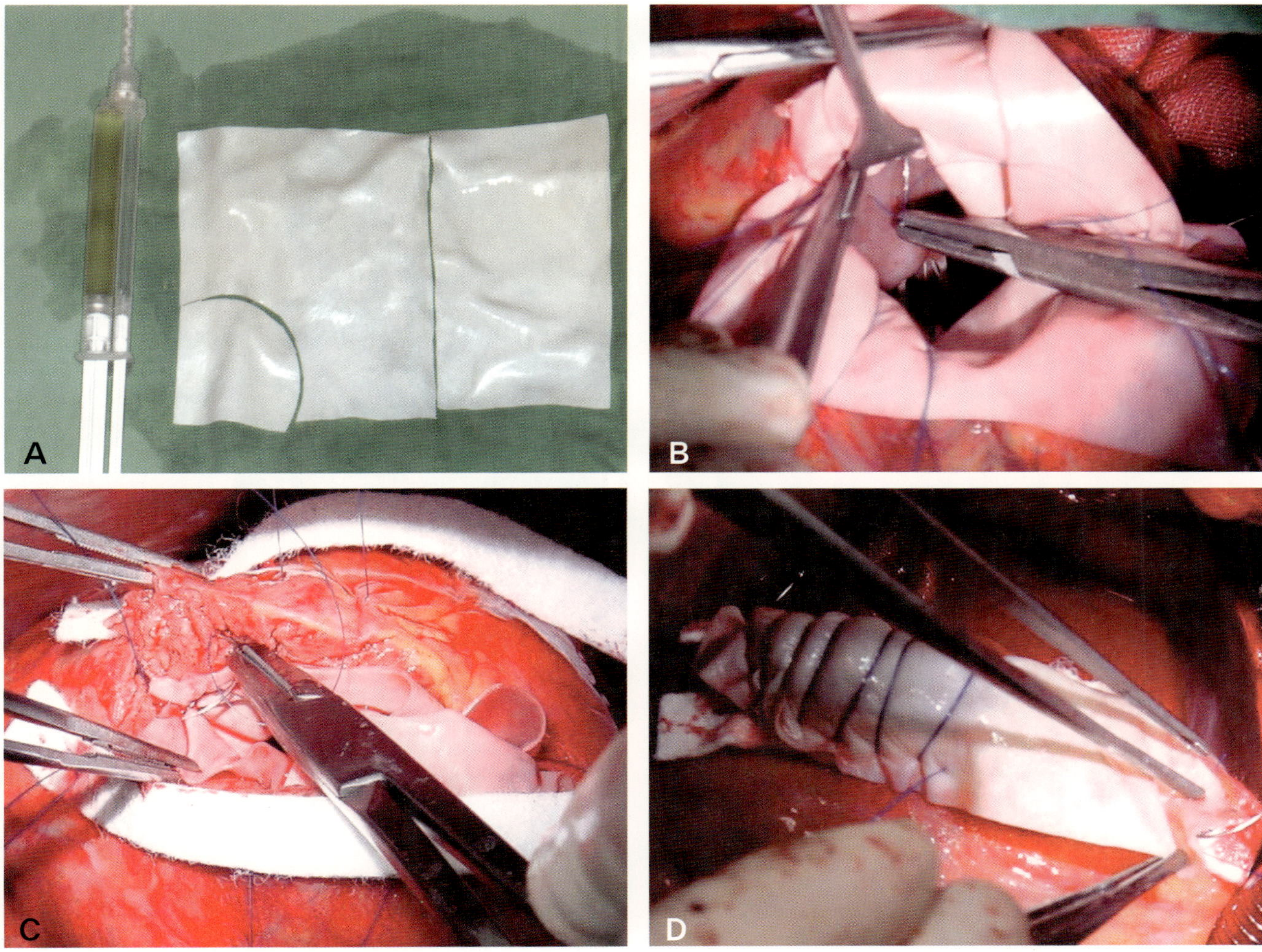

Figure 11-8. Photo of repair of postinfarction VSD with three-patch technique

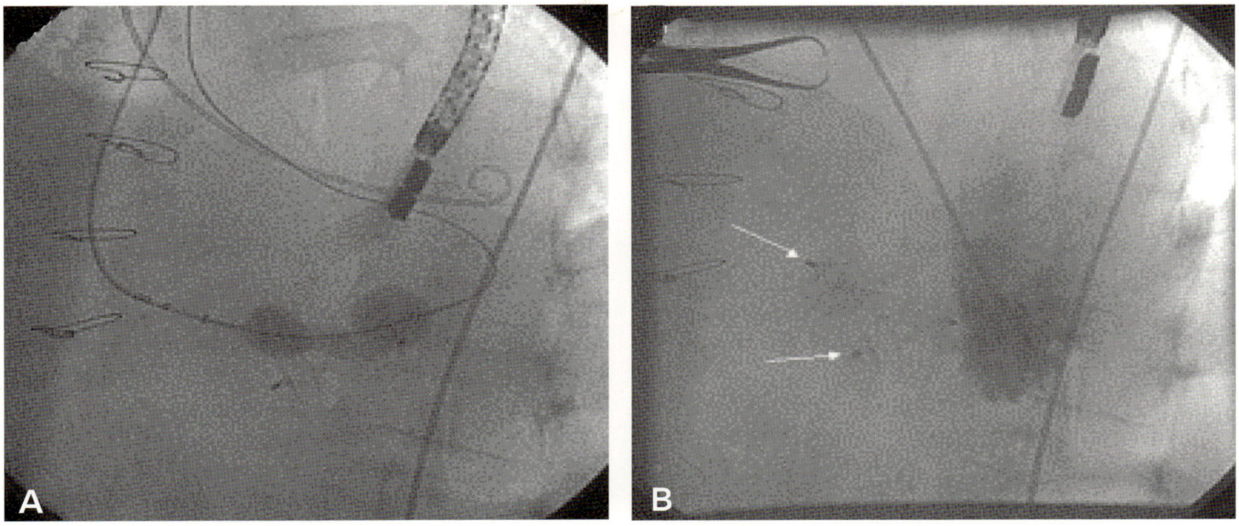

Figure 11-9. Closure of residual postinfarction VSD with an occluding device

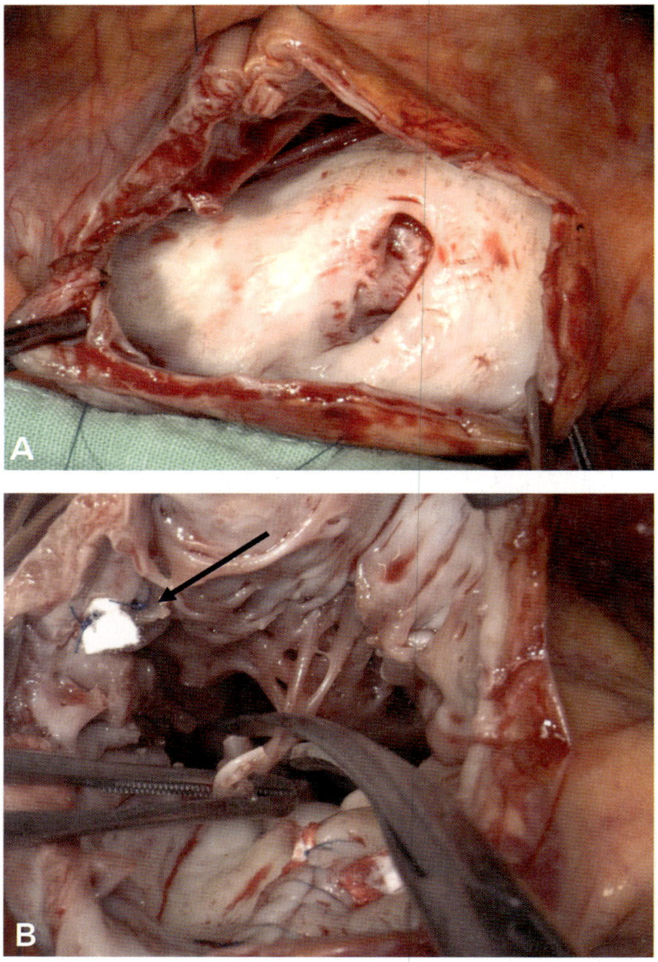

Figure 11-10. Chronic postinfarction VSD: small VSD in the middle of fibrotic scar(A) and closed VSD(B)

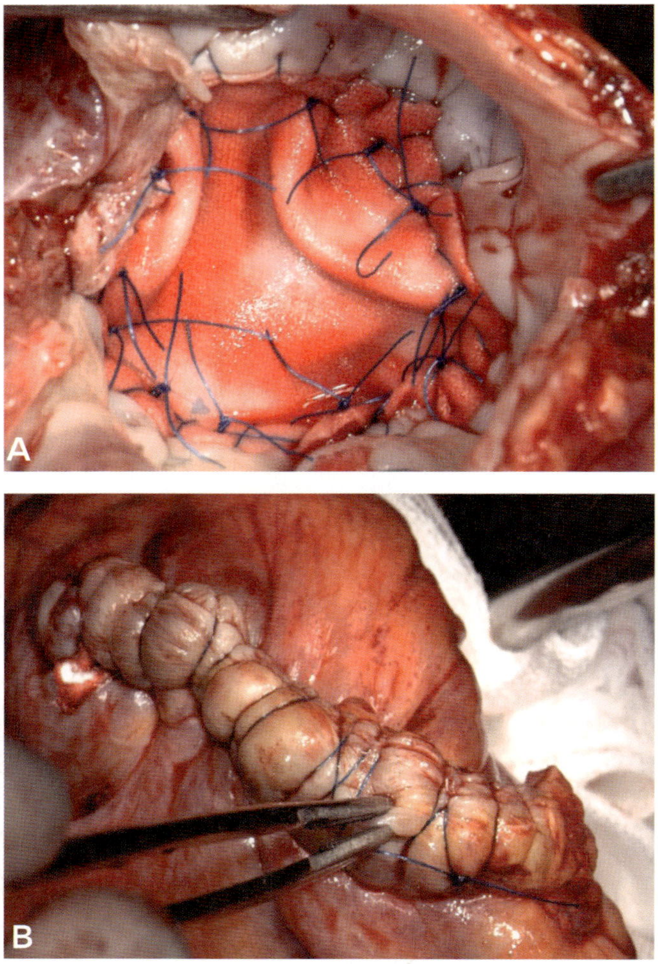

Figure 11-11. Infarct exclusion with a patch(A) and closure of ventriculotomy(B)

cular patch plasty)으로 봉합할 수 있다.

좌심실 절개 후 중격 파열 부위를 찾아서 그 크기가 크지 않으면 3-0 혹은 4-0 polypropylene으로 연속 봉합한다(Figure 11-10).

경색에 의하여 섬유화된 반흔(scar) 부위와 정상 심근의 경계 부위를 따라 2-0 혹은 3-0 polypropylene으로 2열의 쌈지 뜨기(purse-string suture)를 한 다음 당겨서 결찰하여 반흔 부위가 배제된 새로운 심실 내강을 만들어 준다. 이와 같이 소위 Fontan stitch에 의하여 새로운 심첨부가 되는 부위의 크기는 2~3 cm 폭의 타원형으로 하고 봉합 전에 심실 내로 돌출된 pectinate muscle들을 절제하여 patch를 봉합할 부분을 매끈하게 해 준다. Fontan stitch로 만들어진 입구에 타원형의 Dacron patch를 3-0 혹은 4-0 polypropylene으로 연속 봉합하고 여러 개의 단속봉합을 추가하여 누출을 예방한다. 심실 내에서만 봉합침을 조작할 때 충분한 양의 심근 반흔 조직을 포함시키기 어려우면 심실 벽을 관통하는 방법으로 봉합하여도 무방하다. 좌심실 절개부는 3-0 polypropylene으로 2열로 연속 봉합한다. 경색 후 충분한 시간이 경과한 경우 절개부는 섬유성 반흔 조직으로 대체되어 있기 때문에 patch나 Teflon felt 등으로 보강하지 않아도 출혈이나 절개부 파열의 우려가 없다(Figure 11-11).

좌심실 벽 파열에 대한 수술

좌심실 파열은 심근 전층의 경색(transmural infarction)이 전체 심실 면적의 20% 이상을 침범하였을 때 주로 발생하고 특히 경색 후 1~4일 째 호발한다[31]. 급성 심근 경색 환자의 1~3%에서 발생하며 고연령, 여성, 고혈압 등이 위험 인자로 알려져 있다. 파열 시기에 따라 위험 인자가 차이가 있는데 초기에 파열된 환자일수록 심전도상 ST 분절 상승이 심하고 고혈압이 있는 경우에 초기에 파열되는 경향이 있다. 그 밖에 전도장애나 심부전을 동반하지 않은 경우, 처음 발생한 전층의 심근 경색 환자에서 호발한다. 또한 좌심실 전벽에 경색이 있는 경우에는 2일 이내의 초기 파열이 많고 측면부 심근 경색은 4일 이후에 파열되는 경우가 더 많은 것으로 되어있다[32].

발생하는 위치와 크기에 따라 임상적으로 다양한 중증도를 가지고 나타날 수 있다. 갑작스러운 심인성 쇼크와 심장 압전(cardiac tamponade)으로 발현되는 경우가 있고 처음에는 심인성 쇼크가 나타나지 않고 중등도의 심낭액만 관찰되다가 점진적으로 심낭액이 증가하면서 혈역학 상태가 악화되는 경우도 있다. 후자는 아급성의 파열(subacute rupture)이 서서히 진행하는 것으로 어느 정도 시간 여유가 있기 때문에 중재술까지도 가능하게 한다[33].

심근 경색의 다른 합병증들과 마찬가지로 심장 초음파를 하기 전까지는 확진이 곤란하므로 초기 단계에 임상 징후에 따라 의심을 하는 것이 가장 중요하다. 위치에 따라서는 파열 부위가 유두근에 인접하여 유두근의 파열이나 기능 이상으로 승모판막 폐쇄부전이 동반될 수 있음에 유의하여 초음파 검사시 확인할 필요가 있다.

심부전의 징후가 없는 한 급성 심근 경색 환자에서 β-blocker를 사용하는 것이 심실벽 파열 발생 가능성을 줄이는 것으로 알려져 있다[34]. 심장의 후부하를 감소시키는 대동맥내 풍선 펌프도 환자의 혈역학 안정과 파열 진행을 막는데 효과적이다. 관상동맥 조영술을 필수적으로 시행할 필요가 있는가에 대해서는 이견이 있지만 가능하면 시행하여 필요한 곳에 우회술을 시행하는 것이 향후 예후 개선에 도움이 될 것으로 생각된다. 그러나 심장 압전의 징후가 있고 수액 주입 및 약물 치료만으로 혈압 유지가 곤란한 경우에는 초음파 검사로 진단된 즉시 응급수술에 임하여야 한다.

수술은 직접 봉합에서부터 접착제를 이용한 방법까지 다양하게 소개되고 있다[35-37].

Epicardial patching

가장 보편적인 방법으로 bovine pericardium으로 파열 부위를 완전히 덮어서 정상 부위의 심외층에 봉합한다. Patch 밑에는 매듭 직전에 fibrin glue를 도포한다. 봉합 부위에 관상동맥이 있으면 봉합침을 동맥 밑으로 깊게 통과시켜서 동맥을 손상시키지 않도록 한다. 동맥이 있는 곳만 봉합을 하지 않는 semicontiunous suture법을 사용하기도 한다. 심폐 바이패스 가동 하에 하는 것이 안전하겠으나 혈류역학 상태가 유지되고 심실 전벽이 파열된 경우에는 바이패스 가동없이 할 수도 있다(Figure 11-12).

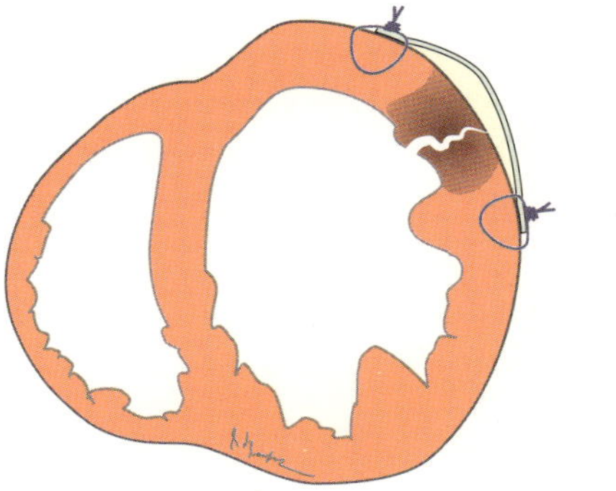

Figure 11-12. Repair of left ventricular free wall rupture with an epicardial patch

Direct suture

파열 부위에서 떨어진 정상적인 심근 벽을 Teflon felt strip을 대서 보강하여 3-0 polypropylene으로 이용하여 직접 봉합하는 방법이다. 경색 부위 및 파열 크기가 작고 한 곳에서만 누출이 있으며 심내막 쪽의 파열 부위와 외막 쪽의 누출 부위가 동일 선상에 있을 때 가능하다(Figure 11-13).

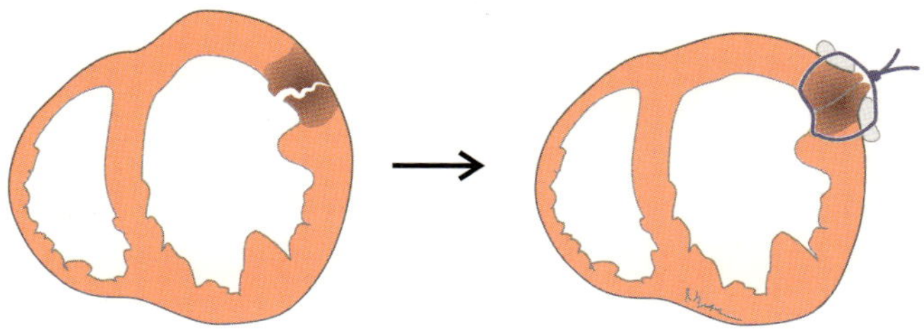

Figure 11-13. Primary repair of left ventricular free wall rupture

Debridement and patch closure

심실 벽이 복잡하게 파열되어 여러 곳에서 누출이 있을 때는 경색 조직 일부분을 절제해 내고 Dacron이나 Gore-Tex 등의 patch로 봉합한다. 가능하면 심내막 쪽과 외막 쪽에 이중으로 patch를 대주는 것이 좋다(Figure 11-14).

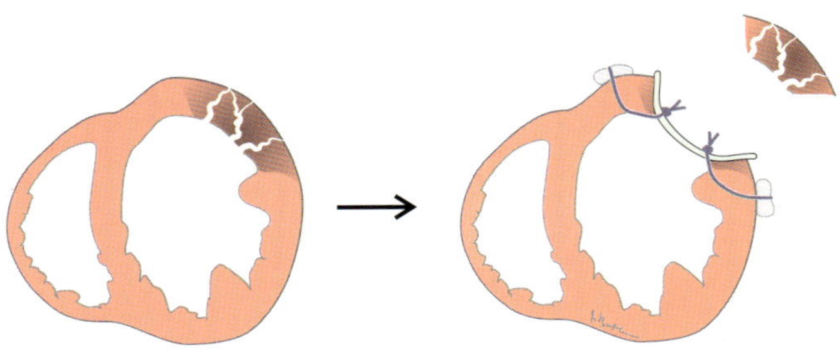

Figure 11-14. Repair of left ventricular free wall rupture with a patch after resection of infarcted myocardium

Infarct exclusion

심실 내에서 bovine pericardial patch를 정상 심근 쪽에 봉합하여 경색 부위를 배제시키는 방법으로 특히 승모판막 폐쇄부전이 동반되어 있어서 좌심방을 절개하는 경우 이를 통하여 시도할 수 있다(Figure 11-15, 11-16).

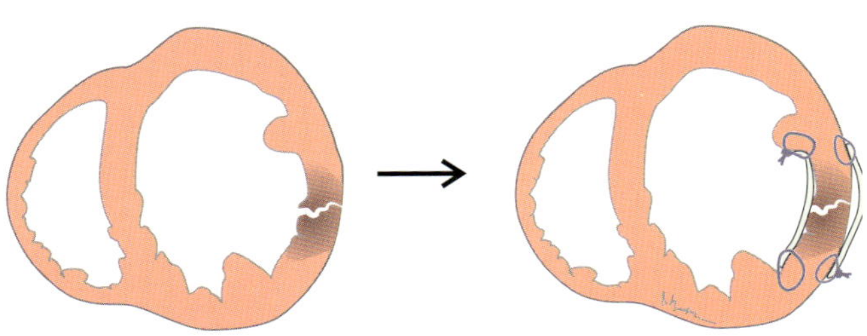

Figure 11-15. Repair of left ventricular free wall rupture with a patch excluding infarcted tissue

patch glue repair without extracorporeal circulation

Teflon patch에 특수 접착제(enbucrilate surgical glue: Histoacryl blue, Braun, Germany)를 도포하고 파열 부위에 붙여 주는 방법이다. 심폐바이패스를 사용하지 않고도 가능한 방법이다. 그러나 수술 전 혈역학이 불안정한 경우에는 대퇴동맥과 정맥을 미리 노출시켜 놓을 필요가 있다. 특히

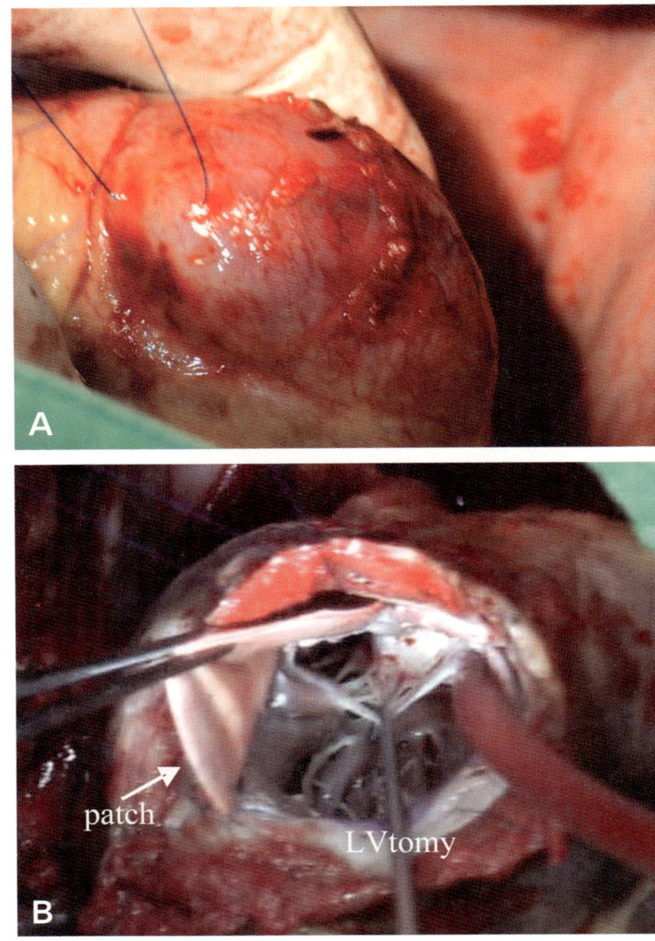

Figure 11-16. Photo of infarct exclusion technique for left ventricular free wall rupture

압전이 심한 경우 심낭을 절개하는 순간 급격하게 혈압이 상승하면서 출혈량이 많아져 심정지에까지 이르는 경우가 있으므로 심낭을 조금씩 절개하면서 혈압을 관찰하고 출혈량이 많거나 혈압이 하강하면 즉시 심폐바이패스를 가동한다(Figure 11-17).

허혈성 승모판막 폐쇄부전의 수술

승모판막은 두 개의 판막엽이 판막륜과 건삭, 유두근 등과 함께 유기적으로 상호 작용하면서 닫히고 열리는 운동을 반복한다. 대동맥 판막 쪽에 위치한 전엽은 심장의 섬유성 골격(fibrous cardiac skeleton)에 연결되고 후엽 쪽에서는 단단한 섬유성 구조물이 없고 좌심실과 좌심방의 심근에 접하고 있다. 따라서 판막륜이 확장되는 것은 주로 후엽 쪽에

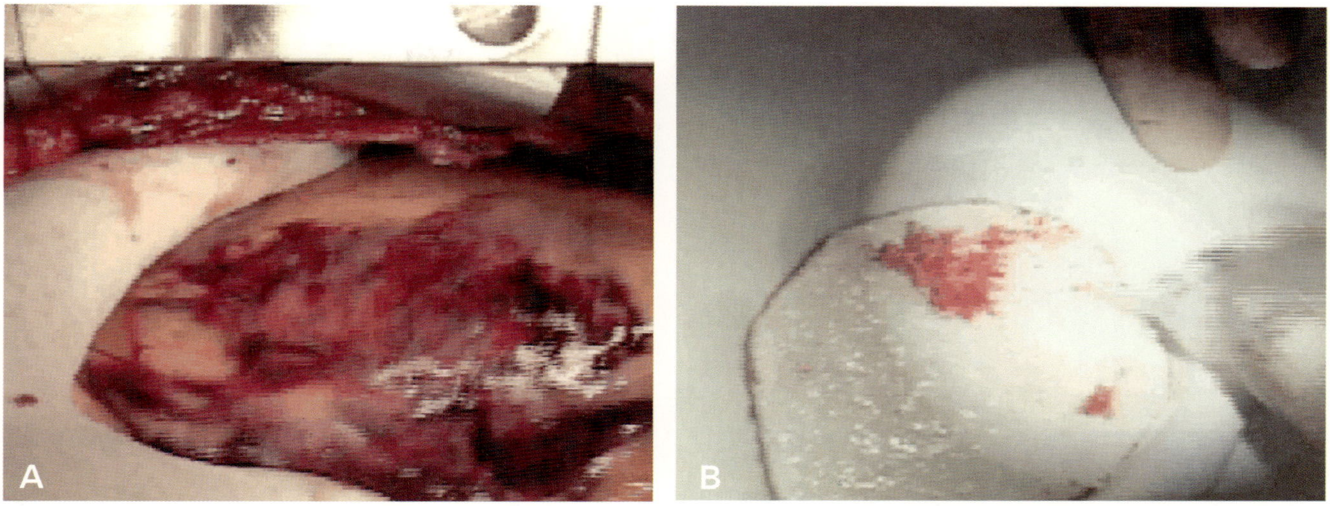

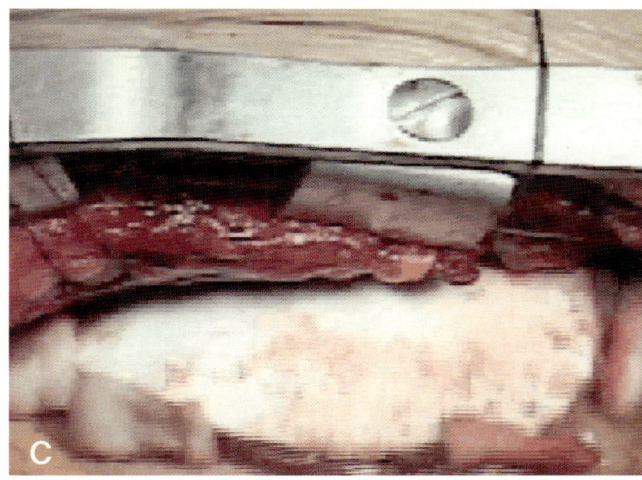

Figure 11-17. Patch glue repair of left ventricular free wall rupture without cardiopulmonary bypass

서 늘어나는 것으로 알려져 왔으나 최근에는 앞 쪽의 판막륜도 늘어난다는 연구 결과들이 보고되고 있기도 하다[38](Figure 11-18).

판막을 좌심실 벽에 고정시키는 역할을 하는 두 개의 유두근 중 전외측 유두근(anterolateral papillary muscle)은 보통 좌전하행지와 회선지계의 근위부 둔각지에서 이중으로 혈액공급을 받고 후내측 유두근(posteromedial papillary muscle)은 우측 관상동맥의 마지막 분지나 회선지계의 마지막 분지에서 주로 단일 공급을 받는다. 따라서 혈액 공급 차단 시 후내측 유두근이 허혈에 대해 더 취약하므로 전외측 유두근에 비해서 5배 가량 파열이 발생하는 빈도가 높다. 허혈성 승모판막 폐쇄부전은 단일 혈관질환보다는 삼중혈관 질환에서 호발한다[39].

심근 허혈에 의하여 승모판막 폐쇄부전이 발생하는 기전은 크게 세 범주로 나눌 수 있다. 첫째(type I), 좌심실 수축력 저하 및 확장에 의해 승모판막륜이 전체적으로 늘어난 경우가 있는데 이 때는 판막 개구부 중앙에서 주로 역류가 일어난다. 급성 및 만성 허혈 모든 경우에서 발생이 가능하다. 둘째(type II), 판막엽이 좌심방 쪽으로 탈출(prolapse)하게 되는 경우인데 대표적인 것이 급성 심근 경색에 의하여 유두근이 파열된 경우이며 이 때는 대부분 판막 치환을 필요로 하게 된다. 만성 허혈, 혹은 경색으로 유두근이나 건삭이 늘어나서 생기는 경우도 있으며 이 때는 판막 성형이 가능하다. 셋째(type III), 심장 하벽의 경색으로 건삭과 유두근 및 그 주위의 심실 벽이 늘어나고 당겨져서 판막엽이 중앙에서 만나지 못하게 되는 경우이다. 이 때도 대부분 후내측 유두근 영역에서 호발하므로 초음파 검사상 A_3 및 P_3 부위에서 역류가 관찰되는 경우가 많다(Figure 11-19).

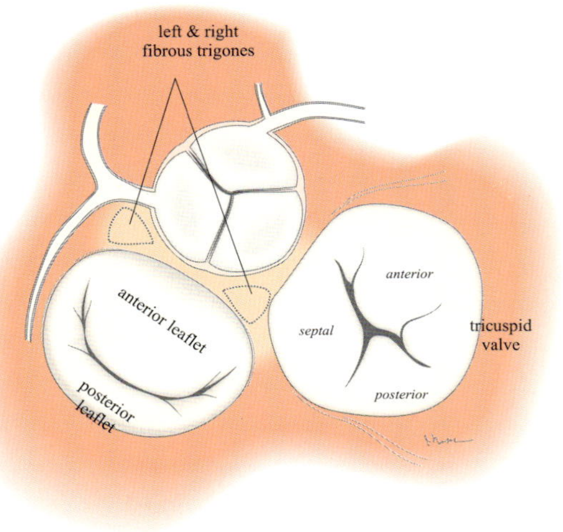

Figure 11-18. Anatomy of cardiac valves

급성 유두근 파열이 발생한 경우에는 심실 중격 파열과 마찬가지로 응급 수술이 요구되며 대다수에서 판막 치환술이 필요하다. 수술 전 진단과 처치 과정 역시 중격 파열 시와 비슷하다. 그 밖의 기전에 의하여 발생한 경우에는 판막륜을 줄여주는 판막 성형수술로 대부분 해결할 수 있으며 응급 수술이 필요한 경우는 드물다.

허혈성 심질환 환자에서 승모판막 폐쇄 부전에 대한 수술을 병행할 것인지 여부는 폐쇄부전의 발생 기전과 정도, 해당 심근 영역의 기능적 가역성 여부 등을 고려하여 판단한다. 과거에는 심근 경색이 확실하고 심한 역류가 있는 경우에만 수술하는 것이 일반적이 방침이었다. 그러나 근래에는 판막 성형술에 대하여 기술과 지식 면에서 많은 진전이 있었고 특히 심실 기능이 저하된 환자에서 승모판막 역류의 존재 여부에 따라 장기 예후가 크게 달라진다는 연구 결과들이 발표되면서 수술 적응증이 적극적인 방향으로 확대되고 있다[40]. 저자들의 경우 경도의 승모판막 역류가 있는 경우에는 관상동맥 우회수술만을 시행하는 것이 보통이고 중등도(grade II) 역류가 있는 경우에는 해당 심근 영역(주로 심실 하벽)의 기능 회복 가능성에 따라 결정한다. 우회수술 후 국소 운동 장애가 호전될 가능성이 높은 경우에는 우회수술만을 시행하지만 넓은 영역에 심근 경색 및 반흔 조직이 있는 것이 확실한 경우나 심근 생존능 검사에서 가역성이 없다고 판단되는 경우에는 판막 성형술을 병행한다. 한편 Grade III의 판막 역류가 있는 경우에는 그런 요소와 상관없이 판막 수술을 병행하는 것이 대부분이다.

판막 치환

판막 성형술이 기술적으로 불가하거나 실패한 경우에 시행하게 된다. 대다수 환자에서 심실 기능이 저하되어 있으

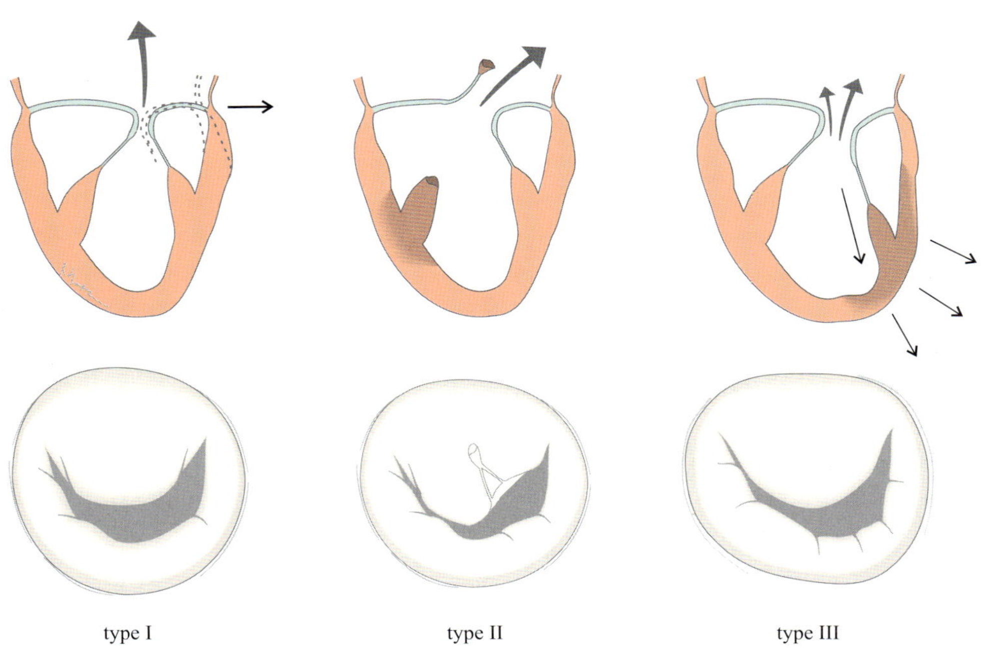

Figure 11-19. Mechanism of ischemic mitral regurgitation

므로 건삭과 유두근을 절제하지 않고 보존하는 방법으로 인공 판막을 삽입하는 것이 수술 후 예후에 도움이 될 것으로 생각된다.

급성 유두근 파열로 수술하는 경우에는 strut의 높이(profile)가 낮은 판막을 선택하여 경색된 심근 벽에 strut가 닿아서 손상을 주는 일을 피하도록 권한다. 이런 이유에서 아주 고령이 아닌 한 기계 판막을 선택하는 것이 바람직할 것이다(Figure 11-20).

판막 성형술 : 인공판막륜(ring annuloplasty)

Type I 기전으로 판막 역류가 있는 경우에는 판막륜을 줄여주는 성형술을 시행한다. Type III의 기전에 의한 경우에는 후내측 교련 쪽을 더 많이 줄여주는 비대칭형 판막륜성형술을 시행하면 효과적이다(Figure 11-21).

허혈성 폐쇄부전에 대한 승모판막 판륜성형술에 사용하는 인공 판막륜은 완전 견고형(complete rigid)을 사용하는 것이 대체적인 추세이다[38]. 그 이유는 허혈성 폐쇄부전의 속성상 향후에도 지속적으로 전, 후측의 모든 판막륜이 늘어날 수 있기 때문이다[38,41]. 일부 저자들은 판막륜을 넣어도 좌심실의 remodeling이 지속되어 건삭이나 유두근이 당겨짐에 따라 판막 역류가 재발되는 것이 흔하다고 보고하였다[42]. 판막엽끼리 교합하는 부위가 판막륜의 높이보다 1.0 cm 이상 아래쪽으로 전위된 경우에는 판막륜을 줄여준 이후에도 상당한 양의 역류가 남는 경우가 많아서 이럴 때는 판막륜 성형술보다는 판막치환술을 추천하는 이들도 있다[43].

인공 판막륜의 크기는 수술 후 판막륜이 지속적으로 팽창할 가능성과 좌심실 remodeling에 따른 건삭의 당김 현상 등을 예상하여 두 크기 정도 작게 선택한다[44,45]. 일반적으로 26~28 mm 크기를 사용하게 된다.

판막 성형술 : 후엽 확장술 / 복원술(posterior leaflet augmentation / restoration)

후하벽부 경색으로 유두근과 건삭이 당겨지는 기전에 의한 역류는 인공 판막륜 삽입 후에도 지속적으로 당겨짐 현상이 있어 역류가 남아있게 되는 경우가 종종 있다(Figure 11-22).

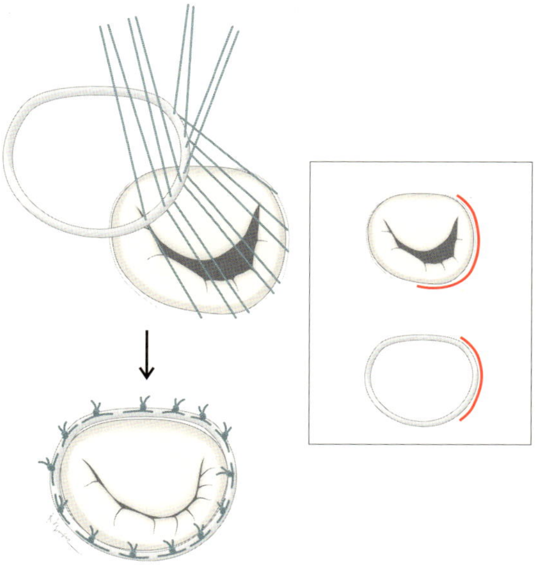

Figure 11-21. Asymmetric mitral annuloplasty using a prosthetic ring

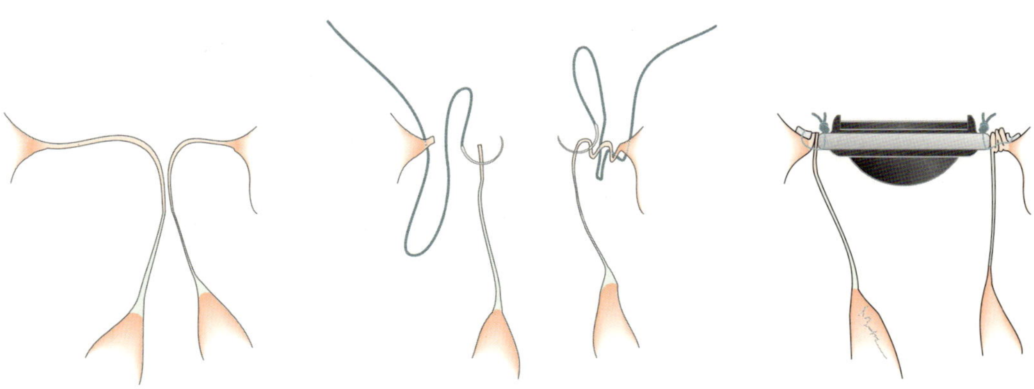

Figure 11-20. Mitral valve replacement with chorda-sparing technique

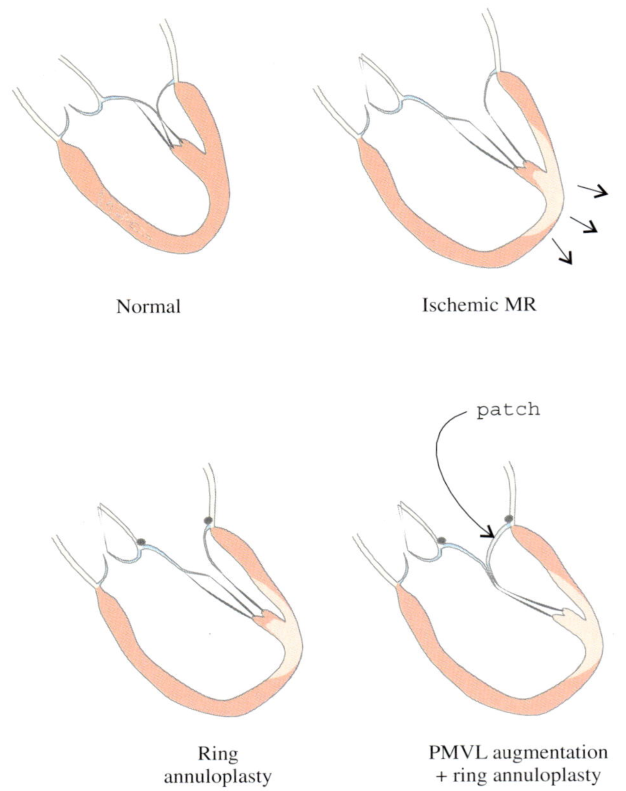

Figure 11-22. Residual MR after ring annuloplasty for ischemic MR and correction by posterior leaflet augmentation

이런 경우 후엽의 내측 부분을 심낭으로 넓혀주거나 후엽을 절개하여 판막륜을 직접 줄여 주는 방법이 도움이 된다[46~48](Figure 11-23, 11-24).

판막 성형술 : 전엽 확장술 (anterior leaflet augmentation)

역류 기전에 상관없이 시행할 수 있는 방법이다. 전엽을 판막륜에서 약 5mm 거리를 두고 판막륜과 평행하게 교련부까지 절개하고 bovine pericardium을 5-0 polypropylene으로 봉합한다. 부분 인공 판막륜을 삽입한다[49].(Figure 11-25).

판막 성형술 : Alfieri edge-to-edge repair

전엽과 후엽의 접합면 쪽 끝(free edge) 중간 부위를 4-0 suture로 봉합해서 두 개의 입구를 만들어 준다. 특히 후내측 유두근 부위의 A_3, P_3 부위에 역류가 심하면 이곳에도 봉합을 추가해 준다[50]. 인공 판막륜은 삽입하는 것을 원칙으로 한다. 신속하게 시행할 수 있기 때문에 심정지 시간을 최소화하고자 할 때 사용하기 좋은 방법이다. 또한 단순히 인공 판막륜만을 삽입하는 술식을 시행한 후 역류가 남아 있을 때 추가하여 역류량을 줄일 수 있는 술식이다(Figure 11-26).

인조혈관대를 이용한 후측 판막륜 성형술 (posterior annuloplasty with a vascular graft strip)

인공 판막륜 대신 Dacron 인조혈관 일부를 잘라내어 사용하고 후엽 쪽 판막륜을 줄여주는 방법이다. 인조혈관 띠

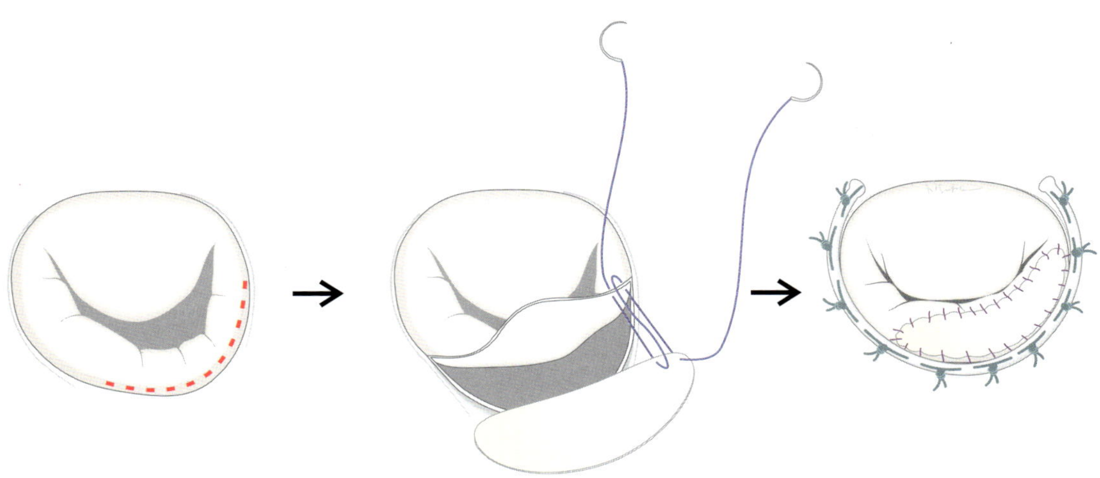

Figure 11-23. Augmentation of posterior mitral leaflet with a patch

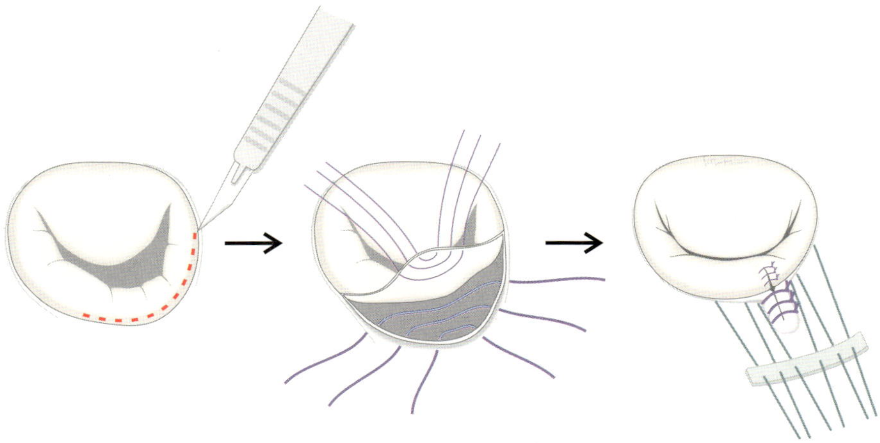

Figure 11-24. Reduction(restoration) annuloplasty for ischemic MR

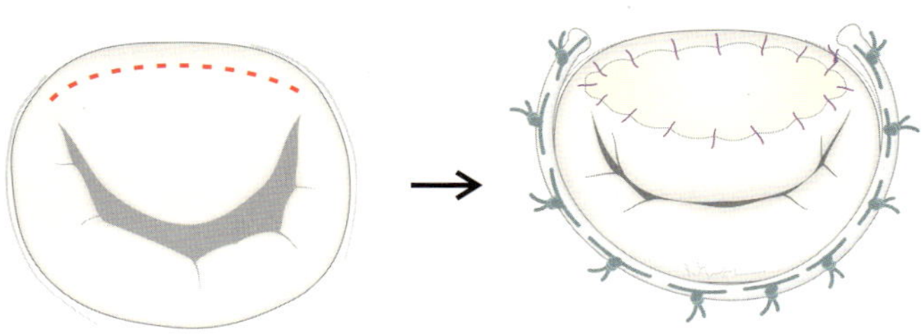

Figure 11-25. Augmentation of anterior mitral leaflet with a patch

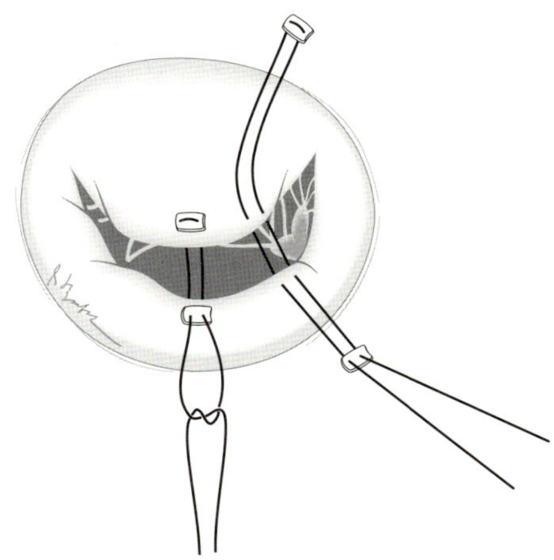

Figure 11-26. Edge-to-edge repair of mitral valve(Alfieri technique)

의 길이를 50 mm로 하면 26 mm 크기 인조 판막륜을 사용하는 경우와 유사한 정도로 판막륜을 축소시킬 수 있다(Figure 11-27).

허혈성 승모판막 역류를 가진 환자들은 다른 원인의 승모판막 질환에 비하여 좌심방의 크기가 작아서 승모판막 노출이 어려운 경우가 많다. 이런 경우에는 통상의 Waterstone groove를 통한 좌심방 절개 대신 우심방을 절개한 후 심방중격과 좌심방의 상부(roof)를 절개하여 승모판막에 접근하는 것이 양호한 시야를 제공할 수 있다.

Waterstone groove를 통한 좌심방 절개를 통하여 접근하고자 할 때는 삽관 전에 상대정맥과 하대정맥 주위를 충분

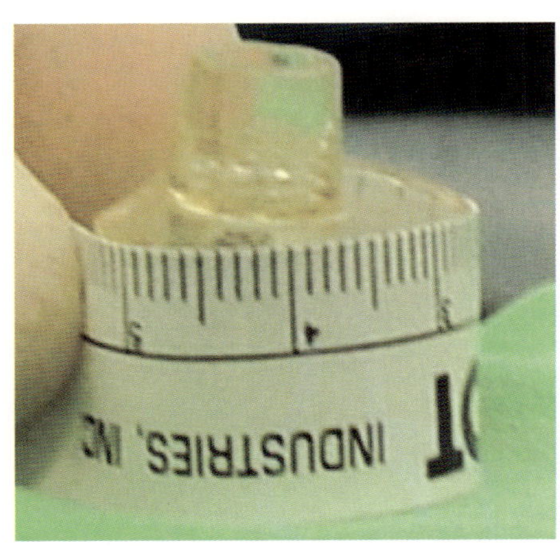

Figure 11-27. Measurement of the needed length of a posterior annuloplasty strip

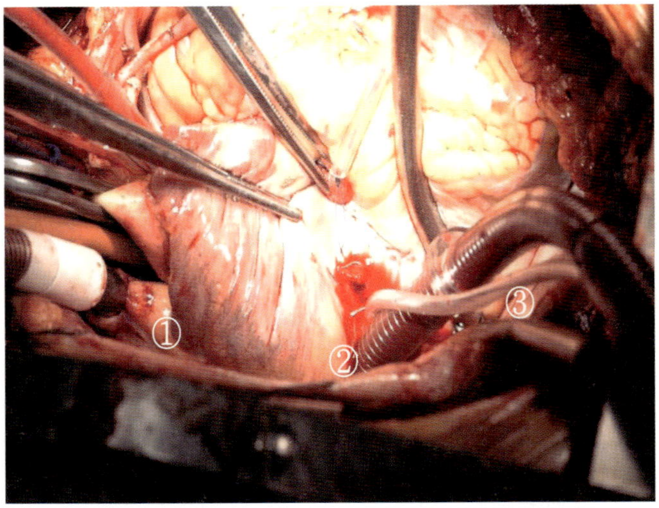

Figure 11-28. Exposure of the left atriotomy site for mitral valve procedure

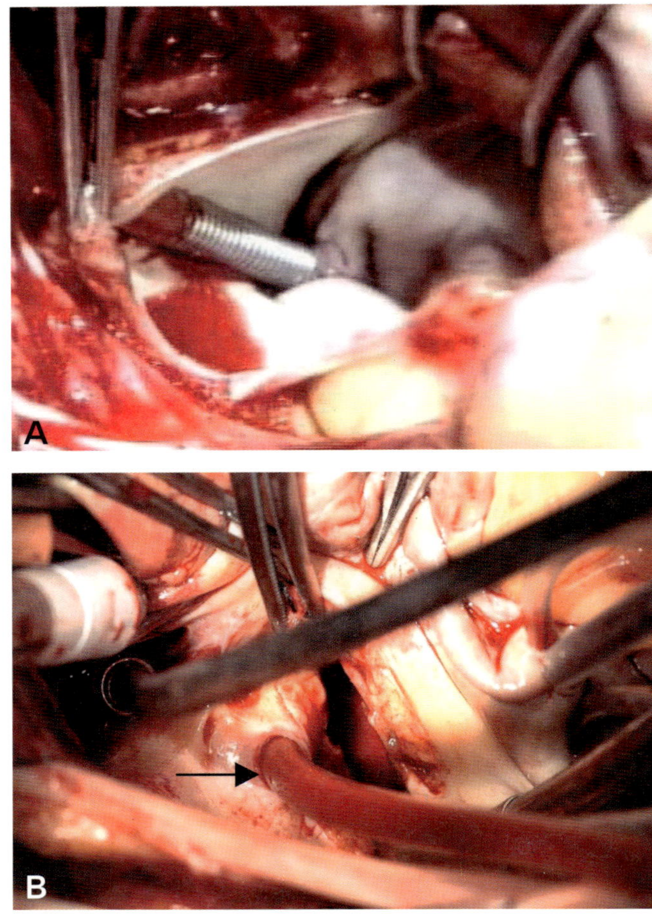

Figure 11-29. Venting of left atrium during mitral valve procedure

히 박리하여 견인이 용이하도록 준비하는 것이 좋다. 상대정맥에의 삽관은 우심방이(right atrial appendage)를 통하기 보다는 상대정맥에 직접 하는 것이 시야 확보에 훨씬 유리하다. 삽관 후에 양대정맥을 조여주는 umbilical tape를 최대한 앞 쪽 및 좌측으로 당겨주면 시야 개선에 도움이 된다(Figure 11-28).

역행성 심정지액 주입을 위한 카테타를 일반적인 관상동맥 우회수술 때와 같이 우심방의 purse-string suture를 통하여 삽입하면 승모판막 수술 도중 관정맥동 바깥으로 빠져나오는 일이 간혹 발생한다. 우심방을 조금 절개하고 관정맥동 입구를 직접 육안으로 확인하면서 그 주위에 purse-string suture를 해 놓고 카테타를 삽입하면 이런 일을 막을 수 있다.

좌심방을 절개한 후에는 우측 상폐정맥을 통하여 sump catheter를 삽입하여 끝을 좌측 폐정맥 입구에 위치시키면 혈액에 의하여 시야가 방해받는 일을 피할 수 있다. 판막 성형 과정이 끝나면 vent catheter로 바꾸어서 승모판막 개구부를 지나 좌심실까지 밀어 넣어 심폐바이패스 이탈 과정 중에 심장의 감압 및 공기 제거를 용이하게 한다. Blind end로 되어 있는 vent catheter의 끝을 잘라 내면 공기나 이물질의 제거가 더욱 용이할 것이다(Figure 11-29).

Self retractor를 사용하여 승모판막이 노출되면 spoid syringe로 cold saline을 좌심실에 주입하여 판막 누출 부위를 확인하고 역류의 기전을 평가한다. 후측 판륜만을 축소하는 것으로 충분하다고 판단되는 경우 양 쪽 fibrous trigone 사이의 후측 판륜에 9~10개의 2-0 혹은 3-0 polyester suture를 떠 놓는다. 후측 판륜 중간 부위부터 suture하여 이를 당겨 가면서 다음 suture를 하면 시야 확보가 어렵지 않다. 필요한 경우 후측 판륜 뒤의 좌심방 벽을 4-0 polypropylene suture로 당겨주면 후측 판륜부터 시야를 확보하는데 도움이 된다(Figure 11-30).

준비하여 둔 vascular graft strip에 polyester suture들을 통과시킨 후 매듭하되 양 쪽 trigone 근처의 조직이 cut-through되는 것을 예방하기 위하여 이 부위부터 먼저 매듭한다. 매듭을 완성하면 trigone 부위에 4-0 polypropylene 봉합을 추가하여 보강한다(Figure 11-31).

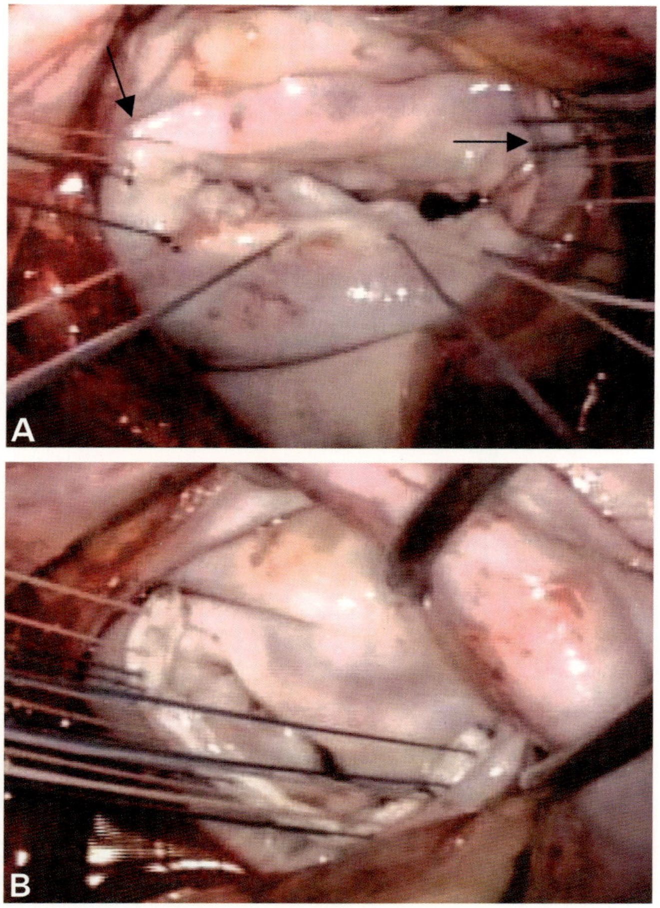

Figure 11-30. Posterior mitral annuloplasty with a strip of vascular graft

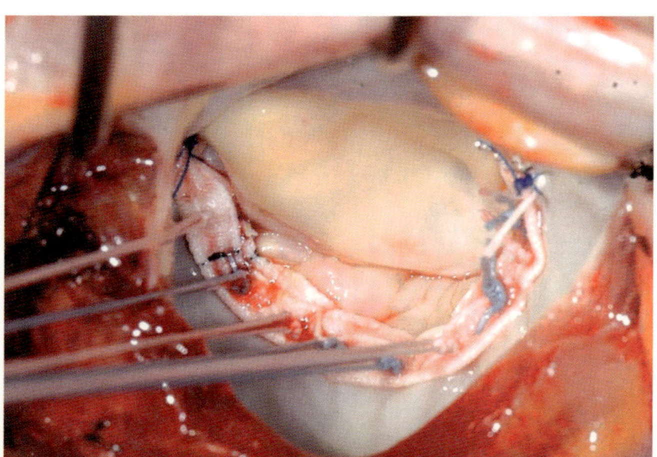

Figure 11-31. Completion of posterior mitral annuloplasty

심실류 절제 및 좌심실 용적 축소 수술

심근 경색으로 인하여 심실 일부, 특히 좌전하행지 영역인 심첨부 및 심실 중격의 수축력이 없어지고 심실이 확장된 결과 심부전 증상이 있으면 이를 절제하거나 배제하는 좌심실 성형술 혹은 용적축소 수술로 심부전 증상 및 예후를 개선시킬 수 있다. 과거에는 확연한 dyskinesia를 보이는 심실류(ventricular aneurysm)인 경우에만 심실류 절제술이 권장되었고 그나마도 심한 심부전 증상이 있거나, 심실성 부정맥 혹은 심실류내 혈전이 동반된 경우만을 수술 적응증으로 생각하였다. 그러나 최근에는 비교적 양호한 수술 결과로 인하여 좌전하행지 영역의 심근 경색으로 생존능(viability)이 없이 akinesia를 보이는 부위가 큰 경우에도 용적 축소 수술을 적용하는 경우가 늘어나고 있다[51-57]. 보편적인 기준은 아니지만 좌심실이 수축기말 용적지수 75~100 ml/m^2 이상으로 확장된 경우나 좌심실 조영 사진 중 RAO view에서 좌심실 경계의 35% 이상이 dyskinesia 혹은 akinesia를 보이는 경우를 적응증으로 제시하는 이가 많다(Figure 11-32).

일명 "Dor procedure"로 불리는 endoventricular circular patch plasty 방법이 가장 널리 쓰여지고 있다[56].(Figure 11-33).

이 술식을 위해서는 심폐바이패스 가동이 필수적인데 심장 박동을 유지하는 상태에서 수술하는 것을 권하는 이도 있으나 저자들은 심정지 유도 상태에서 시행한다. 심첨부부터 시작하여 좌전하행지로부터 2~3 cm의 거리를 두고 평행하게 7~8 cm가량 좌심실 전벽을 절개한다. 심실벽 내면이 석회화가 되어 있으면 이를 제거하되 봉합할 부위에 섬유성 반흔 조직을 남겨 놓으면 튼튼한 봉합을 하는데 도움이 된다. Trabeculation이 얽혀서 patch를 댈 때 누출이 발생할 염려가 있는 부위도 울퉁불퉁한 심근 조직들을 잘라준다(Figure 11-34).

이 수술의 기본 원리는 심실 내부에 patch를 넣어서 심근 경색에 의하여 비가역적 운동 장애를 보이는 부분을 순환으로부터 배제하는 것이다. 이 때 주의할 점이 너무 넓은 부위를 배제시킴으로써 잔여 좌심실 용적이 부족하게 되는 것을 피하는 것이다. 일반적으로 체표 면적 1 m^{2}당 60 ml 이상의

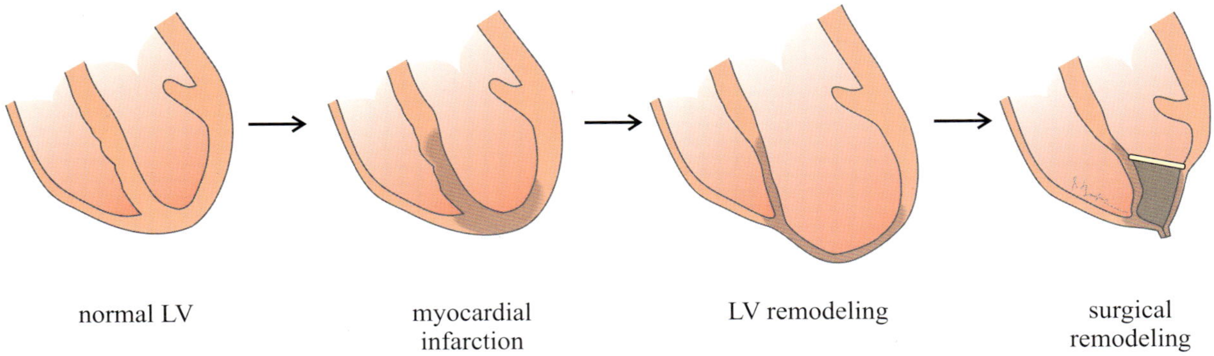

Figure 11-32. Remodeling of the left ventricle after myocardial infarction

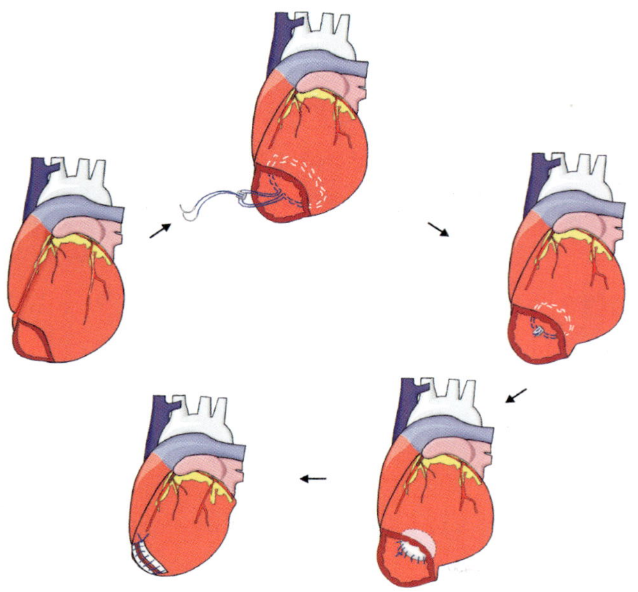

Figure 11-33. Schematic illustration of Dor procedure

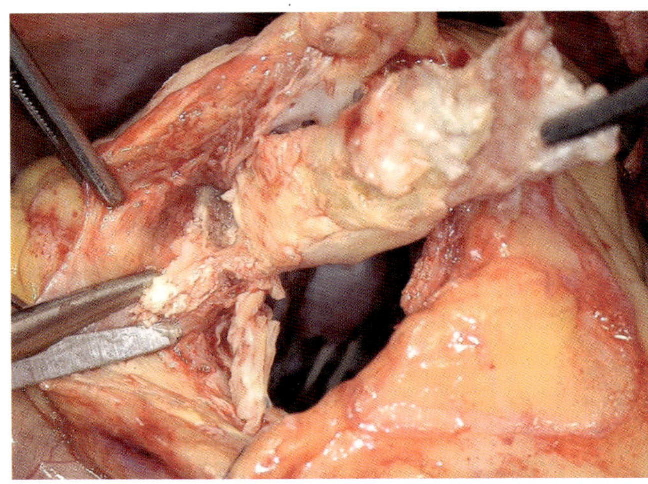

Figure 11-34. Resection of calcified endocardial scar via left ventriculotomy

용적을 남기도록 권고되며 수술 전 좌심실이 150 ml/m² 이상으로 심하게 확장된 경우에는 70 ml/m² 이상을 남기는 것이 안전하다고 되어 있다. 이를 위하여 필요한 용적만큼 식염수를 채운 풍선이나 고무 장갑 등을 좌심실 내에 넣어서 남는 용적을 확인하는 술자도 있다. 좌전하행지 영역 경색의 경우 심실 중격과 전벽에 경색 반흔이 있고 측벽과 후벽은 건강하므로 삽입되는 patch는 심실 내에서 비스듬한 방향을 취하게 된다. 심실 중격이 기저부까지 경색되어 있는 경우에는 전술한 바와 같이 잔여 좌심실 용적이 과도하게 작아지는 것을 피하도록 주의하여야 한다. 보통 유두근과 같은 높이까지는 배제하여도 수술 후 용적을 우려하지 않아도 된다(Figure 11-35).

또 다른 주의점은 용적 축소 결과 좌심실 내강이 구형(球形)이나 상자 모양으로 남게 되는 것을 피하고 가능한 한 타원구 혹은 원뿔 모양을 유지하도록 하는 것이다. 잔여 좌심실 내강이 구형에 가까울수록 수술 후 이완기 심실 기능 장애나 승모판 폐쇄 부전이 발생할 확률이 높은 것으로 알려져 있기 때문이다. 이를 위해서 patch를 대기 전에 반흔 조직과 정상 심근 경계부를 따라 2~3겹으로 2-0 polypropylene purse-string suture를 한 다음 조여서 새로운 심첨부를 만들어 준다. 심첨부 쪽의 suture를 더 강하게 조이면 잔여 심실 내강이 원뿔 모양을 취하게 되고 3~4 cm 직경의 구멍이 남게 된다. 이 구멍을 patch로 막는데 patch의 모양

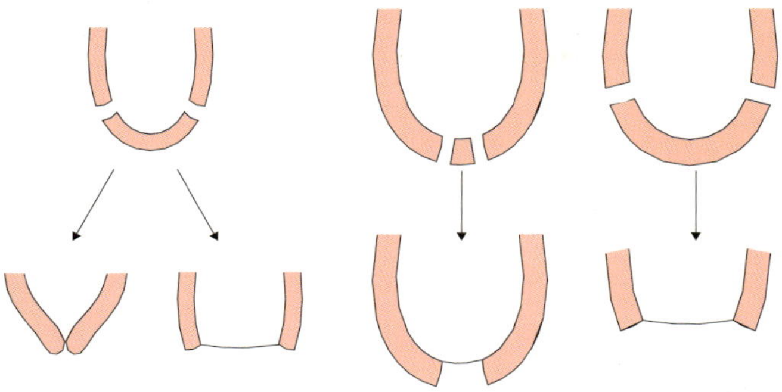

Figure 11-35. Inadequate volume and shape of the left ventricle after surgical remodeling

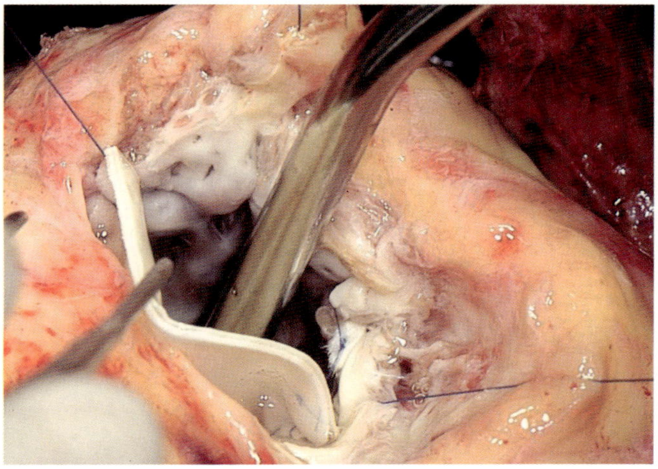

Figure 11-36. Dor procedure: suturing of a patch after tightening of the Fontan stitch

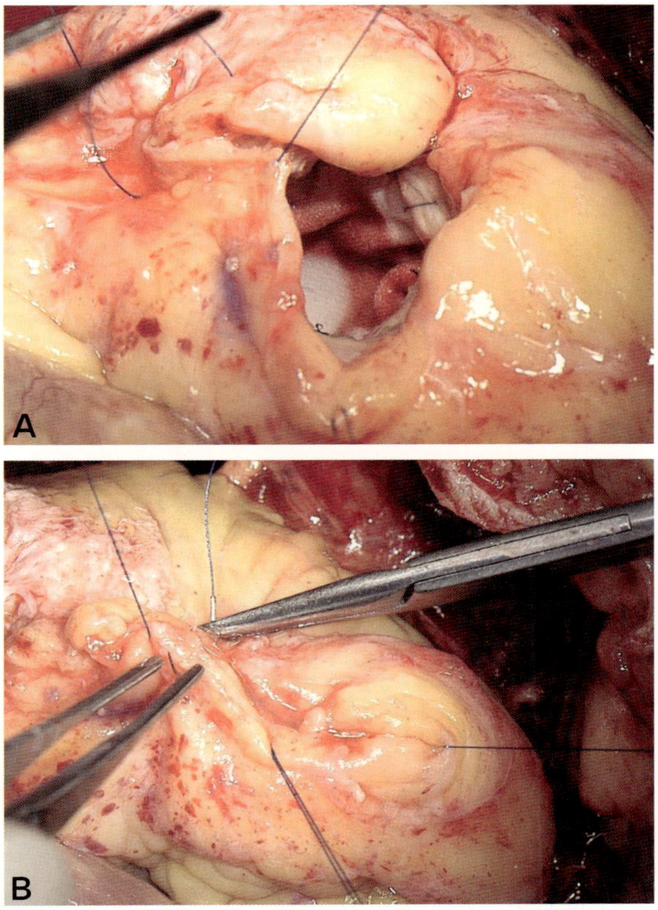

Figure 11-37. Dor procedure: closure of ventriculotomy

은 타원형으로 만들고 봉합면에 포함될 여유를 둬서 재단하되 5 cm 이상 클 필요는 없다. Patch는 bovine pericardium이나 Dacron 인조혈관 혹은 patch 등 어느 것을 사용하여도 큰 차이가 없으며 일부 술자들은 bovine pericardium과 Dacron graft로 두 겹의 patch를 만들어 사용하기도 한다. 3-0 혹은 4-0 polypropylene 연속 봉합으로 대주고 단속 봉합으로 3~4개소를 보강한다(Figure 11-36).

심실 내 공기를 제거한 후 심실 절개부를 3-0 polypropylene 연속 봉합으로 이중 봉합한다. 오래된 심근 경색의 경우 반흔 조직에 봉합을 하는 것이기 때문에 출혈의 위험은 거의 없고 따라서 Teflon patch 등으로 보강하지 않아도 되는 경우가 많다(Figure 11-37).

허혈성 심근증에 대한 수술

최근의 관상동맥 우회수술 대상 환자들은 그 병변이나 동반된 질환이 복잡해지는 것과 함께 심근의 수축 기능이 감소되어 있는 허혈성 심근증을 동반하고 있는 비율이 증가하는 추세에 있다. 스텐트의 발전과 함께 경피적 중재술의 영역이 확대되면서 그 현상은 더욱 뚜렷해지고 있다[58].

심근의 허혈로 인하여 심실의 기능이 현저히 떨어진 경우를 허혈성 심근증이라 칭하지만 그 구체적인 정의 기준은 문헌마다 차이가 있다. 대다수의 보고에서는 좌심실 구출률(left ventricular ejection fraction)이 35% 이하로 감소된 경우로 정의하고 있으나[59] 일부에서는 30%를 기준으로 삼기도 한다. 좌심실 기능 저하 정도를 구출률에 따라 35~49%까지를 경도, 25~34%를 중등도, 25% 이하를 중증의 기능 저하로 구분하고 이 중에서 중증의 기능 저하가 있는 경우만을 허혈성 심근증이라 칭하는 경우도 있다[60].

허혈성 심근 부전의 기전

관상동맥 질환에서 심근의 기능저하는 혈류량 저하에 따라 산소 수요와 공급간에 불균형이 발생하는데 기인한다. 이러한 불균형은 심근에서 소위 'stunning', 'hibernation' 또는 'scarring'을 초래함으로써 수축력을 저하시켜 심부전에 이르게 한다.

Stunning은 비교적 짧은 기간의 허혈 후에 혈류가 개통(재관류)되었음에도 불구하고 여러 기전으로 인하여 지속적으로 해당 심근의 수축 기능이 저하된 경우를 의미한다. 따라서 급성 관상동맥 폐쇄 후에 혈전 용해제 투여, 중재 시술, 혹은 관상동맥 우회수술 등으로 막혔던 관상동맥에 재관류가 이루어진 경우에 관찰할 수 있다. 이 경우 상당 부분 심근의 기능이 회복될 수 있으나 재관류 후 회복되기까지 며칠 내지 몇 주가 경과해야 한다[59](Table 11-3).

심근의 scar는 관상동맥의 완전 폐쇄로 일정 시간 이상 혈류가 통하지 않게 되면 심근이 비가역적인 허혈성 손상을 받아 경색이 발생한 부위에 생긴다. 경색의 범위, 즉 scar의 크기는 부행지(collateral branch)의 발달 여부와 허혈 기간에 영향을 받는다. Hibernation은 만성적으로 심근의 산소 공급이 수요량에 비하여 크게 부족한 상태가 지속되었을 때 심근 기능이 저하되어 있는 상태를 의미한다. 이러한 심기능 저하는 산소 공급이 부족한 상태에서 심근 손상이 진행하는 것을 막는 일종의 방어 기전으로도 이해되고 있다. Hibernation 상태에 있는 심근은 우회술 등의 재관류(revascularization) 치료 후 기능이 회복되기까지 보통 수개월이 필요할 수 있다.

TABLE 11-3.
Mechanism of contractile dysfunction after myocardial stunning

Generation of oxygen-derived free radicals(primary mechanism)
Excitation-contraction uncoupling due to sarcoplasmic reticulum dysfunction
Calcium overload
Insufficient energy production by mitochondria
Impaired energy use by myofibrils
Impairment of sympathetic neural responsiveness
Impairment of myocardial perfusion
Damage of the extracellular collagen matrix
Decreased sensitivity of myofilaments to calcium

중등도 이상의 좌심실 기능 부전을 가진 환자에서의 우회수술은 수술 사망률이 다른 환자들보다 높아서 고위험군 환자로 인식되어 왔으나 근래 수술 방법과 심근 보호, 마취, 수술 전후 집중 치료 등이 발전하여 그 양상이 달라지고 있다. 허혈성 심근증에서 우회수술의 결과를 결정하는 가장 중요한 요소는 허혈로 기능이 저하된 심근 중 stunning과 hibernation 상태에 있는 심근이 가역적(reversible) 기능 부전 상태에 있는 생존 심근(viable myocardium)의 존재 여부이다[60]. 실제로 우회수술 후의 장기 생존율은 가역적 생존 심근의 존재 여부에 따라 크게 차이가 나는 것으로 입증되었다[61]. 또한 의미있는 양의 생존 심근이 있는 경우 우회수술이 장기 성적 면에서 약물 치료보다 훨씬 우수한 것으로 조사되었다. 특기할 만한 것은 약물 치료의 경우 생존 심근이 있는 경우의 장기 생존율이 생존 심근이 없는 경우보다 오히려 더 좋지 않다는 보고도 있다는 사실이다[62].

심근 생존능력의 평가 (assessment of myocardial viability)

허혈성 심근증 환자에서 우회수술의 성공을 좌우하는 요소는 재관류(revascularization)시 회복 가능한 생존 심근(viable myocardium)이 존재하는지, 존재한다면 그 크기가 어느 정도인지이며 또한 해당 심근을 담당하는 관상동맥 분지가 우회도관 조성이 가능한 상태인지 여부에 달려 있다. 심근의 생존능, 즉 가역성을 판단하는 검사는 결국 세포의 대사 기능이나 세포막 유지, 또는 수축력 존재의 여부를 조사하는 것으로 부하 심초음파(stress echocardiography), single photon emission tomography(SPECT), positron emission tomography(PET), magnetic resonance imaging(MRI) 등이 사용된다.

이들 중에서 PET가 가역성 심근을 찾는데 있어서 가장 민감도(sensitivity)와 특이도(specificity)가 높은 것으로 알려져 있으나 장비가 제한적으로 보급되어 있고 가격이 비싸며 동위원소의 사용 문제로 인하여 검사 대기 기간이 길어질 수 있다는 단점이 있다. SPECT는 PET와 버금갈 정도의 정확성을 갖지만 비만환자에서는 영상의 질이 좋지 않고 artifact가 많아 해석에 혼선이 있을 수 있다는 것이 단점이다. 이에 비해 부하 초음파, 특히 dobutamine stress echocardiography(DSE)는 간단히 할 수 있고 비용이 저렴한 장점이 있으며 수술 후의 심근 수축 기능 회복 여부를 예측하는 특이도 면에서 전자의 방법들보다 더 우수하다는 보고가 많다. MRI는 민감도와 특이도면에서 PET나 SPECT와 차이가 나지 않으면서 동위 원소를 사용할 필요가 없다는 장점이 있어 최근 그 사용이 늘어나고 있다.

급성 심근경색 및 허혈성 심근증에서의 심근 보호

심폐바이패스 및 심정지를 사용하는 고전적인 방법으로 우회수술을 하는 경우 허혈성 심근증에서는 심근 보호의 중요성이 훨씬 강조된다. 저자들은 순행성 및 역행성 심정지액 투여를 병행하고 대동맥 차단을 해제하기 직전 온혈 심정지액을 역행적으로 투여하고 재관류가 시작된 다음에는 30여 분간 심폐바이패스를 계속 가동하여 심실이 충분히 감압된 상태에서 박동하도록 하는 시간(empty beating period)를 거친 다음 심폐바이패스 이탈을 시작하는 것을 원칙으로 하고 있다. 이런 원칙은 급성 심근 경색의 합병증에 대한 수술 시에도 그대로 적용한다. 급성 심근 경색에 대한 수술 시에는 재관류 시의 손상으로 심근의 기능 회복이 안되고 심실성 부정맥 등이 나타날 수 있기 때문에 우회도관으로 혈류가 공급되기 시작하는 시간에 더욱 주의를 기울일 필요가 있다. 재관류 초기에는 2~5분간 우회도관으로의 관류압을 50 mmHg 전후로 낮게 하는 것이 재관류에 따른 심근 부종, 관상동맥 내막세포의 기능 저하, 심실성 부정맥의 발생을 줄이는데 도움을 주는 것으로 알려져 있다(Figure 11-38).

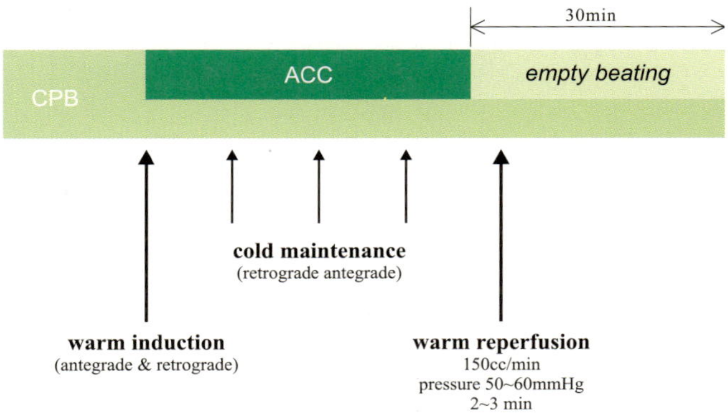

Figure 11-38. Myocardial protection for CABG in ischemic cardiomyopathy

허혈성 심근증에서 OPCAB의 유용성

심폐바이패스를 사용하지 않는 우회수술(off-pump CABG, OPCAB)은 심근 전체의 허혈(global ischemia)을 초래하지 않는 상황에서 수술이 진행되므로 특별한 심근 보호 조치가 필요없다. 또한 허혈성 심근증에서는 수술 후 심방세동이나 저심박출증 등의 합병증 감소, 인공 호흡기 사용 시간 단축, 출혈 및 수혈량 감소 등과 같은 OPCAB의 장점이 더욱 부각된다고 할 수 있다[63-65]. 그러나 경우에 따라서 심실 비대나 확장이 심하고 심장을 들었을 때 혈류 역학 소견이 악화되거나 심근 허혈이 진행하는 징후가 있으면 심폐바이패스를 사용하되 심정지액을 주지 않고 심장이 박동하는 상태에서 수술을 진행하는 소위 on-pump beating heart technique을 적용하는 것이 보다 안전한 수술 방법이다. 이 경우에도 적절한 심장의 감압(decompression)을 유지하는 것 이외에는 특별한 심근 보호 조치가 필요하지 않다. 기술적인 세부 사항은 제8장에서 기술한 바와 같다.

참고문헌

1. Gurm HS, Topol EJ. Definitions of acute coronary syndromes. In : Fuster V, Topol EJ, Nabel EG. Atherothrombosis and coronary artery disease. 2nd ed. Philadelphia: Lippincott Williams & Wilkins, 2005:793-803.
2. Machler H, Metzler H, Sabin K, et al. Preoperative

myocardial cell damage in patients with unstable angina undergoing coronary artery bypass graft surgery. Anesthesiology 1994;81:1324-31.
3. Lee KF, Mandell J, Rankin JS, et al. Immediate versus delayed coronary grafting after streptokinase treatment: post-operative blood loss and clinical results. J Thorac Cardiovasc Surg 1988;95:217-22.
4. Allen BS, Rosenkranz ER, Buckberg GD, et al. Studies of controlled reperfusion after ischemia, XIV: high oxygen requirements of dyskinetic cardiac muscle. J Thorac Cardiovasc Surg 1986;92:543-52.
5. Rahimtoola SH, Nunley D, Grunkemeier G, et al. Ten-year survival after coronary bypass surgery for unstable angina. N Engl J Med 1983;308:676-681.
6. Morrison DA, Sethi G, Sacks J, et al. Angina With Extremely Serious Operative Mortality Evaluation(AWESOME). Percutaneous coronary intervention versus coronary artery bypass graft surgery for patients with medically refractory myocardial ischemia and risk factors for adverse outcomes with bypass: a multicenter, randomized trial. Investigators of the Department of Veterans Affairs Cooperative Study#385, the Angina With Extremely Serious Operative Mortality Evaluation(AWESOME). J Am Coll Cardiol 2001;38:143-149.
7. DeWood MA, Notske RN, Berg R Jr, et al. Medical and surgical management of early Q wave myocardial infarction. I. Effects of surgical reperfusion on survival, recurrent myocardial infarction, sudden death and functional class at 10 or more years follow-up. J Am Coll Cardiol 1989;14:65-77.
8. DeWood MA, Leonard J, Grunwald RP, et al. Medical and surgical management of early Q wave myocardial infarction. II. Effects on mortality and global and regional left ventricular function at 10 or more years of follow-up. J Am Coll Cardiol 1989;14:78-90.
9. DeWood MA, Spores J, Berg R Jr, et al. Acute myocardial infarction : a decade of experience with surgical reperfusion in 701patients. Circulation 1983;68:II-8-II-16.
10. Stone GW, Brodie BR, Griffin JJ, et al. Role of cardiac surgery in the hospital phase management of patients treated with primary angioplasty for acute myocardial infarction. Am J Cardiol 2000;85:1292-1286.
11. Lee DC, Oz MC, Weinberg AD, Lin SX, Ting WT. Optimal timing of revascularization: transmural versus nontransmural acute myocardial infarction. Ann Thorac Surg;71:1198-204.
12. Lee DC, Oz MC, Weinberg AD, Ting WT. Appropriate timing of surgical intervention after transmural acute myocardial infarction. J Thorac Cardiovasc Surg 2003;125:115-120.
13. Athansuleas CL, Geer DA, Arciniegas JG, et al. A reappraisal of surgical intervention for acute myocardial infarction. J Thorac Cardiovasc Surg1987;93:405-414.
14. Fonarow GC, Abraham WT, Cannon CP, et al. Role of β-blocker therapy in the post-myocardial infarction patients with and without left ventricular dysfunction. Rev Cardiovasc Med 2003;4:S54-S59.
15. Naunheim KS, Kesler KA, Kanter KR, et al. Coronary artery bypass for recent infarction. Predictors of mortality. Circulation 1988;78:I 122-I 128.
16. Hochman JS, Sleeper LA, Webb JG, et al. Early revascularization in acute myocardial infarction complicated by cardiogenic shock. SHOCK Investigatiors. Should We Emergently Revascularize Occluded Coronaries for Cardiogenic Shock. N Engl J Med 1999;341:625-634.
17. Nagaoka H, Ohnuki M, Hirooka K, Shimoyama T. Emergency coronary artery bypass grafting for left main coronary artery disease. Kyobu Geka 1999;52:634-638.
18. Fujimoto K, Kawahito K, Yamaguchi A, et al. Percutaneous extracorporeal life support for treatment of fatal mechanical complications associated with acute myocardial infarction. Artif Organs 2001:25:1000-3.
19. Barner HB, Lea JW 4th, Naunheim KS, Stoney WS Jr. Emergency coronary bypass not associated with preoperative cardiogenic shock in failed angioplasty, after thrombolysis, and for acute myocardial infarction. Circulation 1989;79:I-152-I-159.
20. Alvrez JM. Emergency coronary bypass grafting for failed percutaneous coronary artery stenting : increased costs and platelet transfusion requirements after the use of abciximab. J Thorac Cardiovasc Surg 1998; 115:472-473.
21. Crenshaw BS, Granger CB, Birnbaum Y, et al. Risk factors, angiographic patterns, and outcomes in patients with ventricular septal defect complicating acute myocardial infarction. Circulation 2000;101:27-32.
22. Labrousse L, Choukroun E, Chevalier JM, et al. Surgery for post infarction ventricular septal defect(VSD) : risk factors for hospital death and long term results. Eur J Cardio-thorac Surg 2002;21:725-32.
23. Rosengart TK, Wayne Isom O. Ventricular Septal Defect. Kaiser LR, Kron IL, Spray TL. Mastery of cardiothoracic surgery. Philadelphia, Lippincott-Raven Publishers, 1998,pp 446-450.
24. David TE, Dale L, Sun Z. Postinfarction ventricular septal rupture : repair by endocardial patch with infarct exclusion. J Thorac Cardiovasc Surg 1995;110:1315-22.
25. Masseti M, Babatasi G, Le Page O, Bhoyroo S, Saloux E, Khayat A. Postinfarction ventricular septal rupture: early repair through the right atrial approach. J Thorac Cardiovasc Surg 2000;119:784-9.
26. Morimoto K, Taniguchi I, Miyasaka S, Aoki T, Kato I, Yamaga T. Infarction exclusion technique with transmural sutures for postinfarction ventricular septal rupture. Ann Thorac Cardiovasc Surg 2004;10:39-41.
27. Fujiwara H, Sugano T, Someya T. Repair of postinfarction ventricular septal rupture. Tex Heart Inst J

2004;31:69-71.
28. Isoda S, Imoto K, Uchida K, et al. "Sandwich technique" via right ventricle incision to repair postinfarction ventricular septal defect. J Card Surg 2004; 19:149-50.
29. Tabuchi N, Tanaka H, Arai H, et al. Double-patch technique for postinfarction ventricular septal perforation. Ann Thorac Surg 2004;77:342-3.
30. Szkutnik M, Bialkowski J, Kusa J, et al. Postinfarction ventricular septal defect closure with Amplatz occluders. Eur J Cardio-thorac Surg 2003;23:323-7.
31. Pohjola-Sintonen S, Muller JE, Stone PH, et al. Ventricular septal and free wall rupture complicating acute myocardial infarction: experience in the Multicenter Investigation of Limitation of Infarct Size. Am Heart J 1989;117:809-18.
32. Figueras J, Curos A, Cortadellas J, Sans M, Soler-Soler J. Relevance of electrocardiographic findings, heart failure, and infarct site in assessing risk and timing of left ventricular free wall rupture during acute myocardial infarction. Am J Cardiol 1995;76:543-7.
33. Park WM, Connery CP, Hochman JS, Tilson MD, Anagnostopoulos CE. Successful repair of myocardial free wall rupture after thrombolytic therapy for acute infarction. Ann Thorac Surg 2000;70:1345-9.
34. Reddy SG, Roberts WC. Frequency of rupture of the left ventricular free wall or ventricular septum among necropsy cases of fatal acute myocardial infarction since introduction of coronary care units. Am J Cardiol 1989;63:906-11.
35. Pretre R, Benedikt P, Turina ML. Experience with postinfarction left ventricular free wall rupture. Ann Thorac Surg 2000;69:1342-5.
36. Canovas SJ, Lim E, Dalmau MJ, et al. Midterm clinical and echocardiographic results with patch glue repair of left ventricular free wall rupture. Circulation 2003;108[suppl II]: II-237-II-240.
37. Nishina T, Koshiji T, Nishimura K, Komeda M. Two cases using "epi-endocardial patch repair" for postinfarction left ventricular rupture. J Card Surg 2003;18:164-66.
38. Gorman JH 3rd, Gorman RC, Jackson BM, Enomoto Y, St. John-Sutton MG, Edmunds LH Jr. Annuloplasty ring selection for chronic ischemic mitral regurgitation: lessons from the ovine model. Ann Thorac Surg 2003;76:1556-63.
39. Chitwood WR Jr. Mitral valve repair:ischemic. Kaiser LR, Kron IL, Spray TL. Mastery of cardiothoracic surgery. Philadelphia, Lippincott-Raven Publishers, 1998,pp 309-321.
40. Trichon BH, Glower DD, Shaw LK, et al. Survival after coronary revascularization, with and without mitral valve surgery, in patients with ischemic mitral regurgitation. Circulation 2003;108(Suppl 1):II103-II110.
41. Ahmad RM, Gillinov AM, McCarthy PM, et al. Annular geometry and motion in human ischemic mitral regurgitation: novel assessment with three-dimensional echocardiography and computer reconstruction. Ann Thorac Surg 2004;78:2063-8.
42. Hung J, Papakostas L, Tahta SA, et al. Mechanism of recurrent ischemic regurgitation after annuloplasty. Continued LV remodeling as a moving target. Circulation 2004;110[suppl II]:II-85-II-90.
43. Calafiore AM, Gallina S, Di Mauro M, et al. Mitral valve procedure in dilated cardiomyopathy: repair or replacement. Ann Thorac Surg 2001;71:1146-53.
44. Bax JJ, Braun J, Somer ST, et al. Restrictive annuloplasty and coronary revascularization in ischemic mitral regurgitation results in reverse left ventricular remodeling.
45. Tibayan FA, Rodriguez F, Langer F, et al. Undersized mitral annuloplasty alters left ventricular shape during acute ischemic mitral regurgitation. Circulation 2004;110[suppl II]:II-98-II-102.
46. Zhu F, Otsuji Y, Yotsumoto G, et al. Mechanism of persistent ischemic mitral regurgitation after annuloplasty. Importance of augmented posterior mitral leaflet tethering. Circulation 2005;112[suppl I]:I-396-I-401.
47. Dobre M, Koul B, Rojer A. Anatomic and physiologic correction of the restricted posterior mitral leaflet motion in chronic ischemic mitral regurgitation. J Thorac Cardiovasc Surg 2000;120:409-11.
48. Fundaro P, Pocar M, Moneta A, Donatelli F, Grossi A. Posterior mitral valve restoration for ischemic regurgitation. Ann Thorac Surg 2004;77:729-30.
49. Kincaid EH, Riley RD, Hines MH, Hammon JW, Kon ND. Anterior leaflet augmentation for ischemic mitral regurgitation. Ann Thorac Surg 2004;78:564-8.
50. Bhudia SK, McCarthy PM, Smedira NG, Lam BK, Rajeswaran J, Blackstone EH. Edge-to-edge (Alfieri) mitral repair: results in diverse clinical settings. Ann Thorac Surg 2004;77:1598-606.
51. McKay RG, Pfeffer MA, Pasternak RC, et al. Left ventricular remodeling after myocardial infarction : a corollary to infarct expansion. Circulation 1986;74(4):693-702
52. Gaudron P, Eilles C, Kugler I, Ertl G. Progressive left ventricular dysfunction and remodeling after myocardial infarction. Potential mechanisms and early predictors. Circulation 1993;87(30):755-63
53. Vanoverschelde JL, Depre C, Gerber BL, et al. Time course of functional recovery after coronary artery bypass graft surgery in patients with chronic left ventricular dysfunction. Am J Cardiol 2000;85:1432-9
54. Kramer CM, Magovern JA, Rogers WJ, Vido D, Savage EB. Reverse remodeling and improved regional function after repair of left ventricular aneurysm. J Thorac Cardiovasc Surg 2002;123:700-6
55. Athanasuleas CL, Buckberg GD, Stanley AW, et al. Surgical ventricular restoration in the treatment of congestive heart failure due to post-infarction ventricular dilatation. J Am Coll Cardiol 2004;44:1439-45

56. Dor V, Sabatier M, Di Donato M, Montiglio F, Toso A, Maioli M. Efficacy of endoventricular patch plasty in large postinfarction akinetic scar and severe left ventricular dysfunction: comparison with a series of large dyskinetic scars. J Thorac Cardiovasc Surg 1998;116:50-9.
57. Dor V. Left ventricular reconstruction: the aim and the reality after twenty years. J Thorac Cardiovasc Surg 2004;128:17-20.
58. Appoo J, Norris C, Merali S, et al. Long-term outcome of isolated coronary artery bypass surgery in patients with severe left ventricular dysfunction. Circulation 2004;110[suppl II]:II-13-II-17.
59. Lee DC, Ting W, Oz MC. Myocardial revascularization after acute myocardial infarction. In: Cohn LH, Edmunds LH, Jr. Cardiac Surgery in Adults. 2nd ed. New York: McGraw-Hill, 2003;639-58.
60. Trachiotis GD, Weintraub WS, Johnston TS, Jones EL, Guyton RA, Craver JM. Coronary artery bypass grafting in patients with advanced left ventricular dysfunction. Ann Thorac Surg 1998;66:1632-9.
61. Allman K, Shaw L, Hachamovitch R, Udelson JE. Myocardial viability testing and impact of revascularization on prognosis in patients with coronary artery disease and left ventricular dysfunction: A meta-analysis. J Am Coll Cardiol 2002;39:1151-58.
62. Caines AE, Massad MG, Kpodonu J, Rebeiz AG, Evans A, Geha AS. Outcomes of coronary artery bypass grafting versus percutaneous coronary intervention and medical therapy for multivessel disease with and without left ventricular dysfunction. Cardiology 2004;101:21-28.
63. Khabbaz KR, DeNofrio D, Kazimi M, Carpino PA. Revascularization options for ischemic cardiomyopathy:on-pump and off-pump coronary artery bypass surgery. Cardiology 2004;101:29-36.
64. Arom KV, Flavin TF, Emery RW, et al. Is low ejection fraction safe for off-pump coronary bypass operation? Ann Thorac Surg 2000;70:1021-5.
65. Dowey TM, Magee MJ, Edgerton JR, et al. Avoidance of cardiopulmonary bypass improves early survival in multi-vessel coronary artery bypass patients with poor ventricular function. Heart Surg Forum 2003;6(suppl 1):S26.

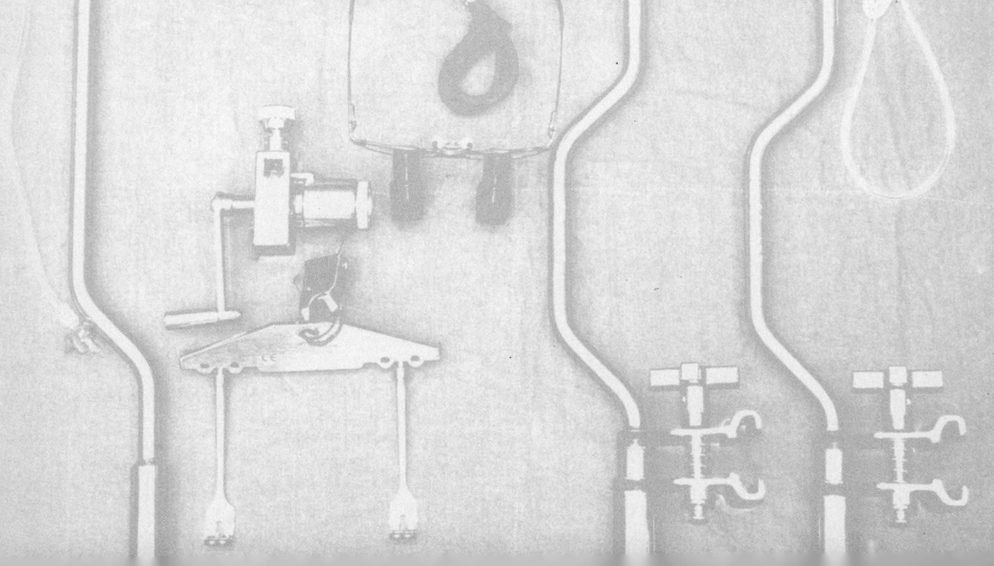

CHAPTER 12

관상동맥 우회술의 재수술

Reoperative Coronary Artery Bypass Grafting

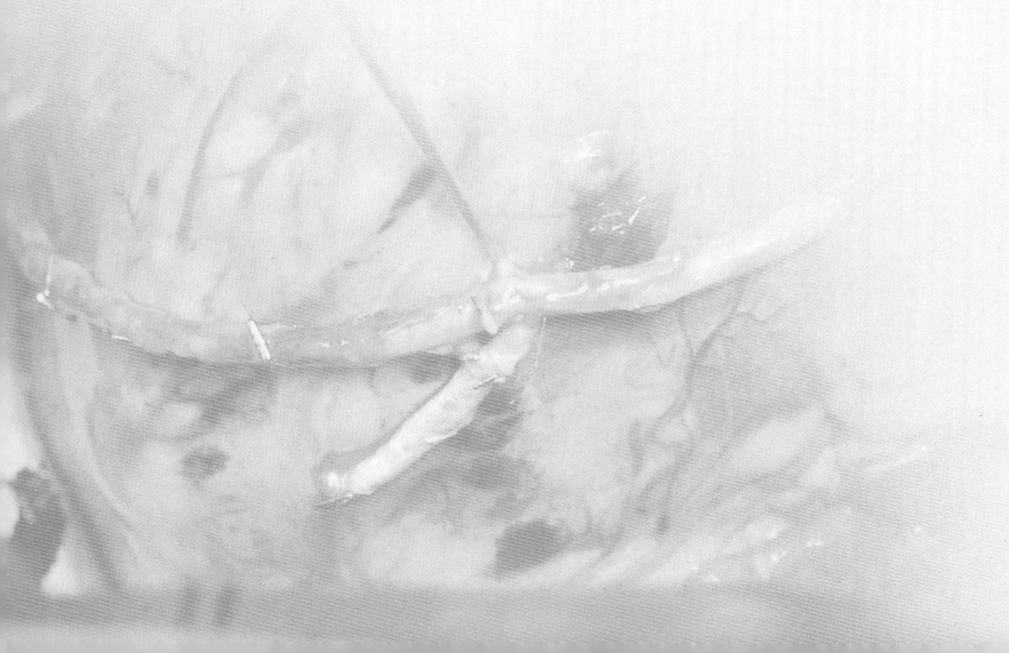

관상동맥 우회술의 재수술은 근래에 동맥도관을 사용하는 빈도가 증가하면서 적응 및 빈도가 많이 변하고 있다. 이전의 우회수술에서 이용된 도관이 주로 정맥도관인 경우 재수술의 가장 흔한 적응증은 정맥도관에 진행하는 죽상 경화 현상이었고, 또한 본래 관상동맥의 동맥경화가 진행된 것도 재수술의 주적응이었다. 이외 대동맥이나 기타 동맥의 경화가 진행하여 재수술이 필요하게 되는 경우도 있다. 서구에서는 정맥도관이 주로 사용된 1970년대 이후 1990년대까지 한동안 수술 후 20년 이내에 재수술을 받게 되는 비율이 25%에 이르는 것으로 보고되었다. 특히 좌전하행지의 우회도관으로 좌측 내흉동맥이 사용되지 않은 경우, 젊은 연령, 일차 수술시 단일 혈관 혹은 이중 혈관질환으로 수술 받았던 경우 등이 재수술에 대한 위험인자로 알려져 왔다[1]. 여명이 긴 젊은 환자군에서 재수술의 빈도가 높은 것은 당연한 것이지만 좌측 내흉동맥을 좌전하행지에 연결하는 수술이 일반적인 원칙으로 적용되면서 젊은 연령층에서도 재수술의 빈도는 급격히 감소되었다. 특히 1990년대 들어서는 양쪽 내흉동맥의 사용이 늘어나면서 재수술이나, 재시술, 심장 관련 이환율이 감소한다는 보고들이 증가하고 있다[2,3]. 이런 이유로 요골동맥이나 위대망동맥 등과 같은 동맥도관의 사용 빈도 또한 크게 늘어나고 있다.

TABLE 12-1.
Indications of Redo CABG

Indications of Redo CABG
Functional Indications
recurrent angina
congestive heart failure
left main disease and three-vessel disease with LV dysfunction
Anatomic Indications
atherosclerotic (late) stenosis in vein grafts that supply the LAD
multiple stenotic vein grafts that supply large areas of myocardium
multi-vessel disease with a proximal LAD lesion
abnormal LV function related to native vessel lesion or stenotic vein grafts

적응증

관상동맥 우회수술이 재차 필요하게 되는 적응증은 이전 수술에서 우회하지 않은 관상동맥의 병변이 진행하거나 우회도관의 협착이나 폐쇄가 발생하여 넓은 심근 영역에 허혈을 초래하고 협심증이나 심실기능 저하의 원인이 되면 수술 적응이 된다. 이를 정리하면 표와 같다(Table 12-1).

재수술은 첫 수술에 비하여 수술 위험도가 높은 것이 사실이다. 또한 최근에는 중재시술기법의 발전으로 관상동맥 우회수술 후 증상이 재발하는 경우 재수술보다는 경피적 성형술이 일차적인 치료로 선호되고 있다. 그러므로 수술을 결정하기에 앞서 중재시술이 가능한지 적응 여부를 확인하는 것이 먼저 필요하다[4](Table 12-2).

TABLE 12-2.
Choice of reoperation versus percutaneous intervention

Choice of reoperation versus percutaneous intervention
redo CABG
1. late(≥5 years) stenosis
2. multiple stenotic vein grafts
3. diffusely atherosclerotic vein grafts
4. stenotic LAD graft
5. No patent ITA graft
6. abnormal left ventricular function
PTCA
1. Early (<5years) stenosis
2. single stenotic vein graft
3. other patent vein grafts
4. focal graft lesions
5. patent ITA-LAD graft

수술 전 준비

관상동맥 우회수술 재수술의 성공에 관건이 되는 것은 개통이 원활한 기존의 동맥도관을 보존하면서 안전하게 흉골절개 및 심낭의 유착 박리를 한 다음 가용한 도관을 적절하게 사용하여 필요한 목표 분지에 우회로를 조성하는 것이다. 이를 위해서는 수술 전 여러 가지 사항에 대하여 철저한 검토가 필요하다(Table 12-3).

TABLE 12-3.
Preoperative assessment before redo CABG

1. Complete study of native coronary and bypass graft anatomy
2. Detection of additional cardiac defect
   - valvular insufficiency, LV thrombi, aortic pathology, pulmonary hypertension, atrial septal defect, etc.)
3. Identification of viable myocardium supplied by graftable coronary artery
4. evaluation of bypass conduit planned
   - ITA' s, RA, GEA, SV, IEA
     (angiogram or Doppler study)
5. evaluation of other vascular system
   - renal, carotid, peripheral artery

Figure 12-1의 증례는 18년 전 정맥도관을 이용하여 좌전하행지와 둔각지에 우회술을 시행받은 환자로 좌전하행지 도관은 막혀있고 둔각지 도관은 근위부 협착을 보이고 있다. 우측 관상동맥 조영에서 부행지를 통하여 좌전하행지가 조영되나 직경이 작아 보인다. 그러나 좌전하행지의 경우 조영 사진상 내경이 작아 보여도 실제 크기는 이보다 큰 경우가 많다. 이를 수술 전에 확인하기 위해서는 coronary CT angiography나 MRI 등을 이용하면 큰 도움이 된다 (Figure 12-1).

특히 최근의 CT angiography는 3차원으로 재구성된 영상을 제공함으로써 흉골을 재절개할 때 손상받기 쉬운 구조물들의 존재 여부 및 해부학적 위치 관계를 수술 전에 파악하는데도 큰 도움이 된다(Table 12-4).

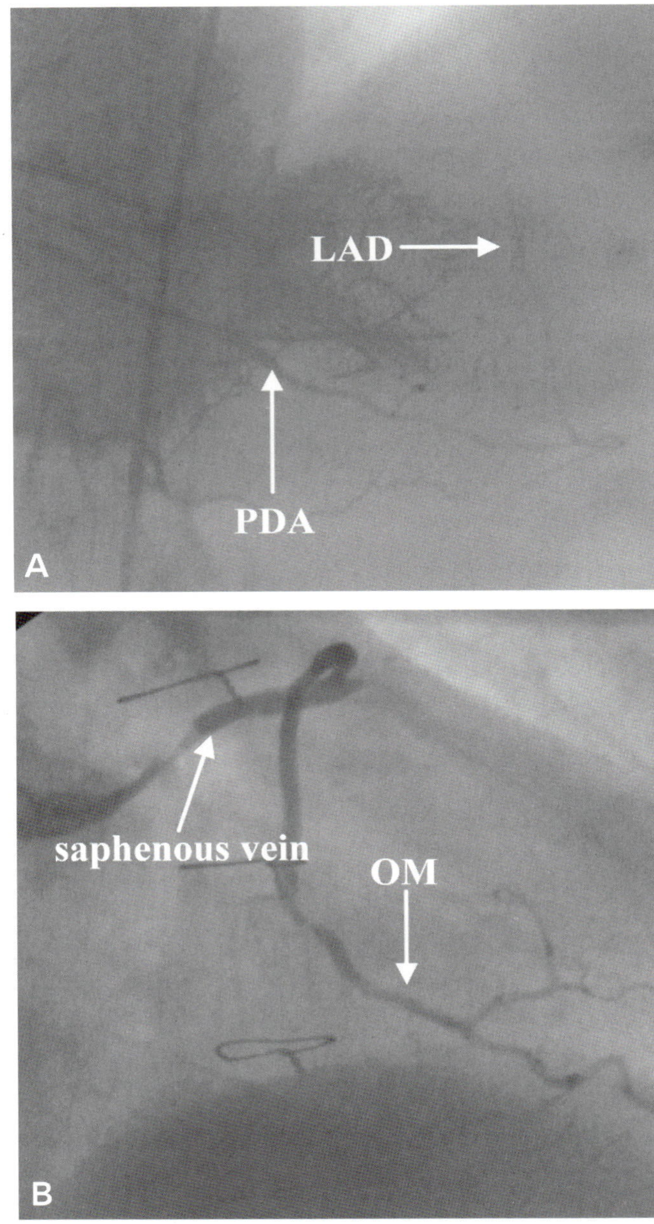

Figure 12-1. Coronary angiogram of a patient requring redo CABG

TABLE 12-4.
High risk situations for sternal reentry

1. enlargement of right ventricle or ascending aorta
2. patent vein graft to RCA (located immediately beneath the sternum)
3. in situ RITA to left coronary artery system (crossing the midline)
4. in situ LITA curled medially
5. multiple reoperations

수술 술기 및 진행 과정

준비

다른 종류의 심장 재수술과 마찬가지로 제세동 팻취를 가슴에 접착시키고 혈류역학 측정을 위하여 Swan-Ganz monitoring을 시행한다. 신속하게 심폐바이패스 가동이 필요할 경우에 대비하여 위험 환자군에서는 흉골 절개 전에

TABLE 12-5.
Important technical points in redo CABG

1.	application of defibrillator pads
2.	background lidocaine infusion
3.	exposure of femoral artery and vein before sternotomy
4.	cautious sternotomy
5.	remaining intrapericardial dissection under cardioplegic arrest
6.	single-clamp technique in all cases

대퇴동맥(혹은 액와동맥), 대퇴정맥을 노출시켜 놓는 것이 안전하다. 혈역학적 불안정으로 급하게 심폐바이패스를 해야 하는 경우 피부 절개 없이 경피적인 방법으로 동맥과 정맥관들을 삽입할 수도 있다.

Table 12-4에서 기술한 바와 같은 위험군 환자에서는 흉골 절개 전에 우전측부 개흉(right anterolateral small thoracotomy)을 통해서 흉골 후면의 유착을 미리 박리해 놓거나 심폐바이패스를 가동하여 심장을 충분히 감압시킨 상태에서 흉골을 절개하는 방법을 취할 수도 있으나 경험이 축적된 경우에는 필요한 경우가 많지 않다.

흉골절개

피부 절개는 기존의 절개선을 하방으로 3~5 cm 연장하고 linea alba를 찾아 정중선을 확인하여 절개한 후 복직근막(rectus fascia) 후방을 좌우측으로 충분히 박리해 놓는다. 흉골에서 기존의 wire들을 찾은 다음 뽑지 않은 상태에서 clamp로 잡아둔 다음 xiphoid cartilage와 좌 · 우 늑골하 공간을 약 5 cm 폭까지 박리한다(Figure 12-2).

잡아둔 wire들을 앞 쪽으로 당기는 상태에서 oscillating saw를 이용하여 흉골을 절개하면 wire들이 심장이 손상되는 것을 막아 주는 역할을 한다. 인공 호흡을 멈추고 폐를 최대한 호기시킨 상태에서 saw를 사용하는 것이 중요하다(Figure 12-3).

흉골절개 중 saw를 통하여 느껴지는 저항이 없어지거나(giving way feeling) wire가 끊어지는 것으로 흉골이 후측의 골막(periosteum)까지 절개된 것을 알 수 있다. 잘라진 흉골 사이로 약간의 틈을 만들어 골막을 마저 절개하고

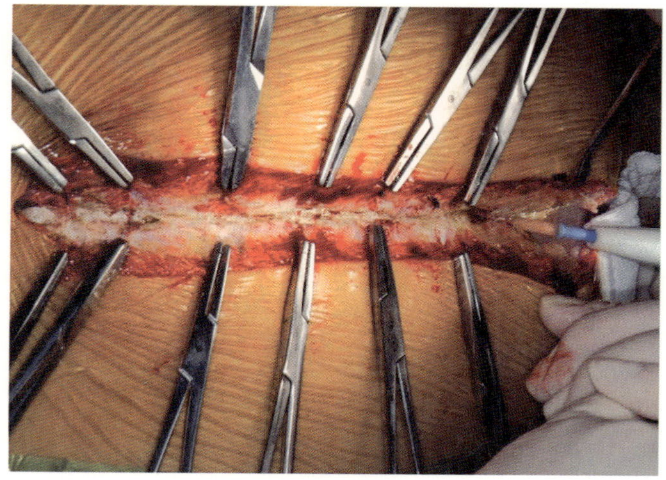

Figure 12-2. Preparation for sternotomy during redo cardiac surgery

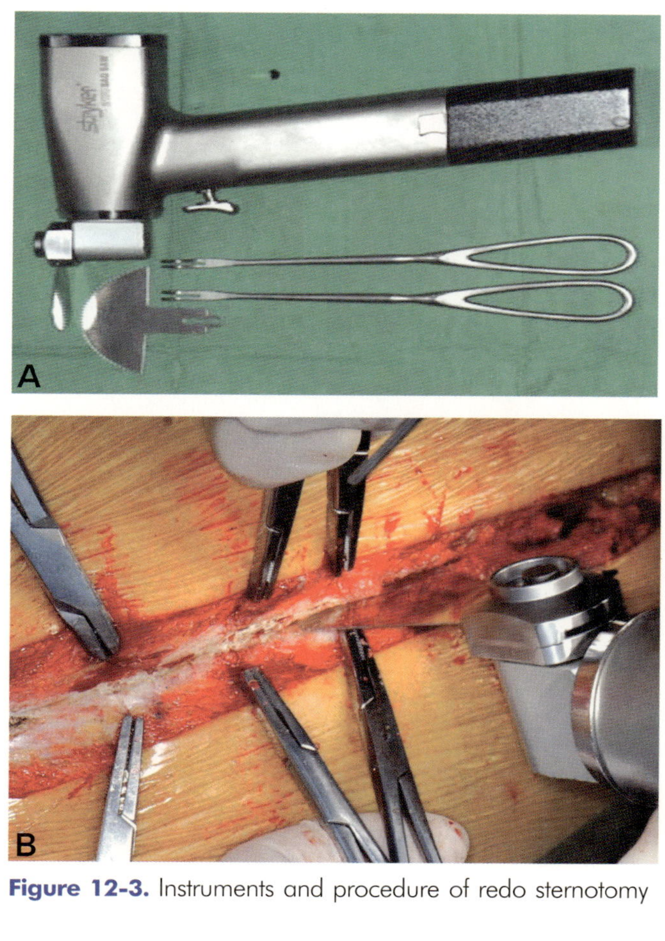

Figure 12-3. Instruments and procedure of redo sternotomy

wire들을 제거한 다음 rake retractor로 흉골을 앞 쪽으로 당겨가면서 흉골 후면의 유착 섬유들을 Metzenbaum 가위나 electrocautery로 절단한다. 충분한 공간이 박리될 때까지는

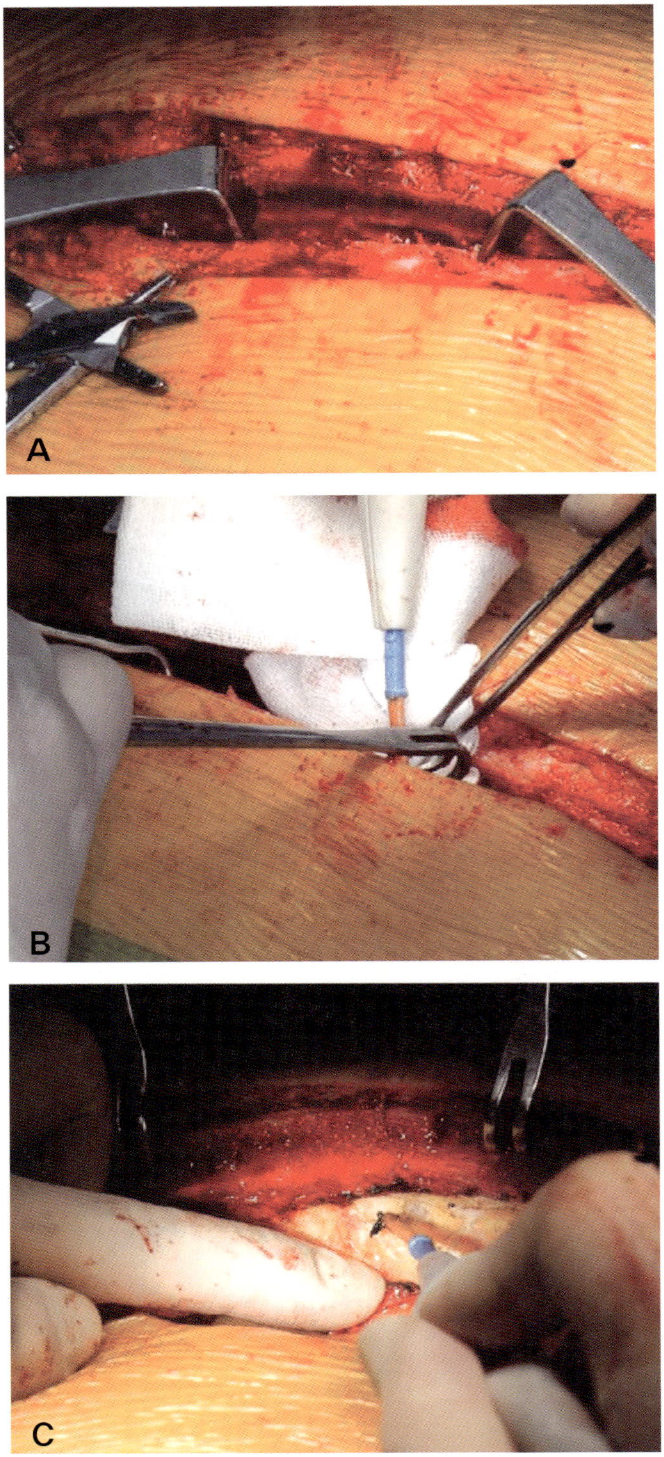

Figure 12-4. Division of posterior periosteum and retrosternal adhesion during redo sternotomy

보조 수술자는 흉골을 좌우 방향으로 무리하게 벌려서 심근이 손상받지 않도록 흉골을 앞 쪽으로 들어올리는 상태를 유지한다(Figure 12-4).

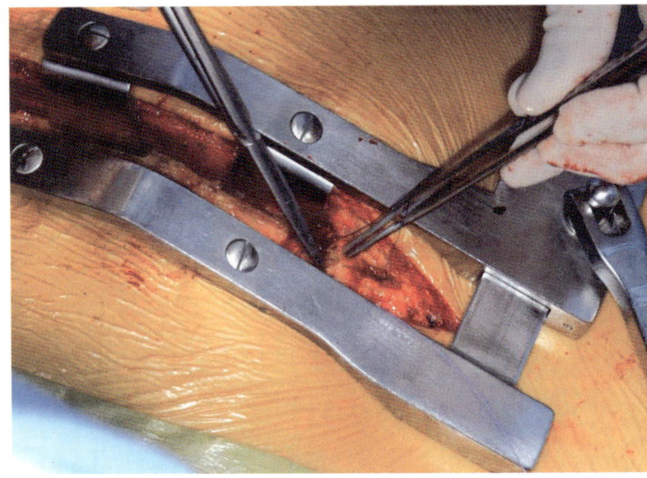

Figure 12-5. Division of mediastinal adhesion after redo sternotomy

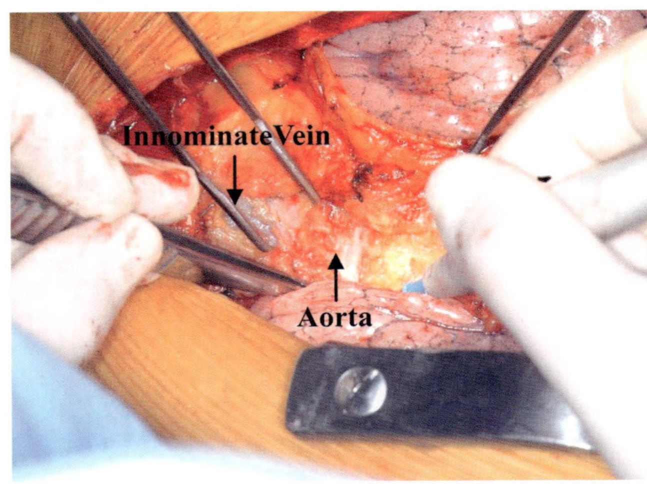

Figure 12-6. Exposure of the ascending aorta after redo sternotomy

내흉동맥 획득 및 심낭 내 유착 박리

흉골 견인기(sternal retractor)를 거치할 공간이 확보되면 retractor로 조금씩 벌려 가면서 심장 좌우면을 향하여 sharp dissection을 진행한다(Figure 12-5).

견인기가 어느 정도 벌어지면 무명정맥(innominate vein)이 당겨서 찢어지지 않도록 흉골 후면과의 유착을 박리하고 긴급한 동맥 삽관에 대비하여 상행 대동맥을 전면부만 찾아서 노출시켜 놓고 도관으로 사용할 내흉동맥이 남아 있다면 획득을 시작한다(Figure 12-6).

내흉동맥을 획득하는 과정은 유착으로 인하여 늑막이 두꺼워지고 내흉동맥 또한 흉벽에 단단히 붙어 있는 경우가 많기 때문에 첫 수술 시보다 박리가 어렵고 길이 확보도 충분치 않을 수 있다. 우측 내흉동맥을 도관으로 사용하려면 근위부를 최대한 박리하여 횡격막 신경과 붙어 있는 위치(pericardiophrenic branch의 분지부)까지 박리하여 잘라낸다(Figure 12-7).

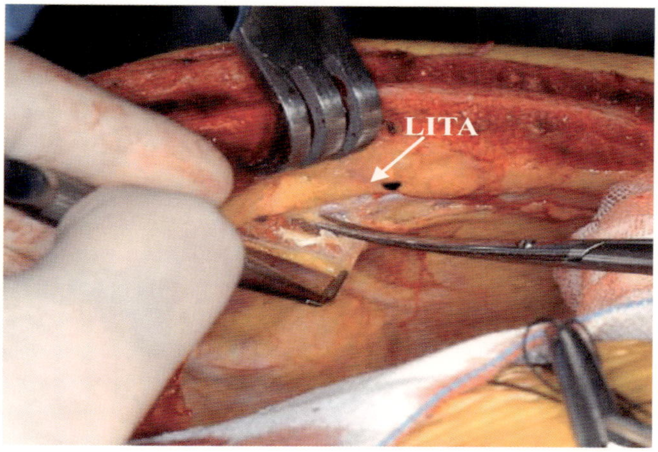

Figure 12-7. Harvesting of the left internal thoracic artery after wide incision of the pleura

심낭 내의 유착을 박리하여 심장을 노출시키는 과정은 유착이 덜 하고 박동하는 심장과 경계가 잘 그려지는 횡격막 쪽에서 시작하여 위로 올라가는 것이 좋다. 위로 올라가면서 우심방을 박리하고 상행대동맥의 우측면과 후면을 박리한다(Figure 12-8).

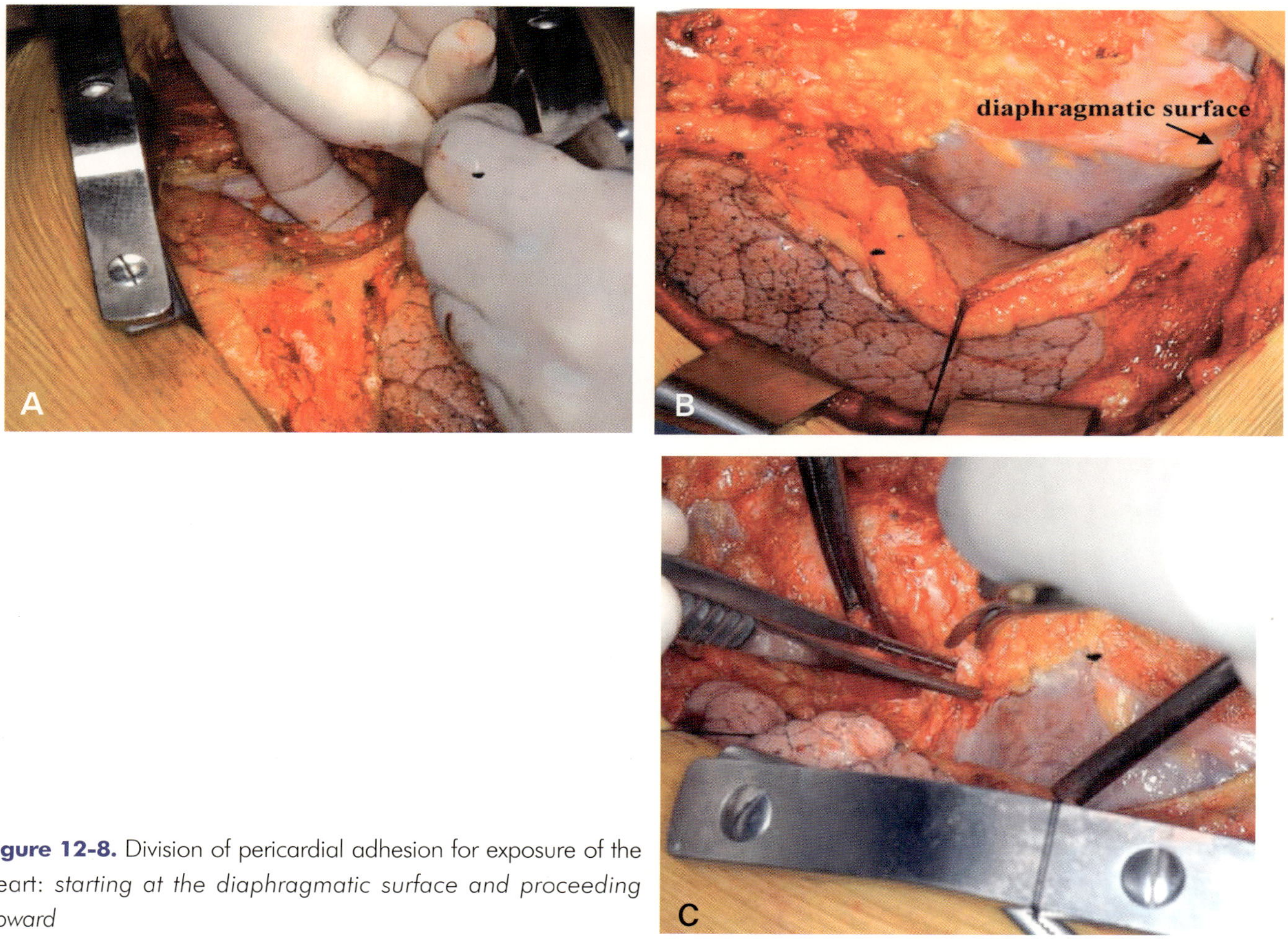

Figure 12-8. Division of pericardial adhesion for exposure of the heart: *starting at the diaphragmatic surface and proceeding upward*

좌측 제2~3 늑골 위치 즉, sternal angle 근처는 기존의 좌측 내흉동맥 도관과 정맥도관들이 위치하고 매우 주의를 요하는 부분이다. 유착이 너무 심하면 심폐바이패스를 가동하여 심장이 충만되지 않은 상태에서 박리하는 것이 안전할 수 있다. 깊은 시야에 위치하는 좌심실 측면과 후면은 심폐바이패스를 가동하는 상태에서, 필요한 경우에는 심정지까지 유도한 상태에서 박리하는 것이 안전하다(Figure 12-9).

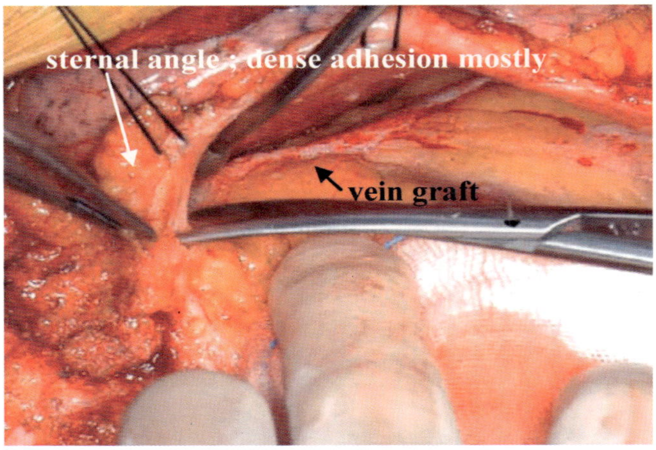

Figure 12-9. Division of pericardial adhesion around a pre-existing bypass graft

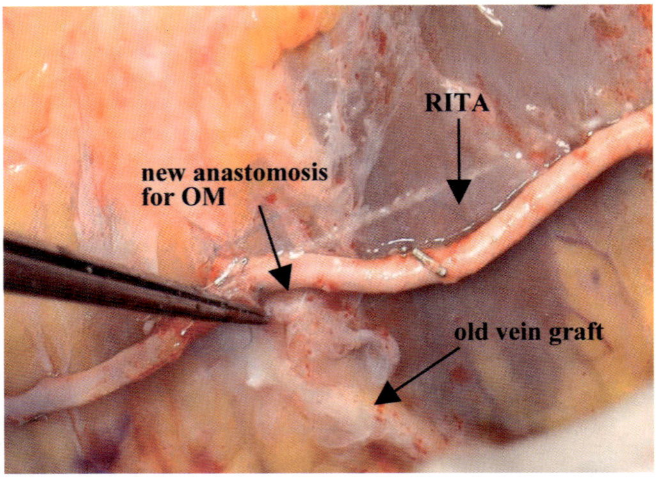

Figure 12-10. Anastomosis of a new graft distal to the previous graft

심폐바이패스 및 심근 보호

유착이 어느 정도 박리되고 도관의 준비가 끝나면 심폐바이패스를 가동한다. 심장내 구조에 대한 수술이 필요없는 경우 정맥관은 우심방이를 통하여 삽입한 single two-stage cannula를 사용한다. 대동맥을 교차감자(cross-clamping)하고 심정지액을 주입하여 심정지를 유도한 다음 좌심실 쪽의 유착을 마저 박리한다. 유착 박리 도중 정맥도관은 직접 압박하거나 잡지 않도록 최대한 주의하여야 한다. 정맥도관 내의 죽상경화반이 떨어져 나갈 수 있기 때문이다. 심정지가 유도되면 정맥도관은 잘라내거나 자르고 결찰한다.

심근 보호는 일반적인 심근보호법에 따르되 재수술에서는 특히 역행성 심정지액 주입이 정맥도관에서의 죽상반 색전증을 예방할 수 있는 장점이 있으므로 순행과 역행성 주입을 병행하는 것이 추천된다. 개통된 채로 있는 in-situ 동맥도관(좌우 내흉동맥 혹은 우위대망동맥)이 있는 환자에서 박리가 잘 되지 않아 차단(clamping)이 불가한 경우가 있는데 이 때는 무리하게 박리 및 차단을 시도하는 것보다는 심정지액을 주입하고 체온을 25°C 정도까지 낮추면 이들 도관을 통하여 심근에 혈류가 가더라도 심정지 혹은 심실세동 상태가 유지되어 수술을 진행할 수 있다. 대동맥에 도관을 근위부 문합할 때는 대동맥이 교차 감자된 상태에서 시행하는 소위 단일 감자법(single clamp technique)을 적용하여 대동맥 벽의 죽상반이 떨어져 나갈 확률을 적게 한다.

문합 과정

재수술 시의 관상동맥 병변의 특징은 다발성이고 한 분지에 여러 곳의 협착 병변(tandem lesion)이 있을 수 있다. 따라서 도관의 연결은 복합도관이나 jump anastomosis, 두 개의 도관을 별도로 연결하는 등의 여러 방법 중 적절한 것을 선택한다.

심외막의 유착으로 관상동맥 분지들을 쉽게 찾을 수 없고 적절한 도관 길이를 미리 예측하는 것이 힘들어 질 수 있다. 기존하는 우회도관의 위치를 따라가서 목표되는 관상동맥을 찾는 것이 좋고 간혹 소독된 Doppler probe로 동맥을 찾을 수 있다(Figure 12-10).

새로운 우회도관의 문합은 전에 기존 도관이 문합된 부위를 찾아 기존 도관을 문합부 직전에서 자른 다음 결찰하고 그 곳에 새로운 도관을 연결할 수도 있고 몇 mm 하방에 문합해도 좋다(Figure 12-11).

재수술 시에도 물론 동맥도관이 이상적인 우회도관이다.

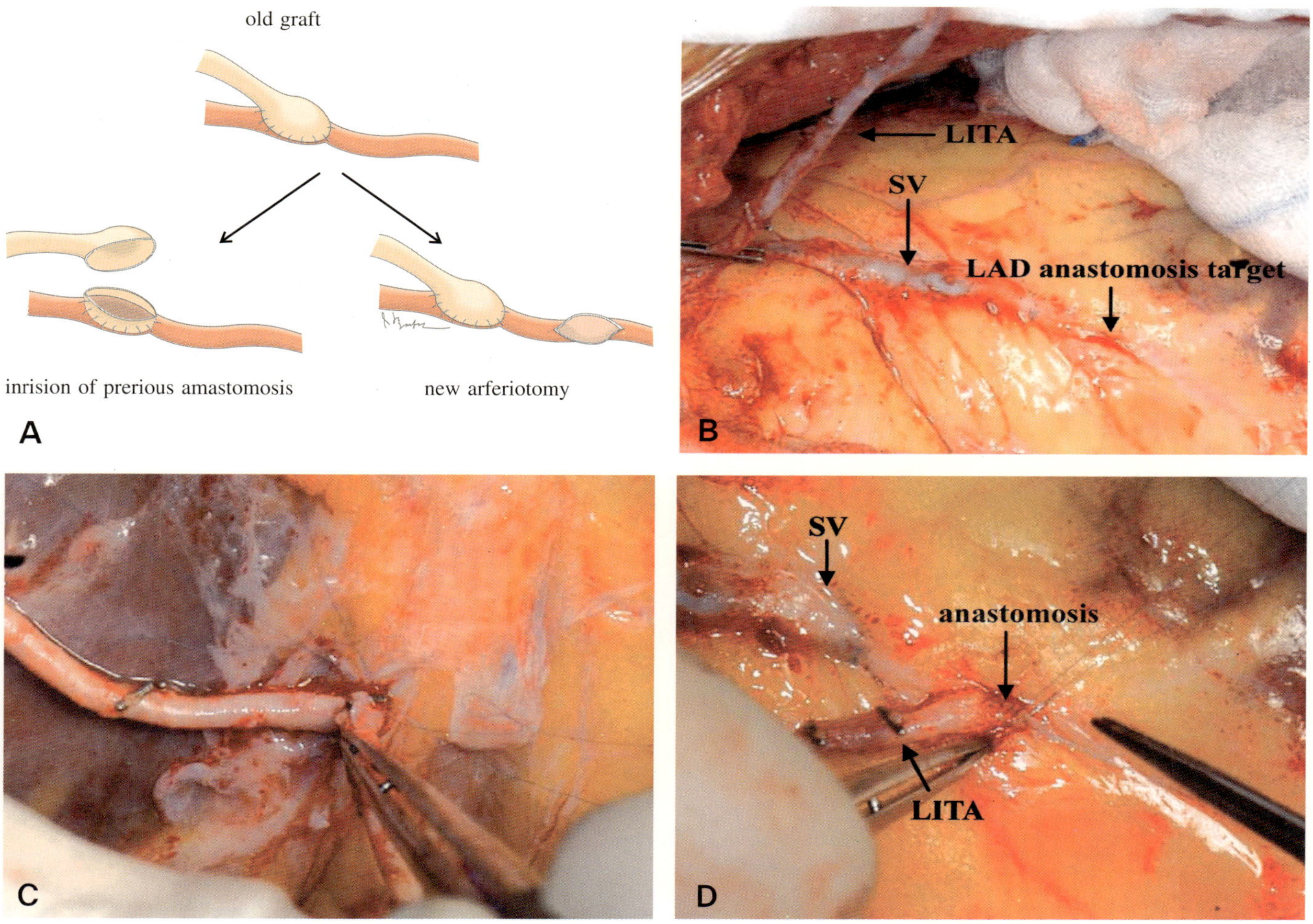

Figure 12-11. Anastomosis of a new graft distal to the previous graft (LITA to LAD)

이전에 사용되지 않은 내흉동맥 이외에 요골동맥, 하복벽동맥(inferior epigastric artery), 위대망동맥 등을 이용할 수 있다. 재수술 시에는 가용한 도관이 제한되어 있는 경우가 많고 복재정맥이 남아 있더라도 길이가 짧거나 상태가 불량한 경우가 많다. 따라서 효과적인 완전 우회수술을 위해서는 동맥들을 복합도관으로 만들어 사용해야 하는 경우가 많다.

우선 일차 수술 시 좌측 내흉동맥(이하 LITA)을 사용하지 않은 환자에서는 이를 찾아서 in situ로 좌전하행지(이하 LAD)에 연결한다. 이전에 LITA가 사용되었으나 LAD에 연결되지 않았거나 도관 협착/폐쇄가 있는 경우에는 우측 내흉동맥(이하 RITA)을 in situ로 LAD에 연결하는 것을 원칙으로 한다. 재수술 환자의 상당수는 심장이 커져 있고 좌측으로 전위되어 있어 RITA의 길이가 LAD 문합 부위까지 도달하지 못 하는 경우가 많다. 이럴 때는 자유도관(free graft)으로 사용하여 LAD에 문합한다. 자유도관의 근위부 문합은 상행대동맥에 직접 하기도 하나 재수술 환자에서는 대동맥 벽이 두꺼워져 있는 경우가 많기 때문에 기존 정맥도관을 문합부에서 잘라내고 남는 hood에 연결하는 것도 좋은 방법이다(Figure 12-12).

개통되어 있는 동맥도관이 있는 경우에는 그 측면에 다른 동맥도관을 연결하여 복합도관을 만들어 사용할 수 있다. 예를 들어 LAD에 연결된 LITA가 개통되어 있는 환자에서는 그 측면에 RITA나 요골동맥, 위대망동맥 등을 문합한 복합도관으로 만들어 둔각지나 후하행지 등에 연결할 수 있다. 이 방법은 단일 동맥도관으로 회선지계 전체나 우측

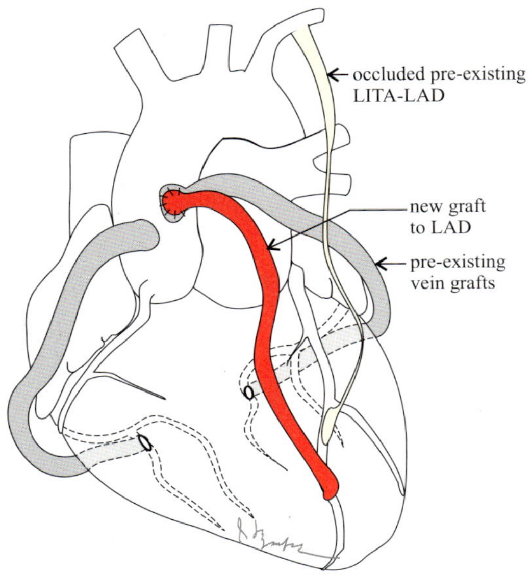

Figure 12-12. Proximal anastomosis of a new graft in redo CABG

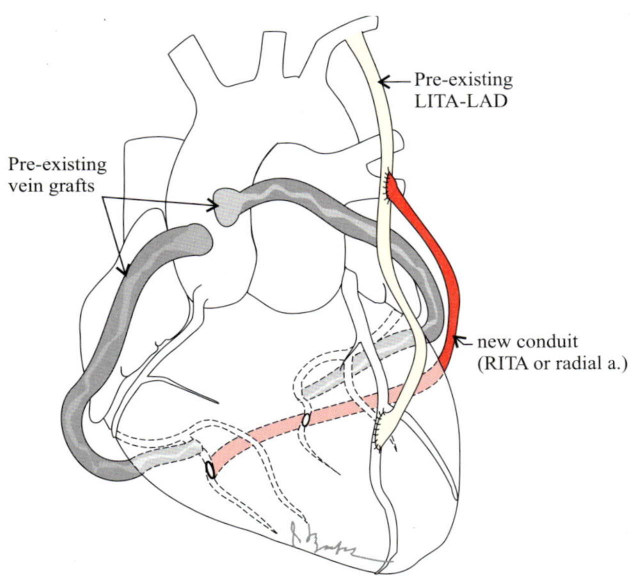

Figure 12-13. Use of patent LITA as the proximal anastomosis site of a new graft in redo CABG

관상동맥에 연결할 수 있고 대동맥 조작을 최소로 할 수 있는 장점을 갖고 있다. 이전 수술에서 우회도관으로 사용되어 개통된 채로 있는 LITA는 대부분 내경이 확장되어 있기 때문에 문합이 기술적으로 비교적 용이하다(Figure 12-13).

기존 정맥도관의 교체

일반적으로 5년이 지난 조영술 소견상 정맥도관은 개통되어 있더라도 죽상경화 병변을 가지고 있으므로 가용한 우회도관이 있는 한 새로운 도관을 연결하는 것을 원칙으로 한다. 개통되어 있던 기존 정맥도관이 재수술 후 조기에 혈전이 생기거나 조기에 협착 혹은 폐쇄되는 현상이 종종 관찰되기 때문이다. 하지만 새로이 사용 가능한 도관이 충분하게 확보되지 않는 경우에는 혈관조영상 협착이 없는 도관은 그대로 남겨 두기도 한다.

LAD에 연결된 기존의 정맥도관이 개통되어 있는 경우 이를 내흉동맥으로 교체할 지 여부를 결정하기 위해서는 정맥도관의 협착 정도 및 병변 상태와 새롭게 연결되는 동맥도관과 혈류 경쟁이 발생할 가능성을 검토하여야 한다. 만약의 LAD의 기존 정맥도관에 심한 협착이 없이 혈류가 유지되어 있는 경우 이를 제거하고 상대적으로 내경이 작은 내흉동맥을 연결하면 그간 충분한 혈류를 공급받던 심근에 내흉동맥이 충분한 혈류를 공급하지 못하는 소위 저혈류증후군(hypoperfusion syndrome)이 나타날 수 있다[5]. 이런 현상을 우려하여 기존 정맥도관을 다시 정맥도관으로 대체하면 향후 장기 개통을 보장할 수 없다는 단점이 있다. 또한 기존 도관을 그대로 두고 내흉동맥을 연결하면 혈류경쟁이 발생하여 동맥도관의 장기 개통률에 영향을 미칠 수 있고 도관 내의 죽상반이나 혈전이 색전화하여 심근 경색을 초래할 수 있다는 점도 고려하여야 할 점이다.

이러한 점들을 고려하여 대체적으로 다음과 같은 도관 정책을 선택하는 것이 가장 안전하다고 할 수 있다. 기존의 정맥도관에 협착 병변 혹은 불안정한 죽상경화반이 있는 상태에서 새로운 도관으로 다시 정맥도관을 선택한 경우에는 기존 도관을 제거하고 새 도관을 연결한다. 새로운 도관으로 동맥도관을 선택한 경우에는 기존 정맥도관을 그대로 두고 반드시 그보다 원위부에 새 도관을 연결한다. 또한 관상동맥을 절개한 상태에서 심정지액을 순행과 역행 양방향으로 주입하는 과정을 거쳐서 기존 도관으로부터의 색전을 바깥으로 배출시키고 새로운 도관이나 관상동맥 원위부로 들어가는 일을 예방하도록 한다.

흉골 절개 이외의 접근 방법

기존의 정중흉골절개 부위 대신 다른 절개를 통하여 재수술을 하는 방법도 고려할 수 있다. 이는 반복되는 흉골 절개를 통하여 다시 접근하는 과정에서 발생할 수 있는 기존 도관 및 심장의 손상을 피할 수 있고 심낭 내 유착을 전부 박리할 필요도 없다는 장점이 있다.

좌측 개흉(left lateral thoracotomy)을 통하면 LITA를 획득하는데 전혀 어려움이 없고 심비대가 심한 경우를 제외하고는 좌측 관상동맥계 뿐 아니라 후하행지까지도 접근이 가능하다. 상행 대동맥 삽관 및 차단 과정이 용이하지 않을 수 있고 대퇴동맥 삽관 또한 위험을 수반하므로 심폐바이패스를 사용하는 것보다는 심장 박동 상태에서 수술하는 것이 보다 안전하며 기술적으로도 문제가 없다. 자유도관을 사용하는 경우 근위부 문합은 하행 흉부 대동맥이나 좌측 쇄골하동맥에 시행한다. 하행 대동맥에 문합하는 경우 도관의 길이를 적절하게 하는 것이 중요하다. 즉, 원위부 문합을 위하여 심장을 들어 올려 고정한 상태에서 도관의 길이를 결정하면 나중에 심장이 제 위치로 돌아 갔을 때 도관의 길이가 너무 길어져서 꺾이는 현상이 발생할 수 있다. 따라서 원위부 문합을 먼저 마친 다음 심장을 심낭 내로 원위치 시킨 다음 근위부 문합부까지의 거리를 측정하는 것이 안전하다(Figure 12-14).

우회의 목표가 되는 분지가 많지 않을 경우에는 최소절개수술 방법도 적용 가능하다. 가장 흔하게 이용되는 것은 좌측 소흉부 절개로 특히 LITA가 이전 수술에서 사용되지 않아 재수술시 사용이 가능한 경우에 이를 LAD에 연결하고자 할 때 유용하다.

다른 절개 방법으로는 상복부 횡절개를 사용할 수 있다. 늑골 아래 경계에 평행한 8~10 cm 정도의 소절개를 통하여 위대망동맥을 쉽게 획득할 수 있고 이를 우측 관상동맥계나 좌전하행지 원위부 등에 문합할 수 있다. 흉골 절개를 할 필요가 없고 횡격막 쪽의 유착만 박리해도 된다는 장점이 있다(Figure 12-15).

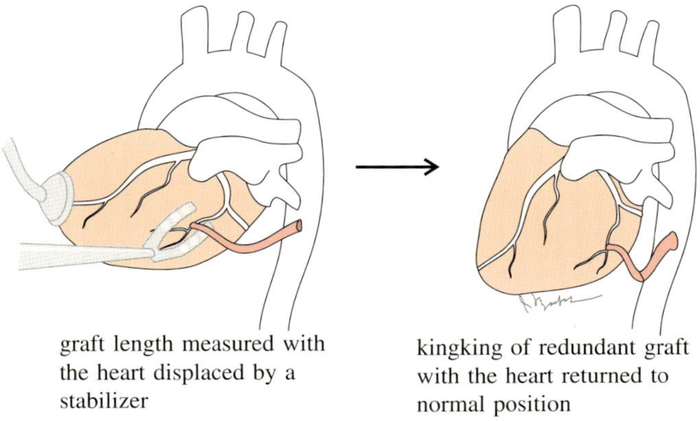

Figure 12-14. Pitfalls in determination of adequate conduit length in CABG via thoracotomy

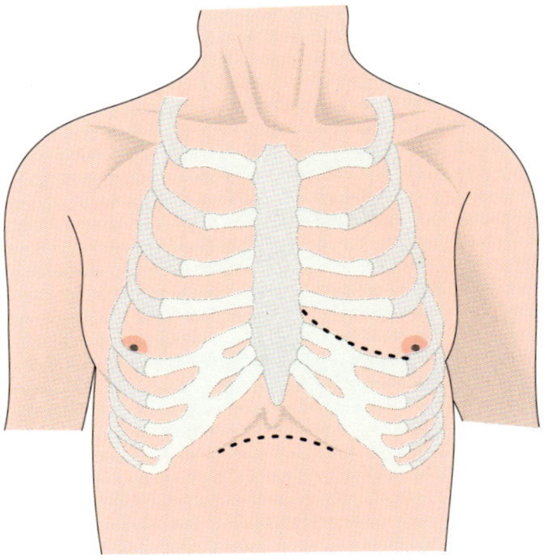

Figure 12-15. Alternative incisions for minimally invasive approach in redo CABG

재수술에서의 다양한 도관 전략

-In situ RITA to LAD, RGEA to PDA (occluded LITA-LAD, SV to RCA)(Figure 12-16).

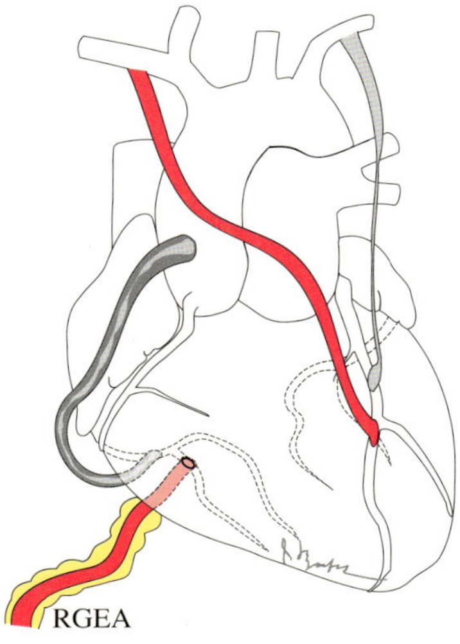

Figure 12-16.

-in situ RITA-extension with radial artery to LAD, in situ RGEA to PDA (occluded LITA-LAD, SV to RCA)(Figure 12-17).

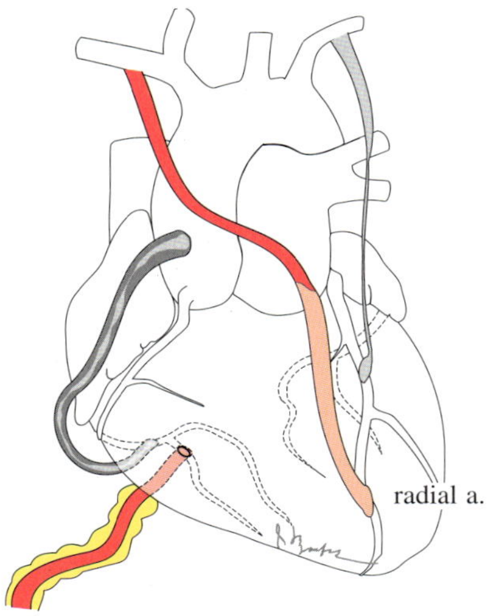

Figure 12-17.

-in situ RITA to LAD, radial artery(Y from RITA) to ramus-OM-PDA (occluded LITA-LAD, SV to ramus, OM, RCA)(Figure 12-18).

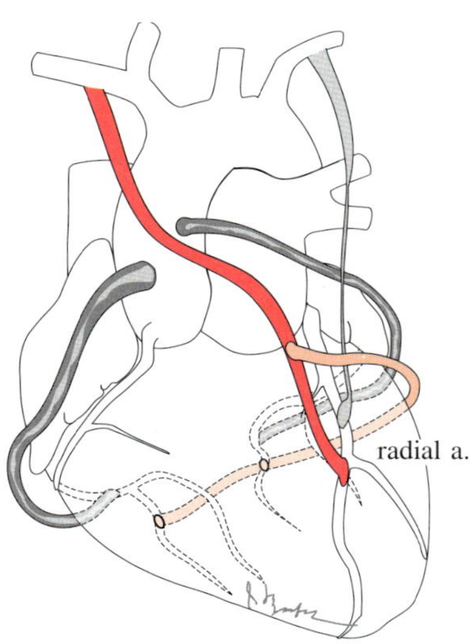

Figure 12-18.

-in situ RITA-extension with radial artery to LAD-OM-PL (occluded LITA-LAD, occluded SV to OM and SV to RCA)(Figure 12-19).

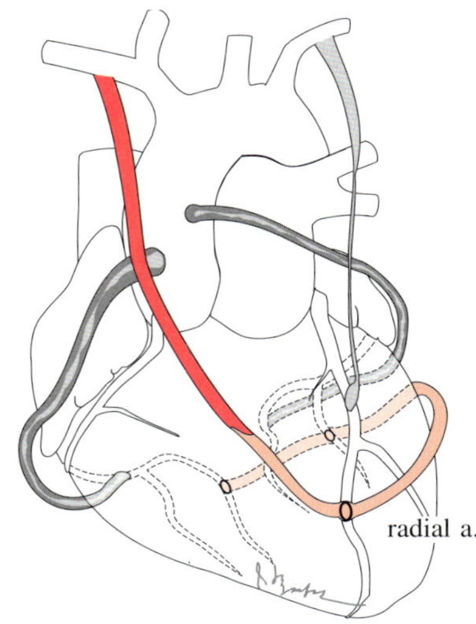

Figure 12-19.

-in situ RITA-extension with radial artery to OM1-OM2, GEA to PDA (patent LITA to LAD, occluded SV to OM1 & OM2, SV to RCA)(Figure 12-20).

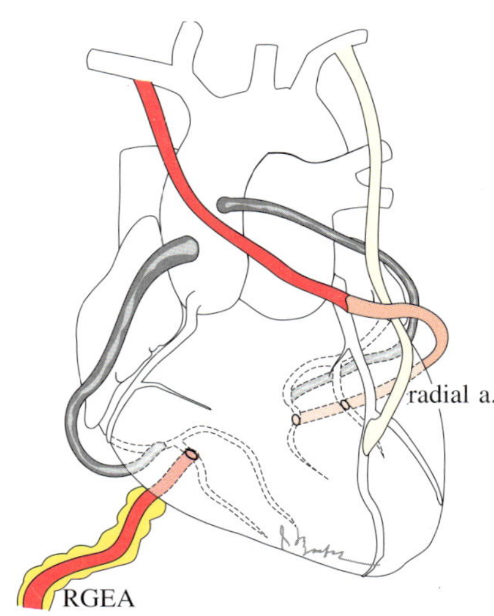

Figure 12-20.

-Radial artery free graft from aorta to LAD, RITA(Y from RA) to OM (occluded LITA-LAD, SV to OM)(Figure 12-21).

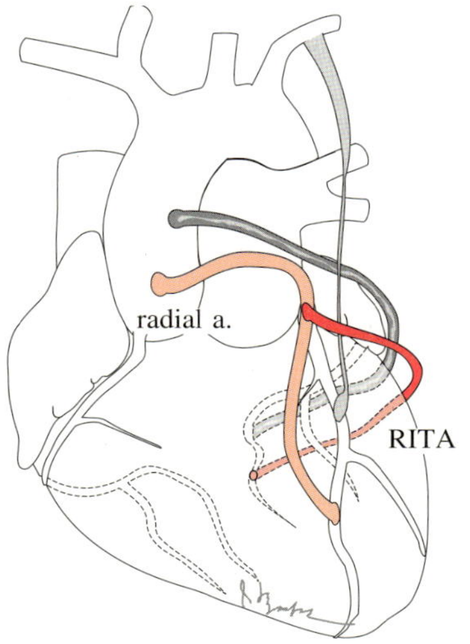

Figure 12-21.

-Free RITA to LAD-diagonal, free RGEA(Y from RITA) to OM (occluded LITA-LAD, SV to OM)(Figure 12-22).

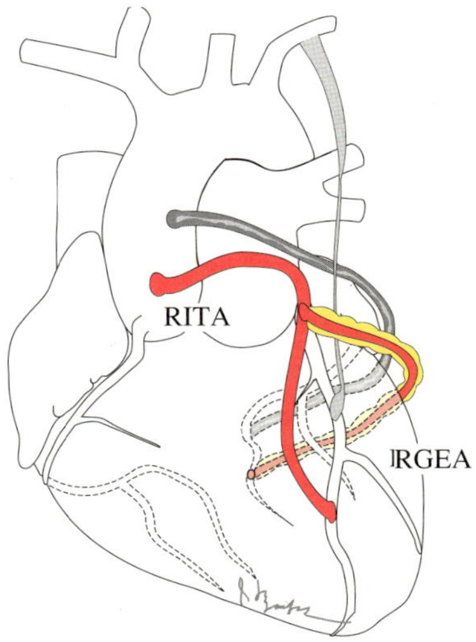

Figure 12-22.

-Radial artery(Y from LITA) to LAD, RGEA to PDA (patent LITA to diagonal, occluded SV to LAD and SV to RCA)(Figure 12-23).

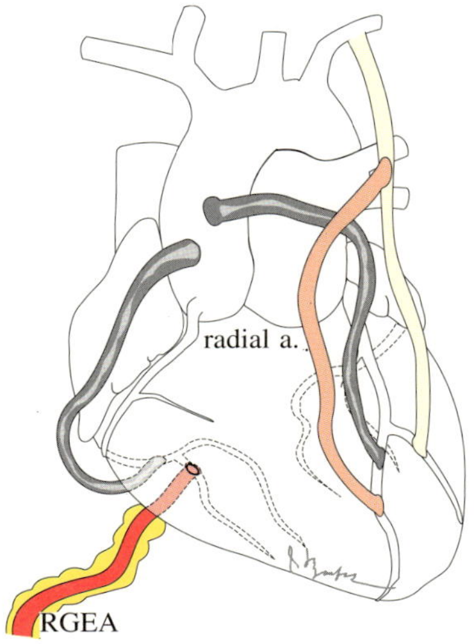

Figure 12-23.

-RGEA to LAD, radial artery(Y from LITA) to OM (patent LITA-RITA Y graft to PDA, occluded LITA to LAD) (Figure 12-24).

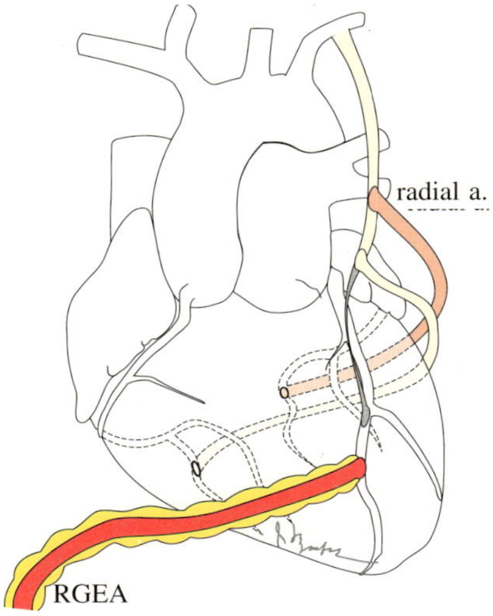

Figure 12-24.

- Radial artery free graft(made in Y configuration) from descending aorta to diagonal and OM (patent LITA to LAD, occluded SV to OM)(Figure 12-25).

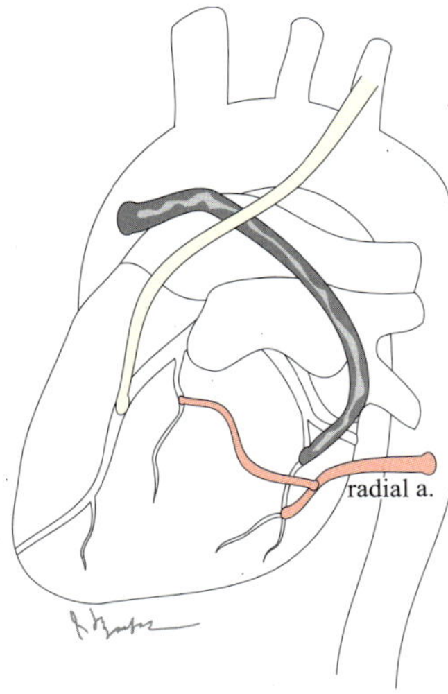

Figure 12-25.

참고문헌

1. Cosgrove DM, Loop FD, Lytle BW, et al. Predictors of reoperation after myocardial revascularization. J Thorac Cardiovasc Surg 1986;92:811-21.
2. Lytle BW, Blackstone EH, Loop FD, et al. Two internal thoracic artery grafts are better than one. J Thorac Cardiovasc Surg 1999;117:855-72.
3. Calafiore AM. Contini M, Di Mauro M, et al. Bilateral internal thoracic artery grafting: long-term clinical and angiographic results of in situ versus Y grafts. J Thorac Cardiovasc Surg 2000;120:990-8.
4. Lytle BW. Coronary artery reoperations. In:Cohn LH, Edmunds LH, Jr. Cardiac Surgery in Adults. 2nd ed. New York : McGraw-Hill, 2003;659-79.
5. Navia D, Cosgrove DM, Lytle BW, et al. Is the internal thoracic artery the conduit of choice to replace a stenotic vein graft? Ann Thorac Surg 1994;57:40-4.

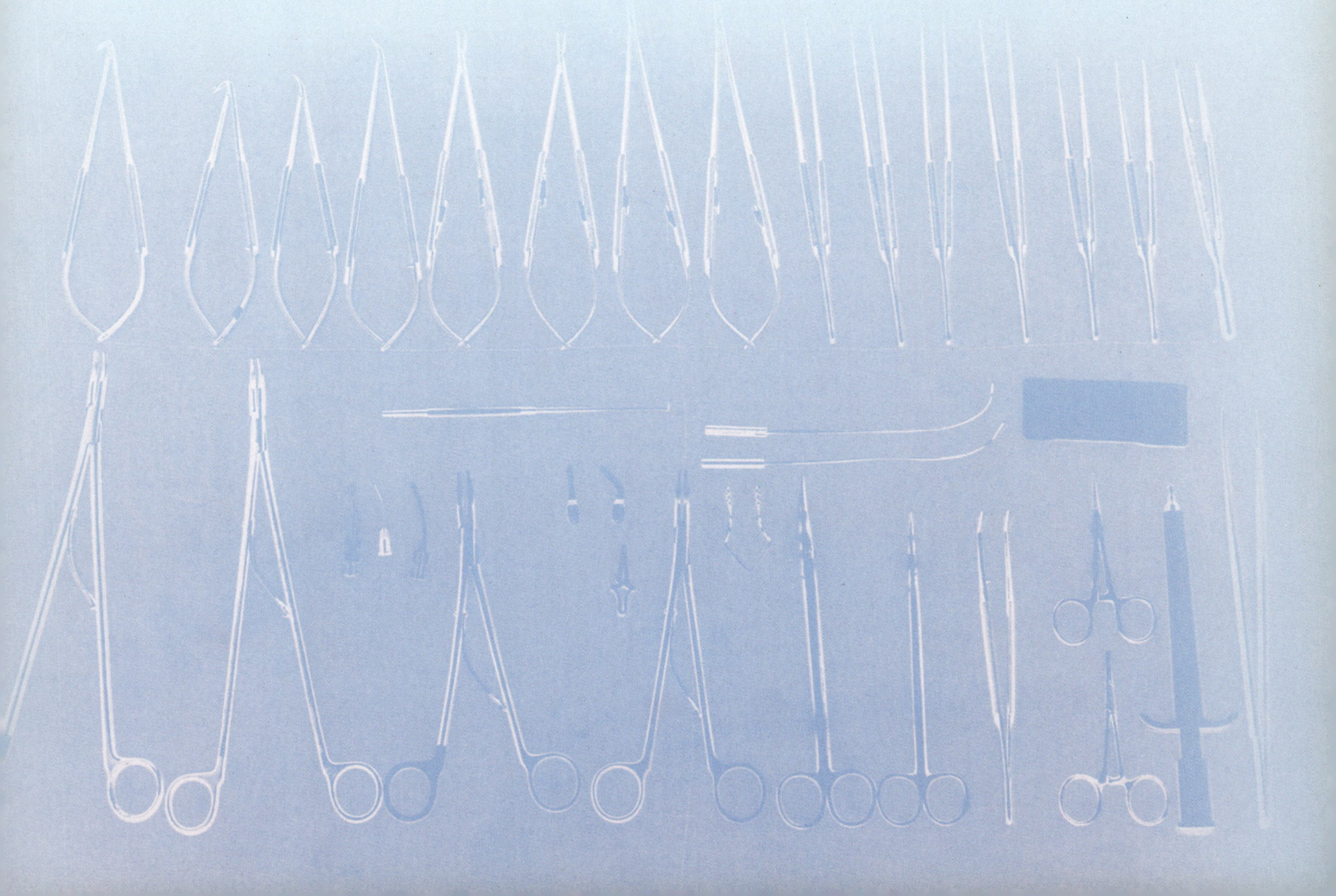

CHAPTER

13

다른 심혈관계 수술과 관상동맥 우회수술의 병행

Coronary Artery Bypass Grafting Combined with other Cardiovascular Procedures

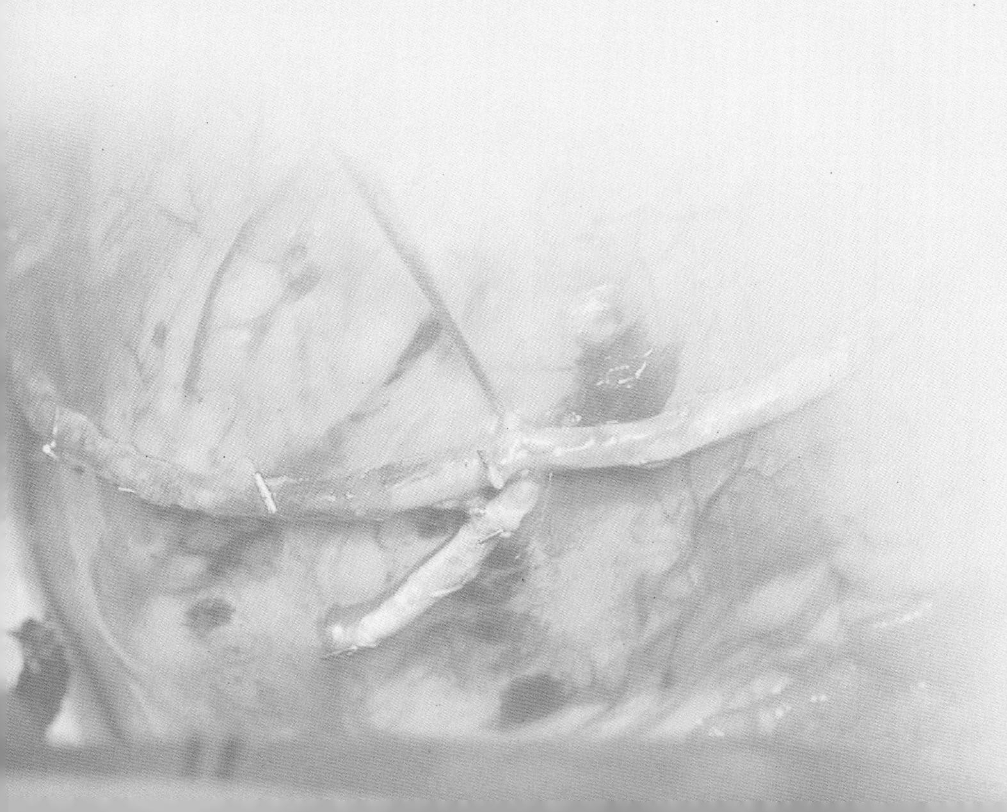

경동맥 질환 (Carotid Artery Stenosis)

유병률과 임상적 의미

일반적인 심장수술 시 뇌신경계 합병증의 고위험군으로는 70세 이상의 고연령, 고혈압, 당뇨, 뇌졸중 기왕력, 증상이 없는 경동맥 잡음(asymptomatic carotid bruit) 등을 들 수 있다[1]. 관상동맥질환 환자 중에서는 다혈관질환(multivessel disease), 좌주간동맥 병변(left main disease), 저심박계수(low ejection fraction), 불안정형 협심증(unstable angina), 고연령, 경동맥 협착 80% 이상, 일과성 허혈발작(transient ischemic attack)을 포함한 뇌신경계 질환의 기왕력, 응급수술 등이 수술 후 뇌졸중 발생의 위험인자로 알려져 있다. 특히 좌주간동맥이나 좌전하행지 근위부에 심한 병변이 존재하는 경우 경동맥 병변의 동반 가능성이 높음을 시사 하는 지표가 될 수 있다는 보고도 있다[2].

최근 관상동맥우회수술(coronary artery bypass grafting, 이하 CABG)을 시행받는 환자 중에는 고령을 비롯하여 고위험도 환자의 빈도가 늘어나고 있으며, 이에 따라 수술 후 신경계 합병증의 위험인자를 가지고 있는 비율도 증가하고 있다. 일반적으로 관상동맥질환 환자의 3~16%에서 중증도 이상의 경동맥질환(carotid artery disease)이 발견되고, 반대로 경동맥질환 환자의 약 50%가 관상동맥질환을 갖고 있다. 따라서 CABG 환자의 약 1.7%에서는 경동맥내막절제술(carotid endarterectomy, CEA)을 시행할 필요가 있는 것으로 보고 되고 있다[3].

관상동맥질환과 의미있는 경동맥질환이 같이 있는 환자에서 CABG만을 시행하는 경우 뇌신경계 합병증의 발생 빈도는 최고 15~20%까지 보고되고 있으며[4], 이후로도 연간 약 4%의 위험률이 존재한다고 알려져 있다[3]. 특히 이전에 증상이 없던 환자에서 CABG 이후 경동맥 질환의 첫 임상 발현은 일과성 허혈발작(transient ischemic attack, TIA)보다는 뇌졸중(stroke)으로 나타날 가능성이 높다는 보고도 있다.

환자의 선택 및 적응증

응급수술이 아닌 경우 CABG 대상 환자 중 60세 이상, 뇌혈관질환 병력, 경동맥 잡음, 70% 이상의 좌주간 관동맥 협착 등의 위험 인자 중 한 가지라도 가지고 있는 경우 비침습적 초음파검사(noninvasive duplex ultrasonography)를 시행한다. 초음파 검사 상 의미있는 병변(직경 75~80% 이상 협착)이 있으면 경동맥 혈관조영술(carotid angiography)를 시행하여 경동맥 병변에 대한 치료 여부 및 CABG와의 병행 여부 혹은 시행 시기 등을 결정한다[5].

일반적으로 증상(TIA, amaurosis fugax, 뇌졸중)이 있는 경동맥 질환은 심한 협착이 아니더라도 70% 이상의 협착 병변이 있거나 궤양성 혹은 불안정한 죽반(ulcerated or unstable plaque)이 있는 경우 수술 적응이 된다. 증상이 없는 경우에는 직경 기준 80~90% 이상의 협착을 수술 대상으로 한다[6]. 양쪽 경동맥에 모두 80% 이상의 병변이 있을 때는 심한 쪽의 내막절제술을 CABG와 병행하여 시행한다.

Strategy of surgery

경동맥 내막절제술의 적응이 되는 경우 다음으로 1) CABG와 동시에 할 것이냐 아니면 두 단계로 나누어 각각 시행할 것인가, 2) 두 단계로 한 다면 어느 수술을 먼저 할 것인가를 결정해야 한다.

동시 수술

경동맥 내막절제술과 CABG를 동시에 시행하는 것과 두 단계로 나누어 시행하는 것은 각각의 장단점이 있고 어느 쪽이 유리하느냐에 대해서 아직도 논쟁이 되고 있으나 근래에는 점차 동시 수술이 선호되고 있는 경향이다. 두 단계로 나누어 하는 경우 CABG를 먼저 하면 뇌신경계 합병증의 발생 위험성이 있고, 경동맥 내막절제술을 먼저 하는 경우에는 심근 경색의 위험성이 있기 마련인데 동시에 시행하는 경우 두 단계로 나누어 시행하는 경우보다 뇌졸중 및 심근 경색의 발생률이 더 낮은 것으로 보고 되고 있다. 동시 수술 시에는 흉골 절개 전에 먼저 경동맥 내막절제술을 시행한 다음 (이 때 필요하면 CABG에 사용할 복재정맥이나 요골동맥 등의 획득을 병행할 수 있다) CABG로 이행한다. CABG를 하는 동안에는 경부의 절개는 개방된 채로 두거나 피부만 일부 가봉합하였다가 CABG까지 마친 다음 최종 봉합하는 것이 heparin 사용에 따른 출혈로 혈종이 고여서 기도나 경동맥을 압박하는 일을 방지할 수 있다[7,8]. 또한 CABG를 진행하는 동안 급격한 혈압 변화를 피하는 것이 중요하며 평균 동맥압을 60 mmHg 이상으로 유지하도록 노력하여야 한다. 경동맥이 완전 폐쇄되어 있던 경우에는 뇌부종의 위험이 있으므로 과도한 혈압 상승 또한 피하도록 한다.

단계적 수술

심근 허혈 증상의 정도(functional class), 뇌허혈 증상의 유무, 심근 기능, 관상동맥과 경동맥 각 병변의 중증도 및 모양 등을 고려하여 어떤 수술을 먼저 할 것인지 결정한다. 불안정형 협심증인 경우에는 당연히 CABG를 먼저 시행하고, 반대로 안정형 협심증이면서 경동맥 병변이 심하거나 뇌허혈 증상이 있으면 경동맥 수술을 먼저 한다. 일반적으로 특별한 합병증이 발생하지 않는 한 두 수술 간의 시간 간격은 30일 정도 두는 것이 안전한 것으로 알려져 있다[8].

Role of off pump bypass

심폐바이패스(cardiopulmonary bypass)시에 비박동성 저압혈류(nonpulsatile low-pressure flow)는 뇌 부종이나 대뇌 피질의 산소 부족을 초래할 우려가 제기되고 있고, 또한 경동맥 병변의 경화반에 shear stress를 가하여 미세 색전을 보낼 수 있는 위험성도 있다. OPCAB은 이런 점에서도 뇌신경계 합병증의 발생을 줄일 수 있는 장점이 있다[9].

Technique of carotid endarterectomy

Sternocleidomastoid muscle의 내연을 따라 피부를 절개하고 carotid sheath를 절개하여 경동맥 분지부를 노출시킨다(Figure 13-1).

Heparin(5,000 units)을 정맥 주사한 후 외경동맥, 내경동맥, 총경동맥의 순서로 경동맥을 차단하고 총경동맥과 내경동맥에 종절개를 가하여 intraluminal carotid shunt를 삽입

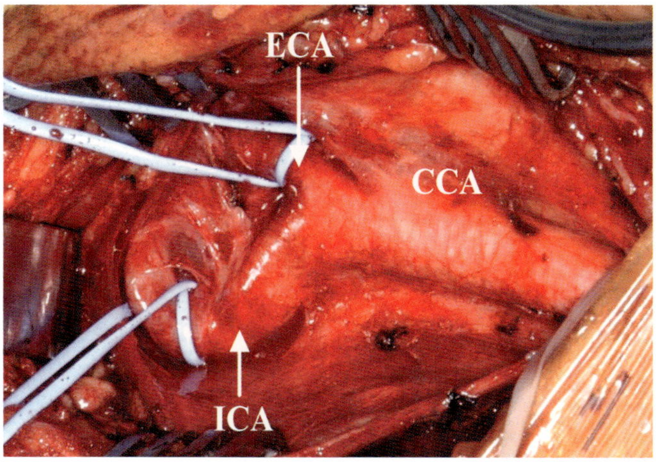

Figure 13-1. Exposure for carotid endarterectomy

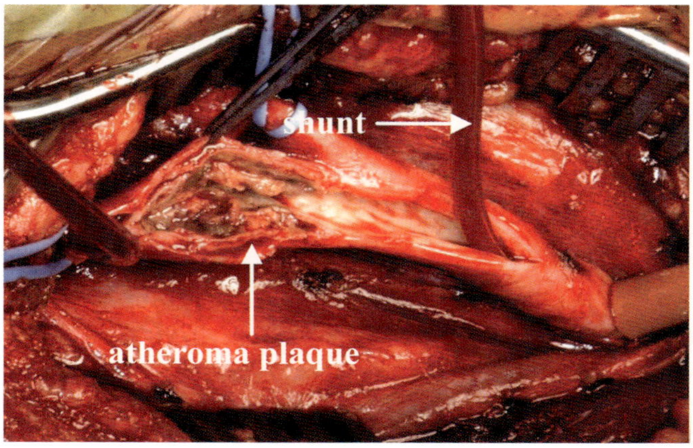

Figure 13-2. Intraluminal shunt during carotid endarterectomy

한다(Figure 13-2).

동맥 벽의 병변이 가장 심한 부위에서 중막과 외막 사이의 박리면을 확보하고 내막 절제를 시작한다. 죽상 경화반의 절제를 마친 다음 내벽에 남아 있는 중막 조직을 미세 forceps로 완전히 제거한다(Figure 13-3).

동맥 절개 양 끝에 박리된 면이 남아 있는 경우 7-0 polypropylene 봉합사로 내막과 외피를 다시 붙여 고정한다(Figure 13-4).

경동맥 절개부의 봉합은 일차 단순 봉합을 하거나 포편(patch)을 이용하는 방법 중 택일하는데 일반적으로 포편을 이용하는 것이 재협착 및 수술 후 뇌허혈 합병증의 빈도가 낮다고 알려져 있다. 포편으로는 자가정맥, polytetrafluo-

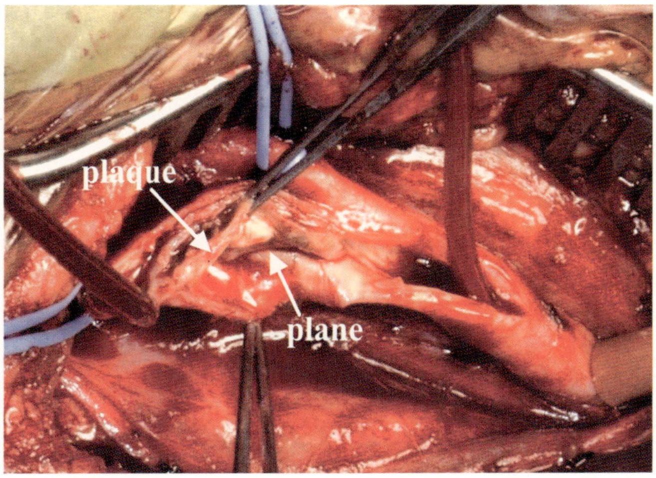

Figure 13-3. Dissection plane for carotid endarterectomy

roethylene(PTFE), Dacron, 우 심낭 등을 이용한다(Figure 13-5).

봉합을 마치기 직전에 carotid shunt를 제거하는데 혈전이나 색전이 내경동맥 쪽으로 들어 가는 것을 막기 위하여 외경동맥부터 재관류를 시작하고 이후에 내경동맥으로 혈류를 열어주는 것이 중요하다(Figure 13-6).

동맥 봉합부와 주변 조직으로부터 출혈이 없음을 확인한 다음 skin stapler를 이용하여 절개창을 임시로 봉합하여 놓은 채로 CABG를 시행한다. 이는 CABG하는 동안 heparin에 의하여 출혈이 지속되어 경부 절개부에 혈액이 고이는 것을 막기 위함이다(Figure 13-7).

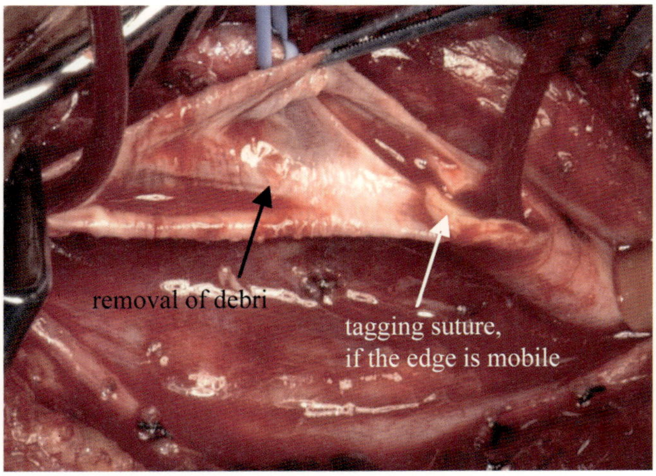

Figure 13-4. Endarterectomized carotid artery lumen

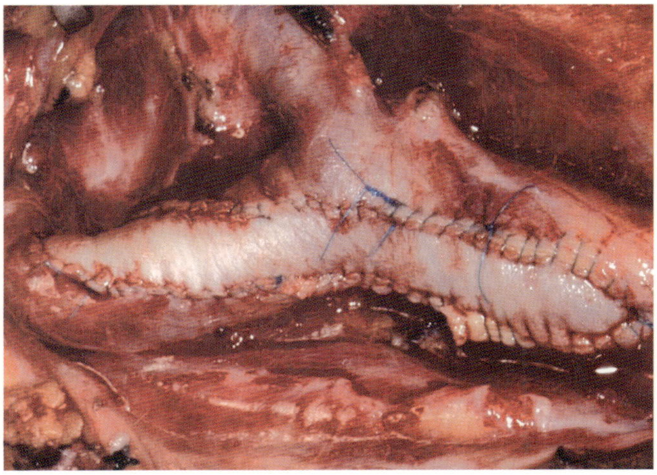
Figure 13-6. Photo after completed carotid endarterectomy

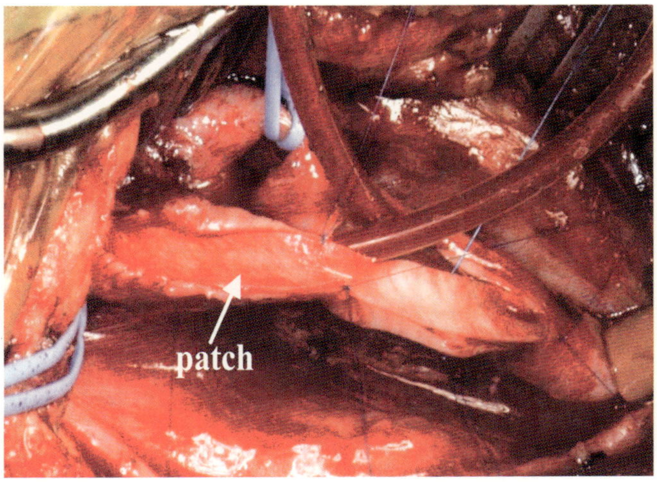

Figure 13-5. Arterial repair with a patch after carotid endarterectomy

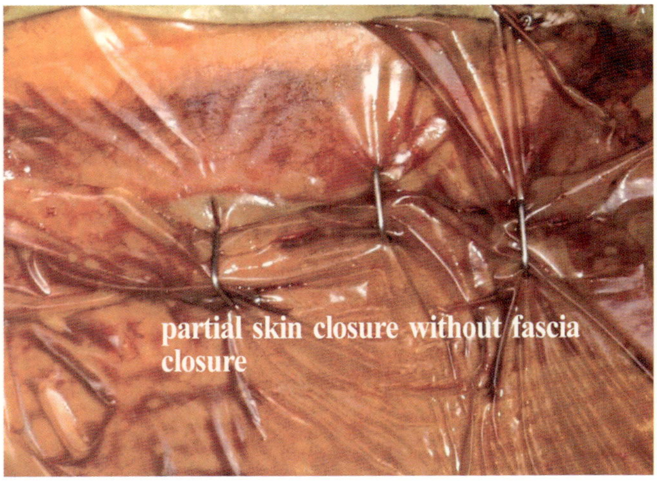

Figure 13-7. Temporary closure of neck incision during CABG procedure in combined procedure

쇄골하동맥 협착

말초혈관 질환 중에서 쇄골하동맥이나 무명동맥입구에 협착이 있는 경우는 CABG에 사용하는 내흉동맥의 혈류와 개존에 직접적인 영향을 주기 때문에 반드시 수술 전에 혈관조영술을 통하여 확인하여야 한다. 쇄골하동맥의 심한 협착이 있는 것을 간과하고 내흉동맥을 사용하여 CABG를 하는 경우 수술 후 관상동맥으로부터 내흉동맥을 통하여 쇄골하동맥으로 혈류가 역류함으로써 심근 허혈이 유발될 수 있고 심한 경우 심정지가 발생하기도 한다.

쇄골하동맥 협착의 증상 및 증후로는 좌우 상지 간에 혈압 차이가 나는 것이 가장 흔하며 상지의 저혈류로 인하여 팔을 사용한 운동 시 힘이 빠지거나 저린감을 호소하는 경우도 있다. 쇄골하동맥이 완전 폐쇄된 경우에는 척추동맥을 통한 역류로 인하여 vertebro-basillar insufficiency가 동반되기도 한다. 이와 같은 증상이 없더라도 CABG 시행 전 양측 팔의 혈압을 모두 측정하고 20 mmHg 이상 차이가 나면 쇄골하동맥 혹은 무명동맥 협착의 가능성이 있으므로 반드시 조영술을 통하여 확인하여야 한다. 관상동맥 조영술 시 쇄골하동맥 조영이 생략된 경우에는 Duplex 초음파 검사나 CT angiography 등을 통하여 확인할 필요가 있다[10].

수술 전 심하지 않았던 쇄골하동맥의 협착이 CABG 후 시간이 경과함에 따라 병변이 진행하여 협심증 재발의 원인이 될 수도 있으므로 수술 후 협심증 재발 시에는 이 또한 염두에 두고 점검할 필요가 있다. 좌쇄골하동맥의 협착은 좌측이 우측보다 더 흔하게 침범된다.

수술적응은 압력차 20 mmHg 이상, 협착 정도 70% 이상으로 한다. 쇄골하동맥 협착이나 완전 폐쇄가 있으면 우선 같은 쪽의 쇄골하 부위에서 혈관 내경이 유지되어 있는 지를 확인한다. 협착인 경우에는 거의 모든 경우에서 내경이 유지되어 있다. 하지만 완전 폐쇄의 경우에는 내흉동맥의 사용 가능 여부는 척추동맥을 통한 부행혈류에 의존하기 때문에 수술 전 초음파검사로 내흉동맥의 내경을 확인하고 수술시에 박리하면서 혈류와 내경을 시야에서 직접 확인한다. 대개는 내경이 작아져 있더라도 사용이 가능하다. 정상적인 내흉동맥을 in situ로 좌전하행지에 연결하고 폐쇄된 쇄골하동맥 쪽의 내흉동맥은 자유도관으로 복합도관을 형성하여 사용하는 것이 바람직하다.

쇄골하동맥으로의 우회수술은 비교적 간단하게 CABG와 병행하여 시행할 수 있다(Figure 13-8).

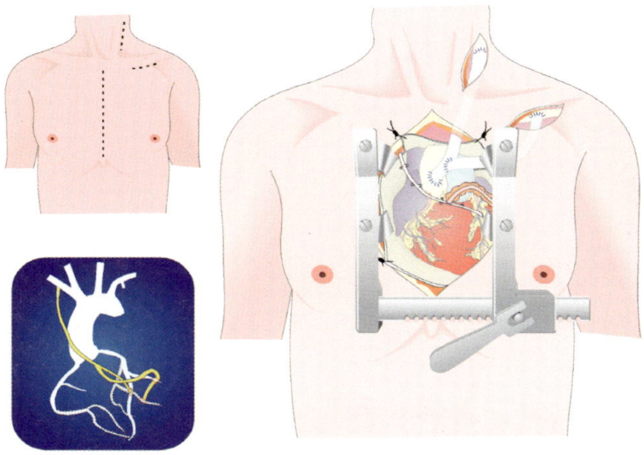

Figure 13-8. Bypass grafting of aortic arch branches combined with CABG

목표가 되는 쇄골하 부위를 노출시키면서 draping을 한다. 우선 정중흉골절개 후에 좌 · 우내흉동맥을 추출하고 이상적인 도관정책을 선택하여 무펌프 관상동맥우회술을 끝낸다. 이후 쇄골 하방에 한 횡지 폭 떨어진 거리에 4~5 cm 길이로 횡절개한 뒤 쇄골하 정맥을 상부로 젖혀서 동맥을 찾아 U-tape으로 걸어 놓는다. 상행대동맥의 전면부를 부분 차단하여 8 mm 직경의 Hemashield 혹은 ring-reinforced PTFE graft를 6-0 polypropylene으로 문합한다. 도관을 내흉동맥 앞쪽을 통하여 좌측 흉강 내로 넣고 제1, 혹은 제2늑간을 통해 쇄골하동맥 노출부로 빼내서 문합한다. 대개는 제2늑간을 통하여 빼내고 이때 도관이 눌리지 않도록 늑간의 구멍을 충분히 크게 한다. 문합이 완성되면 좌측 내흉동맥과 도관이 서로 닿지 않도록 사이에 늑막조직을 넣고 고정한다[11].

CABG 후에 발견되는 쇄골하동맥 협착은 보통은 스텐트 삽입술로도 해결이 가능하다. 스텐트삽입이 불가능한 것으로 판단되면 흉골 재절개 없이 같은 쪽의 총경동맥과 쇄골하동맥을 우회시켜준다[12].

Aortosubclavian artery bypass

이 그림은 좌쇄골하동맥과 인조혈관 도관을 먼저 연결하는 것으로 인조혈관과 대동맥 사이의 문합을 먼저 하는 것보다 지혈이 용이한 장점이 있다. 문합 후에도 우회도관이 자유롭게 움직일 수 있어서 문합부 전후면의 출혈 여부를 육안으로 정확하게 살필 수 있기 때문이다. No 11 blade로 동맥절개를 약 1 cm 정도 하고 혈관내면을 확인한다(Figure 13-9).

6-0 polypropylene으로 연속문합한다. 동맥 절개부 상단을 먼저, 하단을 나중에 문합한다(Figure 13-10).

문합 후에는 도관을 쇄골하정맥 밑으로 빼내서 제1, 혹은 제2늑간을 통하여 흉강 내로 들여 보낸다. 손가락이나 Kelly clamps 등을 이용하여 늑간의 공간을 충분히 크게 해 준다(Figure 13-11).

방향을 정한 후에는 도관이 꺾여 있거나 늑간에서 눌려 있는지를 확인한다(Figure 13-12).

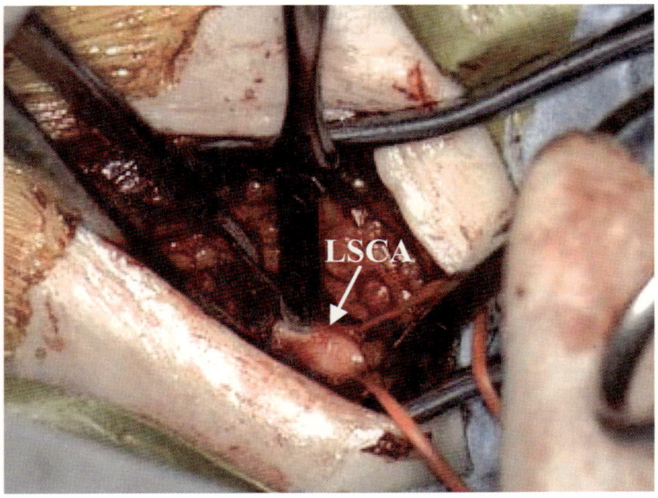

Figure 13-9. Arteriotomy at the left subclavian artery

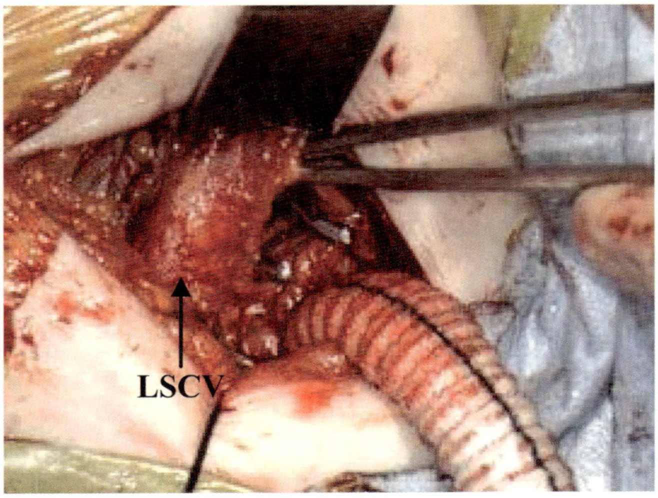

Figure 13-11. Mobilization of the left subclavian vein before passing the prosthetic graft into the pleural cavity

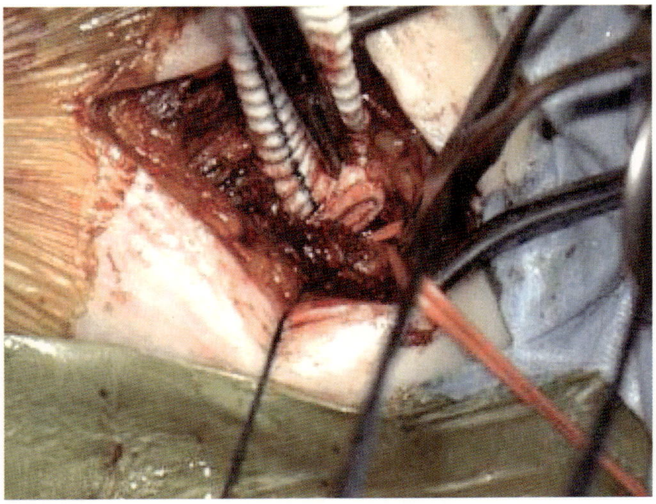

Figure 13-10. Anastomosis of a prosthetic graft to the left subclavian artery

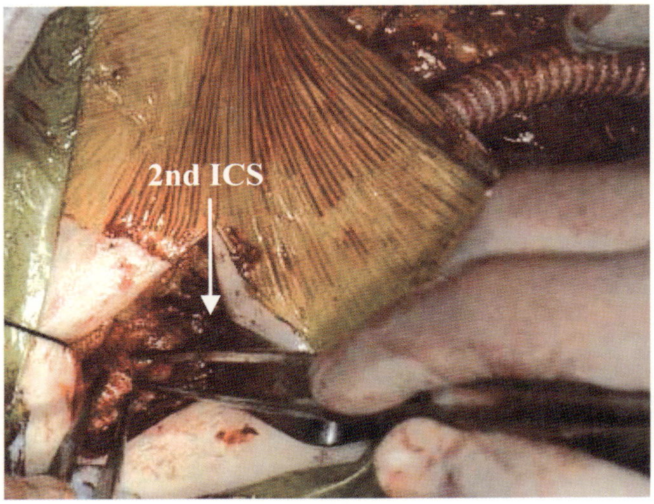

Figure 13-12. Prosthetic graft passed into the mediastinum for proximal anastomosis

상행대동맥을 부분겸자하고 1.5 cm의 동맥절개를 한 후에 5-0 polypropylene으로 문합한다. 이때 도관을 당겨서 약간 짧은 듯 하게 만든 후 문합한다. 문합 후에는 도관겸자를 먼저 제거하여 공기나 이물질이 혈액과 함께 박출되도록 한다(Figure 13-13).

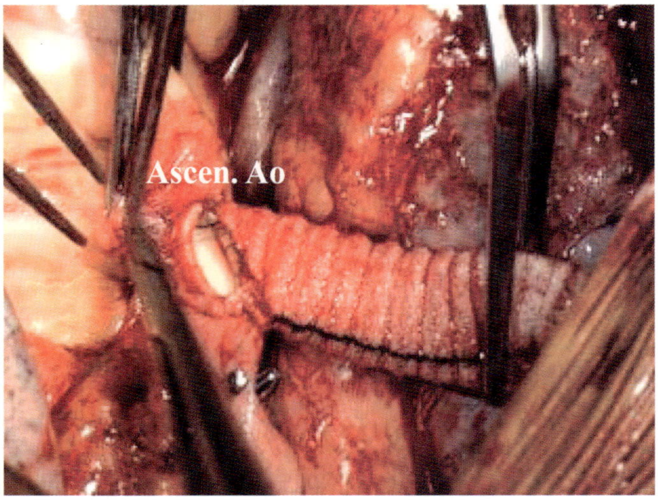

Figure 13-13. Anastomosis of the prosthetic graft to the ascending aorta

문합 후에는 도관과 좌내흉동맥 사이에 흉막이나 흉선 조직을 고정시켜 두 개의 도관이 밀착되지 않게 한다(Figure 13-14).

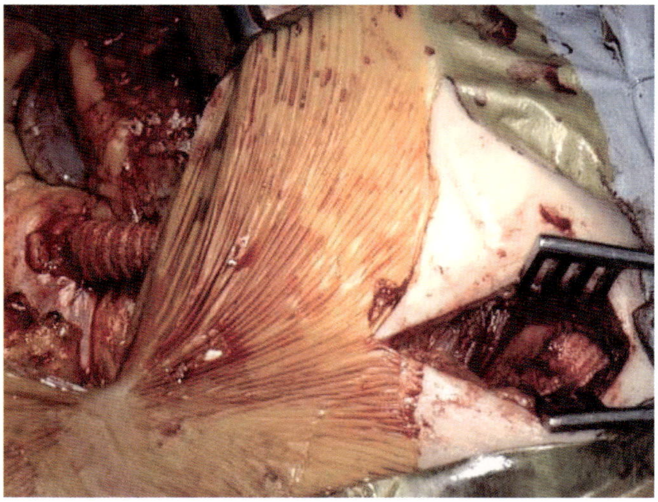

Figure 13-14. Completed aorto-subclavian bypass

그림은 먼저 상행대동맥과 도관 사이의 문합을 완성한 다음 쇄골하 동맥 쪽의 문합을 완성하는 것이다. 대동맥의 압력으로 도관이 충분히 팽창된 상태에서 길이를 측정하므로 도관의 길이 측정이 보다 정확하게 된다(Figure 13-15).

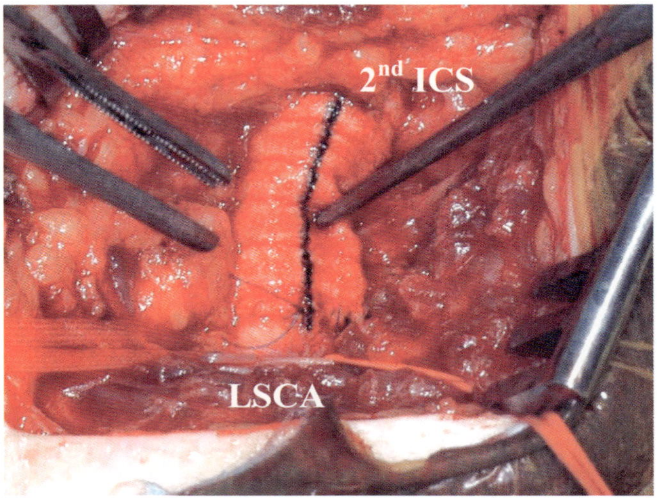

Figure 13-15. Adequate length and tension of aorto-subclavian bypass graft

Techniques of Extrathoracic Carotid-Subclavian Bypass

CABG 후에 쇄골하동맥 협착이 진단된 경우 스텐트요법이 불가능할 때 흉골을 다시 절개하지 않고도 쉽게 해결할 수 있는 방법이다[13](Figure 13-16).

총경동맥과 쇄골하동맥은 쇄골 직상부 전면에 횡절개(anterior supraclavicular incision)로 노출시킨다. 이때 총경동맥 노출을 용이하게 하기 위해서 sternocleidomastoid muscle의 쇄골 기시부를 절단할 수 있다. 동시에 anterior scalene muscle의 최하부를 절단한다. 쇄골하동맥을 쇄골 위에서 노출시킨다. CABG 후에 수술하는 경우에는 이미 좌내흉동맥이 좌전하행지에 문합이 되어있기 때문에 쇄골하동맥을 겸자로 차단하였을 때 심전도나 동맥압, 폐동맥압 등의 변화가 있는지를 확인하여야 한다. 이상 소견이 발생하면 겸자를 내흉동맥 기시부보다 원위부로 옮겨서 차단한다. 총경동맥은 jugular vein뒤로 carotid sheath를 열고 노출시킨다. 총경동맥의 원위부가 필요하면 피부절개를 SCM전

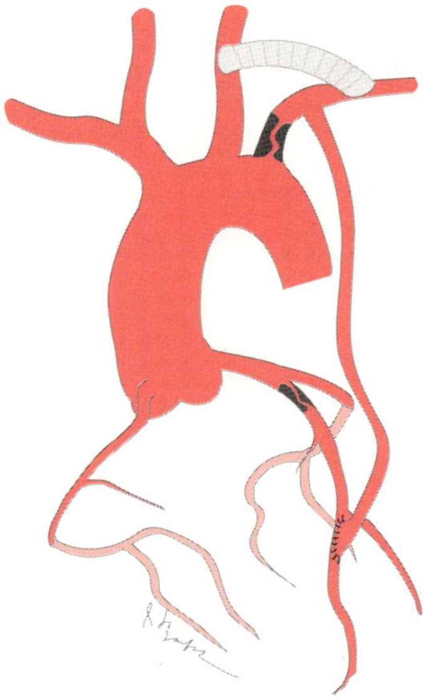

Figure 13-16. Schematic drawing of left carotid-subclavian bypass

면을 따라 위로 연장하거나 별개의 종절개를 추가할 수 있다. 총경동맥에 죽상 경화 병변이 있어 내막절제술이 필요한 경우가 해당된다.

동맥이 노출되면 헤파린을 정주하고 6~8 mm PTFE graft를 두 동맥중의 하나에 단대측으로 문합하고 이를 sternocleidomastoid muscle과 internal jugular vein 뒤로 빼내서 다른 동맥에 문합한다. 일반적으로는 쇄골하동맥을 먼저 문합하여 겸자를 풀 때 혈관내 이물질이 관상동맥이나 척추동맥으로 색전화되는 것을 예방하는 것이 안전하다.

Other types of bypass grafting to the branches of aortic arch

대동맥궁 분지들의 복합적인 협착 병변들이 동반되어 있으면 상기한 extrathoracic, transthoracic bypass techniques, 내막절제술 등의 다양한 수술 기법을 이용하여 CABG와 동시에 시행할 수 있다[14](Figure 13-17).

대동맥질환

상행대동맥류(Ascending Aortic Aneurysm)

상행대동맥류 치료의 기본 원칙은 인공혈관을 이용한 치환술이다. 하지만 근래 관상동맥우회술에서도 심박동하 우회술이 발달됨에 따라 이에 대한 수술기법도 변하고 있다.

상행대동맥류는 특히 관상동맥우회술이 필요한 경우에 드물지 않게 동반되는데 고혈압 환자군이나 대동맥판막질환, 선천성 이엽성 대동맥판막에서 흔히 관찰할 수 있다.

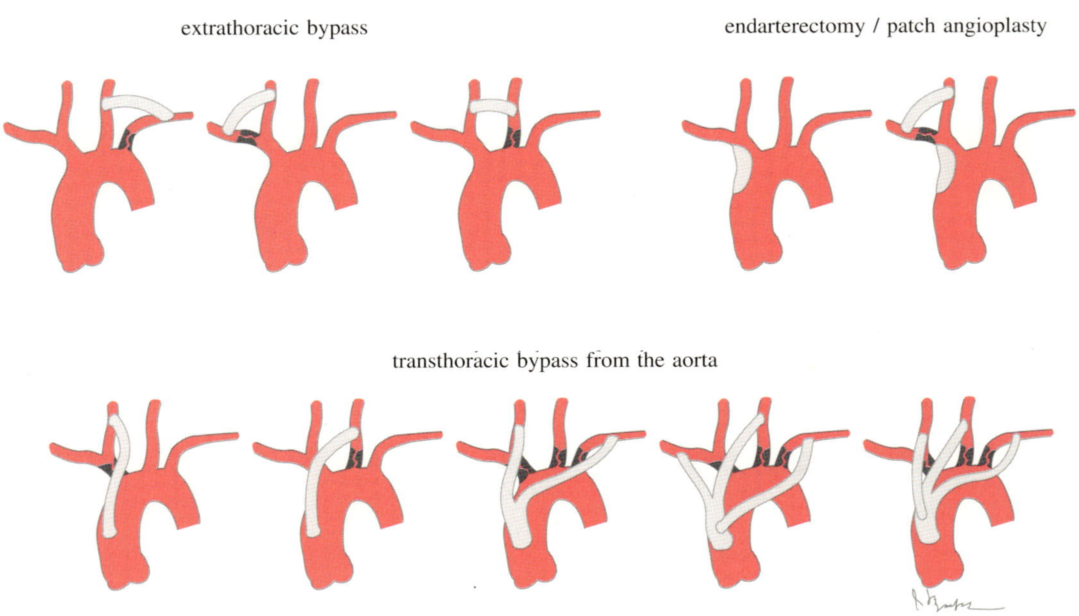

Figure 13-17. Various types of bypass grafting of aortic arch branches

대동맥류의 유형은 수술기법에 차이가 있기 때문에 형태 구별이 필수적이다. 첫째형으로 대동맥근위부의 발살바동까지 확장되고 관상동맥 개구부가 전위되어 있으면 Bentall, modified Bentall, Cabrol David 술식 등과 같은 대동맥 근부 치환이 적합한 수술방법이다. 둘째형으로 전반적인 관모양의 확장(tubular aneurysm)은 대동맥 겸자 후에 치환하는 것이 맞는 방법이다. 변형 방법으로는 대동맥 겸자 후에 상행대동맥의 전면 일부를 타원형으로 잘라내고 인조혈관으로 감싸주는 방법을 사용하기도 한다[15]. 방추상으로(fusiform type) 늘어나 있거나 전면부가 비대칭적으로 한 쪽만 늘어난 경우는 병변이 대부분 상행대동맥에 국한적으로 있어 대동맥 축소성형술(reduction aortoplasty)이나 대동맥의 바깥 쪽을 인조혈관으로 감싸주는 방법(external wrapping)을 사용할 수 있다. 또한 이 방법은 혈관의 일탈로 인한 재발의 위험성과 대동맥 합병증의 보고가 있지만 [16,17]. Dacron 혈관을 sandwich technique으로 상행대동맥을 고정하면서 축소성형술을 하면 이를 극복할 수 있다 [18](Figure 13-18).

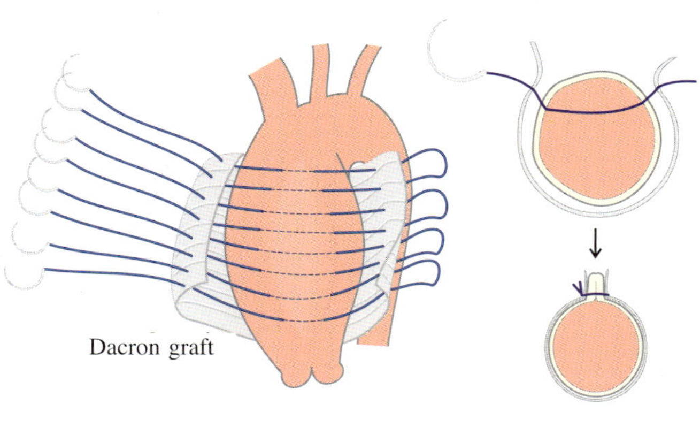

Figure 13-18. Reduction aortoplasty

이와 같이 대동맥 치환 대신 사용하는 축소성형술이나 wrapping은 중등도 크기의 대동맥류에서 가능하고 거대한 대동맥류에서는 치환이 적절한 방법이다. 또한 상행대동맥 벽에 기질적인 질환(intrinsic aortic wall deficiency), 즉 Marfan 증후군, 이엽성 대동맥판막에 따른 상행대동맥류에서도 치환이 적절한 치료법으로 추천되고 있다.

심박동하 관상동맥우회술과 대동맥 축소성형술을 병행하는 경우에는 동맥압을 높지 않게 조절하는 것이 중요하다. 일단 OPCAB을 완료한 다음 동맥압을 90 mm Hg 이하로 유지하는 상태에서 30 mm 크기의 Dacron tube graft를 잘라서 상행대동맥을 감싸고 5~6개의 U stitch를 이용하여 대동맥 벽을 상기한 sandwich technique으로 감싸서 완성한다[19]. 약제로 혈압 강하가 용이하지 않은 경우 하대정맥을 일시 차단함으로써 혈압을 신속하게 떨어트릴 수 있다.

급성 대동맥 박리(acute aortic dissection)

급성 대동맥 박리에 대한 수술과 CABG를 동시에 필요로 한 경우는 세가지 경우로 대별된다. 우선 A형 대동맥 박리 환자 중 박리 병변이 관상동맥 입구를 침범하여 우회술이 필요한 경우를 들 수 있다. 또 CABG의 합병증으로 상행대동맥의 우회도관 문합 부위나 동맥관 삽관 부위가 내막 파열점이 되어 급성 대동맥 박리가 발생하는 경우가 있다. 그 밖에 CABG 후 장시간이 지난 후 급성 대동맥 박리가 발생하는 경우, 관상동맥 중재시술 중에 대동맥 박리가 발생하여 수술이 필요한 경우도 있을 수 있다.

급성 대동맥 박리 환자에서 술전 진단 방법으로 심전도에서 각 lead의 ST 분절에 이상이 있으면 박리 병변이 대동맥 근부를 침범하여 관상동맥 입구가 박리되거나 혈전으로 좁아진 것을 의심할 수 있다. 수술 전 행해지는 경식도 초음파, chest CT, MRI 등을 검토함에 있어 관상동맥 병변의 상태와 심근벽 운동 상태 등을 가능한 한 확인하고 수술 시야에서도 대동맥 절개 후 관상동맥 개구부의 상태를 점검하여야 한다. 관상동맥 개구부 이외에도 육안이나 촉진으로 확인되는 한에서 관상동맥의 죽상경화반 존재 유무를 확인할 필요도 있다.

급성박리가 대동맥 근부를 침범하고 심전도 이상이 있으면 정맥도관을 이용한 관상동맥우회술을 반드시 추가해야 한다. 또한 상행대동맥 치환 후에 심폐기 이탈이 어렵고 경식도 초음파에서 부분적인 심근벽 운동 이상(regional wall motion abnormality)이 있으면 즉시 정맥도관을 획득하여 우회술을 추가한다[24,25]. 도관으로 내흉동맥을 이용하기도 하나 심폐기 이탈 후 급하게 추가되는 우회술에는 흔히 정맥도관을 사용하고 상행대동맥을 치환한 Dacron graft에 문합하는 방법을 취하는 것이 보편적이다.

심장 수술 중 발생한 대동맥 박리는 심폐기 가동을 위한 동맥 캐뉼라 삽입부위나[26], 대동맥 겸자 부위 등에서 발생할 수 있다. 발견 즉시 대동맥 캐뉼라를 좌쇄골하동맥(right subclavian artery) 혹은 대퇴동맥으로 옮겨 저체온을 유도한 후 상행대동맥을 치환한다. 근래에는 CABG시에 정맥도관을 자동문합기구를 이용하여 상행대동맥에 문합한 후에 비교적 초기에 이 부위로부터 대동맥 박리가 발생하는 것이 보고되고 있다. 수술 후에 극심한 흉통이 나타나는 경우 그 가능성을 염두에 두고 CT 등의 검사를 시행한 후 신속하게 수술을 시행하여야 한다[27,28].

심폐기 가동하의 CABG보다 OPCAB 후에 상행 대동맥의 급성 박리가 일어날 가능성이 높은 것으로 보고되기도 하였는데 이는 OPCAB 시 혈압이 높은 상태에서 상행대동맥을 부분 겸자하거나 수술 후 고혈압의 빈도가 높은 것에 기인한 것으로 판단하였다. 따라서 수술 중에는 상행대동맥에 도관 문합시 압력을 100 mmHg 이하로 떨어트린 상태에서 부분 겸자를 적용하고, 여러 차례 겸자하는 것을 피하는 것이 중요하다[29]. 대동맥 벽에 병변이 있는 경우에는 상행대동맥을 조작하지 않는 수술 방법, 즉 다중 동맥도관이나 복합도관을 이용하는 것이 안전하다.

CABG 후에 발생하는 급성 대동맥 박리는 매우 드물기는 하지만 수술 후 수개월에서 수년에 걸쳐 발생할 수 있다. 내막 파열 부위는 정맥도관 문합 부위가 가장 가능성이 높고 대동맥 삽관 부위, 대동맥 겸자 부위, 관상동맥 입구 부위 등 다양하게 나타날 수 있다[30]. 위험 인자로는 cystic medial necrosis, 고혈압, 동맥경화가 있고 보통 관상동맥질환에서는 뒤의 두 개 인자는 동반되는 경우가 흔하다. 실제로 상행대동맥에 동맥경화가 있는 경우에는 CABG 후의 장기 생존율이 떨어진다는 보고도 있다[31]. 이런 경우로 수술할 때는 심인성이나 심낭 압전 혹은 심낭내 혈종, 대동맥 주요 분지의 관류 부전 등이 합병되어 있는 경우에는 일반적인 급성 박리증과 같이 즉시 수술하는 것이 원칙이지만 그렇지 않은 경우에는 익일 정규 시간에 수술하는 것이 바람직하다는 주장도 있다[32]. 수술 중 이전에 상행대동맥에 연결된 우회도관들이 개통되어 있는 경우 그 도관들을 재문합하는 방법이 과거에 많이 보고되었지만 저자는 새로운 동맥도관을 추가하는 것이 바람직하다고 생각한다. 특히 이전 CABG에서 좌전하행지에 정맥도관이 문합되어 있는 환자에서는 대동맥 박리로 인한 재수술시 개통이 원활하여도 이를 제거하고 내흉동맥이나 다른 동맥도관으로 바꿔주는 것이 장기 예후 면에서 큰 장점을 가지므로 이를 원칙으로 하고 있다.

대동맥궁 대동맥류(Aortic Arch Aneurysm)

대동맥궁 수술에서 약 15~30%는 관상동맥우회술이 필요할 수 있다[33,34]. 동시 수술의 위험도는 장기간 심폐기 가동에 따른 심근보호, 뇌혈류 유지 상의 문제 등에서 기인하기 때문에 최근에는 수술기법의 변형과 발전으로 결과가 향상되고 있다.

심근보호와 수술시간을 짧게 하는 방법은 관상동맥에 스텐트를 삽입하고 대동맥궁을 치환하는 방법이 되겠지만, 동시 수술이 반드시 필요한 경우에는 심장 박동 상태에서 CABG를 시행하고 이후에 대퇴동맥과 총경동맥과 좌쇄골하동맥에 선택적으로 관류하면서 동맥궁을 치환하며[34], 우회술시에 사용되는 도관은 요골동맥이나 정맥도관을 선호하게 된다. 이는 심근보호를 위한 심정지액을 상행대동맥에 연결된 자유도관으로 주입할 수 있고 대동맥 수술 후에 흔히 나타나는 출혈이나 저혈압, 혹은 혈류역학이 불안정할 때 내흉동맥, 위대망동맥 등은 작은 내경 때문에 쉽게 혈관경련(vasospasm)이 나타나 저혈류증후군이 될 수 있기 때문이다. 이외에 좌쇄골하동맥을 연결할 때 꼬임 등이 있으면 내흉동맥의 혈류에 영향을 줄 수 있으며 고령과 고위험군에서 내흉동맥의 장기 개통률의 효과가 적을 수 있기 때문이다[34].

수술은 심장 박동 하에 관상동맥우회술을 먼저 시행한다. 이후에 대퇴동맥과 우심방에 동, 정맥 캐뉼라를 삽관하여 심폐기를 가동하며 양쪽 쇄골하 동맥 캐뉼라 삽관전 까지는 뇌혈관에 역류된 혈액에서 죽반이 들어 가지 않도록 심폐기 혈류를 1 ℓ /min으로 고정한다. 양쪽 쇄골하동맥에 동맥 캐뉼라를 삽관하면 체온을 낮추기 시작하고 심정지가 되면 상행대동맥을 교차겸자로 잡고 심정지액을 주입하되 도관으로도 들어가게 한다. 필요 시에는 역행 심정지액을 주입한다. 체온이 25℃가 되면 좌총경동맥에 캐뉼라를 넣고 압력을 무명동맥과 같이 40~60 mmHg로 유지하면서 대동맥궁을 열고 가지가 달린 Dacron graft를 원위부에 문합하고 원위부 혈류를 다시 유지하면서 상행대동맥과의 근위부를 연결하고 심장에 혈류를 주입하기 시작하면서 좌쇄골하동맥, 총경동맥, 무명동맥을 차례로 연결한다[34].

만약 우회도관을 연결할 관상동맥이 2~3개 이하인 경우에는 위와 같은 방법 이외에 심폐기 가동 후 저체온을 유도하는 과정 및 대동맥 문합 완료 후 체온을 올리는 시간을 이용하여 우회도관 문합을 시행할 수 있다. 체온을 충분히 낮춘 경우에는 역행성 심정지액 주입만으로도 심근 보호를 할 수 있다.

Takayasu's Arteritis

Takayasu 동맥염은 대동맥과 대동맥의 주분지를 침범하는 질환으로 관상동맥입구 협착을 동반하는 것이 특징이다. 따라서, 대동맥궁 분지인 쇄골하동맥, 무명동맥의 침범으로 협착이 되면서 내흉동맥이 폐쇄되어 간다. 관상동맥입구의 병변으로 우회술이 필요한 경우에는 여러 가지 수술방법의 변형이 필수적이다. 이 질환이 의심되면 관상동맥 조영과 더불어 대동맥 조영으로 각 대동맥궁 혈관을 관찰하고 그 상태를 확인하여야 하며 이후에는 CT scan, MRA 등으로 다른 대동맥 부위도 확인하여야 한다. 내흉동맥이 정상적이면 사용이 가능하지만 대부분 사용할 수 없기 때문에 복부에 있는 대망동맥, 비장동맥, 상장간막동맥(superior mesenteric artery) 등을 이용하여 직접 연결하거나 다른 혈관을 복합도관으로 만들어 관상동맥에 연결하거나[35], 병변이 있는 상행대동맥의 전면 일부에 인조혈관이나 심낭막을 붙여 놓고 이곳에 정맥도관의 근위부 문합을 하는 방법[36,37], 좌·우관상동맥입구 협착을 심낭막이나 정맥도관의 첩포로 직접 넓혀주는 혈관성형술(direct ostioplasty)과 같은 방법[38] 등을 응용하여야 한다.

Behet's Disease

Behcet's disease는 전신의 반복되는 염증성 질환으로 구강, 생식기 주변, 눈 주위에 궤양성 염증이 나타난다. 이것은 관절, 중추신경, 소화기계까지 침범하기도 하지만 가장 생명에 위험한 것은 심혈관계를 침범하는 것이다. 관상동맥 질환은 아주 드물게 동반되고 만약 관상동맥우회술이 필요하면 가능한 한 상행대동맥을 조작하지 않고 OPCAB을 시행하는 것이 추천된다[39].

흉부대동맥 질환(Thoracic Aortic Disease)

흉부대동맥류와 관상동맥우회술의 동반수술은 필요한 경우가 드물지만 좌측 개흉으로 접근이 가능한 관상동맥 분지들은 흉부 대동맥 수술 시에 우회도관을 연결하는 데에 큰 기술적 어려움은 없다. 좌측 내흉동맥을 획득하여 이용할 수 있고 기타 요골동맥이나 복재정맥을 좌측 쇄골하동맥 혹은 치환된 대동맥 graft에 근위부 문합하여 사용할 수 도 있다. 대동맥 병변이 stent-graft로 치료가 가능한 경우라면 동시 수술법으로 먼저 OPCAB을 시행하고 그 자리에서 흉부대동맥 내에 stent-graft 를 삽입하여 치료한 보고가 있다[40].

복부대동맥 질환(Abdominal Aortic Disease)

복부 대동맥류를 동반하고 있는 CABG 대상 환자는 최근에 드물지 않게 접할 수 있다. 관상동맥질환과 주된 혈관질환에 대한 수술은 관상동맥우회술 후 4주 이상 경과한 후에 혈관수술을 시행하는 것이 안전한 것으로 되어있다[41]. 만약 관상동맥질환이 안정되지 못하고 복부대동맥류 역시 크기나 모양이 불안정하면 무펌프 우회술과 복부대동맥류를 동시에 할 수도 있다[42]. 이 경우 흉골부터 복부까지 긴 길이로 정중절개를 하게 되므로 수술 전후 환자의 호흡 기능 평가와 관리에 만전을 기해야 한다(Figure 13-19).

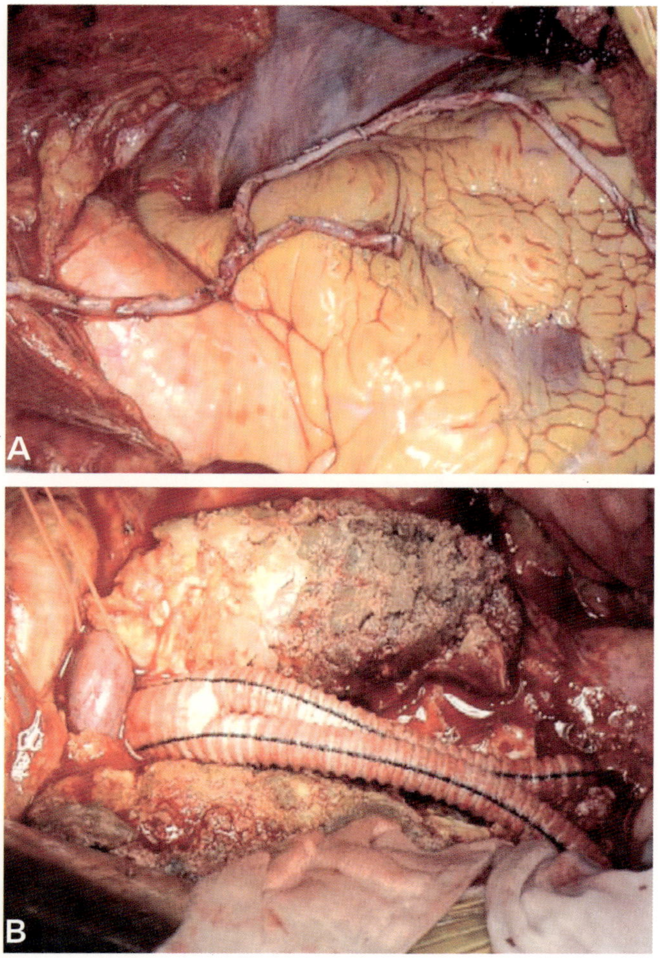

Figure 13-19. Simultaneous CABG and abdominal aortic aneurysm repair

상행대동맥 내막절제술(Endarterectomy of Porcelain Ascending Aorta)

상행대동맥의 죽상경화 병변이 심한 경우, 즉 수술 전 혈관조영술, CT angiography, 수술 중 경식도 초음파나 대동맥 초음파(epiaortic scan) 상 5 mm 두께 이상의 병변이 있거나 혈류를 따라 불안정하게 움직이는 경화반이 있는 경우에는 상행 대동맥 치환이나 내막절제술의 적응이 된다[43] (Table 13-1).

Operative Technique

심폐바이패스로 충분한 저체온(직장온도, 20°C)을 유도

TABLE 13-1.
Grading of atherosclerotic aortic lesion by TEE

Grade I = normal
Grade II = intimal thickening
Grade III = atheroma $<$ 5 mm
Grade IV = atheroma $\geq$ 5 mm
Grade V = mobile lesion
Grade VI & V : indication for surgicalintervention

한 다음 순환정지하고 상행대동맥을 대동맥궁까지 종절개한다. 대동맥궁은 3개의 분지입구가 보이도록 절개한다. 내막과 중막 사이의 박리면을 찾아서 내막을 절제해 내고 원위부는 내피가 비교적 깨끗한 부위까지 잘라내고 그 단면은 5-0 polypropylene으로 향후 대동맥 박리가 발생하지 않도록 외피와 봉합해준다. 절개된 대동맥 벽은 4-0 polypropylene으로 단순 봉합해준다. CABG는 체온을 낮추는 과정 및 올리는 시간을 적절히 이용하여 시행하되 가능한 한 상행대동맥을 조작하지 않도록 도관 선택 및 문합 전략을 취한다 [44].

대동맥판막 치환 (Aortic Valve Rreplacement)

CABG를 시행하는 환자 중에서 대동맥판막 협착으로 대동맥판막 치환술을 같이 시행하는 적응증은 환자의 연령, 판막 전후 압력 차 등을 기준으로 정한다[45](Table 13-2).

인공 판막의 선택은 환자의 연령과 사회생활양상으로 판단한다. 65~70세 이하이면서 정상적인 심실기능을 갖고 있고 기타 합병증이 없으며 항응고제 사용금기가 없으면 기계

TABLE 13-2.
Indications of AVR concomitant with CABG for Aortic Stenosis

Pressure Gradient
Age $\leq$ 70 years : $\Delta P >$ 25~30 mm Hg
Age $>$ 70 years : $\Delta P >$ 25 mm Hg & increase 1~2 mm Hg/year

Progression
$\Delta P <$ 50 mm Hg : $>$3 mm Hg/year
any ΔP(except $>$80year, $\Delta P <$25 mmHg) : increase $>$10 mm Hg/year

판막을 선택한다. 65~70세 이상의 환자, 혹은 그보다 젊은 환자에서도 항응고제 사용에 금기가 있고 기타 합병증으로 향후 기대 여명이 길지 않는 경우, 규칙적인 항응고제 복용 및 통원 치료가 곤란할 것으로 예상되는 경우 등에는 조직 판막을 선택한다. 두 판막간에 합병증 발생 빈도는 크게 차이가 없으나 기계판막 사용군에서 항응고제 사용에 따른 출혈 합병증으로 인한 생존율 저하기 보고되고 있기도 하다[46].

Operative techniques

우선 우회도관을 먼저 획득해 놓고 필요하면 복합도관까지 완성해 놓는다. 상행대동맥과 우심방에 단일 정맥캐눌라를 삽관하여 심폐바이패스를 가동한다. 우심방이 어느 정도 충만된 상태에서 역행성 심정지액 주입용 카테타를 삽입한다. 상행대동맥에 도관을 문합할 예정이면 문합 예상 지점에 심정지액 주입용 캐뉼라를 삽관한다. 좌심실내 vent 카테터는 대동맥 차단 전에 우상폐정맥을 통하여 좌심실까지 밀어 넣는다. 이때 카테터를 U 자형으로 구부려서 승모판막을 향해서 밀어 넣으면 좌심실내로 향하게 된다.

상행대동맥을 교차차단하고 심정지액을 주입한다. 심정지액 주입시 혹은 교차 차단 직전에 관상동맥 각 문합 목표 지점을 수술용 펜으로 표시를 해둔다. 차후에 역행 심정지액이 주입되면 동맥과 정맥이 혼동될 수 있기 때문이다.

판막치환과 CABG의 순서는 어느 쪽을 먼저 하여도 차이가 없다.

대동맥판막 치환을 위해서 대동맥을 절개하고 판막을 절제한 다음 좌심실 내에 있는 vent카테터를 빼내서 카테터 끝을 잘라내면 후에 공기나 이물질 제거에 용이하다. 카테터는 다시 좌심실내로 밀어 넣는다. 사진은 이엽대동맥판막(bicuspid aortic valve)에서 mechanical valve로 치환하는 것이다(Figure 13-20).

대동맥 절개 부위를 닫고 CABG를 시작한다. 연속문합(sequential anastomosis)으로 우회도관을 연결할 시에는 차후에 혈액으로 심실을 충만되는 것과 좌심실 비대 등을 감안하여 문합과 문합 사이에 어느 정도 여유를 둔다.

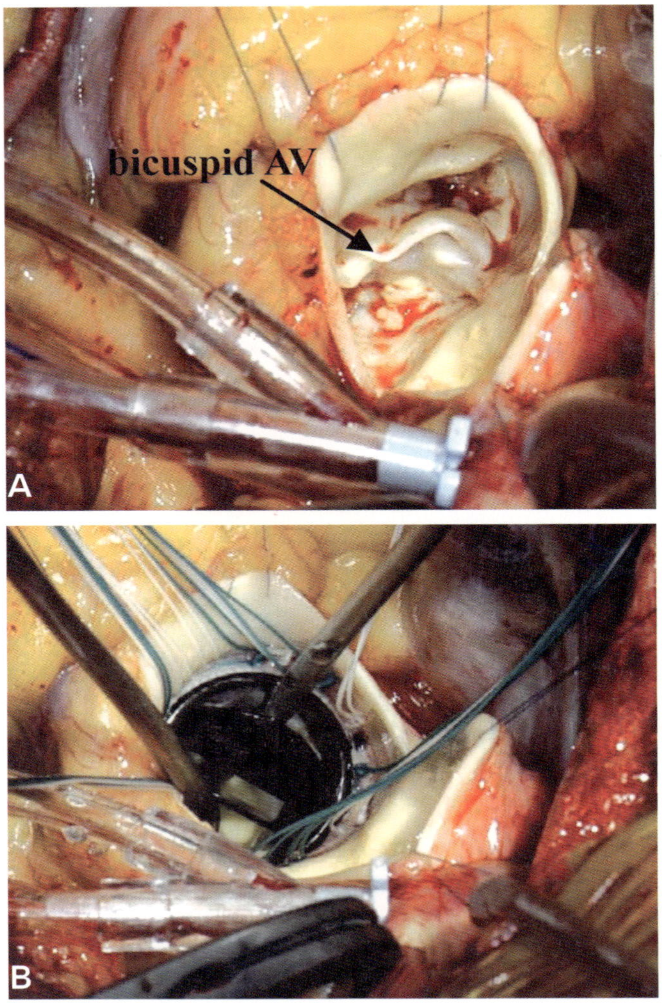

Figure 13-20. Replacement of stenotic bicuspid aortic valve with a mechanical prosthesis

관동맥 중재시술과의 병행 (Hybrid Procedure)

최소절개 우회술(MIDCAB)을 이용하여 좌전하행지에 좌측 내흉동맥을 연결하고 후에 다른 관상동맥의 병변은 중재술로 치료하는 것을 의미한다. 적응되는 병변은 좌전하행지에 type C lesion으로 중재술이 용이치 않고, 회선지나 우관상동맥에는 type A, B lesion으로 쉽게 중재요법이 될 수 있는 병변을 선택한다. 고령인 환자에서 다른 합병증이 병발되어 있고 흉골절개가 금기인 환자에서 적응된다[47]. 젊은 연령에서 미용적인 이유로 시행할 수도 있다.

중재시술을 MIDCAB과 동시에 동일 장소에서 시행할 수도 있으나 보통은 MIDCAB 후 24 시간이 지나고 나서 혈관조영술을 시행하며 좌전하행지에 연결된 좌측 내흉동맥의 개통을 확인한 다음 중재시술을 하는 것이 안전할 것이다[48].

위와 반대로 급성 관동맥 증후군 환자에서 불안정 증상의 주원인이 되는 병변(culprit lesion)에 대해서만 우선 응급 중재시술로 치료하고 이후 조기에 CABG를 하는 방법을 적용하는 경우도 있다(Figure 13-21). 이 경우 최근 주로 사용되는 drug-eluting stent 사용에 따라 clopidogrel의 복용이 필수적인데 복용 지속 시 수술 중 및 수술 후 출혈 위험이 증가하고 반대로 복용 중단 시 stent내 혈전 형성의 위험이 있기 때문에 적절한 항응고 관리에 대하여 논란이 있다. clopidogrel을 끊지 않은 상태에서 수술할 수도 있고 수술 3일 전에 clopidogrel을 중단한 다음 헤파린을 정주하다가 수술하는 방법을 취할 수도 있다. 아스피린은 수술 전날까지 복용시키고 수술 후에는 출혈이 멈춘 직후 즉시 헤파린정주를 시작하고 당일에 경구 혹은 gastric tube로 clopidogrel 복용을 다시 시작한다.

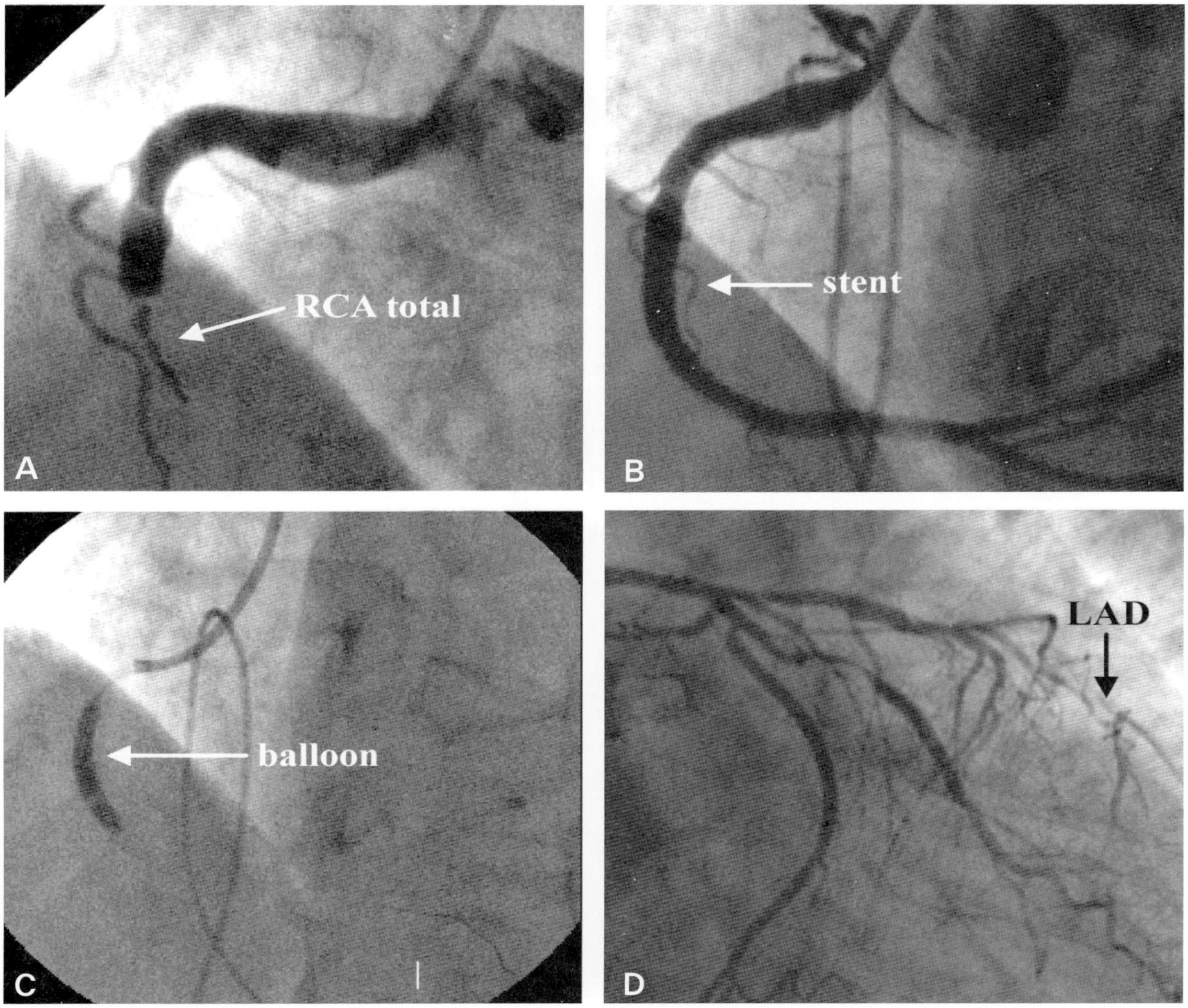

Figure 13-21. Hybrid procedure: percutaneous intervention for culprit lesion before CABG in a patient with unstable angina and 3-vessel disease

참 고 문 헌

1. Taylor KM. Central nervous system effects of cardiopulmonary bypass. Ann Thorac Surg 1998;66:S20-4.
2. Bilfinger TV, Reda H, Giron F, Seifert FC, Ricotta JJ. Coronary and carotid operations under prospective standardized conditions: incidence and outcome. Ann Thorac Surg 2000;69:1792-8.
3. Evagelopoulos N, Trenz MT, Beckmann A, Krian A. Simultaneous carotid endarterectomy and coronary artery bypass grafting in 313 patients. Cardiovasc Surg 2000;8:31-40.
4. Gott JP, Thourani VH, Wright CE, et al. Risk neutralization in cardiac operations:detection and treatment of associated carotid disease. Ann Thorac Surg 1999;68:850-7.
5. Zacharias A, Schwann TA, Riordan CJ, et al. Operative and 5-year outcomes of combined carotid and coronary revascularization: review of a large contemporary experience. Ann Thorac Surg 2002;73:491-8.
6. Farooq MM, Reil TD, Gelabert HA, et al. Combined carotid endarterectomy and coronary bypass: a decade experience at UCLA. Cardiovasc Surg 2001;9:339-44.
7. Meharwal ZS, Mishra A, Trehan N. Safety and efficacy of one stage off-pump coronary artery operation and carotid endarterectomy. Ann Thorac Surg 2002;73:793-7.
8. Peric M, Huskic R, Nezic D, et al. Combined carotid and coronary artery surgery: what have we learned after 15 years? Cardiovasc Surg 1998;6:156-65.
9. Lee JD, Lee SJ, Tsushima WT, et al. Benefits of off-pump bypass on neurologic and clinical morbidity: a prospective randomized trial. Ann Thorac Surg 2003;76:18-26.
10. Ochi M, Hatori N, Hinokiyama K, Saji Y, Tanaka S. Subclavian artery reconstruction in patients undergoing coronary artery bypass grafting. Ann Thorac Cardiovasc Surg 2003;9:57-61.
11. Ochi M, Yamauchi S, Yajima T, Bessho R, Tanaka S. Simultaneous subclavian artery reconstruction in coronary artery bypass grafting. Ann Thorac Surg 1997;63:1284-7.
12. Takach TJ, Reul GJ, Gregoric I, et al. Concomitant subclavian and coronary artery disease. Ann Thorac Surg 2001;71:187-9.
13. Paty PS, Mehta M, Darling R C 3rd, et al. Surgical treatment of coronary subclavian steal syndrome with carotid subclavian bypass. Ann Vasc Surg 2003;17:22-6.
14. Takach TJ, Reul GJ Jr, Cooley DA, et al. Concomitant occlusive disease of the coronary arteries and great vessels. Ann Thorac Surg 1998;65:79-84.
15. Robicsek F. A new method to treat fusiform aneurysms of the ascending aorta associated with aortic valve disease: an alternative to radical resection. Ann Thorac Surg 1981;34:92-4.
16. Bauer M, Grauhan O, Hetzer R. Dislocated wrap after previous reduction aortoplasty causes erosion o the ascending aorta. Ann Thorac Surg 2003;75:583-4.
17. Neri E, Massetti M, Tanganelli R, et al. Is it only a mechanical matter? Histologic modifications of the aorta underlying external banding. J Thorac Cardiovasc Surg 1999;118:1116-8.
18. Arsan S, Akgun S, Kurtoglu N, Yildirim T, Tekinsoy B. Reduction aortoplasty and external wrapping for moderately sized tubular ascending aortic aneurysm with concomitant operations. Ann Thorac Surg 2004;78:858-61.
19. Arsan S. Off-pump reduction aortoplasty and concomitant coronary artery bypass grafting. Ann Thorac Surg 2004;78:316-9.
20. Coady MA, Rizzo JA, Hammond GL, et al. What is the appropriate size criterion for resection of thoracic aortic aneurysms? J Thorac Cardiovasc Surg 1997;113:476-91.
21. Ergin MA, Spielvogel D, Apaydin A, et al. Surgical treatment of the dilated ascending aorta: when and how? Ann Thorac Surg 1999;67:1834-9.
22. Sievers HH. Reflections on reduction ascending aortoplasty's liveliness. J Thorac Cardiovasc Surg 2004;128:499-501.
23. Elefteriades JA. Natural history of thoracic aortic aneurysms: indications for surgery, and surgical versus nonsurgical risks. Ann Thorac Surg 2002;74:S1877-80.
24. Abe K, Ohuchi H, Tanabe H, et al. Aortic root remodeling and coronary artery bypass grafting for acute type A aortic dissection involving the left main coronary artery; report of a case. Kyobu Geka 2005;58:897-901.
25. Byrne JG, Karavas AN, Leacche M, et al. Impact of concomitant artery bypass grafting on hospital survival after aortic root replacement. Ann Thorac Surg 2005;79:511-6.
26. Turkoz R, Gulcan O, Oguzkurt L, Caliskan E, Turkoz A. Successful repair of iatrogenic acute aortic dissection with cerebral malperfusion. Ann Thorac Surg 2006;81:345-7.
27. Lahtinen J, Biancari F, Mosorin M, et al. Fatal complications after use of the Symmetry Aortic Connector in coronary artery bypass surgery. Ann Thorac Surg 2004;77:1817-9.
28. Okada K, Sueda T, Orihashi K, Imai K. Early type A dissection with the aortic connector device. Eur J Cardiothorac Surg 2004;25:902-4.
29. Chavanon O, Carrier M, Cartier R, et al. Increased incidence of acute ascending aortic dissection with off-pump aortocoronary bypass surgery? Ann Thorac Surg 2001;71:117-21.
30. Eitz T, Kawohl M, Fritzsche D, Minami K, Raute-Kreinsen U, Korfer R. Aortic dissection after previous coronary artery bypass grafting. J Card Surg 2003;18:519-23.

31. Schachner T, Zimmer A, Nagele G, Hangler H, Laufer G, Bonatti J. The influence of ascending aortic atherosclerosis on the long-term survival after CABG. Eur J Cardio-thorac Surg 2005;28:558-62.
32. Hirose H, Svensson LG, Lytle BW, Blackstone EH, Rajeswaran J, Cosgrove DM. Aortic dissection after previous cardiovascular surgery. Ann Thorac Surg 2004;78:2099-105.
33. Ehrlich MP, Ergin MA, McCullough JN, et al. Predictors of adverse outcome and transient neurologic dysfunction after ascending aorta/hemiarch replacement. Ann Thorac Surg 2000;69:1755-63.
34. Yokoyama H. Aortic arch aneurysm complicated with coronary artery disease : still a surgical challenge? Ann Thorac Cardiovasc Surg 2002;8:62-8.
35. Yamaguchi A, Endo H, Adachi H, Kawahito K, Ino T. Off-pump coronary artery bypass in patients with Takayasu's disease. Ann Thorac Surg 2004;77:2186-8.
36. Tanaka M, Abe T, Takeuchi E, Watanabe T, Tamaki S. Revascularization for coronary ostial stenosis in Takayasu's disease with calcified aorta. Ann Thorac Surg 1992;53:894-5.
37. Goh K, Sasajima T, Inaba M, Yamamoto H, Azuma N, Kubo Y. Coronary artery bypass grafting of Takayasu's disease with calcified aorta and subclavian artery obstruction. J Cardiovasc Surg 1997;38:415-7.
38. Morgan JM, Honey M, Gray HH, Belcher P, Paneth M. Angina pectoris in a case of Takayasu's disease: revascularization by coronary ostioplasty and bypass grafting. Eur Heart J 1987;8:1354-8.
39. Sismanoglu M, Omeroglu SN, Mansuroglu D, et al. Coronary artery disease and coronary artery bypass grafting in Behcet's disease. J Card Surg 2005;20:160-3.
40. Moura MR, Melissano G, Maisano F, et al. Combined endovascular treatment of a descending thoracic aortic aneurysm and off-pump myocardial revascularization-a case report. Vasc Endovascular Surg 2002;36:305-9.
41. Breen P, Lee JW, Pomposelli F, Park KW. Timing of high-risk vascular surgery following coronary artery bypass surgery : a 10-year experience from an academic medical center. Anesthesia 2004;59:422-7.
42. Tabata S, Tomita Y, Tsubota M, Seki M. Two cases of off-pump coronary artery bypass grafting combined with abdominal aortic aneurysm repair. Ann Thorac Cardiovasc Surg 2001;7:254-7.
43. Montgomery DH, Ververis JJ, McGorisk G, Frohwein S, Martin RP, Taylor WR. Natural history of severe atheromatous disease of the thoracic aorta : a transesophageal echocardiographic study. J Am Coll Cardiol 1996;27:95-101.
44. Vogt PR, Hauser M, Schwarz U, et al. Complete thromboendarterectomy of the calcified ascending aorta and aortic arch. Ann Thorac Surg 1999;67:457-61.
45. Smith WT 4th, Ferguson TB Jr, Ryan T, Landolfo CK, Peterson ED. Should coronary artery bypass graft surgery patients with mild or moderate aortic stenosis undergo concomitant aortic valve replacement? A decision analysis approach to the surgical dilemma. J Am Coll Cardiol 2004;44:1241-7.
46. Akins CW, Hilgenberg AD, Vlahakes GJ, MacGillivray TE, Torchiana DF, Madsen JC. Results of bioprosthetic versus mechanical aortic valve replacement performed with concomitant coronary artery bypass grafting. Ann Thorac Surg 2002;74:1098-106.
47. Murphy GJ, Bryan AJ, Angelini GD. Hybrid coronary revascularization in the era of drug-eluting stents. Ann Thorac Surg 2004;78:1861-7.
48. Cisowski M, Morawski W, Drzewiecki J, et al. Integrated minimally invasive direct coronary artery bypass grafting and angioplasty for coronary artery revascularization. Eur J Cardio-thorac Surg 2002;22:261-5.

CHAPTER

14

소아 및 선천성 관상동맥 질환의 수술

Surgery of Pediatric & Congenital Coronary Diseases

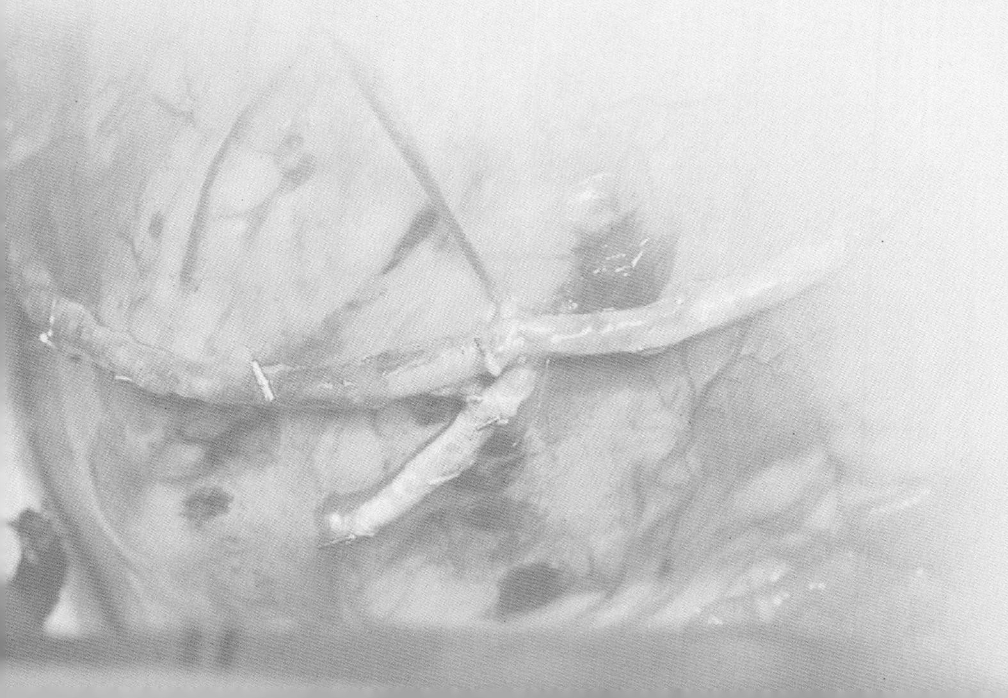

소아에서의 관상동맥 우회술

소아 환자에서 관상동맥 우회술이 필요한 경우는 Kawasaki disease, 선천성 관상동맥기형(congenital anomaly), 대혈관 전위 교정 수술이나 Ross 수술 후에 발생한 관상동맥 이상, 기타 심장 수술 중 발생한 손상(iatrogenic injury) 등이 있다.

Kawasaki Disease

Kawasaki disease의 치료제로 gamma globulin이 사용되면서 관상동맥 수술까지 필요한 경우는 현저히 감소 추세에 있다. 하지만 일부에서는 관상동맥류 생성 후의 과정에서 협착 병변의 발생으로 우회술이 필요한 경우가 발생한다.

Incidence and coronary pathology in Kawasaki disease

Kawasaki disease(mucocutaneous lymph node syndrome)의 발생 빈도는 서구인보다는 동양인에서 빈발하는 것으로 알려져 일본에서의 연간 발생은 6,000~8,000예, 미국에서는 4,000여 예로 보고 된 바 있다[1,2]. 그중 관상동맥 수술이 필요한 경우는 일본의 경우 대략 연간 20예 정도로 그 비율이 0.3% 전후로 파악되고 있다. 우리나라에서 연간 2,500~3,000 예가 발생하는 것으로 보고 되어 일본과 발생빈도가 비슷한 것으로 추정된다[3]. 관상동맥 우회수술을 받은 환자들의 평균 연령은 13±8세로 발병 후 평균 8년 뒤에 우회술이 이루어지며 단일혈관 우회가 42%, 두 혈관의 우회가 44%로 대부분 1~2개의 관상동맥에 우회수술이 이루어졌다[1].

Kawasaki disease의 급성기 이후에 10~20% 정도의 환자에서 관상동맥류(coronary artery aneurysm)가 발생하는데 이 시기에는 동맥류내 혈전에 의한 혈류 폐쇄로 심근 경색이 발생할 수 있다. 이후에는 동맥류가 치유되면서 협착 병변으로 진행하여 심근 허혈이 초래될 수 있으며 허혈성 심근증 및 심근 경색의 발생 빈도는 각각 2~3%로 비교적 낮

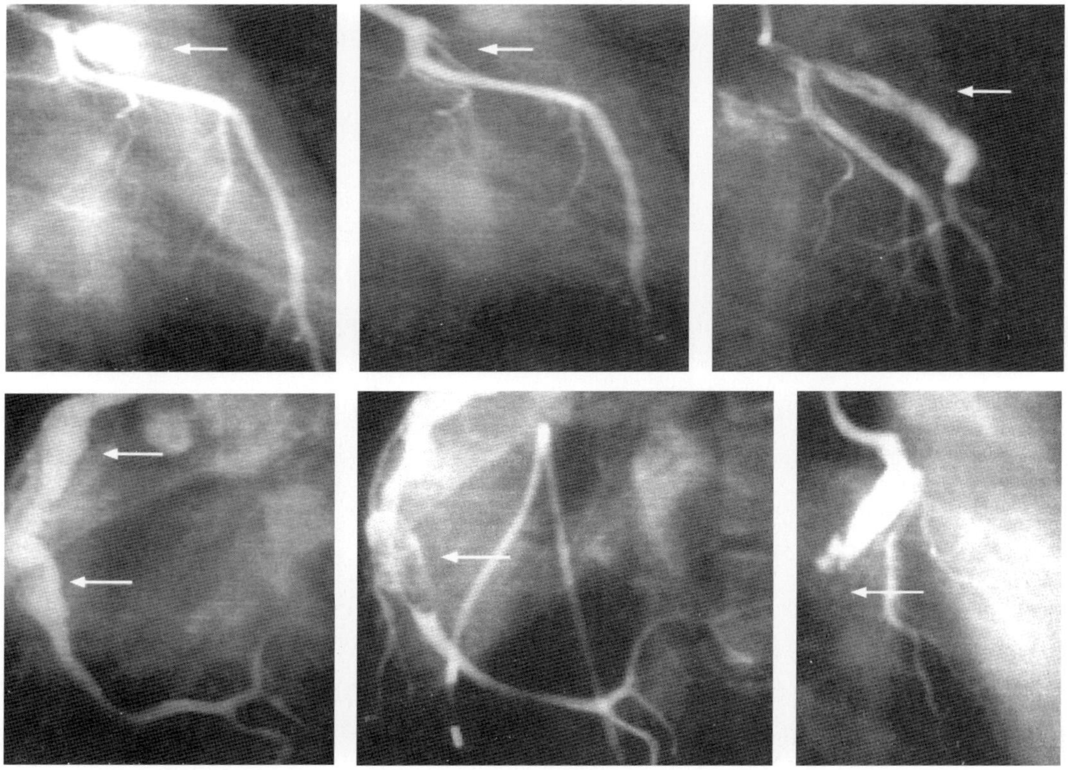

Figure 14-1. Coronary angiographic findings in Kawasaki disease

은 것으로 알려져 있다[4-6]. 그러나 심한 관상동맥 협착으로 심근경색이 발생한 경우에는 예후가 극히 불량하여 사망률이 첫 심근경색 후 22%, 이후 심근 경색 재발 시에는 70~80%에 이르는 것으로 보고되었다[7]. 협착 병변으로 진행하는 가능성은 초기에 발생된 동맥류의 크기에 비례하는 것으로 밝혀졌다. 즉 동맥류의 직경이 6 mm 이상인 경우 비가역적인 혈관 벽의 변화로 향후 협착이 발생할 가능성이 높은 반면 4 mm 이하인 경우에는 대부분 1년 이내에 내막 증식없이 협착 병변 없이 치유될 수 있다[8](Figure 14-1).

관상동맥의 병변, 즉 동맥염의 시작은 내막세포의 팽창(endothelial cell swelling)과 내막하 부종(subendothelial edema)으로 시작한다[9]. 급성기에는 동맥벽 전 층에 큰 단핵구(large mononuclear cells), 임파구(lymphocytes) 및 혈장세포(plasma cells) 들이 침윤되어 내막탄력층(internal elastic lamina)이 파괴되기 시작한다. 그 결과 이후에 동맥류가 진행되고 서서히 섬유아세포(fibroblast)의 증식과 더불어 반흔(scar)이 형성이 되면서 대략 8주 정도에 이 과정이 완성된다[10]. 동맥류는 평균 11.4일째부터 관찰되며 급성기가 지나면 크기가 감소하기 시작한다. 30~60%에서는 1년 이내에 소실되지만 나머지 환자에서는 크기의 변화 없이 그대로 유지된다[11]. 동맥류 벽은 섬유성 반흔(fibrous scar)과 석회화(calcification)로 내막의 기능, 즉 growth factor의 기능이 없어지며 일부에서는 smooth muscle cell의 증식이 관찰되는데 이는 내피 증식이 진행되면서 동맥류의 크기가 줄어드는 기전이 된다. 동맥류의 발생 위치는 우측 관상동맥이 가장 흔하고(70%), 좌전하행지(53.5%), 좌주간동맥(45.3%). 회선지(24.1%)의 순으로 발생한다[12](Figure 14-2).

관상동맥이 완전 폐쇄 되는 경우는 대략 2년 정도 이내에 대부분 발생하고 이것은 동맥류 내 혈전에 의한 것으로 생각하고 있다. 최근에는 혈전 이외 젤리 같은 물질이 발견되는 것으로 보고되기도 하였다[9]. 약 20%에서는 2년 이상 경과 후에 완전 폐쇄되기도 하는데 이것은 협착 병변의 진행에 의한 것으로 여겨진다.

완전 폐쇄되었던 경우 중 약 15%에서는 관상동맥, 특히 우측 관상동맥 내경이 다시 열려서 재관류되는 것이 관찰되기도 한다. 이는 우측 관상동맥의 혈류 양상(flow pattern)

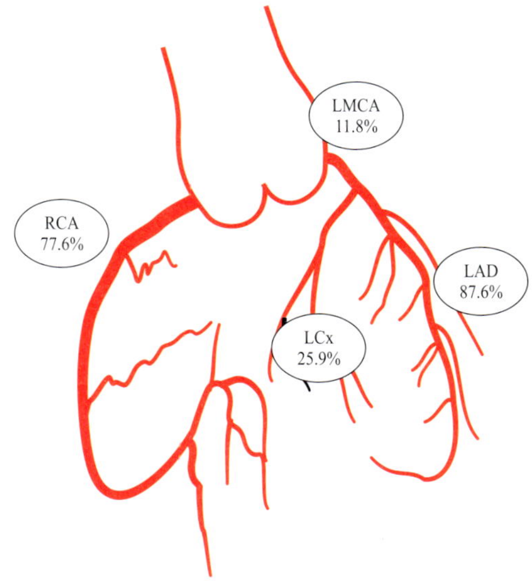

Figure 14-2. Location of coronary artery lesions in Kawasaki disease

이 좌측 관상동맥과 다르기 때문에 협착 병변의 진행에 의한 폐쇄보다는 혈전에 의한 폐쇄가 더 많기 때문인 것으로 추정되고 있다[9]. 재관류된 혈관은 점진적으로 더 확장되고 허혈 징후가 개선되는 경향이 있다. 일부에서는 혈전 내에 신생혈관이 형성되어 재관류의 통로가 되는 것이 관찰되기도 하는데 이를 “arteries within the artery”라고 한다.

Kawasaki disease에 의한 관상동맥 병변 중 가장 문제가 되는 것은 동맥류의 전, 후에 협착이 발생하는 것이며 우측 관상동맥보다 좌측 관상동맥에 발생하는 빈도가 약간 높다. 협착이 심해도 증상이 없는 경우가 흔하지만 급사의 위험이 있다. 협착의 가장 흔한 부위는 동맥류의 입구와 출구 부위이며 이는 와류에 의한 shear stress가 직접 이 부위에 가해져 내막세포의 손상과 이에 따른 혈소판 응집에 의한 것으로 판단하고 있다[9,12]. 한편 비정상적인 내막 증식이 있더라도 죽상경화반과 달리 지방의 침착이 없기 때문에 혈관 조영술 상 정상 소견으로 나타나는 경우도 있을 수 있다.

Assessment of Myocardial Ischemia

급성기 뿐 아니라 장기 추적 과정에서도 심근 허혈의 징후를 조기에 발견하여 치료하는 것이 향후 심근 경색이나 치유 불능의 허혈성 심근증을 예방하는데 중요하다. 관상동맥류의 진단은 기본적으로 심장 초음파와 관상동맥 조영술을 이용하지만 수술 적응여부 및 수술 시기를 결정하기 위해서는 심근 혈류량이나 심근 허혈 여부를 평가하는 기능적 검사가 필요하다. 소아에서는 운동부하 검사가 불가능한 경우가 대부분이므로 동위원소 SPECT(single positron emission computed tomography), 심장 초음파로 측정하는 coronary flow velocity reserve(CFVR)과 같은 비침습적 검사가 필요하며 침습적 검사로는 관상동맥 조영술 시 심근 혈류 예비량(myocardial fractional flow reserve 혹은 coronary flow reserve, FFR 혹은 CFR)을 측정하여 판단하게 된다[13~17].

SPECT는 비침습적으로 쉽고 안전하게 심근 허혈을 진단할 수 있어서 가장 널리 이용되는 방법이고, Kawasaki disease 환자의 추적 과정에서 관상동맥계 부행지의 발달을 예견하는 검사법으로도 쓰이고 있다. 하지만 SPECT는 소아에서는 혈관조영술 결과와 소견이 일치하지 않는 경우가 많다는 제한점을 가지고 있다. 이런 경우에는 관상동맥의 혈류를 직접 측정하는 검사가 필요한데 경식도 초음파를 이용하거나 혈관조영술 과정에서 혈관 내에 직접 카테타를 삽입하여 측정하는 방법을 이용한다. 경흉부 초음파를 통하여 비침습적으로 관상동맥 혈류량을 측정하는 방법도 보고된 바 있으며 침습적 방법에 필적하는 정확도를 보이는 것으로 알려져 있다. 주요 관상동맥에 75% 이상의 협착 병변이 있으면서 coronary flow reserve(CRF)가 2.0 이하 혹은 myocardial fractional flow reserve(FFR)가 0.75 이하인 경우는 심근 허혈의 강력한 지표가 되어 수술의 적응증이 된다.

Indications and Optimal Age for Surgery

심각한 증상이나 심근 허혈의 징후가 보이면 연령에 상관없이 수술하는 것이 원칙이며 일반적인 수술 적응증은 죽상경화 병변을 가진 성인 환자의 경우와 크게 다르지 않다[19~21](Table 14-1). 그러나 심근 허혈이 심하지 않은 경우에는 적어도 생후 2년까지는 기다리는 것이 바람직하다. 그 이유는 도관 및 관상동맥의 크기가 어느 정도 자라도록 환자의 성장을 기다리는 것이 우회도관의 장기 개통 면에서 유리하기 때문이다. 또한 전술한 바와 같이 Kawasaki disease에 의한 관상동맥 완전 폐쇄 병변 중 일부에서는 재관류 현상이 나타날 수 있고 성장기에는 성인에 비해서 부행혈관(collateral)의 발달이 훨씬 왕성하기 때문이기도 하다. 특히 우측 관상동맥에서는 재관류 현상이 흔하게 나타나기 때문에 우측 관상동맥에 병변이 국한되어 있고 증상이 없는 경우에는 수술을 미루고 기다리는 것이 더 추천된다[5].

10세 전후까지는 심한 협착 병변이 있어도 뚜렷한 증상 없이 지낼 수 있으나 일단 증상이 나타나면 예후가 불량하기 때문에 주기적으로 기능 검사와 혈관 조영술을 시행하여야 한다[7]. 5세 이상이 되면 도관이나 관상동맥의 크기가 수술에 큰 어려움이 없을 정도로 자랄 수 있고 최근 수술 술기가 향상되었으므로 그 이후로 수술을 미루는 것은 바람직하지 않다고 판단된다. Tanaka 등은 발병 후 평균 13.9년이 경과하여 수술 받은 환자군에서 평균 3.7년 뒤에 수술 받은 환자군보다 심근 저하 및 심근 경색 발생률이 높고 예후도 좋지 않은 것으로 보고하였다[18].

소아에서는 도관의 내경과 길이가 성장하여야 하기 때문에 내흉동맥 및 우측 위대망동맥과 같이 in-situ로 연결할 수 있는 동맥도관의 사용이 필수적이다. 아주 어린 환자에서도 좌전하행지에 좌측 내흉동맥을 연결하는 것이 기술적으로 가능하다.

TABLE 14-1. Indications of surgery for coronary pathology in Kawasaki disease

Prerequisites
1. progressive lesions in serial angiography
2. viable myocardium
3. no lesion to the graft site
Anatomic indications
1. left main coronary artery lesion
2. occlusion of two or three vessels
3. progressive lesion in collateralizing vessel
4. progressive LAD lesion with significant RCA lesion
Functional indications
1. symptomatic patients with 〉 75% stenosis
2. asymptomatic patients with inducible ischemia during noninvasive testing
3. angiographic progression of significant coronary artery stenosis

Surgical Options

Coronary Aneurysmectomy

일반적으로는 동맥류 절제는 급성기를 제외하고는 필요치 않다. 급성기를 지나면 염증 반응의 치유 과정에서 섬유화가 진행되고 동맥 벽의 두께가 두꺼워지기 때문이다. 이것은 성인 동맥경화과정의 동맥류와 다른 점이기도 하다[22]. 하지만 급성기에 급격히 커져가는 거대한 동맥류는 파열의 위험이 있어 수술 적응이 되고[23], 급성기 이후라도 반복되는 혈전의 색전화로 심근경색이 반복되면 수술 적응이 된다[24].

관상동맥 우회수술

도관은 내흉동맥, 우측 위대망동맥, 정맥도관 등을 사용할 수 있다.

소아에서의 관상동맥과 내흉동맥의 크기를 조사한 연구에서는 영아기에 좌전하행지, 우측 관상동맥, 좌측 내흉동맥의 내경이 각각 1.21±029 mm, 1.33±0.18 mm, 1.18±0.26 mm에 이르고 7세가 넘으면 성인의 크기와 비슷한 것으로 보고되어 있다[25]. 따라서 영아기에도 내흉동맥을 이용한 관상동맥의 우회술은 기술적으로 충분히 가능하다.

이 질환에서도 제일의 도관은 내흉동맥이다. 따라서 다발성 병변인 경우에는 양쪽 내흉동맥을 우선 선택하고 이외 제3의 도관으로 우측 위대망동맥을 선택한다. 우측 내흉동맥을 우측 관상동맥에 연결하는 경우 in situ graft로 사용하면 길이의 제한이 있어 우측 관상동맥의 중간부위까지만 가능하다. 그보다 원위부에 연결하려면 자유도관(free graft)으로 하여 대동맥에서 후하행지에 연결한다.

대망동맥은 내흉동맥과 마찬가지로 제 위치(in situ)에서 사용할 수 있고 비교적 어린 나이에도 내경의 발육이 조속히 이루어지는 것으로 알려져 있다. 따라서 우측 관상동맥이나 후하행지에 연결할 수 있는 도관으로 이상적이라 하겠다. 하지만 도관으로의 혈류가 복부에서 심장 쪽으로 역행하는 방향을 취하고 혈류 경쟁(flow competition)의 발생 가능성이 높기 때문에 90% 이상의 협착 병변이 있는 경우에만 사용하는 것이 바람직하다. 우측 위대망동맥을 사용한 우회수술이 시행된 최저 연령은 6세까지 보고된 바 있다[26].

문합 목표 분지가 1~2개소인 경우에는 6~8 cm의 작은 절개로 우회수술을 시행할 수 있다. 좌전하행지에 좌측 내흉동맥을 문합하거나 우측 관상동맥 혹은 그 분지에 우측 위대망동맥을 문합하는 경우가 해당된다.

정맥도관은 내흉동맥과 대망동맥의 사용이 불가능할 때 선택할 수 있다. 그러나 수술 후 환아가 성장함에 따라 도관이 자라지 못하고 장기 개통률 또한 불량하기 때문에 가급적 사용을 피하고 최소한 9세 이상의 연령에서 사용하는 것이 좋다. 보고된 바에 따르면 소아에서 우회도관의 10년 개통율이 내흉동맥은 약 80%에 이르는 반면 정맥도관은 40%를 넘지 않는다. 특히 9세 이하 환자와 10세 이상 환자를 비교하였을 때 개통률이 차이를 보여서 내흉동맥의 경우 각각 70%와 85% 정도이며 정맥도관은 각각 25%와 50% 미만으로 정맥의 경우 어린 연령에서 개통률이 훨씬 더 불량함을 보였다[27].

성인에서의 우회술은 소아에 비해서 다발성 병변이 많은 것이 특징이다[28,29]. 일반적인 우회술에서와 같이 여러 개의 동맥도관을 쉽게 사용할 수 있다.

Heart transplantation

Kawasaki disease에서의 심장 이식은 말기 허혈성 심근증으로 혈류가 재개되더라도 심근 기능의 호전을 기대할 수 없는 비가역적인 심근 손상 상태, 관상동맥 말초까지 병변이 심해거나 가용한 도관이 없어서 우회술이 기술적으로 불가능한 경우, 치유 불능의 심실성 부정맥 등에서 적응이 된다[30].

Percutaneous intervention

이 질환에서는 병변의 석회화 및 동맥류 내 혈전의 존재 빈도가 높으므로 경피적 중재술로 좋은 성적을 기대할 수 없고 위험성도 있기 때문에 외과적 우회수술보다 우선적으로 선택되지는 않는다. 단, 심하지 않은 협착 병변에서 시도하거나 수술 후 우회도관 문합부 협착 등에서 제한적으로 시행될 수 있다[31].

Associated surgery

Kawasaki disease에서도 승모판막 역류가 발생하는 경우가 있는데 이는 유두근의 기능 저하로 발생하며 심근염이나 판막염이 동반된 경우나 관상동맥 병변에 따른 허혈이 원인이다. 따라서 대부분 급성기에 나타날 수 있고 이후에는 호전되는 것이 보통이지만 지속적으로 악화가 되면 관상동맥 우회술과 병행하여 판막성형술이 필요하게 된다.

드물지만 대동맥 판막 역류가 합병하여 관상동맥 우회술과 동시에 대동맥판막치환이 필요했던 한 경우가 보고된 바 있다. 수술 소견상 판막엽이 섬유화되면서 두꺼워지고 위축(retraction)되어 있음이 보고되었다.

관상동맥류와 더불어 복부 대동맥이나 장골동맥(iliac artery), 혹은 액와동맥(axillary artery) 등에도 Kawasaki disease에 합병한 동맥류가 발생할 수 있다. 다른 원인에 의한 동맥류와 달리 3주가 지나면 파열의 위험이 오히려 줄어든다. 수술이 필요한 복부 대동맥류는 인조혈관을 사용하여 치환수술을 시행할 수 있다.

Author's experiences

저자는 2001년 이후에 Kawasaki disease에 대한 관상동맥 우회술을 5예 시행하였다.평균연령은 18.8±11.2세(2~30세)이었다. 환자당 평균 문합은 1.8±1.1이었으며 우회도관 문합 부위는 5예에서 좌전하행지, 1예에서 좌회선지, 3예에서 대각지에 문합되었다. 사용된 도관은 좌측 내흉동맥이 5예에서, 우측 내흉동맥과 복재정맥이 각각 2예와 1예에서 사용되었다. 수술 후 및 추적 관찰 시 사망 환자는 없었고, 허혈에 의한 재수술이나 재관류시술도 없었다(Table 14-2).

Congenital Anomaly

Anomalous origin of the Left Coronary Artery from the Pulmonary Artery(ALCAPA)

소아형에서는 영아기(생후 1~3개월)에 폐동맥압이 감소함에 따라 좌측 주관상동맥으로의 혈류가 폐동맥으로 역류되면서 좌심실의 심근 허혈에 따른 증상이 나타나기 시작한다. 심근 허혈이 진행되면서 심근 경색, 심내막 섬유화(endocardial fibroelastosis), 유두근 기능 부전 등이 나타나고 심근 수축력의 저하를 보이는 것이 특징이다. 따라서 비가역적인 심근 손상이 오기 전에 수술이 필요하다.

소아에서 수술의 원칙은 폐동맥에 붙어있는 좌측 주관상동맥을 잘라내어 상행대동맥에 연결함으로써 정상적인 두 개의 관상동맥계를 만들어 주는 것이다. 관상동맥이 기시하는 위치에 따라 여러 변형된 술식이 응용되고 있다[32,33]. 대표적으로 좌측 주관상동맥에 연결되는 폐동맥 벽 일부를 잘라내서 튜브로 만든 다음 대동맥에 연결하는 술식이 있다[34,35,36](Figure 14-3).

우회수술 기법을 사용하여 좌측 쇄골하동맥을 박리하여 in situ로 좌측 주관상동맥에 연결하는 방법이 있으나[37] 장기 추적 과정에서 쇄골하 동맥이 꺾이는 곳에 협착이 자주 발생하는 것으로 알려져 있어 이 방법보다는 쇄골하동맥을 자유도관으로 사용하여 주관상동맥을 만들어 주는 방법이 장기 개통률 면에서 우월하다[38]. 이외에도 주관상동맥 입구를 단순 결찰(ligation)하는 방법이 사용되기도 하였으나 근래에는 사용되지 않고 있다.

TABLE 14-2.
Author's experience of CABG for Kawasaki disease

No.	age(year) / sex	Onset (year)	diagnosis	CABG
1	2 / F	1	DCMP	LITA to LAD
2	20 / M	?	Left main + 1VD	LITA to LAD, RITA to diagonal 1 & 2
3	6 / F	4	1VD (LAD)	LITA to LAD
4	16 / M	14	1VD (LAD)	LITA to LAD (MIDCAB)
5	30 / M	?	Left main + 2VD	LITA to diagonal, RITA(Y from LITA) to LAD, saphenous vein to OM (OPCAB)

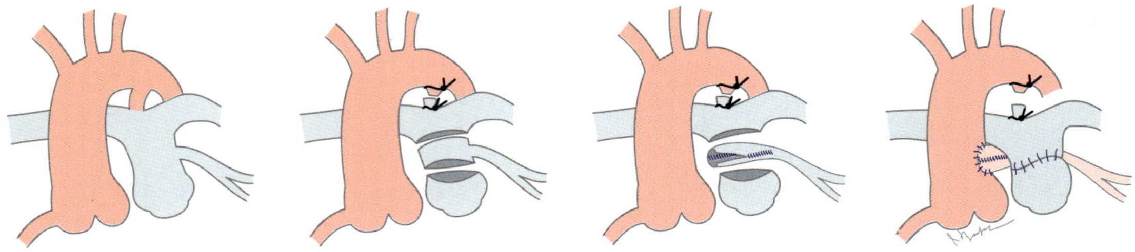

Figure 14-3. Relocation of anomalous origin of left coronary artery from pulmonary artery(ALCAPA)

Coronary Arteriovenous Fistula

관상동맥루(coronary artery fistula)는 선천적으로 발생하기도 하고 인위적인 손상에 의하여 후천성으로 발생할 수도 있다. 선천성 관상동맥루는 인구의 0.5% 이하에서 볼 수 있는 드문 질환으로 어느 연령에서도 발견될 수 있고 주로 우측 관상동맥과 좌전하행지에 발생하며 회선지에서는 드물게 발견된다. 동맥루의 유입 위치는 우심실, 우심방 혹은 폐동맥, 상대정맥, 관상정맥동(coronary sinus) 등 압력이 낮은 우측 심장계통이 대부분이지만 드물게 좌심실 내로 유입되는 경우도 있다. 좌 → 우 단락량은 늘어난 관상동맥의 크기에 비례하지는 않으며[39,40] 대부분의 경우 단락량이 적어 특별한 증상이 없고 관상동맥의 혈류에도 큰 영향을 주지 않기 때문에 발견이 잘 되지 않는다. 소아인 경우에는 성인과 달리 증상이 있을 수 있으나 대개는 심잡음이 발견되어 진단을 하게 된다.

증상은 피곤, 호흡부전, 협심증, 심내막염, 부정맥, 뇌졸중, 심근 허혈 및 심근 경색 등 다양하게 나타날 수 있다. 진단의 조건이 되는 징후들은 동맥관 개존 시와 비슷한 지속적 심잡음(to-and-fro murmur)이 비정상적인 위치에서 청진되고, 심방 혹은 심실 내에서의 좌 → 우 단락(left to right shunt)의 존재가 확인되며, 혈관조영술에서 비정상적인 주행을 보이면서 확장된 관상동맥이 보이는 것 등[39]이지만 심잡음과 초음파 만으로도 확진이 가능하다[40].

치료는 항혈소판제의 복용과 함께 심내막염 예방 조치 등이 중요하다. 수술의 적응은 심부전, 심근 허혈, 좌 → 우 단락량이 1.6 이상인 경우 등이다. 특히 소아에서는 예방적인 면에서 수술적응증을 성인에 비해서 광범위하게 적용할 수 있다. 수술 방법은 대부분 단순 결찰 혹은 내부 봉합으로 충분하며 수술 이외에 카테터를 통한 코일 삽입 등의 방법으로 중재적 치료도 가능하다. 결찰된 관상동맥은 수술 후 늘어난 상태로 계속 있다는 보고도 있고[41,42] 내경이 줄어든다는 보고도 있다[43,44].

Case 1.

circumflex → main pulmonary artery & right coronary artery → main pulmonary artery

조영술에서 복잡한 모양의 동맥루 혈관이 관찰되지만 폐동맥 내로 한 개의 유입구를 통하여 들어온다. 따라서 심폐바이패스 가동 하에 폐동맥 앞으로 지나가는 이상 혈관들을 여러 번 결찰한 다음 심정지 상태에서 폐동맥을 절개하고 동맥루 입구를 5-0 polypropylene으로 단순 봉합하였다. (Figure 14-4).

Case 2.

circumflex → giant aneurysm → coronary sinus

유입동맥과 유출동맥이 동맥류에 눌려있어서 따로 박리하기가 어렵기 때문에 심폐바이패스가동 하에 동맥류를 절개하여 유입 및 유출동맥 입구를 확인하여 봉합하였다 (Figure 14-5).

Case 3.

posterior descending branch → coronary sinus

(Figure 14-6).

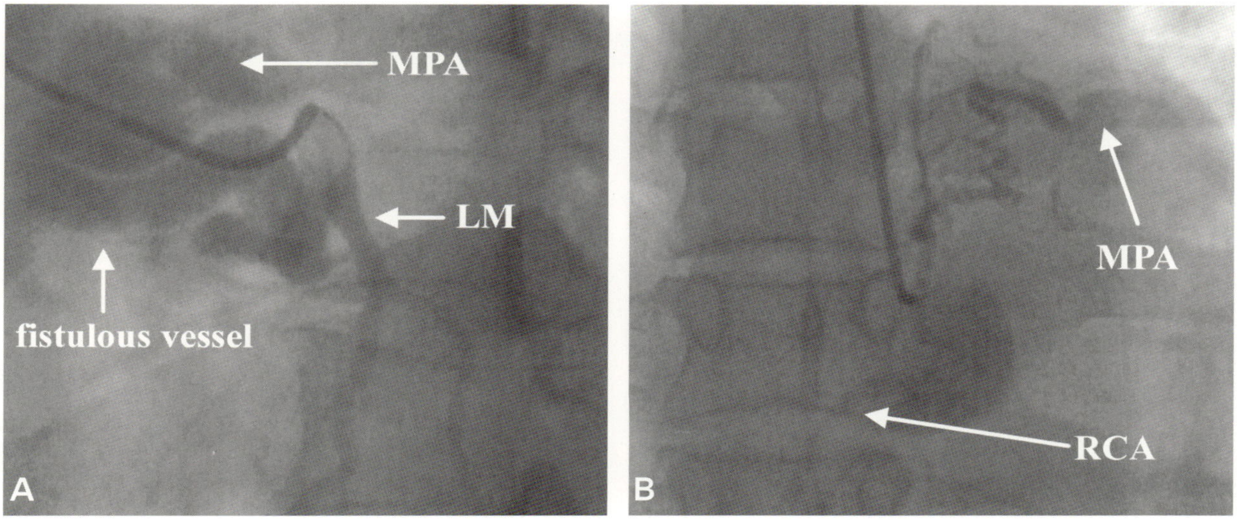

Figure 14-4. Angiogram of coronary arteriovenous fistula

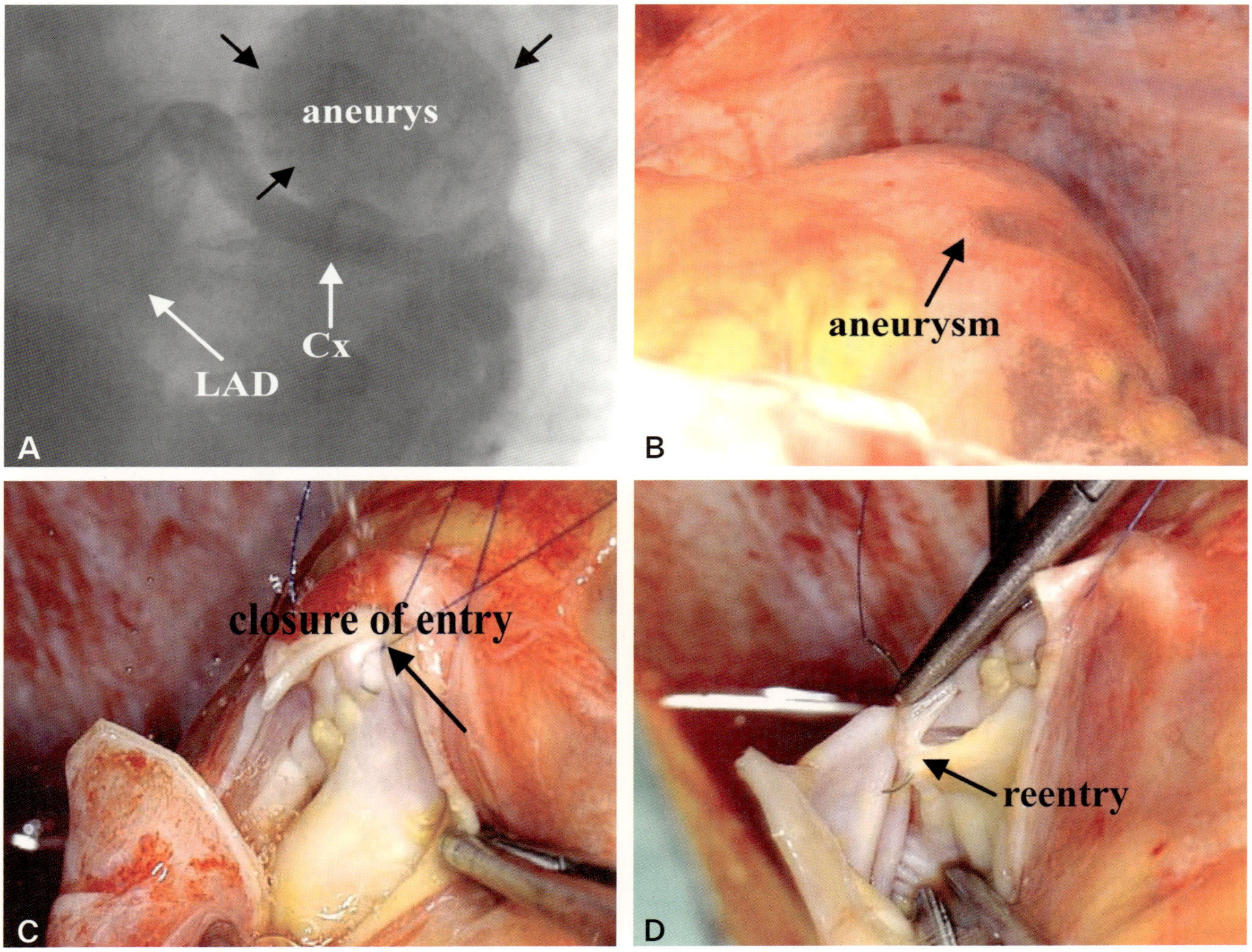

Figure 14-5. Coronary arteriovenous fistula with giant aneurysm of coronary artery

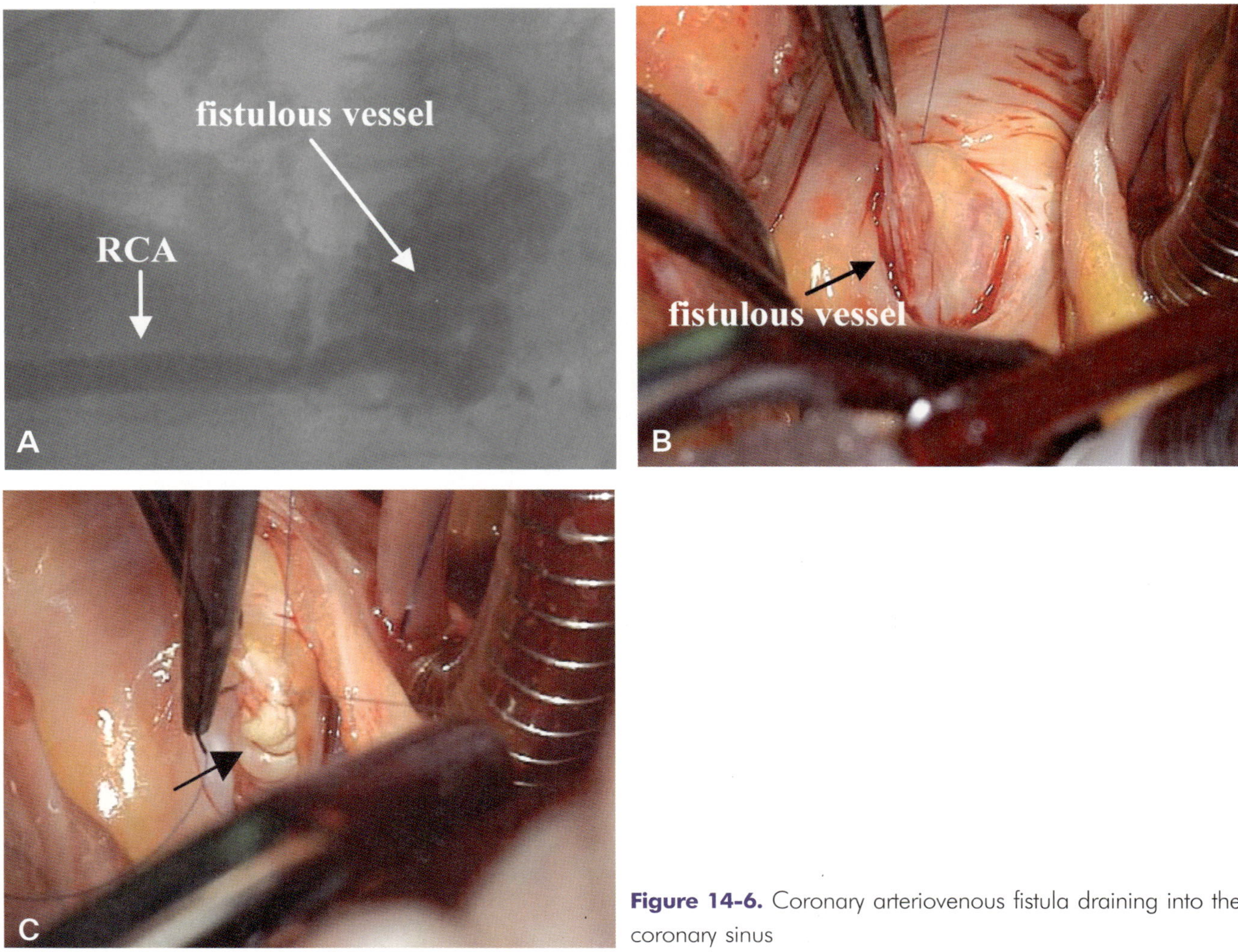

Figure 14-6. Coronary arteriovenous fistula draining into the coronary sinus

성인에서의 관상동맥 기형

성인에서의 관상동맥 기형은 정상적인 위치보다 상부에서 기시하는 경우(high take-off), 다발성의 기시(multiple ostia), 단일 기시(single ostium), 선천성 발육부전(congenital hypoplasia) 등이 있다. 이중 가장 흔한 다발성 기시는 원추 분지(conal branch)가 우측 관상동맥에서 따로 분지하는 것이고 좌전하행지와 회선지가 각각 분지하는 것이다[45]. 관상동맥의 선천성 발육부전은 심근의 발육 부전을 동반하고 반대로 심근 발육 부전은 관상동맥 발육 부전을 유발하게 된다. 대부분의 이러한 기형들은 증상 없이 정상적인 생활을 할 수 있으나 일부 기형은 급사(sudden death), 심내막염(infective endocarditis), 허혈성 심근증(ischemic cardiomyopathy) 등의 심각한 합병증을 유발할 수 있다.

Anomalous Origin from Wrong Sinus or Single Coronary Artery

빈도는 0.024%이며 대체적으로 임상 경과는 양호하나 때로는 심근 허혈과 심근 경색으로 사망을 초래할 수 있다[46]. 그 중에서 단일 우관상동맥(single right coronary artery)에서 좌전하행지가 대동맥과 폐동맥 사이로 주행할 때나 반대로 우측 관상동맥이 좌측 대동맥동(left aortic sinus)에서 기시하여 양대혈관 사이로 주행하는 경우가 위험하다. 이는 특히 운동량이 많은 젊은 연령층에서 운동 시 대동맥의 압력과 상승된 폐동맥압에 관상동맥이 눌려서 혈

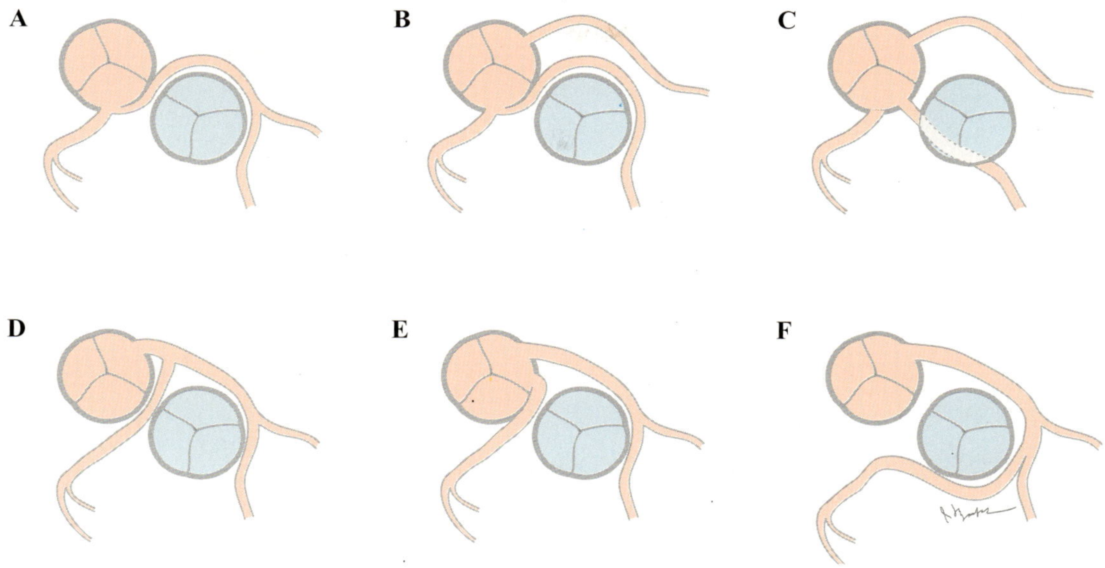

Figure 14-7. Various types of anomalous origin of coronary artery

류가 급격하게 감소하여 급사를 초래할 수 있는 기형이다. 그러나 급사한 환자들은 대부분 사전에 증상을 느끼지 못한 것으로 보고되었고[47] 설명되지 않은 실신(unexplained syncope)으로 나타나는 경우가 있다. 그러므로 운동 시 실신이나 흉통(angina)의 병력이 있으면 단일 관상동맥 여부를 확인하는 검사를 시행하는 것이 좋다. 이런 환자들에서는 휴식기나 운동부하 심전도 검사는 진단에 도움이 되지 않기 때문에 혈관 조영이나 coronary CT angiography, MR angiography 등 영상검사를 시행하여야 하고[47,48] 증상과 일치하면 수술을 시행하여야 한다. 운동량이 적은 고령 환자에서는 운동을 제한하고 베타 차단제나 칼슘 차단제와 같은 약물로 내과적 치료하는 방안을 고려할 수도 있다.

성인에서 흔한 기형들[49]을 모식도로 재구성하면 다음과 같다(Figure 14-7).

A. 가장 흔한 형태이다. 좌측 주관상동맥이 우측 관상동맥동(right coronary sinus)에서 기시하여 대동맥 벽을 따라 대동맥과 폐동맥 사이로 주행한 다음 분지하는 형이다. 상기한 바와 같이 운동시 급사의 원인이 되는 형이기도 하다. 관상동맥이 다른 발살바동(Valsalva sinus)에서 기시하면 대동맥 벽내(intramural)로 주행한다. 따라서 대동맥 벽과 관상동맥 벽의 중간층이 구분되지 않고 공유하게 되며 관상동맥의 외막은 없게 된다. 이외 특징적인 것은 그림에서 보는 바와 같이 시작되는 부위가 급격한 각도로 되어 있어 대동맥압이 상승하는 경우에 내측 벽이 눌려서 혈류 장애를 쉽게 유발하고 또한 폐동맥압이 상승하는 경우에도 양 동맥 사이에서 압착에 의한 혈류 장애가 나타날 수 있다[47].

B. 회선지는 정상적인 기시 및 주행을 하고 좌전하행지가 우측 관상동맥동에서 기시하여 대동맥 벽을 따라 주행한 다음 폐동맥 뒤를 따라 좌측으로 나오는 형이다. 임상적 의의는 상기한 형태와 같다고 생각된다.

C. 회선지는 정상적으로 기시하고 좌전하행지가 우측 관상동맥동에서 기시하여 심실중격 내로 주행하는 형이다. 때로는 좌측 주관상동맥 전체가 심실중격 내로 주행하기도 한다. 증상 여부에 따라 수술 혹은 약물요법(베타 차단제, 칼슘 차단제)을 선택한다.

D. 우측 관상동맥이 좌측 주관상동맥과 함께 기시하는 전형적인 단일 관상동맥이다. 우측관상동맥이 대동맥 벽 속으로(intramural) 주행하지는 않지만 운동시 대동맥과 폐동맥의 압력 상승에 따른 압착에 의한 허혈로 실신, 허혈의 증상이 나타날 수 있기 때문에 적극적인 치료가 필요하다.

E. D형과 비슷하지만 정확하게는 단일 관상동맥이 아니고 좌측 관상동맥동에 두 개의 개구부가 있고 우측 관상동맥은 대동맥 벽을 따라 앞으로 주행한 다음 분지하는 형으로 임상적 의의는 상기한 이상 기시증과 같다.

F. 단일 관상동맥형의 하나로 우측 관상동맥이 좌전하행지에서 기시하여 폐동맥 앞을 주행한 다음 우측으로 분지하는 형이다. 다른 이상기시증과 달리 동맥간(intervascular)주행이 아니기 때문에 특별한 증상이 없으면 관찰 대상이 된다.

수술방법으로는 다음과 같은 것들이 있다.

Coronary Artery Bypass Grafting

우측 관상동맥의 허혈이 문제가 되는 경우에는 우측 내흉동맥을, 좌측에 문제가 있는 경우에는 좌측 내흉동맥을 각각 in-situ로 연결하여 심근 허혈을 해결할 수 있다.

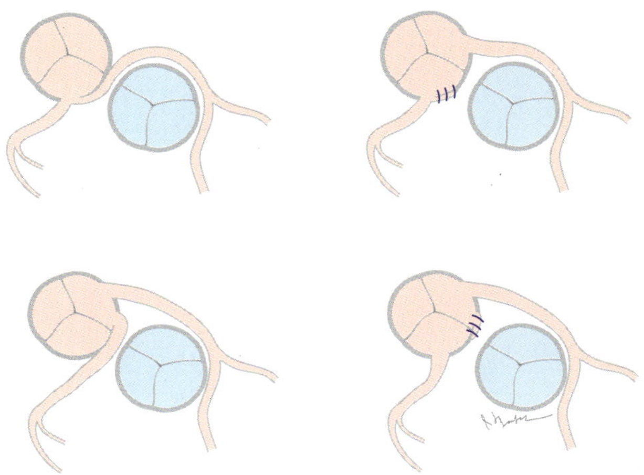

Figure 14-8. Schematic illustration of reimplantation procedure for anomalous coronary artery origin

Reimplantation

재문합법(reimplantation)은 동맥벽의 두껍지 않고 탄성이 좋으며 경화성 병변 등이 없는 경우에 시행하는 것이 바람직하므로 주로 소아 환자에서 시행한다[50](Figure 14-8).

Unroofing

우측 관상동맥의 이상 기시에서 흔히 선택할 수 있는 방법으로 고연령층에서도 시행할 수 있다. 기시부에 동맥경화가 없으면 우내흉동맥을 이용한 우회술 후에 혈류경쟁의 발생 가능성이 높아서 개통률이 낮아질 수 있는데 관상동맥 기시부 절개술(unroofing)은 그런 단점을 극복할 수 있는 장점을 갖고 있다[51](Figure 14-9).

사진은 운동 시 호흡곤란과 흉통을 호소하던 63세 여자 환자로 조영 검사상 좌측 관상동맥동에서 우측 관상동맥이 나오는 것이 진단되었다. 수술은 우측 관상동맥 개구부로 coronary dilator를 넣어서 주행을 확인하고 그 내부의 벽을 절개한 다음 육안으로 확인하면서 벽을 절제해 내는 unroofing 술식을 시행한 다음 절제면을 7-0 polypropylene suture로 접합시켜 주었다(Figure 14-10).

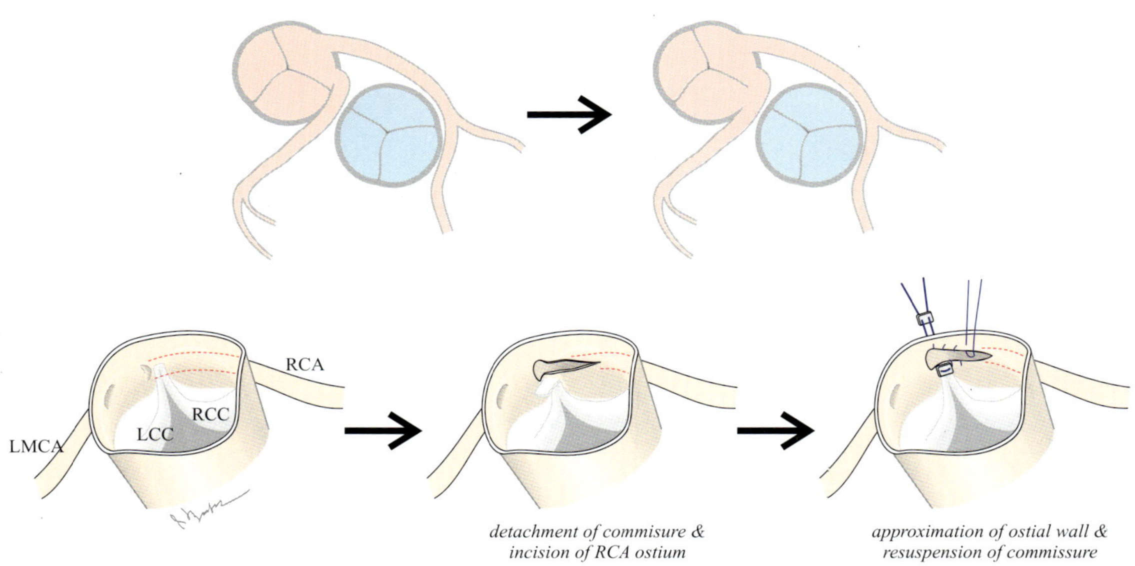

Figure 14-9. Unroofing procedure for anomalous origin of the right coronary artery from the left sinus

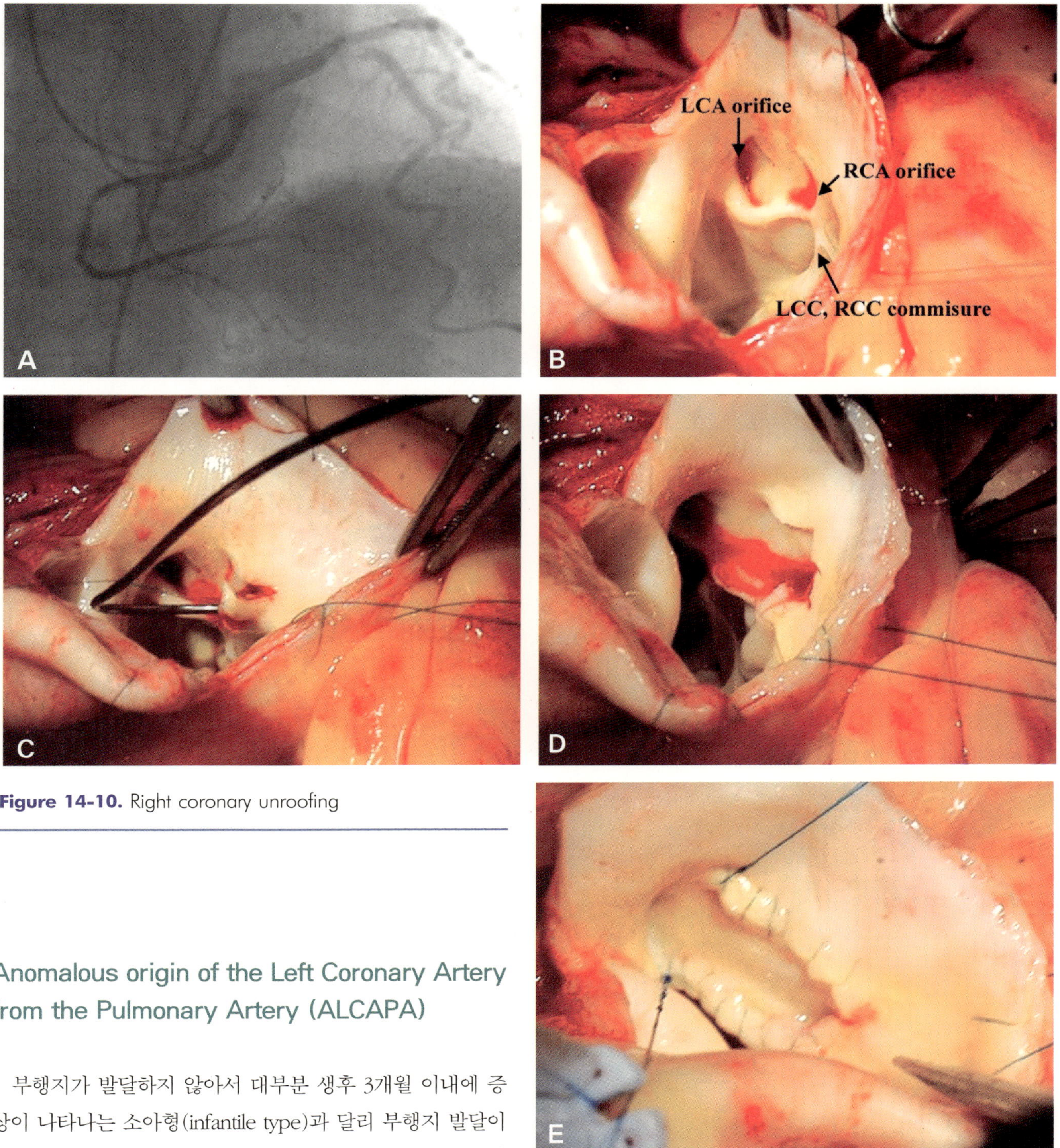

Figure 14-10. Right coronary unroofing

Anomalous origin of the Left Coronary Artery from the Pulmonary Artery (ALCAPA)

부행지가 발달하지 않아서 대부분 생후 3개월 이내에 증상이 나타나는 소아형(infantile type)과 달리 부행지 발달이 어느 정도 이루어지면 성인형(adult type)으로 진행될 수 있다. 하지만 대부분 심부전, 승모판막 폐쇄부전, 허혈성 심근증(ischemic cardiomyopathy) 등이 나타나고 급사의 위험도 있으므로 반드시 수술 치료가 필요하다.

제일 좋은 수술 방법은 소아에서와 마찬가지로 이상 기시하는 좌측 관상동맥을 대동맥에 직접 문합(direct aortic implantation)하여 두 개의 관상동맥 순환계(two coronary circulation)를 재생시키는 것이다[52]. 그러나 성인형에서는 더 쉬운 방법으로 좌측 주관상동맥 기시부를 결찰하고 좌전하행지나 회선지에 내흉동맥을 문합하는 우회술을 이용할 수 있다. 일부에서는 좌전하행지에 문합한 좌측 내흉동맥만으로 회선지까지 혈류를 공급하도록 하는 방법을 적용하기도 하지만[53,54], 복합도관으로 좌전하행지와 회선지를 각각 문합하는 것이 일반적으로 추천되는 술식이다[55,56]. 일차 수술로 직접 문합법을 적용한 후 좌측 관상동맥이 폐동맥부위에서 완전 폐쇄되어 재수술이 필요한 경우도 있는데 이럴 때도 우회술법을 쉽게 적용할 수 있다. 이때는 좌전측방 소절개를 통한 무펌프 우회술(OPCAB, MIDCAB)로 좌측 내흉동맥을 좌전하행지에 문합한다.

Congenital Left Main Atresia, Ostial Stenosis

단일 관상동맥과는 구분되는 질환이다. 특징은 1) 우측 관상동맥 하나가 대동맥으로부터 기시하고 2) 좌측 관상동맥은 우측 관상동맥으로부터의 부행지로부터 공급받고 3) 좌측 주관상동맥은 대동맥으로부터의 입구에서 막혀 있으나 좌전하행지와 회선지계는 서로 정상적으로 연결되어 있다[57]. 태아 발생기에 coronary anlage가 없거나 발육 및 전이(displacement)에 실패하여 나타나며 후천적으로는 동맥경화, polyarteritis nodosa, Takayasu's arteritis, syphilis 등의 염증, 혹은 색전(emboli)등이 원인이 될 수 있다[57]. 수술 시의 소견으로는 좌측 주관상동맥 부위에 섬유밴드(fibrous band)가 존재하고 대동맥 내의 좌측 관동맥동에 작은 함몰(small blind dimple)이 보이기도 한다[58].

유아기에는(infantile type) 성장부전(failure to thrive), 심근경색 등이, 아동기(children and adolescent type)에서는 실신(syncope), 빈맥(tachyarrhythmia)등이 주증상이 된다[59]. 이는 성장기에 심근이 갑자기 발달되면서 상대적으로 심근 허혈이 나타나기 때문이다. 이후 10대 후반에서 40대 초기 까지는 증상 발현이 드물다. 따라서 성인에서 발견되는 성인형에서는 소아 성장기에는 증상이 없었던 경우가 대부분이다. 성인에서의 증상은 전형적인 협심증으로 나타난다. 이것은 성장하면서 부행지의 내경이 충분치 못하거나, 수축기에 비틀림(torsion), 꼬임(kinking), 눌림(compression) 등이 발생하는 것이 원인이 된다. 또한 길이가 길고 가늘며 주행 경로가 직선이 아닌 것도 좌측 관상동맥계에 적당한 혈류를 공급하지 못하는 원인이 되고, 나이가 들면서 좌심실 비대에 의한 산소 소모량의 증가도 원인이 된다[59]. Circle of Vieussens를 이루는conus artery와 중격(intraseptal), 심첨부 혹은 심장 전면의 심외막동맥, 우측 관상동맥의 후측지에서 회선지로 연결되는 분지 등 다양한 부행지가 발달될 수 있다.

좌측 관상동맥은 장기간 저혈류에 노출되어 있어 발육 저하로 내경이 작은 것이 특징이며 이에 관계 없이 수술이 추천된다. 수술은 모든 연령군에서 좌측 내흉동맥을 좌전하행지에 문합하는 것이 일반적인 치료법으로 보고되고 있으며, 다른 도관을 회선지에 추가하기도 한다[57~61]. 대부분의 경우 수술 후 혈류가 늘어나면 좌측 관상동맥계의 내경도 다시 커지게 된다.

Intramyocardial Bridging

관상동맥이 심근 속 주행하는데 따라 심근 수축기에 동맥이 압착되어 내경이 좁아지는 심근교(intramyocardial bridging)현상은 0.5~12%의 빈도에서 관찰되며[62] 좌측 관상동맥에 주로 나타난다. 관상동맥 우회술 시에 관찰되는 경우 이외에도 단독으로 증상 출현이 있을 수 있다.

혈류역학적으로 관상동맥의 혈류는 이완기에 이루어지기 때문에 이론적으로는 수축기에 관상동맥이 압착되더라도 허혈을 유발하지 않을 것으로 추측할 수 있다. 하지만 관상동맥내 Doppler를 이용한 연구 결과는 심근교에 의해 발생한 수축기의 관상동맥 동맥압착이 초기 이완기까지 지속되며 중기 이완기에도 관상동맥 내경이 30% 이상 감소되어 있는 것을 보고 하였다[63]. 초기 및 중기 이완기는 심근에 혈류가 가장 많이 공급되는 시기이다. Kramer 등[64]은 혈관조영술 소견상 수축기의 관상동맥 압착 정도를 Grade 1=0~30%, Grade 2=31~50%, Grade 3=51~100%로 분류하였을 때 Grade 1에서는 심전도나 exercise thallium scan에서 허혈의 증거가 없었고, Grade 2의 25%에서는 심전도의 허혈과 scan 상 정상 소견을, Grade 의 30%에서 심전도와 scan에서 이상 소견을 나타내는 것으로 보고 하였다. 따라서 심한 경우에 특히 운동 시에 심근 수축력이 항진되었을 때 심근 경색, 급사를 일으킬 수 있을 것으로 판단되고 있으며 약물 치료 후에도 증상이나 허혈의 징후가 보이면 수술 치료가 선택된다. 최근에는 스텐트 삽입술이 보고되고 있지만 재협착 등의 위험이 불식되지 않고 있다[65]. 수술 방법은 관상동맥상부의 심근을 절개하여 노출시키거나 [62], 내흉동맥을 좌전하행지에 문합한다[66].

High take-off

관상동맥이 대동맥 근부 내 관상동맥동(coronary sinus)이 아닌, 높은 위치에서 나오는 경우를 말한다. 대부분 임상적인 의미는 없지만, 일부에서는 대동맥 벽 내 주행(intramural course)를 취한 후 대동맥 바깥으로 나오게 되므로 협착에 의한 허혈 증상을 초래하는 경우가 있다(Figure 14-11)

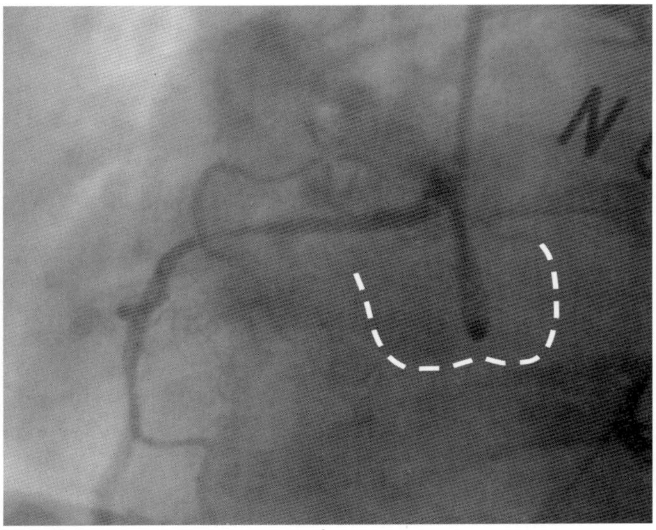

Figure 14-11. High take-off of right coronary artery

참 고 문 헌

1. Tsuda E, Kitamura S. The Cooperative Study Group of Japan. National survey of coronary artery bypass grafting for coronary stenosis caused by Kawasaki disease in Japan. Circulation 2004;110[suppl II]:II-61-II-66.
2. Newburger JW, Fulton DR. Kawasaki disease. Curr Opin Pediatr 2004;16:508-14.
3. Park YW, Han JW, Park IS, et al. Epidemiologic picture of Kawasaki disease in Korea, 2000-1002. Pediatr Int 2005;47:382-7.
4. Sugimura T, Yokoi H, Sato N, et al. Interventional treatment for children with severe coronary artery stenosis with calcification after longterm Kawasaki disease. Circulation 1997;96:3928-33.
5. Kitamura S. The role of coronary bypass operation on children with Kawasaki disease. Coron Artery Dis 2002;13:437-47.
6. Kato H, Sugimura T, Akagi T, et al. Long-term consequence of Kawasaki disease. Circulation 1996;94:1379-85.
7. Kato H, Ichinose E, Kawasaki T. Myocardial infarction in Kawasaki disease: Clinical analysis of 195 cases. J Pediatr 1986;108:923-7.
8. Tsuda E, Kamiya T, Ono Y, Kimura K, Kurosaki K, Echigo S. Incidence of stenotic lesions predicted by acute phase changes in coronary arterial diameter during Kawasaki disease. Pediatr Cardiol 2005;26:73-9.
9. Suzuki A, Kamiya T, Tsuda E, Tsukano S. Natural history of coronary arterial lesion in Kawasaki disease. Prog Pediat Cardiol 1997;6:211-8.
10. Kitamura S, Kameda Y, Seki T, et al. Long-term outcome of myocardial revascularization in patients with Kawasaki coronary artery disease. A multicenter cooperative study. J Thorac Cardiovasc Surg 1994;107:663-74.
11. Yamauchi H, Ochi M, Fujii M, et al. Optimal time of surgical treatment for Kawasaki coronary artery disease. J Nippon Med Sch 2004;71:279-86.
12. Suzuki A, Kamiya T, Ono Y, Takahashi N, Naito Y, Kou Y. Indication of aortocoronary bypass for coronary arterial obstruction due to Kawasaki disease. Heart Vessels 1985;1:94-100.
13. Miyagawa M, Mochizuki T, Murase K, et al. Prognostic value of dipyridamole-thallium myocardial scintigraphy in patients with Kawasaki disease. Circulation 1998;98:990-6.
14. Fukuda T, Ishibashi M, Shinohara T, Miyake T, Kudoh T, Saga T. Follow-up assessment of the collateral circulation in patients with Kawasaki disease who underwent dipyridamole stress technetium-99m tetrofosmin scintigraphy. Pediatr Cardiol 2005;26:558-64.
15. Fukazawa M, Fukushige J, Takeuchi T, et al. Discordance between thallium-201 scintigraphy and coronary angiography in patients with Kawasaki disease: myocardial ischemia with normal coronary angiogram. Pediatr Cardiol 1993;14:67-74.
16. Ogawa S, Ohkubo T, Fukazawa R, et al. Estimation of myocardial hemodynamics before and after intervention in children with Kawasaki disease. J Am Coll Cardiol 2004;43:653-61.
17. Hiraishi S, Hirota H, Horiguchi Y, et al. Transthoracic Doppler assessment of coronary flow velocity reserve in children with Kawasaki disease. Comparison with coronary angiography and thallium-201 imaging. J Am Coll Cardiol 2002;40:1816-24.

18. Suzuki A, Miyagawa-Tomita S, Nakazawa M, Yutani C. Remodeling of coronary artery lesions due to Kawasaki disease. Jpn Heart J 2000;41:245-56.
19. Naoe S, Shibuya K, Takahashi K, et al. Pathological observations concerning the cardiovascular lesions in Kawasaki disease. Cardiol Young 1991;1:212-20.
20. Gotteiner N, Mavroudis C, Backer CL, et al. Coronary artery bypass grafting for Kawasaki disease. Pediatr Cardiol 2002;23:62-67.
21. Marvroudis C, Backer CL, Duffy CE, Pahl E, Wax DF. Pediatric coronary artery bypass for Kawasaki, congenital, post arterial switch, and other iatrogenic lesions. Ann Thorac Surg 1999;68:506-12.
22. Kitamura S, Kameda Y, Kawashima Y. Surgery for Kawasaki disease. In:McGiffin EC, Kirklin JK, Pearce FB. Advance in Cardiac Surgery. Vol. 9. 1997;177-94.
23. Hwong TM, Arifi AA, Wan IY, et al. Rupture of a giant coronary artery aneurysm due to Kawasaki disease. Ann Thorac Surg 2004;78:693-5.
24. Tanaka H, Narisawa T, Hirano J, et al. Coronary artery bypass grafting for coronary aneurysms due to Kawasaki disease. Ann Thorac Cardiovasc Surg 2001;7:307-10.
25. Mavroudis C, Backer CL, Muster AJ, et al. Expanding indications for pediatric coronary artery bypass. J Thorac Cardiovasc Surg 1996;111:181-9.
26. Takeuchi Y, Gomi A, Okamura Y, Mori H, Nagashima M. Coronary revascularization in a child with Kawasaki disease: use of right gastroepiploic artery. Ann Thorac Surg 1990;50:294-6.
27. Yoshikawa Y, Yagihara Y, Kameda Y, et al. Results of surgical treatments in patients with coronary-arterial obstructive disease after Kawasaki disease. Eur Cardiothorac Surg 2000;17:515-9.
28. Hayashida N, Tayama E, Teshima H, Kawara T, Aoyagi S. Coronary artery bypass grafting in an adult case with Kawasaki disease. Ann Thorac Cardiovasc Surg 2002;8:47-50.
29. Bey M, Chenik S, Thameur H, Baccar H, Belhani A. Coronary bypass in an adult with Kawasaki disease. Heart Surg Forum 2004;7:E128-9.
30. Checchia PA, Pahl E, Shaddy RE, Shulman ST. Cardiac transplantation for Kawasaki disease. Pediatrics 1997;100:695-9.
31. Miyazaki A, Tsuda E, Miyazaki S, Kitamura S, Tomita H, Echigo S. Percutaneous transluminal coronary angioplasty for anastomotic stenosis after coronary arterial bypass grafting in Kawasaki disease. Cardiol Young 2003;13:284-9.
32. Takeuchi S, Imamura H, Katsumoto K, et al. New surgical method for repair of anomalous left coronary artery from pulmonary artery. J Thorac Cardiovasc Surg 1979;78:7-11.
33. Ando M, Mee RB, Duncan BW, Drummond-Webb JJ, Seshadri SG, Mesia CI. Creation of a dual-coronary system for anomalous origin of the left coronary artery from the pulmonary artery utilizing the trapdoor flap method. Eur J Cardio-thorac Surg 2002;22:576-81.
34. Tashiro T, Todo K, Haruta Y, Yasunaga H, Nagata M, Nakamura M. Anomalous origin of the left coronary artery from the pulmonary artery. J Thorac Cardiovasc Surg 1993;106:718-22.
35. Turley K, Szarnicki RJ, Flachsbart KD, Richter RC, Popper RW, Tarnoff H. Aortic implantation is possible in all cases of anomalous origin of the left coronary artery from the pulmonary artery. Ann Thorac Surg 1995;60:84-9.
36. Barth MJ, Allen BS, Gulecyuz M, Chiemmongkoltip P, Cuneo B, Ilbawi MN. Experience with an alternative technique for the management of anomalous left coronary artery from the pulmonary artery.
37. Backer CL, Stout MJ, Zales VR, et al. Anomalous origin of the left coronary artery. A twenty-year review of surgical management. J Thorac Cardiovasc Surg 1992;103:1049-58.
38. Guerrero RR, Wilkinson JL, Brizard CP. Reconstruction of left main coronary artery with subclavian artery free graft in an infant. Eur J Cardio-thorac Surg 2005;27:927-9.
39. Gowda RM, Vasavada BC, Khan IA. Coronary artery fistulas: clinical and therapeutic considerations. Int J Cardiol 2006;107:7-10.
40. Vitarelli A, De Curtis G, Conde Y, et al. Assessment of congenital coronary artery fistulas by transesophageal color Doppler echocardiography.
41. Cheung DL, Au WK, Cheung HH, Chiu CS, Lee WT. Coronary artery fistulas: long-term results of surgical correction. Ann Thorac Surg 2001;71:190-5.
42. Wang NK, Hsieh LY, Shen CT, Lin YM. Coronary arteriovenous fistula in pediatric patients: a 17-year institutional experience. J Formos Med Assoc 2002;101:177-82.
43. Miyamura H, Eguchi S, Watanabe H, et al. Congenital coronary artery fistula-surgical results and late changes in coronary artery aneurysm. Jpn Circ J 1995;59:786-9.
44. Bobos D, Chatzis AC, Giannopoulos NM, et al. Successful surgical repair of a giant arteriovenous fistula of the coronary arteries. J Card Surg 2006;21:269-70.
45. Walker F, Webb G. Congenital coronary artery anomalies: the adult perspective. Coron Artery Dis 2001;12:599-604.
46. Mavroudis C, Backer CL, Muster AJ, et al. Expanding indications for pediatric coronary artery bypass. J Thorac Cardiovasc Surg 1996;111:181-9.
47. Basso C, Maron BJ, Corrado D, Thiene G. Clinical profile of congenital coronary artery anomalies with origin from the wrong aortic sinus leading to sudden death in young competitive athletes. J Am Coll Cardiol 2000;35:1493-501.

48. Ghosh PK. Anomalous origin of the right coronary artery. Eur J Cardiothorac Surg 1997;12:164-5.
49. Datta J, White CS, Gilkeson RC, et al. Anomalous coronary arteries in adults: depiction at multi-detector row CT angiography. Radiology 2005;235:812-8.
50. Daehnert I, Rotzsch C, Krause S, Dorszewski A, Kostelka M. Syncope in a child owing to intramural course of the left coronary artery. Acta Paediatr 2003;92:1339-42.
51. Garcia-Rinaldi R, Sosa J, Olmeda S, Cruz H, Carballido J, Quintana C. Surgical treatment o right coronary arteries with anomalous origin and slit ostium. Ann Thorac Surg 2004;77:1525-9.
52. Selzman CH, Zimmerman MA, Campbell DN. ALCAPA in an adult with preserved left ventricular function. J Card Surg 2003;18:25-8.
53. Chan RK, Hare DL, Buxton BF. Anomalous left main coronary artery arising from the pulmonary artery in an adult: treatment by internal mammary artery grafting. J Thorac Cardiovasc Surg 1995;109:393-4.
54. Niino T, Shiono M, Inoue T, et al. A reoperation of adult-type Bland-White-Garland syndrome. Ann Thorac Surg 2003;76:267-9.
55. Kattach H, Anastasiadis K, Jin XY, Pillai R. Two-conduit repair for anomalous origin of the left coronary artery from the pulmonary artery in an adult. J Thorac Cardiovasc Surg 2004;128:641-2.
56. Choong CK, Martinez C, Barner HB, Ludbrook PA. Bland-White-Garland syndrome in pregnancy: reoperation of ALCAPA with an internal thoracic radial artery "Y"-graft. Ann Thorac Surg 2006;81:1512-4.
57. Koh E, Nakagawa M, Hamaoka K, Sawada T, Oga K. Congenital atresia of the left coronary ostium: diagnosis and surgical treatment. Pediatr Cardiol 1989;10:159-62.
58. Ghosh PK, Friedman M, Vidne BA. Isolated congenital atresia of the left main coronary artery and atherosclerosis. Ann Thorac Surg 1993;55:1564-5.
59. Musiani A, Cernigliaro C, Sansa M, Maselli D, De Gasperis C. Left main coronary artery atresia: literature review and therapeutical considerations. Eur J Cardiothorac Surg 1997;11:505-14.
60. Fortune RL, Baron PJ, Fitzgerald JW. Atresia of the left main coronary artery: repair with left internal mammary artery bypass. J Thorac Cardiovasc Surg 1987;94:150-1.
61. Sato S, Majima T, Kawaguvhi T, Kitagawa S, Takano H, Ihara K. Congenital atresia of the left main coronary artery ostium-a case suffering from ventricular tachycardia. Nippon Kyobu Geka Gakkai Zasshi 1990;38:1467-74.
62. Hillman ND, Mavroudis C, Backer CL. Duffy CE. Supraarterial decompression myotomy for myocardial bridging in a child. Ann Thorac Surg 1999;68:244-6.
63. Schwarz ER, Klues HG, vom Dahl J, Klein I, Krebs W, Hanrath P. Functional characteristics of myocardial bridging. A combined angiographic and intracoronary Doppler flow study. Eur Heart J 1997;18:434-42.
64. Kramer JR, Kitazume H, Proudfit WL, Sones FM Jr. Clinical significance of isolated coronary bridges: benign and frequent condition involving the left anterior descending artery. Am Heart J 1982;103:283-8.
65. Haager PK, Schwarz ER, vom Dahl J, Klues HG, Reffelmann T, Hanrath P. Long term angiographic and clinical follow up in patients with stent implantation for symptomatic myocardial bridging. Heart 2000;84:403-8.
66. Pratt JW, Michler RE, Pala J, Brown DA. Minimally invasive coronary artery bypass grafting for myocardial muscle bridging. Heart Surg Forum 1999;2:250-3.

CHAPTER 15

관상동맥 우회수술 후의 치료

Postoperative Care after CABG

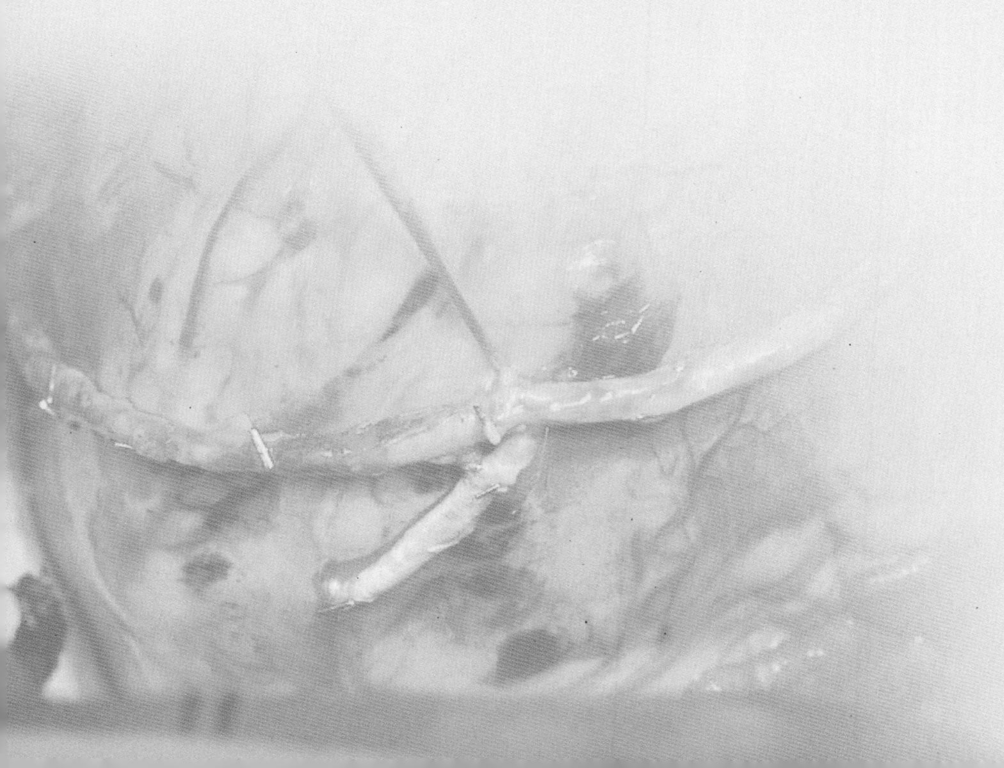

Cardiac Drugs

Catecholamine계 약물

심장 수술 후 환자 치료에서 가장 흔하게 쓰이는 약제인 catecholamine계 약물은 교감신경계 수용체들에 대한 작용이 서로 다르기 때문에 그 특성을 파악하고 있는 것이 상황에 따라 적절한 약제를 선택하는데 중요하다(Table 15-1).

Epinephrine

강력한 β_1 자극제로 심근 수축력을 증진시키고 심박수를 항진시킨다. 적은 용량(〈0.03 μg/kg/min)에서는 약한 말초혈관 확장 효과가 있으나 그 이상의 용량 사용 시에는 α 수용체 자극 효과가 훨씬 우세해져서 혈관 수축을 일으킨다.

Dopamine

2~3 μg/kg/min의 적은 용량을 사용할 때 dopamine 수용체에 대한 작용이 우세하여 신장동맥의 확장을 일으킨다고 알려져 있어 심장 수술 환자에서 가장 흔하게 사용되는 약제이다. 이 용량에서는 약한 α_1, β_1, β_2 자극 효과가 있어 심박수를 증가시키면서 혈압과 폐혈관 저항을 낮추는 것으로 알려져 있다.

3~8 μg/kg/min 사이의 용량을 사용할 때는 β_1 자극 효과가 가장 우세해서 심근 수축력과 심박수 항진 효과가 나타난다. 또한 심근 내 전도계를 자극하는 효과도 있어 심방세동이나 심방조동 등의 부정맥을 초래할 수도 있다.

8 μg/kg/min을 초과하는 용량을 사용할 때는 α 수용체 자극 효과가 강력해져서 말초혈관 저항을 증가시키므로 혈압을 상승시키지만 심장의 전부하와 후부하를 증가시켜서 심근 산소 소모량을 증가시킨다.

Dobutamine

강력한 β_1 자극제로 심근 수축력과 심박수를 항진시키면서 dopamine과 달리 α 수용체를 자극하지 않기 때문에 심장의 전부하와 후부하는 감소시키고 심근 산소 소모량을 줄이는 장점이 있다. 그러나 빈맥 및 부정맥을 초래하는 빈도가 높다는 단점이 있다. Milrinone과 병용하면 길항 작용이 있는 것으로 알려져 있다.

Norepinephrine(Levophed)

강력한 α 자극제로 말초혈관 저항을 증가시켜 혈압을 상승시킨다. 대신 심근의 산소 요구량을 증가시키고 splanchnic circulation의 혈류 감소를 초래하여 장기 허혈을 유발할

TABLE 15-1.
Receptor activity of sympathomimetic amines

	dosage	action	α_1	α_2	β_1	β_2	dopaminergic
Norepinephrine	0.01~0.5	direct	+++	+++	+	O	O
Epinephrine	0.01~0.5	direct	+++	+++	++	++	O
Dopamine	2~20	direct	++	+	+	+	+++
Dobutamine	5~20	direct	O	O	+++	++	O
Isoproterenol	0.01~0.1	direct	O	O	+++	+++	O
Phenylephrine	0.05~1.5	indirect	+++	+++	O	O	O

Dosage: μg/kg/min

α_1 receptor : vascular smooth muscle receptor - postsynaptic vasoconstriction
myocardial receptor - weak positive inotropic and negative chronotropic
α_2 receptor : presynaptic vasoconstriction
β_1 receptor : myocardium - positive inotropic and chronotropic, dromotropic(conduction)
β_2 receptor : smooth muscle - vasodilation, bronchodilation
SA node - positive chronotropic
Dopaminergic : mesenteric and renal arterial vasodilation

수 있다는 단점이 있다. 저심박출증 환자 중에서 체혈관 저항이 낮으면서 저혈압이 있는 환자에서 주로 사용된다. 수술 전 β 차단제를 복용한 환자가 수술 후 혈압이 낮으면서 다른 약물에 반응이 없을 때도 효과적인 약제이다.

Isoproterenol

β_1 자극 효과가 우세하여 심근 수축력과 심박수 항진 효과가 있으며 특히 심박수를 많이 증가시킨다. 따라서 심근 산소 요구량을 증가시키므로 관상동맥 우회수술 환자에서는 사용하는 경우가 많지 않다. 평활근 세포 이완 작용이 있어 폐혈관 저항을 낮추고 기관지 확장 효과도 있기 때문에 우심실 기능 부전 환자에서, 특히 심박수가 높지 않을 때는 적응이 된다.

Phenylephrine(Neo-Synephrine)

α 수용체만을 자극하는 약제로 말초혈관 저항을 증가시키므로 체혈관 저항이 낮아서 저혈압이 지속되는 경우 혈압 상승과 이에 따른 관상동맥 및 뇌혈관 혈류량 증가를 기대하고 사용하는 약물이다. 보통은 norepinephrine을 우선 사용하고 혈압 상승이 잘 되지 않을 때 사용을 고려한다.

심근 수축력 증진제 사용의 일반 원칙

1) 각 약제의 교감신경계(α, β)와 비교감신경계에 대한 효과를 이해하고 심근 수축력, 심박수, 혈관저항 등에 미치는 영향을 고려하여 선택한다.

2) 심박출량 지수(cardiac index)가 정상(2.2 L/min/m^2 이상)이고 혈압 상승이 필요한 환자에서는 norepinephrine이나 phenylephrine을 사용한다.

3) 고령의 환자로 수술 전 장기간 고혈압을 가지고 있었던 경우가 아니면 혈압은 수축기압 100 mmHg, 평균 동맥압 80 mmHg 내외를 유지한다.

4) 심박출량 지수가 2.0 L/min/m^2로 낮은 경우에는 약제 결정 전에 심장의 충만 상태(volume status), 심박수, 부정맥 여부 등을 확인한다. 혈역학적 상태가 갑자기 변하는 것은 우회도관의 문제에 기인하는 경우도 있지만 각종 지수들의 측정이 잘못된 경우도 있음에 유의한다. 측정 오류를 최소화하기 위해서는 각 line의 상태를 수시로 점검하고 Swan-Ganz catheter를 통하여 심박출량을 지속적으로 측정하는 것이 효과적이다.

5) 저심박출증이 확인되면 dopamine, dobutamine, epinephrine 등을 선택하여 초기 용량부터 사용하고 상태에 따라 점진적으로 증량한다. 수축기 혈압이 90 mmHg 이상 유지되는 환자에서는 milrinone을 추가한다.

6) 위의 약제들은 심근 기능이 회복되는 대로 가능한 한 단시간 사용하는 것을 원칙으로 한다.

다른 심근 수축력 증진제

Milrinone(Primacor)과 amrinone(Inocor)

Phophodiesterase inhibitor로써 “inodilator”로 표현된다. 심근 수축력과 심박수를 증가시키면서 체혈관과 폐혈관계의 저항은 낮추기 때문에 심박출량을 효과적으로 증진시키면서 심근 산소 소모량은 감소시키는 효과가 있다. 단 혈압은 낮아지는 것이 보통이므로 norepinephrine과 같은 catecholamine들과 병용하여 사용하는 것이 보통이고 빈맥이 있으면 β blocker와 병용한다.

Milrinone의 용량은 초기 50 μg/kg을 bolus로 정주하고 이후 0.375~0.75 μg/kg/min의 용량으로 지속 정주하며 amrinone은 0.75 mg/kg을 주사한 다음 10~15 μg/kg/min의 용량을 유지한다.

Milrinone은 특히 OPCAB 시에 심근 수축력이 저하된 환자나 급작스런 volume overload로 심장이 커져서 심장을 들어 올리기가 곤란한 경우에 신속히 심장의 팽만을 완화시키고 수축력을 강화시키는 좋은 약제가 된다. 또한 관상동맥이나 동맥도관의 연축(spasm)이 발생한 경우에도 사용한다. 하지만 허혈성 심질환에서 부정맥을 유발(arrhythmogenic)하는 경향이 있어서 가능하면 24~48시간 내에 다른 약제로 교체하는 것이 권장된다.

Calcium chloride

혈관 저항을 증가시켜 단시간 내에 혈압을 상승시키는 약제이므로 일시적인 혈압 하강이 있을 때 500 mg 전후의 용량을 1~2회 투여한다.

혈관확장제

Nitroglycerin은 0.1~10 ㎍/kg/min의 용량 범위 내에서 사용하며 일반적인 용량에서는 주로 정맥계를 확장시킴으로써 심장의 전부하(preload)를 줄여서 심장 충만압(filling pressure), 수축기 박출량(stroke volume) 및 심박출량(cardiac output)을 감소시킨다. 물론 고용량에서는 동맥계도 확장시켜 혈압을 강하시키는 작용이 있으나 다른 약제에 비해서는 이완기 동맥압의 하강이 적다. 투여 시 혈압이 많이 하강하면 혈관내 용적(volume)이 부족함을 의미함으로 투여를 중단하고 수액을 공급한 다음 투여하도록 한다.

Nitroprusside는 0.1~8 ㎍/kg/min의 용량으로 사용한다. Nitroglycerin과 달리 동맥계의 확장 작용이 강하여 체순환 및 폐순환의 저항을 감소시키므로 혈압이 하강된다. 또한 관상동맥 중 협착 병변이 있는 부위보다 정상적인 동맥들이 확장되어 허혈 영역으로부터 정상 영역으로 관상동맥 혈류가 빠져나가는 소위 steal 현상이 초래되기 때문에 일반적으로 허혈성 심근 질환에서는 사용이 권고되지 않는다.

β blockers

Esmolol

주사제이며 보통 0.25 mg/kg을 약 1분에 loading한 후 50~200 ㎍/kg/min 용량으로 유지한다. 투여 후 2분 내에 효과가 나타나기 시작하여 5분 내에 최대 작용이 나타나고 중단 후 10~20분 내에 약효가 없어지는 점이 장점이어서 심장 수술 도중 및 수술 직후 치료 과정에서 자주 사용된다. 심장에 선택적으로 작용하기 때문에 기관지 천식이나 만성 폐쇄성 호흡기 질환 환자 등에서도 안전하게 사용할 수 있다. 심장의 수축 기능이 크게 감소되지 않은 환자에서 일과성의 고혈압이나 빈맥을 조절하는 목적으로 흔히 사용된다.

Labetalol

교감신경계의 α와 β 수용체를 모두 차단하는 작용이 있고 혈관 확장 효과도 있다. 경구제는 3 : 1의 비율로, 주사제는 약 7 : 1의 비로 β 수용체 차단 효과가 우세하다. 정주시 0.25 mg/kg을 약 2분에 걸쳐 loading한 후 1~4 mg/min의 속도로 유지한다. 투여 후 5분 이내에 효과가 나타나는 반면 작용 기간은 6시간 정도로 길어서 대동맥 박리증 환자에서 자주 사용되며 허혈성 심질환에서는 esmolol보다 선호되지 않는다.

경구용 β 차단제

Metoprolol은 심장에 선택적으로 작용하는 경구 β 차단제로 수술 후 심방 세동 및 기타 부정맥 예방 목적으로 사용한다. Atenolol에 비하여 작용 기간이 짧아서 부작용 발생 시 대처가 쉽고 기관지 수축 작용이 없기 때문에 수술 후 환자에서 장점이 있다.

Carvedilol은 심장에 선택적으로 작용하는 β 차단 효과와 함께 혈관 확장으로 심장의 후부하를 줄여주는 효과가 있어서 심실 기능이 저하된 환자에서 선호되는 약물이다.

β 차단제는 특히 급성 심근 경색 환자에서 경색의 크기, 재경색 발생률 및 사망률을 감소시키는 효과가 있음이 증명되어 있고 심근 경색 직후 우회수술을 시행받은 환자에서 심실성 부정맥 발생을 억제하는 중요한 역할을 한다. 약물의 선택은 환자의 심근 수축 기능, 심박수, 과거 투약력 등을 감안하여 결정하되 적은 양의 초회 투여로 시작하여 심박 수와 혈압의 변화를 보아 가며 점진적으로 증량하도록 한다(Table 15-2).

TABLE 15-2.
Recommended doses of β-blockers

	Initial	Maximum
Normal left ventricular function		
Timolol	5 mg bid	10 mg bid
Propranolol	20 mg bid	60 mg bid
Atenolol	50 mg qd	100 mg qd
Metoprolol	50 mg bid	100 mg bid
Carvedilol	12.5 mg bid	25 mg bid
In the presence of left ventricular dysfunction		
Carvedilol	6.25 mg bid	25 mg bid

Calcium 차단제

Nicardipine

체혈관 저항을 떨어뜨려서 혈압 하강을 유도하는 주사제이다. 다른 칼슘 길항제에 비해 심근 수축 저하 효과가 적어서 수술 후 고혈압 치료에 유리하다. 또한 nitroprusside와 비교해서는 심장 충만압(filling pressure)을 적게 감소시키기 때문에 추가로 수액을 과다하게 공급할 필요가 없고 반사성 빈맥(reflex tachycardia) 발생이 적으며 관상동맥을 이완시켜서 연축(spasm) 예방 효과도 있기 때문에 관상동맥우회수술 후 치료에서 큰 장점이 있다. 다만 작용 시간은 nitroprusside에 비해서 길다. 연축 예방을 위한 용량은 0.25 μg/kg/min 내외이다. 혈압 조절을 위해 사용할 때는 보통 100~300 mg을 bolus 주사하며 지속적으로 사용할 때는 5 mg/hour의 속도로 정주를 시작하여 목표한 효과가 나타날 때까지 5~15분 간격으로 2.5 mg/hour 단위로 증량한다. 최대 15 mg/hour까지 사용할 수 있다.

Diltiazem

체혈관 저항 감소에 따른 혈압 강하, 관상동맥 및 동맥도관의 연축 예방 효과는 nicardipine과 유사하지만 심근의 수축력을 저하시키고 심박수를 감소시키는 작용이 있다. 정맥주사는 심방세동(atrial fibrillation)이나 심방조동(atrial flutter)가 발생하고 심박수가 분당 140회 이상으로 증가한 환자에서 심박수 감소 목적으로 주로 사용한다. 경구제는 요골동맥 등의 동맥도관 연축 예방을 위한 목적으로 장기간 사용하는 것이 보통이다. 정맥 주사할 때는 0.25 mg/kg을 2분에 걸쳐 loading한 다음 5~15 mg/hour의 속도로 유지한다. 연축 예방을 위한 경구 용량은 30~90 mg을 1일 3회 투여한다.

Verapamil

체혈관 저항 감소, 심근 수축력 저하, 심박수 저하 외에 방실전도(atrioventricular conduction)를 지연시키는 효과가 있어서 수술 후 심방세동 및 조동에 따른 빈맥의 치료에 사용한다. 0.1 mg/kg을 2분에 걸쳐 bolus 주사하고 2~5 μg/kg/min 속도로 유지한다. 순간적으로 심박수를 크게 낮추거나 방실 차단을 유도하기 위하여 5 mg을 bolus 정주하기도 한다. 투여 시 혈압이 심하게 저하될 수 있으므로 calcium chloride를 투여할 준비를 미리해 두는 것이 안전하다.

Nifedipine

혈압을 강하시키는 반면 반사성 빈맥이 나타날 수 있고 심근 수축력과 방실 전도가 향상되기도 한다. 수술 후 고혈압 치료 목적으로 경구용으로 사용하는 것이 보통이다.

Amlodipine

고혈압 치료를 위하여 주로 사용되는 경구용 약제로 1일 1회 2.5~-10 mg을 투여한다(Table 15-3).

관상동맥 우회도관의 약리

동맥도관을 획득한 후 나타날 수 있는 연축 현상은 혈관 내막의 손상이 없고 혈관내로 혈류가 유지되는 경우 대부분 혈관내에서 자연적으로 분비되는 확장제(endothelium-derived relaxation factor, EDRF)의 작용으로 자연적으로 이

TABLE 15-3.
Effects of Calcium channel blockers

	Nicardipine	Diltiazem	Verapamil	Nifedipine	Amlodipine
Inotropy	0	↓	↓↓	0↑	0
Heart rate	0	↓	↓	↑	0↑
AV conduction	0	↓↓	↓↓	0	0
Systemic vascular resistance	↓↓	↓↓	↓↓	↓↓	↓↓
Coronary vascular resistance	↓↓	↓↓	↓↓	↓↓	↓↓

완이 될 수 있다. 따라서 내흉동맥의 경우에는 획득을 마친 후 papaverine 용액을 국소 도포하는 것만으로도 20여 분 이내에 연축이 소실되고 충분히 확장된다. 혈관의 원위부 끝을 clip이나 bulldog clamp로 차단하면 자신의 동맥압으로 이완이 더 원활해진다. 이와 같은 조치 후에도 연축이 관찰되거나 원위부 절단부로 나오는 혈류가 충분치 못하면 가역적인 연축보다는 혈관의 내막 파열, 박리, 국소 협착 등과 같은 기계적 손상을 의심하고 확인하여야 한다.

혈관 벽의 수축 과정에 중요한 역할을 하는 calcium 이온(Ca^{++})이 혈관내 평활근 세포(smooth muscle cell) 내로 유입(influx)되는 기전에는 두 channel이 작용한다. 강력한 혈관수축제인 thromboxane A_2 receptor channel과 탈분극 작용제(depolarizing agent)인 potassium(K^+)에 의한 channel이 그것이다. 따라서 calcium 차단제가 혈관 벽의 수축 예방에 효과적이지만 한 가지 약제로 모든 channel과 기전을 차단할 수 있는 것이 아니므로 여러 약제를 병행해서 사용하는 것이 바람직하다. nitroglycerin과 nitroprusside 등은 세포 내에서 EDRF 즉, nitric oxide(NO)를 분비시켜 세포 내 calcium 이온을 세포 밖으로 배출함으로써 혈관 이완을 촉진한다.

Papaverine과 nitroprusside 등은 국소 도포제로 흔히 사용하는 약물이다. Papaverine은 산성이 강한 약제이므로 혈관 내에 직접 주사하는 것은 피하도록 하고 불가피한 경우 수십배로 희석해서 사용하여야 한다. 또한 국소 도포제라 하더라도 도포량이 너무 많으면 혈액으로 흡수되어 저혈압을 초래할 수 있으므로 주의한다. 심낭 내의 혈액을 cardiotomy suction이나 cell saver 등을 거쳐 재주입하는 경우에도 다량의 국소 혈관 확장제가 섞여 들어가지 않도록 주의할 필요가 있다.

혈관 확장을 위한 약물 사용 중에 심근 허혈의 징후가 있으면 사용하던 약제는 줄이거나 끊고 다른 종류의 약물로 교체한다. 저혈압은 동맥도관의 혈류를 저하시키고 혈관벽의 수축을 유발할 수 있으므로 동맥도관들을 사용한 우회수술 후에는 평균 동맥압을 60 mmHg 이상으로 유지하는 것이 매우 중요하다.

Coronary Vasospasm

혈관의 발작적 수축은 관상동맥 우회수술 후 사망까지 초래할 수 있는 현상으로 정상적인 관상동맥, 우회도관이 문합된 관상동맥, 동맥도관뿐 아니라 정맥도관에서도 발생할 수 있다. 발생 원인으로는 α-adrenergic tone의 증가, 혈소판의 thromboxane A_2 분비, 저체온, 저마그네슘증, 칼슘제재 투여, 수술 전 복용하던 칼슘차단제의투여 중단에 따른 반응 등으로 설명하고 있다.

수술 후 심전도상 여러 전극에서 ST 분절의 상승, 심실성 부정맥, 방실 차단, 심한 저혈압 등 심근 허혈의 징후가 보이는 환자에서 우회도관의 폐쇄나 협착, 공기 색전증, 재관류 손상 등과 같은 다른 물리적 원인의 가능성이 희박한 경우에는 관상동맥이나 우회도관의 연축을 의심하여야 한다. 많은 경우 심박수가 느려지면서 QRS파의 폭이 넓어지고 빠른 시간 내에 혈압이 하강되는 현상으로 나타난다. 확진 수단은 혈관조영을 시행하여 혈관의 연축을 확인하고 혈관 내에 nitroglycerin이나 calcium 차단제 등을 투여하여 혈관이 이완되는 것을 관찰하는 것이다.

우회도관의 연축이 의심되는 상황이 발생하면 우선 대동

맥내 풍선펌프(intraaortic balloon pump, IABP)를 준비하면서 혈관확장제 투여(milrinone 및 diltiazem의 bolus 정맥 주사, nitroglycerin 지속 정주 시작)를 즉시 시행하고 저체온, 산증(acidosis) 등 연축을 초래할 수 있는 인자들을 교정한다. 이와 같은 조치로 호전되지 않으면 IABP를 삽입하고 수술실로 이동하여 우회도관을 추가하는 것을 적극적으로 고려한다. 심폐바이패스를 먼저 가동한 상태에서 정맥 도관을 획득하여 추가하는 것이 안전하다.

드물게 삼중혈관 질환(triple vessel disease)이 아닌 경우, 특히 우측 관상동맥의 병변이 경미하여 우회도관을 연결하지 않은 환자에서 수술 후 우측 관상동맥에 연축이 발생하여 문제가 되는 경우가 있다. 심전도 소견상 ST 분절 이상의 위치 등으로 연축 발생 혈관의 위치를 추정할 수 있지만 확실치 않은 경우에는 혈관 조영을 시행하여 확인할 필요가 있다. 그러나 혈역학 상태가 긴박하여 그럴 여유가 없을 때는 일단 수술실로 옮겨서 심폐바이패스를 가동하고 판단하여야 하는데 이 때 ultrasonic flowmeter로 관상동맥 및 도관들의 혈류를 직접 측정하는 것이 판단에 도움이 된다.

부정맥

부정맥에 대한 대책

심박조율용 전극(pacing wires)

일부 외과의는 관상동맥 우회수술의 경우 pacing wire를 일부 환자에서만 선택적으로 삽입하는 경우도 있지만 저자들은 항상 삽입하는 것을 권한다. 특히 65세 이상 환자나 수술 전에 서맥의 병력이 있는 경우에는 반드시 삽입하여야 한다. 심방과 심실에 모두 pacing wire를 거치하는 것이 좋으며 심실 조율에 비하여 심방 조율을 하는 경우에 심박출량이 10~30% 정도 높기 때문에 가능한 한 심방 조율을 우선 시행하는 것이 좋다(Table 15-4).

TABLE 15-4.
Indications of cardiac pacing

1. **Atrial pacing**
   a. sinus bradycardia
   b. suppression of PVC
   c. suppression of PAC, prevention of AF
   d. slow junctional rhythm
   e. overdriving PSVT
2. **Atrioventricular pacing**
   a. complete block
   b. 2nd degree heart block, 1:1 conduction
   c. 1st degree heart block, no 1:1 conduction
3. **Ventricular pacing**
   a. slow ventricular response to AF or Af
   b. failure of atrial pacing to maintain heart rate
   c. VT overdrive pacing

Telemonitoring

최근에는 좌심실 기능 부전을 동반한 환자가 늘고 수술 후 조기 퇴원을 추구하는 경향 때문에 중환자실 체류기간이 짧아지고 있다. 따라서 퇴원 전 며칠간 일반 병실에 입원해 있는 동안 환자가 가벼운 활동을 하는 상황에서도 심전도를 지속적으로 감시함으로써 부정맥을 조기 발견, 치료하여 예상치 않은 사고를 예방할 수 있다. 특히 심실성 부정맥을 조기에 발견하는 것의 중요성은 강조할 필요조차 없으며 심방세동 또한 조기에 발견하여 2시간 이상 지속할 때는 혈전, 색전 합병증 예방을 위하여 enoxaparin 주사와 같은 항응고요법을 적절한 시기에 시작할 수 있다(Figure 15-1).

부정맥의 치료

Sinus bradycardia

동방결절(sinoatrial=SA node)의 기능이 저하되어 있는 고령 환자나 수술 전 장기간 β-blocker를 복용한 환자에서 나타날 수 있다. 치료는 심방 조율(atrial pacing)을 시행한다. Pacing wire가 없는 경우 긴급 상황에서는 atropine 0.5 ~1 mg 정주하고, 그렇지 않으면 epinephrine이나

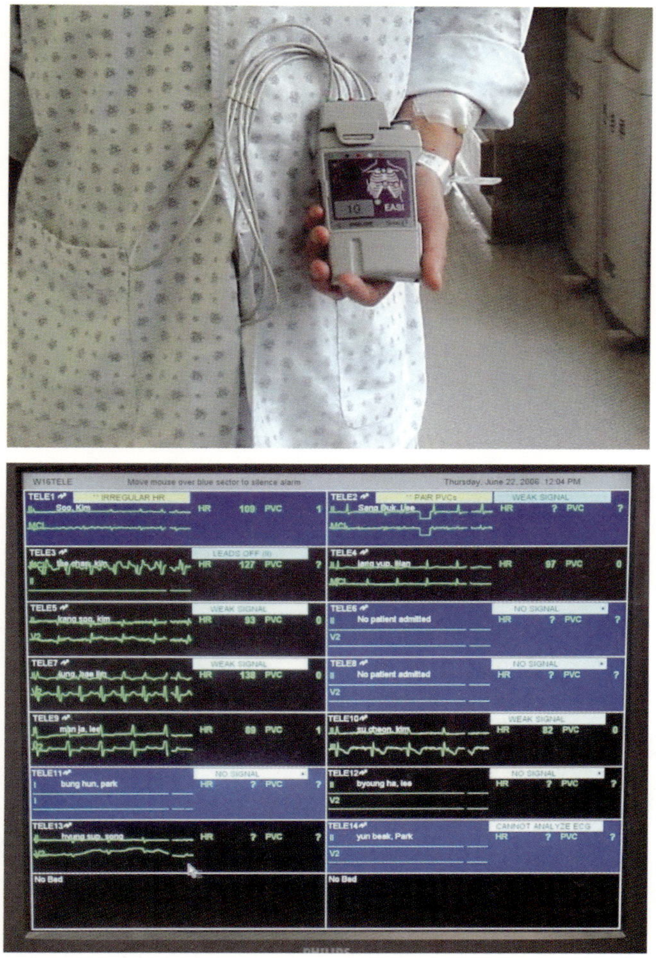

Figure 15-1. Telemonitoring of electrocardiogram

dopamine 등의 심박 상승 효과가 있는 약제(positive chronotropic agents)를 투여한다. 서맥이 반복되거나 지속되는 경우 혈관조영실로 옮겨 일시적(temporary) 혹은 영구 심박조율기(pacemaker)를 삽입한다.

Complete block

우측 관상동맥에 병변이 있는 경우에 가장 자주 나타나고 그 밖에 수술 중 장시간의 대동맥 차단이 필요했던 경우, 좌심실 기능 부전, 고혈압이 있는 환자 등에서도 나타날 수 있다. 완전 방실 차단이 아니더라도 수술 후에 새롭게 발생한 left bundle branch block은 완전 방실 차단으로 악화될 수 있다. 이에 대한 치료로 방실 조율(atrioventricular sequential pacing)을 시행한다. 다른 경우의 pacing과 마찬가지로 심박수가 분당 60회 미만일 때 시작하여 90~100회/분으로 조율 박동 수를 맞춘다. 단 심실 조동 등을 억제할 목적(suppression)으로 pacing하는 경우에는 분당 120회까지 올려서 시행하기도 한다.

방실 차단이 없더라도 판막 수술을 병행한 경우, Maze 술식을 시행한 경우에는 심방과 심실 모두에 pacing wire를 거치하여 방실 조율에 대한 대비를 해 두는 것이 안전하다.

Sinus tachycardia

심박 수가 100/분 이상이면서 심전도상 동율동(sinus rhythm)인 경우를 말하며 수술 후 교감신경계를 활성화시키는 요인들 즉, 통증, 불안, 발열 등이 흔한 원인이고 심장 충만압의 감소, 빈혈, 감염 등도 원인이다. 또한 수술 전에 사용하던 β-blocker를 중단함에 따른 반작용으로 나타날 수 있고 심근 손상, 저산소증, 고탄산가스혈증, 혈액 산증 등의 화학적 원인과 심낭 압전이나 긴장성 기흉과 같은 물리적인 요인도 빈맥의 원인이 된다.

치료는 우선 위와 같은 원인을 제거하는 것이고 약물로는 β-blocker를 정주하거나 경구 투여한다. Esmolol이 가장 흔하게 사용되며 calcium channel blockers는 SA node에 대한 작용이 상대적으로 미약하여 동성 빈맥에서는 효과가 적다.

Atrial fibrillation(Af) or flutter(AF)

심방세동(Af)은 심전도상 심방 박동수 380회/분 이상, 심방조동(AF)은 380회/분 이하를 기준으로 구분하는데 관상동맥 우회수술 후 약 25~30%의 고빈도로 발생한다. 고령, 여성, 좌심실 기능 부전, 판막수술의 동반, 좌심방 비대 등이 위험인자로 지목되어 왔다.

예방을 위하여 수술 전부터 β-blocker를 투여하거나 수술 후 amiodarone이나 magnesium 등을 미리 투여하는 것이 효과가 있다는 보고가 많다.

치료는 우선 발생 후 2시간 이상 지속할 때 혈전 및 색전 발생을 예방하기 위하여 enoxaparin(40 mg/day 피하 주사)을 투여한다. 심실 박동 수가 140회/분 이상인 경우에는

diltiazem 등으로 심박 수 강하를 시도하되 혈압이 저하된 경우나 좌심실 기능 부전이 있는 환자에서는 amiodarone (150 mg을 30분에 걸쳐 정맥 주사하여 loading하고 30 mg/hour 전후 속도로 유지)을 사용하는 것이 권장된다. 경구제로는 metoprolol이나 atenolol을 사용한다. 제세동(electrical cardioversion)은 빈맥이 심하여 혈압 저하가 동반되면 시행할 수 있으나 심방 조동에서 비교적 효과적인데 반하여 심방 세동에서는 동율동으로 전환이 되지 않거나 심방 세동이 금방 재발하는 경우가 더 많다. 심방 세동이나 조동 발생 후 36~48시간 이상 경과한 후 제세동을 시행하려면 사전에 초음파 검사를 통하여 좌심방 내 혈전 형성 유무를 확인하는 것이 안전하다.

심방 세동은 대부분 발생 3~4일 후 동율동으로 전환되지만 그보다 장기간 지속되면 항응고제와 항부정맥제를 경구용 약제(warfarin : target INR 1.5~2.0, amiodarone 200 mg bid)로 바꾼다.

Ventricular tachycardia(VT) and fibrillation(VF)

심근 허혈로 인하여 발생하는 심실성 빈맥이나 심실 세동 중 가역적인 허혈이 있던 심근에서 발생하는 부정맥은 우회수술 후 허혈이 호전됨에 따라 같이 호전되는 것이 보통이다. 그러나 심근 경색 부위에서 발생하는 심실성 부정맥은 수술 후에도 지속적으로 나타날 수 있으며 허혈 영역이나 심근 경색 부위 혈관이 재관류되면서 악성 부정맥이 나타나는 경우도 자주 볼 수 있다.

심실성 부정맥 발생의 위험 인자로는 심근 경색의 과거력, 불안정형 협심증 혹은 급성 심근 경색으로 수술한 경우, 좌심실 기능 부전, 울혈성 심부전(NYHA class III~IV), 부행혈류 없이 완전 폐쇄된 혈관에 재관류가 이루어지는 경우, 심근 허혈이 남아 있는 경우(불완전 혈류재개, incomplete revascularization), 우회도관의 이상(폐쇄, 협착, 박리, 색전증 등) 등이 있다.

심실성 부정맥의 치료의 첫 단계는 혈중 전해질 이상이나 산염기 균형 이상 등과 같은 화학적 원인을 교정하는 것이다. 드물게 Swan-Ganz catheter나 흉관 등도 심근을 자극하여 부정맥을 초래할 수 있기 때문에 확인할 필요가 있다. 또한 혈역학적 변수들을 안정적인 범위로 유지하도록 노력하고 심각한 부정맥은 의미있는 심근 허혈이 남아 있거나 재발한 경우를 의미하므로 우회도관의 이상이 발생하였을 가능성을 염두에 두고 치료하도록 한다.

Ventricular premature contraction(PVC)과 Nonsustained VT(NSVT)

NSVT는 30초 이내로 지속되는 심실성 빈맥을 말한다. 원인은 심실 기외수축(ventricular premature contraction)과 비슷하며 좌심실 기능이 정상인 경우에도 나타날 수 있다. 이들의 치료는 lidocaine 정주를 우선하고 magnesium, β-blockers나 amiodarone 등을 사용한다. 좌심실 기능 부전이 심한 환자(심실 구혈률 30% 이하)에서는 implantable cardioverter-defibrillator(ICD) 삽입을 고려한다.

Sustained monomorphic VT

심실성 빈맥이 30초 이상 지속되는 경우이다. 심근 경색이 있는 경우, 특히 좌심실 기능 저하가 심하거나 좌심실류가 있는 환자에서 흔히 나타나고 심근 경색 반흔(scar) 부위와 정상 심근의 경계에서 reentry 기전에 의하여 발생한다.

Sustained polymorphic VT with normal QT interval

허혈 심근이나 경색 부위가 재관류되면서 자동능(automaticity)이 증가하는 기전으로 발생하는 것으로 이해되고 있다. 불안정한 혈류역학 상태 등도 원인이 될 수 있지만 특히 수술 후 허혈이 원인인 경우가 대부분이므로 우회도관의 급성 폐쇄나 연축(spasm) 등을 의심하여야 하는 경우이다.

혈류역학적 상태가 유지되는 환자에서는 제세동이나 ventricular overdrive pacing 등을 시도하고 amiodarone 정주로 치료를 시작한다. 그러나 혈류역학적 상태가 급격하게 악화되거나 동맥압 유지가 되지 않으면서 2~3회의 제세동으로 호전이 되지 않는 경우에는 즉시 IABP를 삽입한다. IABP로 불충분하다고 예상될 때는 경피적 심폐 보조장치(percutaneous cardiopulmonary support, PCPS)를 삽입하여 체순환 관류를 유지하고 심근 손상의 진행을 막는다. 우회도관의 이상이나 연축을 배제할 수 없는 경우에는 수술실로 옮겨서 재개흉, 문제를 확인하고 교정한다.

Polymorphic VT with QT prolongation (torsades de pointes)

Early afterdepolarization mechanism으로 발생하는 부정맥으로 저칼륨증을 교정하지 않은 상태에서 type IA나 type III 항부정맥제를 사용하는 경우 발생할 수 있다. 그 밖에 metoclopramide, droperidol, 고용량의 haloperidol(〉 35 mg/day) 등과 약제의 부작용으로 발생한다.

치료는 우선 제세동을 하면서 potassium을 보충하고 magnesium 1~2 g, β-blockers 등을 투여한다. 90~100회/분의 속도로 ventricular pacing을 하거나 isoproterenol(1~4 μg/min)을 투여하기도 한다.

저심박출증

일반적으로 심폐바이패스를 가동하여 심정지 상태를 거친 수술 후에는 심근 허혈과 재관류 손상 등의 원인으로 인하여 수술 후 6~8 시간까지는 심근 기능이 떨어지지만 대개 24시간 이내에 회복이 된다. 따라서 이 기간 중에는 심근 기능을 돕기 위한 약물 요법이 필요할 수 있다.

심근 기능이 감소하여 심박출지수(cardiac index)가 2.0 L/min/m² 미만으로 저하되면 저심박출증으로 정의되며 표와 같은 징후들이 동반된다(Table 15-5).

TABLE 15-5.
Signs of low cardiac output state

1. PCWP 〉 20 mm Hg
2. SVR 〉 1500 dyne-s/cm⁵
3. Peripheral manifestation
   Poor peripheral perfusion with pale, cool and sweating skin
   Poor urine output, 〈 0.5 ml/kg/h
4. Central sign
   Pulmonary congestion and hypoxia
   Metabolic acidosis

심박출량이 감소하는 원인으로는 심실 수축 기능 저하, 혈관내 volume 부족, 말초혈관 저항 증가, 부정맥 등을 생각할 수 있다. 저심박출증을 확진하고 원인을 감별하기 위해서는 동맥 혈압뿐 아니라 Swan-Ganz catheter를 통하여 심박출량(혹은 심박출지수), 우심실 충만압, 좌심실 충만압, 심박수, 체혈관 저항, 폐동맥 저항 등을 측정하는 것이 필요하다. 특히 저심박출증이 있고 혈류역학 상태가 불안한 경우에는 이와 같은 지수들을 간헐적으로 측정하는 것보다는 continuous cardiac output monitor를 통하여 지속적으로 추적하는 것이 치료에 큰 도움이 된다. 우심실 충만압은 중심 정맥압과 같고 우심실의 수축 기능 및 전부하 상태를 반영한다. 좌심실 수축 기능과 전부하 상태를 나타내는 좌심실 충만압은 좌심실 이완기말 압력이나 좌심방압으로 반영되지만 중환자실에서 이들 지수를 직접 측정할 수 없다. 대신 승모판막 질환이나 폐질환이 없는 경우에는 폐동맥 이완기압, 폐동맥 쐐기압(pulmonary capillary wedge pressure, PCWP)으로 대신할 수 있다(Table 15-6 Figure 15-2).

저심박출증에 대한 일차적인 치료는 표에 정리한 바와 같

TABLE 15-6.
Basic approach to hemodynamic problems

BP	PCWP	CO	SVR	Treatment
↓	↓	↓	↓	Volume
N	↑	N	↑	Venodilator or diuretic
↓	↑	↓	↑	Inotropics
↑	↑	↓	↑	Vasodilator
↑↓	↑	↓	↑	Inotrope/vasodilator/IABP
↓	N	N↑	↓	α-agent

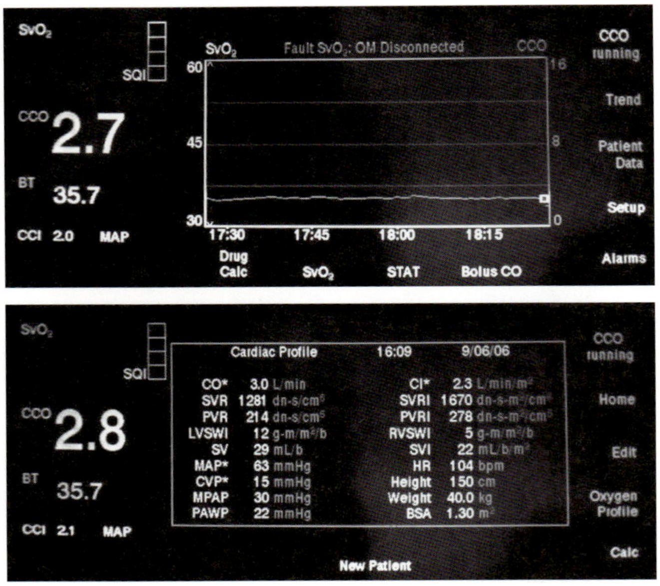

Figure 15-2. Display of continuous cardiac output monitor

TABLE 15-7.
General principles of management of LCOS

1. Check correctable causes (ventilator, acid-base & electrolyte imbalance)
2. Correct ischemia or coronary spasm
3. Maintain enough preload (PCWP or LAP=18~20 mm Hg)
4. Maintain heart rate (90~100/min with pacing)
5. Control arrhythmia
6. Maintain hematocrit ≥ 25%
7. Use situation-specific cardiotonics
   CI 〈 2.0 L/min/m² : epinephrine, dopamine (low SVR), dobutamine (high SVR)
   Milrinone
   IABP
   SVR ≥ 1500 *dyne-s/cm⁵* : nitroprusside (high filling pr., SVR, BP), nitroglycerin (high filling pr., coronary spasm)
   Low BP, low SVR : norepinephrine (marginal CO), Phenylephrine (good CO)

다(Table 15-7).

우심실 기능 부전

관상동맥 우회수술 환자에서 볼 수 있는 우심실 기능 부전의 가장 많은 원인은 우측 관상동맥 근위부 폐쇄에 의한 급성 심근 경색으로 수술 한 경우이다. 그 밖에 좌심실 기능 부전이 있는 상태에서 수술 중 과량의 수액 주입, 좌심실 기능 악화나 호흡기 문제에 의한 폐동맥압 상승 등이 초래되는 경우에도 우심실 기능 부전이 발생할 수 있다. 이런 요인이 없는 환자에서 수술 후 우심실 기능이 저하된 소견을 보이면 수술 중 부적절한 심근 보호, 공기나 혈전에 의한 우측 관상동맥 색전증, 우측 관상동맥에 연결된 우회도관의 폐쇄 등을 생각하여야 한다. 후자의 두 경우에는 대부분 심폐바이패스 이탈 직후부터 중환자실 도착 후 수시간 경과하기까지의 기간에 급격한 혈류역학의 악화나 심정지로 나타나게 된다. 이에 대한 치료는 표에 정리한 바와 같다(Table 15-8).

TABLE 15-8.
Management principles in right ventricular failure

1. Maintain adequate preload (CVP 18~20 mm Hg, not exceed 20 mm Hg)
2. Maintain AV conduction with pacing
3. Maintain adequate BP with inotropes/IABP
4. Lower RV load and increase RV contractility
   correctable causes (ventilator, acid-base & electrolyte imbalance)
   inotropes
   Milrinone
   NO inhalation
   PGE_1
5. Maintain adequate LV contractility
6. RVAD

심폐바이패스 이탈 곤란 (CPB weaning failure)

심폐바이패스를 사용한 관상동맥 우회수술 후에 심폐바이패스로부터 이탈이 어려운 경우는 수술 전 급성 심근 경색에 의하여 광범위한 심근이 손상받은 상태에서 관상동맥의 재관류에도 불구하고 심근 수축력이 바로 회복되지 않거나(stunning) 비가역적인 손상이 발생한 경우가 가장 많다. 수술 전 심인성 쇽상태에 있지 않던 환자가 심폐바이패스로부터 이탈이 되지 않는 경우에는 부적절한 심근 보호, 우회도관의 실패, 완전 폐쇄되었던 동맥의 혈류 재개에 따른 재관류 손상 등이 원인이다. 부적절한 심근 보호는 심정지액의 주입 과정이나 간격 등에서 문제가 있었던 경우도 있지만 수술 중 좌심실이 과도하게 팽창된 채 장시간이 경과한 경우도 포함된다(Table 15-9).

TABLE 15-9.
Causes of CPB weaning failure

1. Incomplete revascularization, failure of bypass graft
2. Inadequate myocardial protection :
   LV distension, inadequate cooling, inadequate cardioplegia, air in coronary artery, prolonged CPB
3. Reperfusion injury
4. Inadequate preload or overload (ventricular distension)
5. Unstable cardiac rhythm
6. Low systemic vascular resistance

일차 심폐바이패스 이탈이 실패하면 즉시 심폐바이패스를 재가동하고 심근이 휴식하는 상태에서 충분한 혈류 공급을 받도록 20~30분간 심장이 충분히 비워진 상태에서 수축을 하도록 유지한다(empty beating). 이 상태에서 심근 수축 강화제 정맥주사를 시작하거나 증량하며 경식도 초음파 검사와 우회도관 혈류량 측정을 통하여 교정 가능한 원인을 찾도록 한다. 도관의 실패나 혈류 부족이 의심되는 경우 우선 동맥도관의 연축(spasm) 발생 가능성을 배제하여야 한다. 연축이 의심되면 혈관 이완제를 투여하면서 기다릴 수 있다. 그렇지 않은 경우에는 즉시 복재정맥을 채취하여 문제가 발생한 영역에 우회도관을 추가한다(Table 15-10).

TABLE 15-10.
Management of CPB weaning failure

Pharmacological treatment		
RV failure	*LV failure*	*Biventricular failure*
Milrinone	Dopamine	Dopamine
Norepinephrine	Dobutamine	Epinephrine
Nitric oxide inhalation	Epinephrine	Dobutamine
Isoproterenol	Milrinone ± norepinephrine	Milrinone
PGE_1		Norepinephrine
Epinephrine		
Mechanical treatment		
RVAD	IABP	IABP
	LVAD	ECMO
		BVAD

우회도관의 문제가 아닌 경우 즉, 심근 보호가 충분치 않았거나 재관류 손상 등에 의한 것으로 의심되는 경우에는 GIK 용액(50% glucose + regular insulin 80 units/L + K^+ 100 mEq/L, 1 ml/kg/hour infusion) 주입을 시도할 만 하다. 이는 심근 조직 내 혐기성 해당과정(anaerobic glycolysis)을 촉진하여 심근 세포 내 당을 증가시키고 세포막을 안정시켜 부정맥을 억제하는 효과가 있다.

위와 같은 조치에도 불구하고 심폐바이패스로부터의 이탈이 재차 실패하면 대동맥내 풍선 펌프를 가동하고 다시 20~30분 경과하여 이탈을 시도한다. 이 역시 효과적이지 않다면 다음 단계의 기계적 순환 보조를 고려하여야 한다.

Mechanical circulatory assist

Intraaortic Balloon Pump (IABP)

대동맥내 풍선펌프는 간단하게 시행할 수 있고 비교적 안전하기 때문에 가장 자주 사용되는 일차적인 순환보조 장치이다. 최근에는 혈류역학 상태가 유지되는 환자라 할지라도 우회수술이나 경피적 중재술에 따르는 위험이 높다고 판단되는 경우 예방적인 목적으로 사용하는 경우도 늘고 있다 (Table 15-11).

하행 대동맥 근위부까지 삽입된 풍선이 심장 이완기에 맞춰서 팽창을 반복하면서 이완기 대동맥 압력을 상승시키므로 관상동맥 관류량을 증가시키는 효과가 있다. 또한 수축기에 풍선이 감압되면서 심장의 후부하를 줄여 주고 심근벽의 긴장(systolic wall tension)을 완화시키는 효과가 있다. 그 결과 심근의 산소 요구량 대비 공급량의 비(supply-demand ratio = diastolic pressure-time index/tension time index)를 증가시키면서 심박출량을 최대 10~15% 증가시키는 효과가 있다(Figure 15-3).

일반적으로 풍선 용량이 40 cc인 카테타를 많이 사용하고 체격이 작은 환자에서는 30 cc balloon catheter를 사용한다. Seldinger technique으로 대퇴동맥을 천자하여 삽입하는 방법이 가장 많이 쓰이며 카테타 끝이 좌측 쇄골하동맥 기시부 약 2 cm 아래에 위치하도록 하는 것이 이상적이다. 복부 대동맥이나 장골 동맥의 굴곡이 심하거나(tortuous) 협착 병변이 있는 경우에는 가능한 한 혈관조영실에서

TABLE 15-11.
Indications & contraindications of intraaortic balloon pumping(IABP)

Indications
1) refractory ventricular failure
2) cardiogenic shock
3) refractory unstable angina
4) impending infarction
5) intractable ventricular arrhythmia
6) prophylactic for high-risk patients for operation or angioplasty
7) failure to wean from CPB
8) support for failed angioplasty
9) bridge to transplantation
10) septic shock
11) mechanical complications of MI : VSD, MR d/t papillary muscle rupture

Contraindications
1) severe aortic regurgitation
2) abdominal or thoracic aortic aneurysm
3) severe calcific aortoiliac disease
4) severe peripheral vascular disease (consider transthoracic approach)
5) aortic dissection

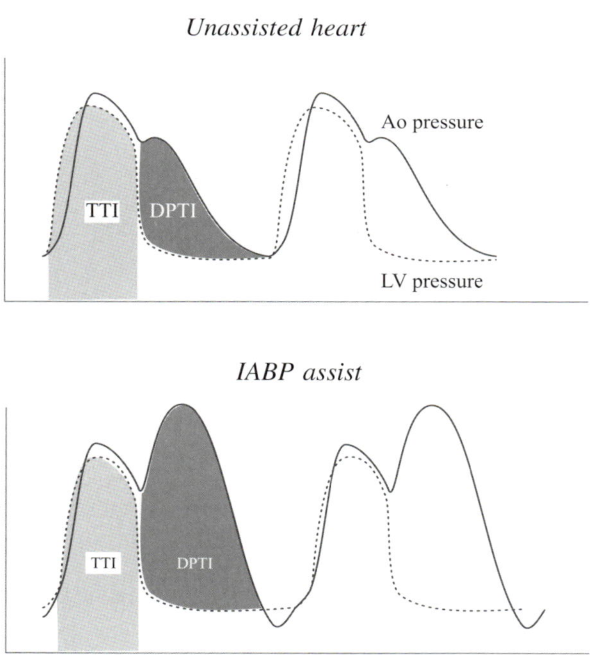

Figure 15-3. Mechanism of cardiac unloading and assist by intraaortic balloon pump

fluoroscopy를 보면서 삽입하는 것이 안전하다. 수술 도중 삽입이 불가피한 경우에는 동맥의 박리나 천공이 발생하지 않도록 극히 조심하여야 하고 정확한 위치는 경식도 초음파의 도움을 받아 확인한다. 경피적 삽관이 되지 않는 경우에는 대퇴동맥을 직접 노출시켜서 purse-string suture를 한 다음 삽입할 수 있고 대퇴동맥의 크기가 너무 작거나 협착 병변이 있는 경우에는 8 mm 직경 인조혈관을 측면에 연결한 다음 이를 통하여 삽입하는 방법을 취하기도 한다. 복부 대동맥이나 장골동맥의 병변 때문에 대퇴동맥으로의 삽입이 불가능한 경우에는 상행 대동맥을 통하여 삽입하는 방법도 있다(Figure 15-4).

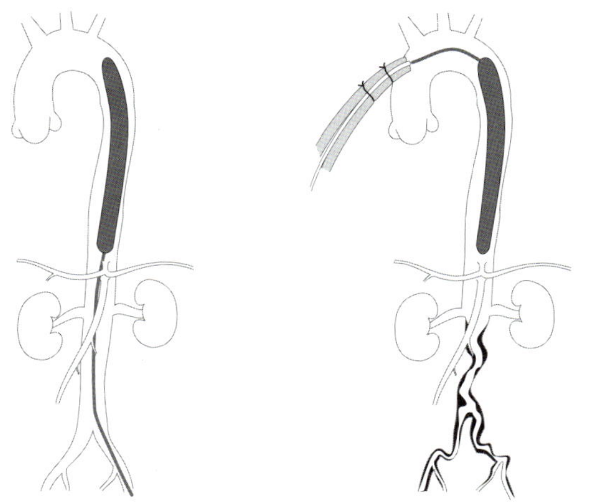

Figure 15-4. Adequate location of intraaortic balloon pump

카테타 삽입 후에는 심장 수축 주기에 맞춰서 풍선 팽창이 반복되도록 심전도 혹은 동맥압 파형 중에 택일하여 trigger를 선택한다. 보통은 심전도를 선택하지만 부정맥이 심한 환자나 QRS파의 크기가 너무 작은 경우에는 동맥압 파형을 선택한다. 심실 이완기에 풍선 팽창기가 일치하도록 조절하여야 효과적인 보조를 할 수 있다(Figure 15-5).

대동맥내 풍선 펌프 사용에 따른 합병증 중 가장 흔하고 심각한 것은 삽입 경로로 사용되는 대퇴동맥과 장골동맥 및 하행 대동맥에 발생하는 합병증이다. 삽입부 출혈처럼 대처가 어렵지 않은 경우가 대부분이지만 장시간 사용시 하지의 허혈이 초래될 수 있고 드물게 삽입 과정에서 동맥 천공이나 박리증이 발생할 수 있다. 또한 혈소판 수치가 감소하고 출혈성 경향이 합병할 수 있다. 따라서 대동맥내 풍선 펌프

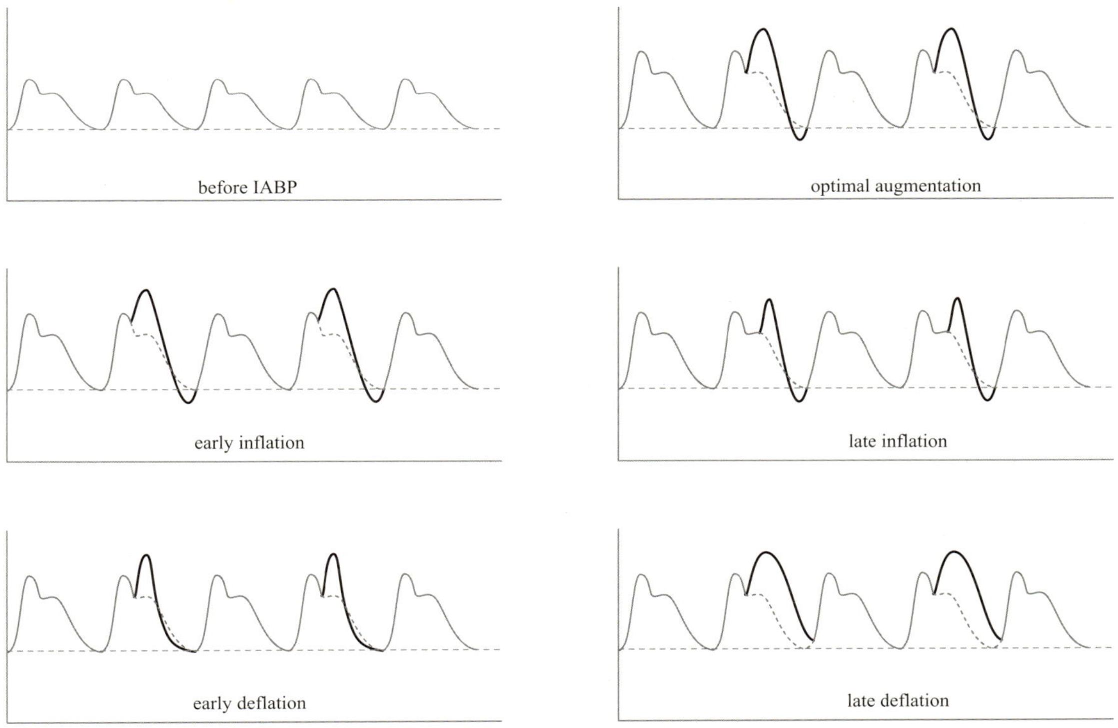

Figure 15-5. Various arterial blood pressure waveforms during intraaortic balloon pumping

를 사용하는 환자는 수시로(매 2시간마다) 하지의 관류 상태를 점검하고 Doppler를 이용하여 동맥의 맥박을 확인하여야 한다. 출혈 합병증이 없는 경우 heparin 지속 정주를 시작하여 activated clotting time을 180초 전후로 유지한다. 매일 혈소판 수치를 검사하여 필요시 혈소판을 수혈한다.

혈역학 상태가 호전되어 소량의 약물 주입 중에도 심박출지수가 2.2 L/min/m² 이상 유지되고 심실성 부정맥이 발생하지 않으면 이탈을 시도한다. 이탈을 위해서는 2~4시간 간격으로 우선 보조 빈도를 1 : 2 → 1 : 4 순으로 낮추고 이어서 같은 시간 간격으로 풍선의 팽창 용적을 20%씩 줄인 다음 제거한다. 제거하기 2시간 전에 heparin 주사를 중단해야 하기 때문에 풍선 팽창 용적이 10 cc 이하인 채로, 혹은 가동을 중단한 채로 30분 이상 경과하면 동맥 내에 혈전이 생성될 위험이 높아진다. 카테타를 제거한 후에는 바로 대퇴동맥을 압박하지 않고 몇 초간 혈액이 분출되도록 해서 혹시 있을지 모로는 혈전이 배출되도록 한 다음 30분 이상 압박하여 지혈한다. 너무 심한 강도로 장시간 압박하면 하지의 허혈이 생길 수 있으므로 경골동맥의 맥박과 하지의 피부색을 관찰하면서 압박 강도를 조절해야 한다.

Ventricular Assist Device (VAD)

최대한의 약물 치료와 대동맥내 풍선 펌프 삽입 후에도 심박출량이 충분치 않을 경우 환자의 생존을 기대하기 위해서는 다음 단계의 기계적 순환 보조 장치가 필요하다(Table 15-12).

TABLE 15-12. Hemodynamic indications for ventricular assist device(VAD)

1. Left ventricular assist device (LVAD)
Systolic BP 〈 80 mm Hg
LAP 〉 20 mm Hg
SVR 〉 2100 dyne-s/cm⁵
Urine output 〈 20 ml/h
2. Right ventricular assist device (RVAD)
Mean RAP 〉 20 mm Hg
LAP 〈 15 mm Hg
No TR
3. Biventricular assist device (BVAD)
LAP 〉 20 mm Hg
RAP 〉 20~25 mm Hg
No TR
Inability to maintain LVAD flow 〉 2.0 L/min/m² with RAP 〉 20 mm Hg

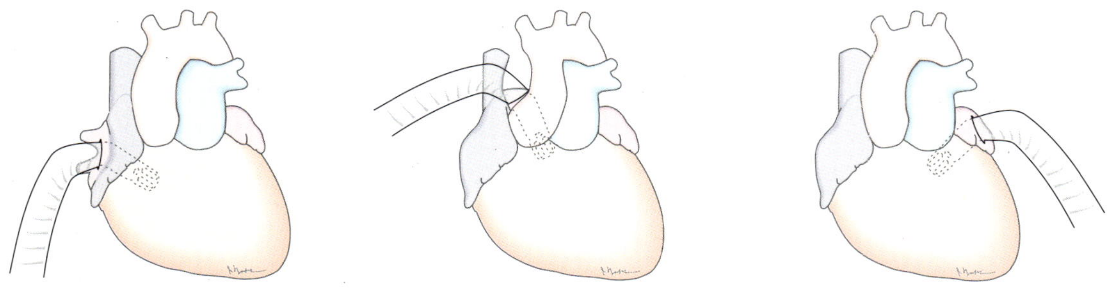

Figure 15-6. Left atrial cannulation for mechanical assist of the left ventricle

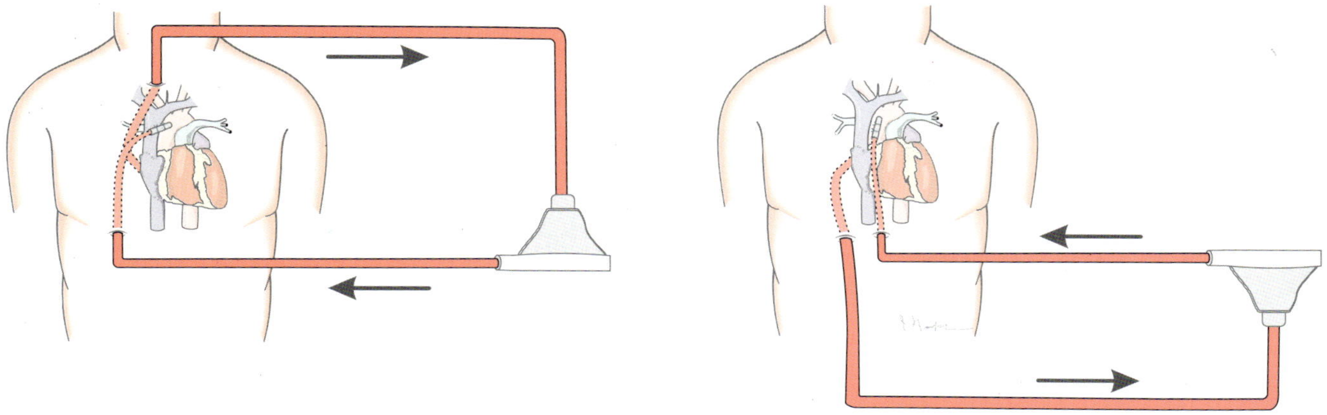

Figure 15-7. Cannulation for left ventricular assist

구미에서는 심한 심부전 환자에서 심장 이식을 위한 대기 기간 중의 보조(bridge to transplantation)나 심근 기능 회복을 기대하면서(bridge to recovery) 수개월 이상 사용이 가능한 심실 보조장치가 여러 제품이 있다. 그러나 아직 국내에서는 비용, 장착 후 사후 관리 등의 문제가 해결되지 않아 활성화되고 있지 않다. 그러므로 여기서는 현재 국내에서 항상 사용이 가능하고 1개월 이내의 비교적 짧은 기간 보조가 가능한 원심펌프(centrifugal pump)를 이용한 보조 장치에 대해서 설명한다.

수술 후 좌심실 기능을 보조하는 장치(left ventricular assist device, LVAD)를 사용하기 위해서는 좌심방과 대동맥에 삽관한다. 배혈(drainage)을 위한 좌심방 캐뉼라는 interatrial groove에 인접한 부위(우측 상하 폐정맥 사이), 상행 대동맥과 상대정맥 사이의 좌심방 윗벽(left atrial roof), 좌심방이(left atrial appendage) 등에 삽입한다 (Figure 15-6).

대동맥 캐뉼라는 수술 시와 마찬가지로 삽입하고 purse-string suture로 고정하는 방법과 대동맥에 단대측 문합한 8 mm 직경 인조혈관을 통하여 삽입하는 방법이 있다.동맥과 정맥 캐뉼라 모두 정중흉골 절개를 통해서 꺼내지 않고 별개의 작은 절개를 통하여 삽입하고 흉골은 봉합하여야 출혈과 감염 가능성을 줄일 수 있다. 협소한 심낭 공간 내에서 캐뉼라들이 꺾이거나 눌리지 않도록 유연하고(flexible) wire로 보강된(reinforced) 제품들을 선택한다. 좌심방 캐뉼라는 직각형을 선택하는 것이 좌심방 내에서 끝이 좌심방벽에 밀착되어 원활한 배혈이 되지 않는 현상을 방지하는데 유리하다(Figure 15-7).

장기간의 보조를 위해서는 심낭 내에 남게 되는 purse-string suture를 단단히 고정하여 삽관 부위의 출혈을 막는 것이 매우 중요하다. Tourniquet으로 조인 상태에서 그 끝을

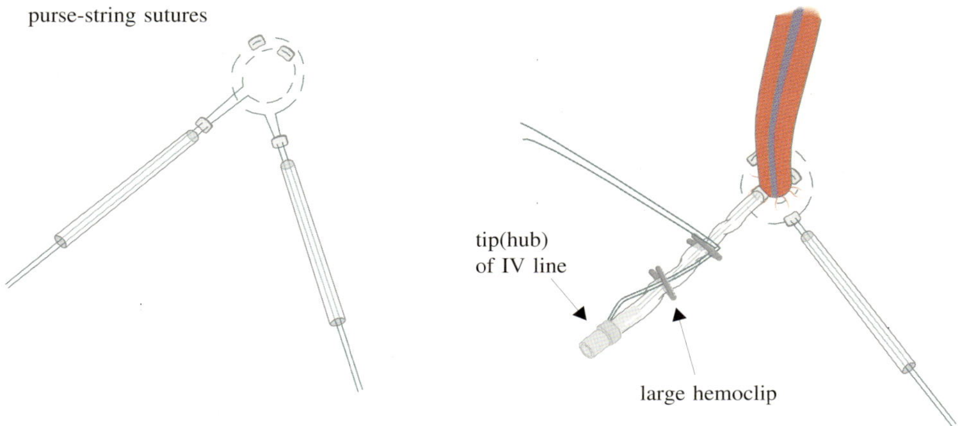

Figure 15-8. Securing of cannulas for ventricular assist

막을 때 수액 연결관(IV extension line) 끝의 hub를 떼어내서 사용하면 잘 고정이 된다. Tourniquet 바깥으로 나온 실도 팽팽하게 당겨서 tourniquet에 여러 개의 hemoclip으로 고정하면 느슨해지는 것을 방지할 수 있다(Figure 15-8).

삽관이 끝나고 펌프를 가동하여 혈류량이 2 L/min/m^2 이상으로 만족스럽고 좌심방 압력이 5~10 mmHg 이하로 충분하게 감압되는 것이 확인되면 흉골 절개 창상을 봉합한다. 중환자실에서 2~3시간 동안 출혈 여부를 관찰한 다음 헤파린을 정주하기 시작한다. Activated clotting time을 150~200초 사이로 유지하는 것을 목표로 한다.

우심실 부전이 일차적 원인일 때는 우심실 보조장치(RVAD)를 사용하게 된다. 처음에는 좌심실 부전이 일차적 원인이라 판단되는 경우에도 실제로는 우심실 기능 저하가 동반된 경우가 많기 때문에 LVAD에 RVAD를 추가하여야 하는 경우도 많다. 삽관 방법은 LVAD 경우와 차이가 없고 정맥 캐뉼라는 우심방이를 통해서, 동맥 캐뉼라는 폐동맥에 삽입한다(Figure 15-9).

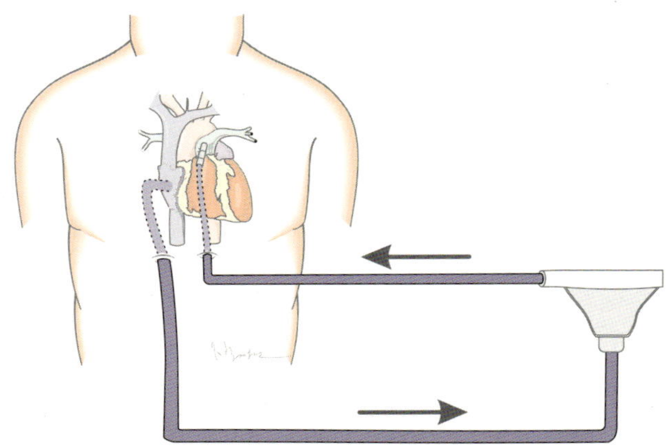

Figure 15-9. Right ventricular assist

Extracorporeal Membrane Oxygenation (ECMO)

관련 명칭 및 심폐바이패스와의 차이

ECMO(extracorporeal membrane oxygenation) 또는 ECLS(extracorporeal life support)는 1개월 이내의 기간 동안 심장 및 폐의 기능을 보조하는 기계적 장치를 총칭한다. 혈액 관류를 위하여 펌프를 사용하고 환기 및 산소 공급을 위하여 산화기(oxygenator)가 포함되는 점에서 동일한 장치이지만 사용 목적에 따라 명칭이 달라진다. 주로 심장 기능의 보조에 목적인 있는 경우에는 cardiopulmonary support(CPS) 또는 extracorporeal cardiopulmonary resuscitation(ECPR)이라 부르고 주 목적이 호흡 기능 대체인 경우에는 extracorporeal membrane oxygenation(ECMO), extracorporeal lung assist(ECLA), extracorporeal CO_2 removal(ECCO$_2$R) 등으로 부르는 것이다. 산화기가 없이 펌프만 사용되는 경우는 심실 보조장치(ventricular assist device)로 바뀌게 된다. 원심펌프를 이용한 ECMO는 상용화된 제품도 있지만 심폐바이패스가 가용한 병원에서는 어

TABLE 15-13.
Advantages and disadvantages of ECMO

Advantages
- Ease of implantation
- Rapid potential for stabilization
- Peripheral cannulation
- Capability for biventricular support
- Accommodation of neonatal size limitations
- Effective oxygenation
- Large international experience (neonate, pediatrics)

Disadvantages
- Requirement for blood prime
- Extensive anticoagulation
- Carotid artery ligation (in neonates)
- Non-pulsatile flow
- Decreased pulmonary blood flow
- Occasional inadequate LA decompression
- Relatively complex circuit
- Lack of durability
- Bleeding tendency and high incidence of neurologic Cx.

TABLE 15-14.
Indications for ECMO

1) Cardiac
- **Bridge to recovery**
  Acute myorcarditis, exacerbation in cardiomyopathy, acute post-transplantation rejection
- **Bridge to transplantation**
  End stage heart disease, prolonged graft rejection Postcardiotomy myocardial dysfunction
- **Malignant dysrhythmias**
- **Urgent indications**
  Cardiac arrest
  a. witnessed arrest, arrest time < 30 min
  b. ongoing electrical activity (VT, VF, pulseless electrical activity)
  c. total ischemic time < 20 min
  d. refractory VT, VF, brief episode of CPR
  e. severe hemodynamic instability despite aggressive management
  Hypothermia
  Anaphylaxis
  Primary cardiac event
  (MI, myocarditis, bridge to transplantation)
  Age under 60
  No other serious disease or disability

2) Pulmonary
- **Acute Respiratory Distress Syndrome**
  Failed conventional therapy (HFV, NO, Surfactant), RSV virus infection, bronchopulmonary dysplasia
- **Severe pulmonary hypertension**
- **Profound Cyanosis**

3) Miscellaneous
- **Myocardial infarction**
- **For the percutaneous coronary intervention in severe myocardial dysfunction**
- **Sepsis**
- **Hypothermia, trauma**
- **Tracheal reconstruction, heart/lung or lung transplantation**

느 곳에서나 가능하다는 큰 장점과 함께 발전된 형태의 상용화된 VAD 장비들과 비교하여 여러 가지 장단점을 가지고 있다(Table 15-13).

ECMO는 수술장 이외의 장소에서 장기적인 목적으로 사용되는 것으로 심장수술을 목적으로 사용하는 심폐바이패스(cardiopulmonary bypass, CPB)와는 차이가 있다. CPB는 정맥 배혈관(venous drainage cannula) 뿐 아니라 suction 및 vent catheter 등을 사용하기 때문에 reservoir가 포함되며 이곳과 순환이 정지된 심장과 폐혈관 등에서 혈류가 정체되므로 충분한 양의 heparin을 사용하여야 한다. 또한 수술 시야의 출혈을 줄이고 높은 관류량으로 인한 위험을 피하고자 관류량을 낮게 유지하며 이를 위해 체온을 낮추고 hematocrit도 낮게 유지한다. 이에 비하여 ECMO는 일반적으로 정상 체온과 정상 관류량을 유지하며 hematocrit도 정상 범위를 유지한다. Reservoir가 없기 때문에 heparin을 적게 사용하게 된다.

나선 코일 형태의 막형 산화기의 개발로 1970년대부터 임상 적용이 시작된 ECMO는 주로 태변 흡입 증후군(meconium aspiration syndrome)이나 신생아 폐동맥 고혈압(persistent pulmonary hypertension of newborn) 등에 의한 신생아의 급성 호흡 부전에서 좋은 성적이 발표되어 왔다. 이후 1980년대 후반에 ELSO(Extracorporeal Life Support Organization)라는 모임이 결성되어 이를 중심으로 ECMO 사용의 database가 구축되었고 임상 적용 범위가 늘어나고 있는 추세이다. 최근에는 내과적인 치료 만으로는 호전이 어려운 성인 호흡 부전 환자들과 급성 심정지나 상태에서의 사용 예가 점차 늘어나고 있고 심실 기능이 크게 저하되거나 혈역학 상태가 불안정한 환자에서 관상동맥 조영술 및 경피적 시술을 안전하게 시행하기 위하여 사용되고 있기도 하다. 원인이 밝혀지지 않은 심정지가 발생한 경우에도 우선 ECMO를 가동하여 전신 관류를 유지함으로써 다음 단계의 검사 및 치료가 시행 가능해질 수 있다(Table 15-14).

장비와 재료

ECMO 장비는 배혈(drainage) 및 관류용 카테터, 튜브, servo-regulating 펌프, gas exchange device(oxygenator), heat exchanger, 감시 및 측정장비 등으로 구성된다.

카테터 및 튜브

카테터에 의해 혈류량이 제한되는 경우가 많은데 동맥 카테터보다는 배액용 카테터의 크기가 더 중요하다. 카테터에 작용하는 저항은 반경의 4승에 반비례하고 카테터의 길이에 비례해서 증가한다. 일반적으로 표기되는 크기는 외경을 기준으로 하기 때문에 두께에 따라 내경이 차이가 나고, 길이 및 모양, side hole의 크기 및 위치 등에 따라서 많은 영향을 받으므로 이를 고려하여야 한다. Circuit의 길이가 짧을수록 저항이 적으며 와류 형성을 막기 위하여 가능한 적은 수의 connector를 사용하는 것이 좋다.

이물질에 의한 염증 반응을 감소시키고 혈소판 활성화 등을 줄이기 위해 헤파린으로 코팅된 장비들이 개발되어 사용되고 있는데 그 장점에 대해서는 아직 논란의 여지가 있다.

펌프

일반적으로 사용되는 펌프는 roller 펌프와 centrifugal 펌프의 두 종류가 있다. 배혈용 카테터에 지나친(>200 mmHg) 음압이 작용하면 공기 방울이 생기는 cavitation 현상 및 용혈, 카테터가 닿는 부위의 혈관 내막 손상 등이 일어날 수 있다. Roller 펌프에서 이런 현상이 더 자주 일어나는데 가장 낮은 위치의 정맥라인에 작은 collapsible bladder를 위치시켜 bladder가 collapse되었을 때 롤러펌프를 중단시키거나 속도를 줄여주는 controller를 연결하여 이런 현상을 예방할 수 있다. 최근 개발된 롤러펌프는 압력 변환기를 통해 측정된 circuit의 압력을 감지하여 롤러펌프를 조절하는 압력 모듈을 가지고 있는 경우도 있다.

Centrifugal 펌프도 지나친 음압에 의해 용혈 및 cavitation 현상이 일어날 수 있다. 특히 신생아에서 낮은 유속에서는 오히려 롤러펌프 보다 용혈이 많이 생긴다는 보고도 있다. 따라서 장기적인 사용을 위해서는 롤러펌프와 마찬가지로 servo-regulation장비를 가지고 있어야 한다.

Gas exchange devices

장기적인 사용에 적합한 oxygenator는 silicone membrane oxygenator로 가스 교환면적 0.4~4.5 m^2의 다양한 크기가 제공된다. 하지만 priming시 시간이 많이 걸리고 oxygenator 전후의 압력 차이가 크다는 단점이 있으며 국내에는 아직 공급이 되고 있지 않다. 일반적으로 수술장에서 사용되는 hollow fiber oxygenator가 최근 ECMO용으로 많이 사용되고 있다. 혈장 누출(plasma leak)이 잘 생기기 때문에 몇 시간 내지 몇 일 밖에 사용하지 못하는 단점이 있기는 하지만 priming이 간단하고 혈액 응고를 막기 위한 물질의 코팅이 용이하며, 작은 크기로 효과적인 가스 교환이 가능하고 혈류에 대한 저항이 작다는 장점을 가지고 있다. 두 가지 종류의 장점을 살린 oxygenator가 개발되고 있는데, 그 중 하나가 polymethylpentene물질로 만든 제품이다.

Heat exchanger

많은 혈액이 실온에 노출됨에 따라 체온이 낮아질 수 있는데, 인공심폐기와 달리 ECMO는 정상 체온을 유지하여야 하는 경우가 많아 특히 신생아에서 반드시 필요한 장비이다.

감시 및 측정장비

장비 중 한 부분이라도 문제가 생기면 치명적인 결과를 초래할 수 있기 때문에 감시 및 측정 장비가 중요하다. 동맥과 정맥의 혈액 가스를 분석하여 효과적인 관류 여부를 측정하는데, ECMO가 활발하게 행해지는 센터에서는 mixed venous oxygen saturation을 실시간 감시하여 조직으로 산

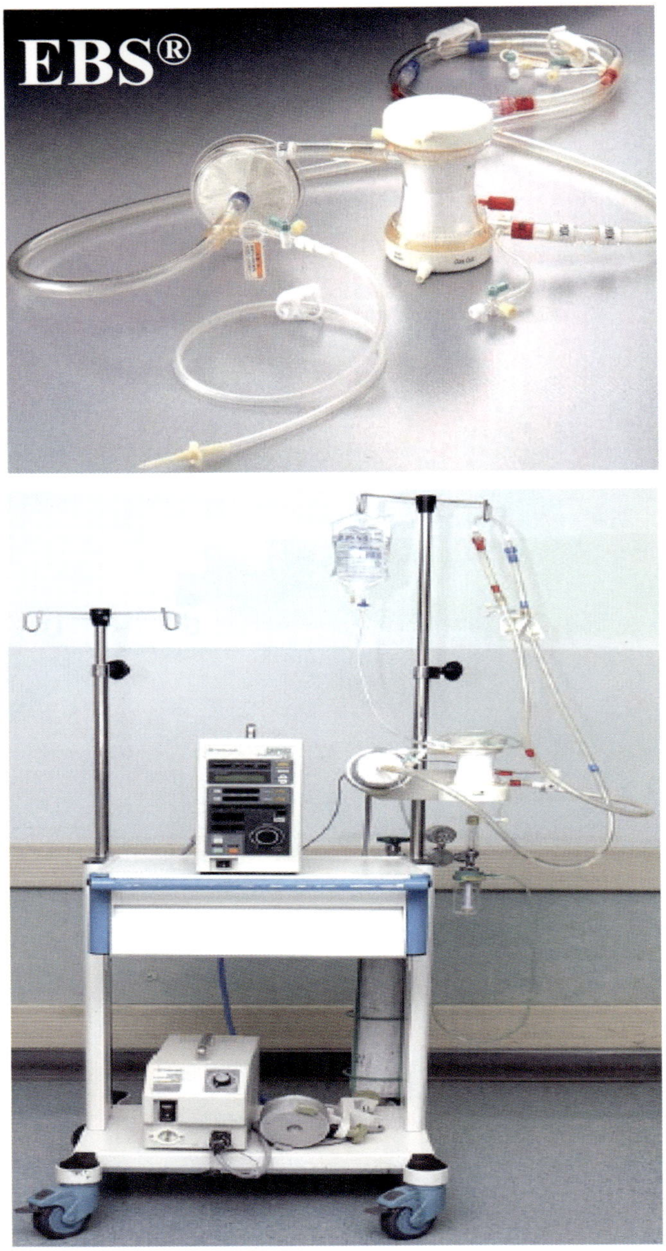

Figure 15-10. Pre-assembled percutaneous cardiopulmonary support circuit and controller

소 공급이 효과적으로 이루어지고 있는지 판단한다. 또한 정확한 관류량을 알기 위하여 유속 측정 장치(flowmeter)를 circuit중간에 연결하여 측정하고, 안전을 위하여 bubble detector를 가지고 있는 경우도 있다.

최근에는 centrifugal pump head와 tube 및 oxygenator가 미리 일체화되어 포장되어 있고 수 분 내에 자동으로 priming되는 기능이 있어 신속하게 가동할 수 있는 제품이 상용화되어 있다(Figure 15-10).

Vascular access

Venoarterial(VA) ECMO의 경우 정맥에 삽입한 카테터로부터 나온 혈액을 oxygenator를 거쳐 관류 카테터를 통해 동맥에 공급하여 폐와 심장 기능을 동시에 보조한다. 이와 달리 venovenous(VV) ECMO는 정맥에서 나와 oxygenator를 거친 혈액을 정맥으로 공급하는 방법으로 호흡 부전 환자에서 폐의 기능만 도와주는 방법이다. 일반적으로 두 군데의 정맥을 통하여 삽관하여(two-site)시행하기도 하지만 double lumen 캐뉼라 하나만을 삽입하여 배혈과 주입을 동시에(one-site continuous flow) 시행하거나 교대로 시행하는(one-site tidal flow) 방법도 있다(Table 15-15, Figure 15-11).

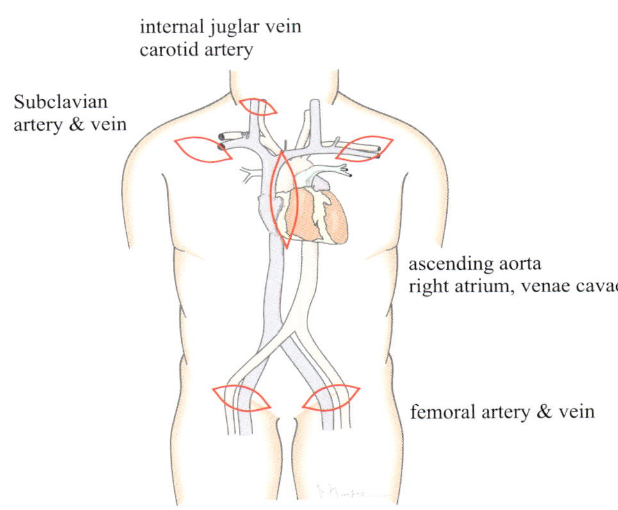

Figure 15-11. Cannulation access for ECMO

Venovenous(VV) ECMO의 장점은 신생아에서 동맥 삽관을 피할 수 있는 장점이 있고 폐혈류 감소에 따른 허혈성 폐 손상의 가능성을 줄이고, 동맥내 혈전 생성 가능성이 없어서 신경학적으로 유리하다. 또한 VA ECMO에서 좌심실의 후부하가 증가하거나 산소화가 낮은 혈액이 관상동맥으로 공급되어 생기는 cardiac stunning의 가능성을 피할 수 있다는 장점도 있다. 또한 산소포화도가 높은 혈액이 폐동맥에 공급되므로 폐혈관 저항을 감소시켜 우심실의 후부하를 줄

TABLE 15-15.
Difference between modes of ECMO

	Venoarterial	Venovenous
Cannulation site	Venous: internal jugular, femoral, right atrium Arterial: femoral, axillary, common carotid, aorta	Only veins
PaO_2	60~150mmHg	45~80 mmHg
Indicator of O_2 adequacy	SvO_2, PvO_2	PaO_2, cerebral SvO_2, transmembrane $DavO_2$
Cardiac effect	preload, afterload, pulse pressure, LV blood to coronary O_2	negligible
O_2 delivery capacity	High	Moderate
Circulatory support	Partial to complete	No direct effect
Pulmonary circulation		
R → L shunt	↓ SaO_2 in aorta	↑ SaO_2 in aorta
L → R shunt	May cause pulmonary congestion and systemic hypoperfusion	May cause pulmonary congestion and systemic hypoperfusion

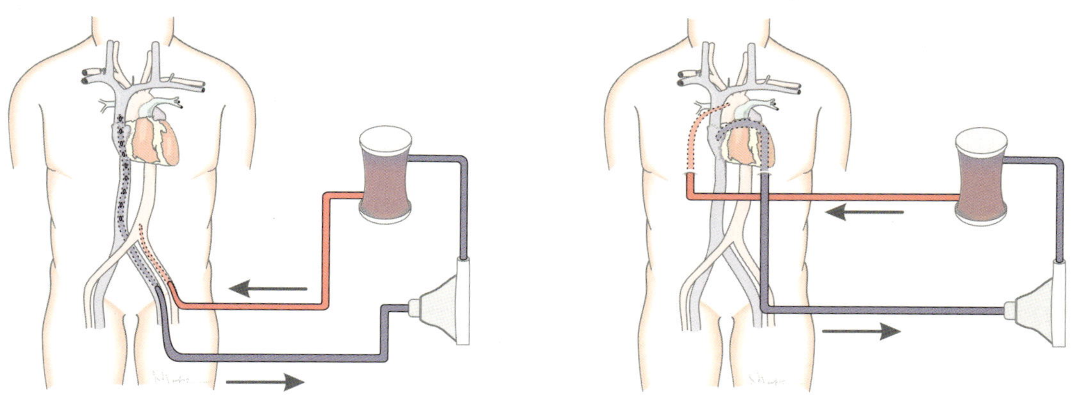

Figure 15-12. Venoarterial ECMO

일 수 있으며 동맥 혈류의 박동성(pulsatility)이 유지되는 것도 장점도 있어 심장 기능이 양호한 호흡 부전에서는 VA ECMO보다 선호되는 방법이다. 하지만 산화기를 거쳐 정맥 내로 관류된 혈액이 다시 배혈관을 통해 빠져 나오는 소위 "recirculation" 현상이 생겨 VA ECMO 비해서는 산소포화도가 낮게 유지된다는 단점도 있다(Figure 15-12, 15-13).

VA ECMO를 위한 동맥 카테터 삽입 전에는 하행 대동맥 및 장골동맥-대퇴동맥 등의 상태를 고려하여야 한다. 하행 대동맥에 심한 동맥경화성 병변이 있어 역행성 관류 시 경화반의 색전 가능성이 높은 경우나 장골동맥 이하에 심한 협착 병변이 있는 경우에는 쇄골하동맥 등 다른 장소를 선택하여야 한다. 대퇴동맥 삽관은 경피적 방법(percutaneous cardiopulmonary support)으로 대부분 가능하고 대동맥이나 쇄골하동맥은 외과적으로 노출하여 8 mm 인조혈관을 문합한 다음 삽관하는 것이 바람직하다. 대퇴동맥에 17Fr 이상 크기의 굵은 카테터를 삽입하면 하지의 혈류 장애가 발생할 가능성이 크므로 원위부 관류를 따로 해주는 것이 좋다. 표재 대퇴동맥(superficial femoral artery)을 천자하거나 후경골동맥(posterior tibial artery)를 절개, 노출하

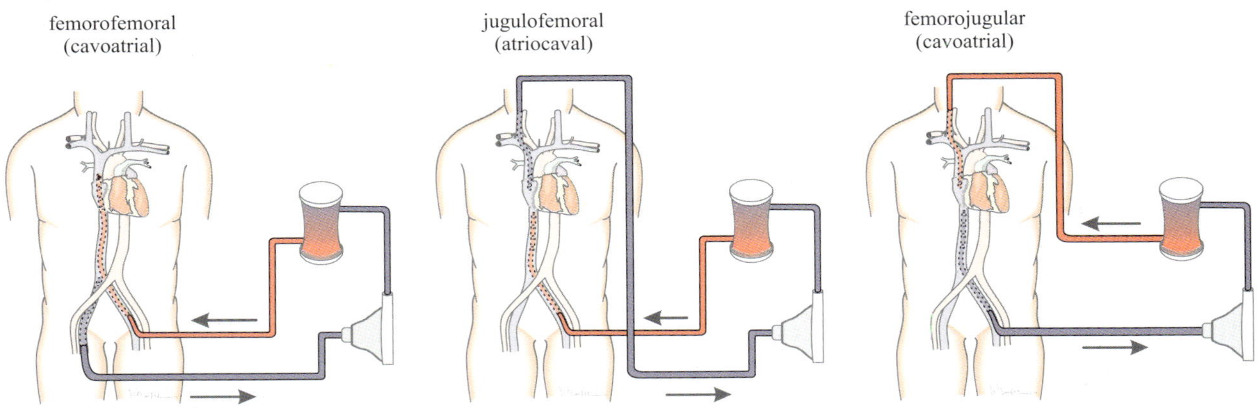

Figure 15-13. Venovenous ECMO

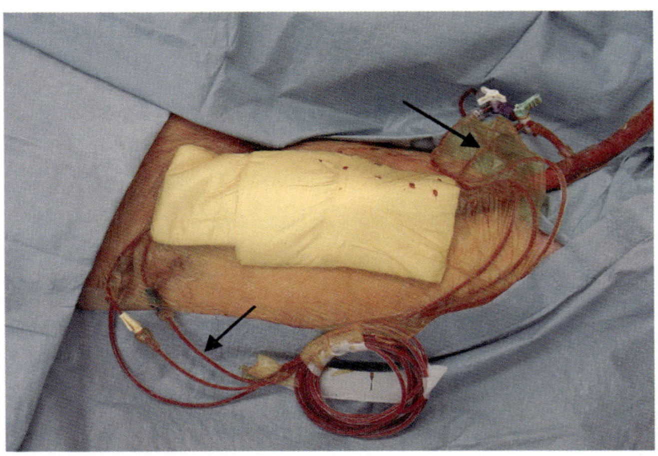

Figure 15-14. Leg perfusion distal to femoral artery cannula

여 중심정맥 삽입용 카테터를 삽입하여 관류시키면 하지 괴사를 막을 수 있는 정도의 혈류를 공급할 수 있다(Figure 15-14).

ECMO 보조 중의 관리

혈류역학 지수

ECMO를 하는 동안 외부에서 조절 가능한 변수는 pump의 회전속도, oxygenator로 유입하는 gas의 flow, 그리고 그 gas 중의 산소 농도(FiO_2) 세 가지이다. Pump의 회전 속도를 조절하여 적절한 관류량(flow)을 유지하는데 2500 RPM 이하에서 flow가 2.5 L/min/m^2 이상 유지되는 것이 정상이다. 평균 동맥압은 60 mmHg 이상 유지하도록 하며 중심정맥압과 폐동맥 쐐기압은 5~10 cmH_2O 미만으로 유지되는 것이 적절하다. 중심정맥의 산소포화도를 측정하여 70% 이상 유지되는 것이 각 조직의 관류가 적절하게 유지되고 있음을 의미하는 것이다.

충분한 flow가 유지되지 않으면 카테터의 크기, 위치 및 혈관내 혈액량(intravascular volume)이 적절한지 점검하고 교정하여야 한다. 이 수치 이상의 중심정맥압은 정맥관을 통한 배혈이 충분치 않음을 의미한다. 좌심실 기능과 충만 정도를 대변하는 폐동맥 쐐기압이 높은 경우, 특히 흉부 촬영상 폐부종이 있으면 좌심실의 감압이 충분치 않음을 의미한다. 그럴 때는 정맥관을 추가하거나 큰 직경으로 바꾸도록 하고 이런 조치로도 호전되지 않으면 좌심방이나 좌심실에 추가로 삽관하여 직접 배혈하도록 해야 한다. 좌심실 기능의 호전 여부 및 감압 상태를 파악하기 위하여 매일 심 초음파 검사를 시행하는 것이 좋다.

ECMO 보조 중에는 inotropic agent를 적은 용량으로 유지하되 좌심실 내 혈액 저류로 혈전이 생기는 것을 예방하기 위하여 가능한 한 자신의 심박출시 동맥압 파형이 나타날 정도로 용량을 정한다. 말초혈관 저항이 낮아서 혈압이 낮을 때는 norepinephrine을 소량 정주한다. 대동맥내 풍선펌프가 삽입된 경우 이를 같이 가동하여 박동성 혈류를 유지하는 것이 바람직하다.

평균 동맥압이 90 mmHg 이상으로 상승하면 좌심실 벽의 부하(stress)를 증가시키고 두개내 출혈 위험을 높이게 된다. 우선 통증을 줄이기 위하여 진통제와 진정제를 투여하고 nitroprusside나 milrinone 등을 사용하여 적정 수준으로 낮추도록 한다.

가스 교환

동맥혈 산소포화도는 지속적으로 monitor하고 동맥혈 가스 분석(arterial blood gas analysis, ABGA)를 수시로 하여 적절한 gas 교환이 이루어지고 있는지 감시하고 동맥 산소 분압 50 mmHg 이상, 산소 포화도 90% 이상, 이산화탄소 분압 35∼45 mmHg 범위를 유지하도록 하여야 한다. ECMO circuit의 출구 쪽(oxygenator를 거친) 혈액의 ABGA도 같이 측정하여 산소 분압 300 mmHg 이상, 이산화탄소 분압 35∼45 mmHg의 수치가 유지되도록 oxygenator로 유입하는 gas의 유량(flow)과 산소 농도(FiO_2)를 조절한다. 유량과 산소 농도를 높여도 ECMO 출구 혈액의 ABGA가 적정 범위로 유지되지 않는 것은 oxygenator의 기능이 충분치 않음을 의미하므로 교환해 주어야 한다. Oxygenator의 공기 출구 쪽에서 거품이 나오기 시작하는 것(plasma leakage)도 교환 시기가 임박했음을 의미하는 소견이다.

항응고

삽관 전에 heparin 50 unit/kg을 정맥 주사하고 이후 10∼50 unit/kg/hr 속도로 지속 정주한다. Activated clotting time(ACT)을 시작 직후에는 매시간, heparin 주입 속도가 안정화되면 4∼6시간 간격으로 측정하여 160∼180초의 범위로 유지한다. 개흉부를 통하여 대동맥과 우심방 등에 삽관하는 경우에는 종격동 내의 출혈부를 철저히 지혈하고 흉골을 봉합하여 출혈이 지속되는 일이 없도록 미연에 방지하여야 한다.

매일 1∼2회 혈구 수를 검사하고 적절한 수혈을 통하여 hematocrit 30∼40%, 혈소판 수치 100,000 이상을 유지하도록 한다. 많은 양의 수혈이 필요한 경우 백혈구가 제거(leukocyte-depleted)된 적혈구 농축액이나 혈소판 농축액을 사용하는 것이 바람직하다. 이상의 수치가 적절함에도 미만성 출혈 경향을 보이는 경우 fresh frozen plasma나 cryoprecipitate 등을 수혈하고 aprotinin을 사용한다.

안정 및 인공호흡기 관리

환자는 치료에 크게 방해가 되지 않는 한 깊은 마취 및 근육 마비보다는 가벼운 sedation 상태를 유지하여서 환자 의식 수준과 운동 기능(motor function)을 평가할 수 있도록 하여야 뇌혈관계 색전증이나 두개 내 출혈 등의 신경계 합병증 발생 여부를 감시할 수 있다.

자신의 폐를 통한 환기가 이루어지고 atelectasis가 생기지 않도록 tidal volume 7 mL/kg, 호흡 수 8/min, positive end-expiratory pressure(PEEP) 5∼10 cmH_2O를 유지하며 호흡압과 산소 농도는 최소로 즉, 20~25 cmH_2O 범위와 0.6 이하로 각각 유지한다.

ECMO oxygenator 출구 쪽 ABGA 수치가 정상임에도 불구하고 환자 동맥혈의 ABGA상 저산소증이나 고이산화탄소증이 있으면 우선 ECMO를 통한 flow를 증가시킨다. Oxygenator의 기능이 정상이고 2.5 $L/min/m^2$ 이상의 flow에서도 이런 소견을 보이면 환자 자신의 폐를 통한 가스 교환을 증가시켜야 함을 의미하므로 호흡압이 과도하게 상승하지 않는 범위 내에서 인공호흡기 보조 횟수, 환기량과 산소 농도를 올려 주어야 한다.

Hemofiltration

소변량이 유지되는 것도 ECMO 보조와 이에 따른 조직 관류가 적절하게 되고 있음을 나타내는 중요한 지표이다. 신장 기능 저하로 시간당 소변량이 50 mL 미만으로 지속되면 hemofiltration을 시작하는데 별도의 카테터를 삽입할 필요 없이 ECMO circuit 중의 stopcock들에 line을 연결하여 그 압력으로 여과가 되도록 하면 된다. 소변량이 유지되더라도 환자의 부종 상태가 심하여 빠른 시간 안에 체내 수분을 제거하고자 할 때도 혈액 여과를 시행할 수 있다. 이 경우 단시간 내에 과도한 수분 제거로 혈관내 혈액량이 감소하면 ECMO flow가 감소될 수 있음에 유의하여야 한다.

용혈(hemolysis)에 대한 대처

ECMO 보조 중 나타날 수 있는 주요 합병증 중의 하나이다. 소변 색이 적색으로 바뀌는 것으로 쉽게 발견되며 매일 혈장 free hemoglobin 수치를 검사하여 발견한다. 카테터의 위치가 잘못되었거나 꺾인 경우, 크기가 너무 작은 경우 등에 발생할 수 있으며 pump의 회전 속도를 높였을 때 연결 tube가 떨리는 현상이 있으면 그 가능성이 높다. 방사선 촬영과 초음파 검사 등을 통하여 이를 점검한다. Oxygenator나 hemofilter도 용혈을 일으키는 요인이므로 용혈이 발생하면 수시간 내에 교환해 주어야 한다. 혈전에 의하여 혈관 내 카테터나 그 주위가 좁아졌을 때도 용혈이 생길 수 있음을 기억해야 한다.

ECMO로부터의 이탈(weaning)

72시간 이내에 1차 이탈을 시도해 본다. 이 시간 내에 이탈이 가능한 경우 이후 생존할 확률이 매우 높다. 반대로 7일 이상 이탈이 불가능한 경우에는 생존 가능성이 급격하게 떨어진다. 많지 않은 용량의 inotropic agent를 사용하는 상황(dopamine/dobutamine 〈 10 μg/kg/min, milrinone 〈 0.5 μg/kg/min, epinephrine 0.05 μg/kg/min 등)에서도 동맥압 파형상 심장 박동에 의한 수축기 파형이 나타나면 좌심실 수축 기능이 회복되고 있음을 의미하므로 이탈을 시도한다. ECMO flow를 20~30%로 줄인 상태에서 심장 초음파로 심장 수축과 충만 상태를 확인하고 동맥압과 폐동맥압의 변화를 보면서 이탈을 하는 것이 바람직하고 이들 지수를 참조하여 수액 주입과 inotropic agent 주사 속도들을 적절하게 올려가며 시도한다. ECMO flow가 낮은 상황에서는 혈전 생성 가능성이 높아지므로 heparin을 증량하여 activated clotting time이 180~200초 이상 되도록 한 다음 이탈을 시도한다.

이탈에 성공하면 카테터를 제거한다. 정맥 카테터 제거 부위는 30분 정도 압박으로 대부분 지혈되면 필요시 피부로부터 깊게 연부조직을 봉합해주면 해결이 된다. 그러나 동맥 카테터는 지혈이 쉽지 않고 차후에 가성 동맥류(pseudoaneurysm) 발생 가능성이 높으므로 피부를 절개하여 동맥을 노출한 다음 6-0 polypropylene으로 직접 봉합하는 것이 안전하다. 대퇴동맥의 천공 위치가 근위부에 있는 경우 노출에 시간이 걸리고 그 과정에서 대량 출혈의 위험이 있다. Inguinal crease보다 높은 위치가 천자된 경우에는 수혈에 대비하고 하복부를 약간 절개하여 외장골동맥(external iliac artery)에 clamping할 공간을 먼저 확보한 다음 대퇴동맥으로 접근하는 것이 안전하다고 생각된다.

창상 합병증

예방과 진단

관상동맥 우회수술 후에 발생하는 창상 합병증은 복재정맥 및 요골동맥과 같은 우회도관 획득 부위에 발생하는 경우와 정중 흉골절개 부위에 발생하는 것으로 나누어 생각할 수 있다.

우선 팔이나 다리의 창상 합병증은 치명적인 경우는 매우 드물지만 수술 후 입원 및 치료 기간을 연장시키고 정상 생활로의 복귀에 큰 지장을 주므로 그 중요성을 간과할 수 없는 합병증이다. 치료보다는 예방이 더 중요하다고 생각되며 정확한 해부학적 지식을 가지고 적절한 부위를 절개, 박리함으로써 불필요한 조직 손상을 줄이는 것이 기본이 될 것이다. 지혈 목적으로 불필요하게 electrocautery를 많이 사용하는 것을 피할 필요가 있다. 복재정맥을 채취할 때는 medial malleolus보다 상방에서 채취를 끝내서 발과 발목 부종의 발생을 피하는 것이 바람직하다. 또한 가능하면 무릎 위 대퇴부 복재정맥보다는 다리의 정맥을 채취하는 것이 창상의 깊이 및 연부조직 손상이 적어서 창상 합병증 발생률 및 통증이나 감각 이상을 피할 수 있는 길이다.

정중 흉골 절개 부위의 감염을 줄이기 위한 예방책으로는 수술 시 철저한 aseptic technique의 준수라는 기본 원칙 이외에 몇 가지 방법이 도움이 된다고 알려져 있다. 흉골 부위와 다리(혹은 팔)에서 사용하는 수술 기구를 분리하고 작업 부위를 옮길 때마다 가운 및 장갑을 바꾸는 것이 권고된다. 많은 환자들이 포도상구균을 보균하고 있으므로 수술 전 비강에 항생제(mupirocin) 연고를 도포하는 것도 감염을 줄이는데 기여한다고 알려져 있다(Figure 15-15). 내흉동맥 획득 시 skeletonization technique을 사용하고 superior epigastric artery와 musculophrenic artery로 분지하는 부위 이전까지만 획득함으로써 흉골의 혈류 공급원을 최대한 보존하는 것이 유리하다고 생각된다. 흉골 절개부로부터의 출혈을 줄이기 위하여 사용하는 bone wax도 사용을 자제하고 대신 Surgicel® 이나 Gelfoam® 등으로 대체하는 것이 좋으며 흉골은 10개 이상의 wire로 봉합하도록 권장된다. 일부 외과의들은 심장이 크지 않은 한 심낭을 봉합해주어서 표층

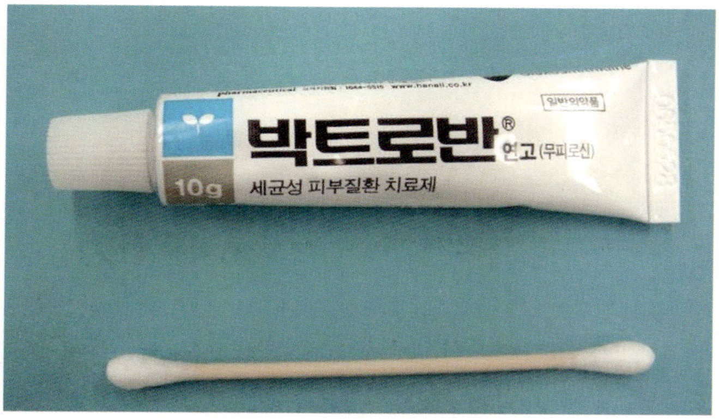

Figure 15-15. Mupirocin ointment

TABLE 15-16.
Measures to prevent sternal wound complications

1) complete bilateral skeletonized technique
2) nasal ointment
3) preserve one of the distal bifurcation of ITA
4) pericardial closure
5) multiple wiring ($\times 10^{-12}$)
6) avoid bone wax
7) saline irrigation(5000 cc~10000 cc)

과 심장을 분리시키는 것, 봉합 전 많은 양의 식염수로 세척(irrigation, 5000~10000 cc)하는 것도 권하고 있다(Table 15-16).

정중 흉골절개부의 창상 감염은 피하 조직과 근막층 일부만을 침범하는 표재성 감염과 흉골 및 심부 종격동 조직까지 침범하는 심부 감염으로 나누며 그에 따라 치료 방침이 달라진다. 창상 감염은 새로운 통증, 발적(erythema), 부종(induration), 압통(tenderness), 발열(fever) 등이 있으면 의심하게 된다. 창상 봉합부가 일부 벌어진(dehiscence) 경우 표재성 감염과 심부 감염 모두 가능성이 있지만 농이 배출되거나(purulent discharge) 흉골의 불안정(sternal instability), 고열 및 심한 통증 등이 동반되면 심부 감염의 가능성에 더 무게를 두고 주의깊게 관찰하여야 한다. 특히 창상에서 농이 배출되고 흉골 봉합부가 일부라도 벌어진 것이 확인되면 심부 창상 감염으로 진단하고 치료한다. 백혈구 수치나 erythrocyte sedimentation rate(ESR), C-reactive protein(CRP) 등의 혈액 검사상 감염 징후가 동반되는 경우가 대부분이지만 이들 검사들이 결코 민감도가 높지는 않으며 임상적으로 감염이 확진된 이후에야 상승되는 경우도 많다. 반대로 임상적으로는 창상 감염의 징후가 뚜렷하지 않더라도 수술 후 5~7일이 경과한 시점에도 이들 검사 소견에 이상이 있는 경우 역시 창상 감염을 염두에 두고 관찰하여야 한다.

치 료

창상 감염이 진단된 경우 첫번째 치료는 우선 화농된 조직이나 종격동에 남아 있는 삼출액을 적절하게 배출(drainage)시키고 괴사 및 감염된 조직을 충분히 절제(debridement)하는 것이다.

표재성 감염인 경우에는 debridement 후 우선 일차 봉합을 고려하지만 절제된 범위가 커서 이것이 불가능할 경우 일정 기간 지나서 granulation tissue가 자라서 연부조직과 피부 결손 범위가 축소된 다음으로 봉합을 미룬다. 이 기간 중에 창상 치유를 촉진하는데 도움이 되는 방법으로 최근 음압 배출 기구(vacuum drainage)가 자주 사용되고 있다. 결손 부위에 tube(20~24Fr chest tube)를 설치하고 sponge를 올려 놓은 다음 Surgi-Drape으로 occlusive dressing하여 음압을 걸어주면 4~5일 후 granulation tissue가 차 올라 결손 부위가 축소되어 봉합이 가능하게 된다(Figure 15-16).

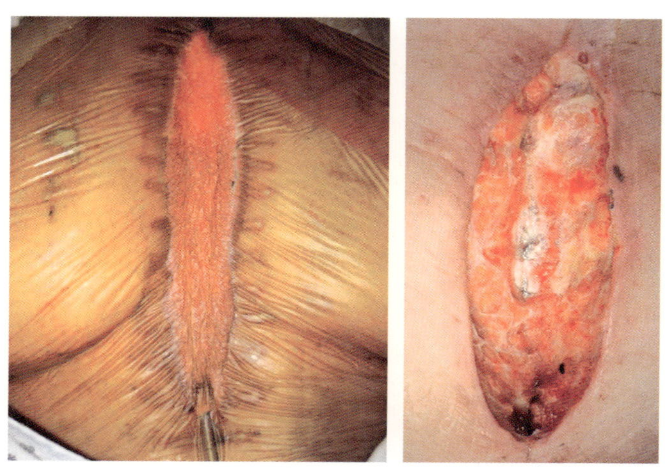

Figure 15-16. Vacuum-assisted drainage for superficial wound infection/dehiscence

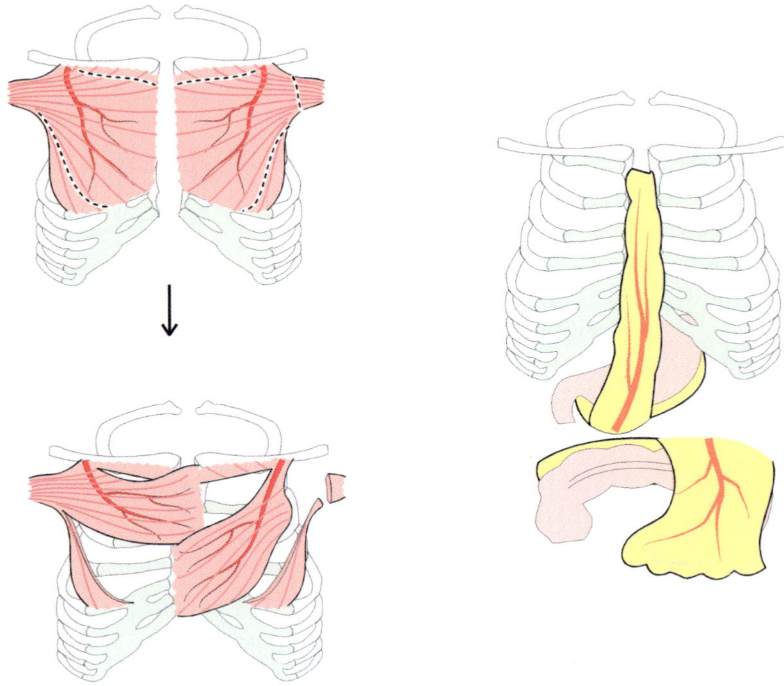

Figure 15-17. Flap reconstruction for deep sternal wound infection

흉골 봉합부가 벌어지고 종격동에서 삼출액이 나오는 경우 감염과 단순한 흉골 불안정을 감별하여야 한다. 이런 경우 오랜 기간 창상을 개방한 채로 관찰하기보다는 수술실에서 절개부를 다시 열어서 종격동 및 흉골의 상태를 육안으로 확인하고 치료 방침을 조기에 결정하는 것이 바람직한 방법이라고 판단된다. 심부 감염의 징후가 발견되지 않은 경우에는 저농도 요오드 용액과 항생제(vancomycin)가 식염수를 많은 양 써서 세척한 다음 다시 봉합하는 것을 일차 시도한다. 감염을 완전히 배제하기 힘든 경우라면 삽입된 흉관을 통하여 2~3일간 세척 관류를 하면서 관찰하는 것도 한가지 방법이다.

흉골을 포함하여 심부 조직의 괴사나 감염이 확실하다고 판단된 경우에는 즉시 괴사된 조직을 완전히 절제한다. 흉골 결손 부위가 크지 않고 일부분에 국한된 경우에는 vacuum drainage로 1~2주일 치료하면 결손부가 축소된 다음 피부와 피하조직만을 나중에 봉합하는 방향으로 진행한다. 결손이 큰 경우에는 인접한 근육이나 대망조직(omentum)을 flap으로 사용하여 결손 부위를 메꾼 다음 피부를 봉합하거나 피부 이식을 하는 방법을 적용해야 한다. 화농성 괴사가 심하지 않고 창상 감염에 동반되는 발열, 백혈구 증가 등이 심하지 않으면 debridement 직후에 바로 flap 봉합을 시도하지만 그렇지 않은 경우에는 debridement 후 창상이 개방된 채로 혹은 피부만 봉합한 채로(이 경우에는 관류세척 및 배액용 흉관을 설치한다) 며칠 간 관찰하여 환자의 상태가 안정된 다음 재건 과정을 시행하는 것이 안전하다. 재건 봉합을 위한 flap으로는 대흉근(Pectoralis major muscle), 복직근(rectus abdominis muscle), 대망조직(omentum) 등을 사용할 수 있다. 대흉근은 흉골절개부 재건에 가장 흔하게 사용되어 온 조직이지만 내흉동맥을 사용한 관상동맥 우회수술 후 환자에서는 내흉동맥으로부터의 혈류 공급원이 없어진 상태이므로 thoracoacromial artery에 의존하는 rotation advancement flap으로 만들어야 하고 이 경우 흉골 절개부 하단 쪽에는 미치지 못하는 경우가 종종 있다. 관상동맥 우회수술 환자에서는 omentum이 유리한 측면이 있으나 조직의 크기나 두께가 환자마다 다양하고 기존에 개복술을 시행받은 환자에서는 사용이 불가능한 경우가 있다는 제한이 있다. 또한 omentum이 통과하는 복막 절개부를 통하여 incisional hernia가 발생하는 경우도 비교적 자주 발생한다(Figure 15-17).

창상 감염의 원인균은 대부분 포도상구균이고 많은 경우

methicillin-resistant 균주이기 때문에 거의 모든 환자에서 vancomycin을 오랜 기간 동안 정주하게 된다. 장기간 정주하는 환자에서 피부 발진(skin eruption)이나 색소 침착이 자주 합병하므로 이를 피하기 위해서는 vancomycin을 100 cc 이상의 생리 식염수에 충분히 희석하여 2시간 이상에 걸쳐 천천히 주사하여야 한다.

수술 전후 수혈량 최소를 위한 대책

여호와의 증인과 같은 종교적인 이유로 수혈을 하지 않고 수술해야 하는 환자들에서 이를 현실화하기 위한 방법이 다양하게 강구되어 왔다. 최근에는 헌혈량의 부족, 수혈에 따른 감염의 전파(AIDS, C형 간염 등)에 대한 우려 등으로 종교와 상관없이 수혈을 피하거나 최소화할 필요가 점차 강하게 대두되고 있다.

관상동맥 우회수술은 심장 자체를 절개하지 않는 수술이기 때문에 심폐바이패스를 사용하는 경우에도 심장 수술 중 실혈량을 줄이기가 가장 용이한 분야이다. 특히 OPCAB 기법을 사용하는 경우에는 심폐바이패스 사용에 수반되는 circuit priming이나 cardioplegic solution 주입에 따르는 혈액 희석을 피할 수 있기 때문에 무수혈 수술 범위를 쉽게 확대할 수 있다. 몇 가지 사항에만 유의하면 수술 전 빈혈이 없는 보통 체격의 성인, 특히 남자에서는 대다수 무수혈 수술이 가능하고 빈혈이 있거나 체격이 작은 여자 환자에서도 기존에 여호화의 증인을 주대상으로 마련되어 있는 다음의 protocol을 적용하면 수혈을 최소화할 수 있다.

수술 전 혈색소 농도가 13 gm/dL 이하이거나 체중이 65 kg 이하인 경우에는 수술 전 혈색소 농도를 14~15 gm/dL 이상으로 증가시킨 다음 수술한다. 이를 위해서는 매주 1회 5,000 IU의 g-erythropoietin을 3주간 피하 주사하는 방안을 취한다. 시간이 촉박할 때는 800 IU/kg을 loading하고 격일로 500 IU/kg을 피하 주사할 수도 있다. 이 기간 중 ferrous sulfate 300 mg을 매일 경구 투여한다. 경구 투여가 불가능한 경우 격일로 주사제(venoforte®) 2 ample을 100 ml 식염수에 섞어 1시간 동안 주사한다.

수술 중에는 우선 마취 후 자가 혈액을 400~500 cc 채취, 보관하였다가 수술 종료 이후 수혈하는 방법(autologous donation)을 생각할 수 있다. 심폐바이패스를 사용하는 수술이나 수술 전 항혈소판제를 최근까지 복용한 환자에서는 출혈을 줄이기 위하여 Aprotinin 100~200만 unit를 사용한다. 심폐바이패스의 산화기와 tubing을 최소 용적으로 줄여서 priming 용적을 줄이는 것도 도움이 된다. 모든 환자에서 cell saver를 사용하여 종격동에 고이는 혈액을 심폐바이패스의 suction이나 cell saver로 모아서 재주입하는 것은 필수적인 방법이다.

수술 수기 상으로도 몇 가지 주의점이 필요하다. 흉골 절개면을 bone wax로 덮어서 출혈을 최소화하고 bone wax 사용을 피하고자 할 때는 Surgicel® 이나 Gelfoam® 등을 사용한다. 일반적으로 사용하는 wall vacuum suction은 사용을 피하고 거즈 역시 사용을 최소화하여 이를 통해 버려지는 혈액을 최소화하면 크게 도움이 된다. 출혈 부위를 거즈로 닦는 대신 cell saver로 흡입하고 불가피하게 사용한 거즈는 새 것으로 바꾸지 않고 짜내서 다시 사용하고 짜내어진 혈액은 cell saver로 모은다. 수술 중에 마취과 쪽으로부터 주입되는 수액량이 과도하지 않도록 주의하고 불가피하게 많은 양이 공급된 경우 이를 감안하여 혈색소 농도가 낮더라도 바로 수혈을 하지 않고 소변을 통하여 과도한 수분이 충분히 배출될 때까지 기다려서 수혈 여부를 결정한다.

혈색소 농도 10.0을 기준으로 수혈 여부를 결정하는 것이 기존의 관행이지만 이를 학술적으로 뒷받침하는 증거는 없다. 많은 연구들은 수술 중 및 회복 기간에 비교적 단기간 7.0~8.0 사이의 혈색소 농도가 유지되더라도 경과에 큰 영향을 미치지 않음을 보여주고 있다. 출혈 예방을 위하여 신선동결혈장이나 혈소판 농축액을 관행적으로 사용하는 것도 효용성이 뒷받침되지 않았으며 정확한 수술 수기, 수술 시간의 최소화, 철저한 지혈 등의 조치로 사용 필요를 최소화할 수 있다고 생각된다.

중환자실에서는 흉관으로 배액되는 혈액을 여과하여 다시 주입하는 방안을 취할 수도 있으나 이 방법은 아직 국내에서는 자주 사용되고 있지 않다. 수술 후에는 조기에 철분제를 복용 시작하도록 한다. Erythropoietin은 수술 후에는 대부분 사용하지 않는다.

참 고 문 헌

1. Bojar RM. Manual of Perioperative Care in Adult Cardiac Surgery. 4th ed. Blackwell Publishing 2005;358-400.
2. Rosenfeldt FL, He GW, Buxton BF, Angus JA. Pharmacology of coronary artery bypass grafts. Ann Thorac Surg 1999;67:878-88.
3. Rosengart TK, Helm RE, DeBois WJ, Garcia N, Krieger KH, Isom OW. Open heart operations without transfusion using a multimodality blood conservation strategy in 50 Jehovah's witness patients: implications for a "bloodless" surgical technique. J Am Coll Surg 1997;184:618-29.

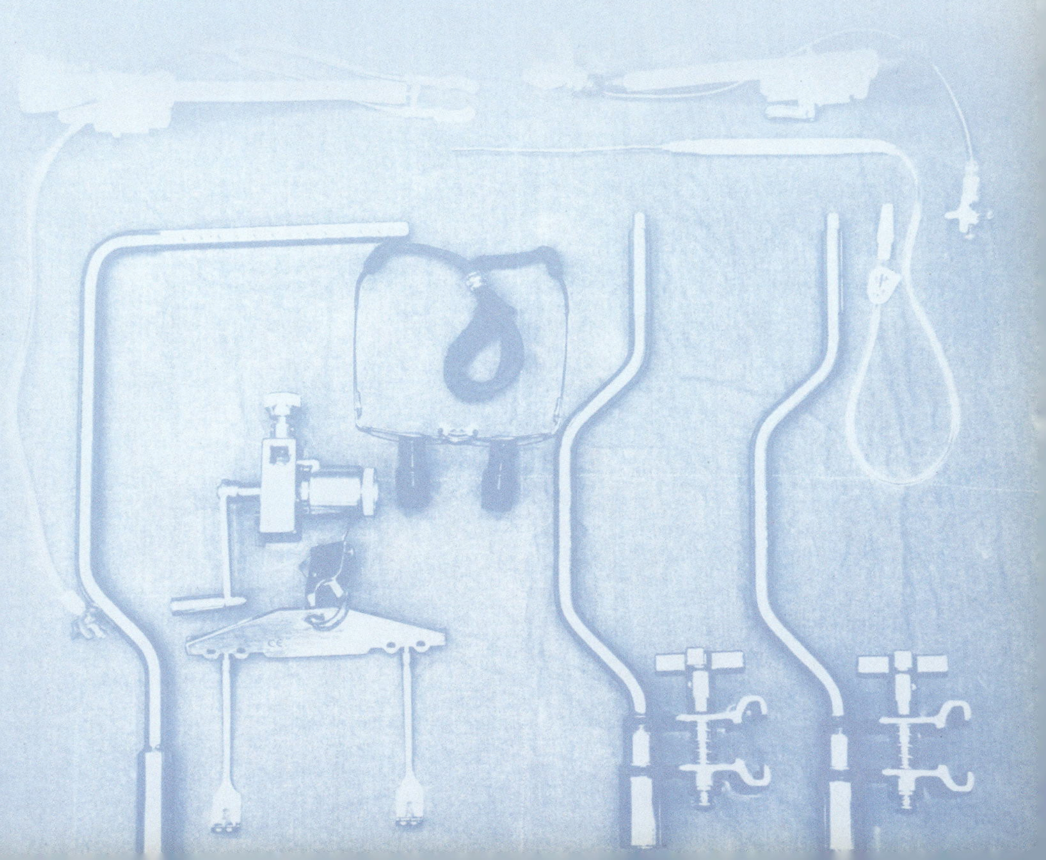

CHAPTER

16

증례와 교훈

Exemplary Cases

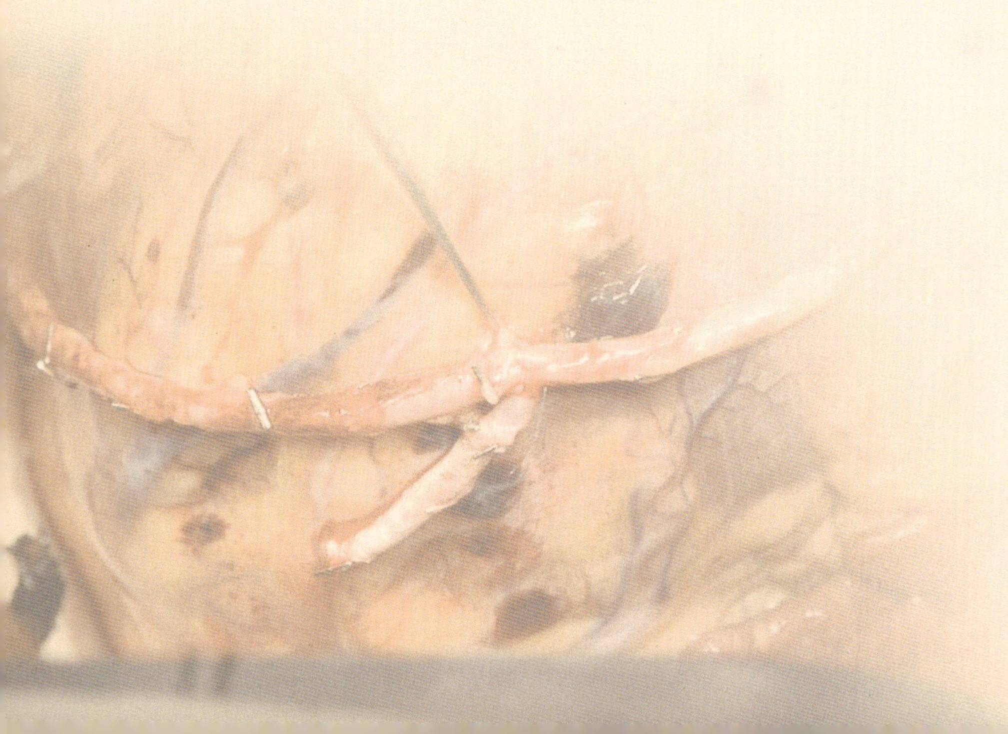

Preoperative cardiac arrest managed with ECMO

- 63-year-old-male, unstable angina with left main & 3-vessel CAD
- s/p CABG(x3) with saphenous vein grafts for 3-vessel CAD 7 years ago
- chest pain at rest consequent to onset of atrial fibrillation at the night before scheduled redo CABG → no response to increased dosage of intravenous nitroglycerin → ventricular fibrillation
- emergency ECMO via percutaneous cannulation of femoral artery(20Fr) and vein(21Fr) after 1-hour-long cardiopulmonary resuscitation
- grand mal seizure after onset of ECMO(probably d/t large dose lidocaine injection during CPR) → recovery of consciousness → transport to operating room
- emergency redo CABG : radial artery from aorta to LAD, RITA(Y from radial artery) to 1st diagonal and 1st obtuse marginal branches(sequential anastomosis)
- weaned from ECMO at operating room → weaned from IABP after 80 hours → discharged in NYHA functional class II after prolonged admission under support with inotropic agents

- *정맥도관만을 사용한 경우의 장기 예후를 보여 주는 대표적인 사례라고 판단된다.*
- *Left main stenosis가 있는 환자가 수술 대기 중 흉통을 호소하면 즉시 수술에 임하는 것이 원칙이다. 불가피하게 지연되는 경우 IABP를 삽입하고 대기하는 것이 보다 안전한 대응책일 것이다.*
- *심정지가 발생한 환자에서 경피적 심폐보조장치(percutaneous cardiopulmonary support, PCPS ; ECMO)의 유용성을 잘 보여 준다. ECMO를 사용함으로써 안정된 상태에서 이후의 치료 방침을 결정하고 수술로 이행이 가능하였다.*

Peri-procedureal(percutaneous intervention, PCI) cardiac arrest managed with ECMO

PCI aided by ECMO for cardiogenic shock/arrest

- 45-year-old-male, unstable angina with single-vessel CAD (restenosis at drug-eluting stent in LAD)
- cardiac arrest at CCU → cardiopulmonary resuscitation for 3 hours → ECMO via percutaneous cannulation of femoral artery(20Fr) and vein(28Fr) → transported to angiography suite → percutaneous intervention: thrombus removal and balloon angioplasty
- weaned from ECMO after 23 hours → weaned from IABP after 44 hours → discharged after 22 days

ECMO for cardiac arrest following complication of PCI

- 70-year-old-female, stable angina with 2-vessel CAD
- cardiac arrest during percutaneous intervention : dissection of LAD and thrombotic occlusion of circumflex artery during LAD angioplasty → cardiopulmonary resuscitation for 30 minutes
- ECMO via percutaneous femoral artery(17Fr) and vein(21Fr) cannulation → transported to operating room
- Emergency CABG : LITA to LAD, saphenous vein graft from aorta to obtuse marginal branch → discharged after 25 days in NYHA functional class I

- *최근에는 복잡한 병변에 대한 경피적 치료의 적응이 확대되면서 시술 중 혹은 시술 직후에 심인성이나 심정지가 발생하는 일이 다시 증가하고 있다. 통상적인 방법의 심폐소생술로 10분 이내에 회복되지 않을 때 PCPS를 조기에 시작하는 것이 심근 손상을 최소화하고 이후의 치료로 이행하는데 크게 도움이 된다.*
- *1시간 이상 심폐소생술을 시행한 환자에서 PCPS를 적*

용할지 여부를 결정하는 것은 쉽지 않은 문제이다. 저자들의 경험으로는 목격자가 있고 효과적인 기도 확보와 심장 압박이 즉시 이루어진 경우에는, 특히 나이가 젊은 환자들은 PCPS를 시작할 만한 가치가 있다. 이후 24~48시간 의식 회복 여부를 관찰하여 PCPS를 지속할 것인지, 수술 등의 다음 단계 치료로 이행할 것인지를 결정한다. 그러나 목격자가 없고 심정지 후 심폐소생술 시작까지의 경과 시간이나 심폐소생술이 적절하게 시행되었는 지를 확인할 수 없을 때는 뇌 손상의 가능성이 매우 높으므로 PCPS를 시행하지 않는다.

Intraoperative cardiac arrest or cardiogenic shock

Stretching and spasm of LITA

- 41-year-old-male, stable angina with 1-vessel CAD(LAD os) mixed with spasm component
- MIDCAB via lower partial sternotomy : LITA to LAD (good flow was confirmed with ultrasonic flowmeter)
- cardiac arrest during wound closure → conversion to full sternotomy and cardiopulmonary bypass → LITA graft looked spastic and under tension : poor flow → addition of a saphenous vein graft from aorta to LAD under beating heart → uneventful course afterwards

- *동맥도관의 기계적 문제나 연축, 혹은 혈류량 부족이 의심될 때는 즉시 정맥도관을 추가하는 것이 안전한 조치이다.*
- *Spasm 요소를 가지고 있는 환자는 경미한 자극에도 수술 직후 spasm이 발생할 수 있으므로 수술 중부터 혈관이완제와 칼슘길항제를 사용하는 것이 바람직하다. 퇴원 후에도 3개월 이상 경구용 칼슘길항제를 사용한다.*

Insufficient flow of composite arterial graft / fatal complication of IABP

- 48-year-old-male, stable angina with left main stenosis (60%)
- hypotension during harvesting of LITA → completion of harvesting of both ITA's under cardiopulmonary bypass → on-pump beating heart anastomosis of LITA to LAD, RITA(Y from LITA) to obtuse marginal branch → unstable hemodynamic condition after weaning from CPB → addition of saphenous vein grafts to LAD and OM, IABP insertion
- 1st postoperative day : stabilization of cardiac function, leg ischemia(myonecrosis) due to obstruction of femoral artery circulation by IABP catheter → fasciotomy
- died of multiorgan failure on 11th postoperative day

- *수술 중 ITA harvesting을 하는 동안 myocardial ischemia의 악화로 stunning이 발생한 것으로 추정되는 경우이다. Stunning이 발생하면 도관 문합에 이상이 없더라도 혈류역학 상태가 불안정하거나 심실성 부정맥 등이 발생할 확률이 높다. 이런 경우 우선 IABP를 삽입하고 30분 이상 관찰한다. 충분히 안정되었다고 판단되면 그대로 수술을 끝내지만 불안정한 상황이 반복되면 도관을 추가한다. 특히 동맥도관만을 사용한 경우에 stunned myocardium에 필요한 만큼 충분한 혈류를 공급하지 못할 수 있다고 생각하기 때문이다.*
- *IABP 관련 합병증 중 vascular access로 사용되는 femoral artery와 관련한 허혈성 합병증의 치명성을 보여주는 예이다. IABP 사용 도중과 카테터 제거 후에도 하지 허혈 여부를 면밀하게 관찰할 필요가 있음은 더 이상 강조할 필요가 없다. 특히 angiography suite가 아닌 중환자실이나 수술실에서 서둘러서 삽입한 경우 합병증 발생 빈도가 높으므로 삽입 직후부터 Doppler 등으로 면밀하게 하지 관류 상태를 관찰하여야 한다.*

Cardiac arrest during OPCAB caused by prolonged regional ischemia due to unexpected complex pathology

- 70-year-old-male, stable angina with 2-vessel CAD

including total occlusion of diffusely diseased LAD
- cardiac arrest during anastomosis of LITA to LAD with OPCAB technique (long distal ischemic time due to endarterectomy and long angioplastic anastomosis) → conversion to cardiopulmonary bypass → completion of LAD anastomosis under cardioplegic arrest, saphenous vein graft from aorta to two obtuse marginal branches in sequential manner
- discharged with depressed LV function and regional wall motion abnormality in LAD territory → recovered to normal after 2 years

- *OPCAB 기법으로 수술을 진행하는 도중에 예기치 않은 복잡 병변을 만나게 되어 허혈시간이 지연될 것으로 판단되면 미리 심폐바이패스를 가동하는 것이 안전하다. 이런 경우에 대비하여 필요시 최대 20분 이내에 심폐바이패스가 가동 가능하도록 수술팀이 훈련되어 있어야 한다.*
- *수술 도중 발생하는 허혈로 인하여 발생하는 국소 심근 수축 기능 장애는 적절하게 대처하면 허혈 시간이 1시간 이내로 짧기 때문에 시간이 경과하면서 회복되는 것이 보통이다.*

Intraoperative myocardial stunning / hypoperfusion after use of composite arterial graft

- 51-year-old-male, unstable angina with left main stenosis and RCA total occlusion(Figure 16-1).
- OPCAB with right gastroepiploic artery to distal RCA, LITA to LAD, RITA(Y from LITA) to OM

- *수술은 완전 폐쇄되어 부행지(collateral circulation)에 의하여 혈류를 공급받는 우측 관상동맥계에 먼저 도관을 연결하기로 하였다. 후하행지의 내경이 작아서 혈류량이 충분치 못할 것으로 판단되어 우측 관상동맥의 원위부를 절개하여 내막절제술(endarterectomy)을 한 다음 우측 위대망동맥을 연결하였다.*

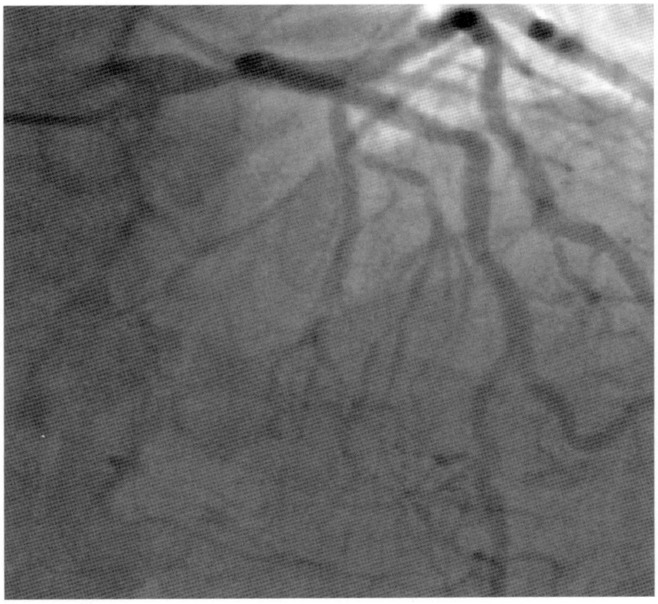

Figure 16.1.

- *이후 양쪽 내흉동맥으로 만든 Y 복합도관으로 먼저 LAD에 연결하였다. LITA-LAD의 혈류량이 30 ml/min 전후로 측정되었다. 심장을 들어 올리고 obtuse marginal branch에 문합을 하는 도중 혈압이 하강하였고 epinephrine을 주사한 직후 심정지가 발생하였다. 수차례 제세동 후 심폐바이패스를 가동한 다음 나머지 문합을 완성하였다. 문합 완성 후 혈류역학 상태 및 심전도 소견에 이상이 없는 상태에서 심폐바이패스를 이탈하였다.*
- *20여 분 후 다시 심정지가 발생하여 심폐바이패스를 재가동하고 복재정맥을 획득하여 LAD와 obtuse marginal branch에 연결하였다. IABP를 삽입, 가동하는 상태에서 심폐바이패스로부터 무사히 이탈되었고 이후 별 문제 없이 퇴원 가능하였다. 복재정맥 연결을 위해 LAD를 절개하였을 때 혈관이 심하게 수축되어 있었고 근위부로부터 혈류가 거의 나오지 않았다.*
- *우측 관상동맥에 도관 문합을 하는 동안 혈압이 낮아서 좌측 관상동맥 영역의 허혈이 진행하고 있었을 가능성이 있다.*
- *좌측 주관상동맥 협착이 있는 불안정형 협심증 환자에서 동맥 복합도관의 사용은 드물게 저혈류 증후군을 초*

래할 수 있고 혈류 부족 시 관상동맥의 연축도 동반될 수 있다.

- 이런 경우 수술 중 칼슘 길항제 투여와 IABP를 조기에 시작하는 것이 도움이 되었을 것으로 판단되었다.

Cardiac arrest or instability after CABG – importance of immediate angiography

Anastomosis narrowing

- 59-year-old-male, stable angina with 3-vessel CAD
- OPCAB with LITA to LAD, RITA(Y from LITA) to diagonal-2nd & 3rd obtuse marginal branches-PDA
- Ventricular fibrillation 3 hours after arrival at ICU → emergency coronary angiography : invisible distal LAD (spasm?) → transported to operating room
- Re-operation : revision of LITA-LAD anastomosis under cardiopulmonary bypass : anastomotic site stenosis was found (toe side stenosis caused by an additional stitch for bleeding control → uneventful afterwards

- 수술 직후에 급성 심근 허혈 event가 발생하면 우회도관 및 문합부위의 문제를 가장 먼저 생각하는 것이 당연하다. 상황이 허락하면 혈관조영술로 문제를 확인하고 긴박한 상황에서는 재개흉하여 육안 관찰과 도관 혈류량 측정 등을 통하여 빠른 시간 내에 원인을 교정하는 것이 절대적으로 필요하다. 심정지가 지속되거나 심실성 부정맥이 반복되는 상황에서는 PCPS(ECMO)의 도움을 받는 것이 허혈성 뇌 손상 및 신부전, 간기능 부전 등의 합병 가능성을 줄이는 길이다.

Anastomosis bleeding

- 72-year-old-female, stable angina with 3-vessel CAD
- OPCAB : LITA to LAD, RITA(Y from LITA) to diagonal-obtuse marginal branches, saphenous vein graft from aorta to PDA
- Sudden ventricular fibrillation at ICU 4 hours after operation with large amount blood drainage from chest tubes → ECMO via femoral artery and veins → transported to operating room and exploratory re-sternotomy : bleeding from LITA-RITA Y anastomosis → repaired with a interrupted suture
- 1st postoperative day : weaned from ECMO → uneventful afterwards

- 어떤 원인에 의한 것이든 수술 후 심정지가 발생하였을 때 일반적인 심폐소생술로 10분 이내에 회복되지 않으면 즉시 ECMO를 준비하여 삽입하는 것이 환자 치료에 큰 도움이 된다. 출혈에 의한 심정지의 가능성이 높은 경우에도 우선 개흉부터 하고 보는 것은 오히려 위험할 수 있다. 성공적인 지혈을 하기까지 효과적인 심장 압박이 어렵고 출혈량만큼 수혈이 따라가지 못하여 상황을 악화시킬 수 있기 때문이다. ECMO를 가동하는 상황에서는 volume replacement를 더 빨리 할 수 있고 필요한 혈액을 준비시킨 다음 차분하게 개흉하고 문제를 해결할 수 있는 장점이 있다.

ECMO for unstable patients to undergo angiographic assessment of grafts

- 68-year-old-male, stable angina with 3-vessel CAD, normal LV function
- OPCAB : LITA to LAD (two jump anastomoses), RITA(Y from LITA) to diagonal and obtuse marginal branches, right gastroepiploic artery to two PDA's
- First 7 postoperative days : two episodes of short ventricular tachycardia — spontaneously recovered
- 7th postoperative day : syncope and respiratory arrest following ventricular tachycardia at general ward → transported to ICU and ECMO → emergency coronary angiography : all grafts and anastomoses were patent.

- 9th postoperative day : exploratory re-sternotomy → evacuation of pericardial hematoma, weaning from ECMO → uneventful afterwards

- *ECMO의 도움으로 안정된 상태에서 혈관조영을 시행하여 모든 도관이 양호함을 확인하였으나 우측 관상동맥의 가지 중 비교적 큰 직경의 후측지 하나에 우회술이 되지 않아서 국소 허혈이 발생하였던 것으로 추정한다. Complete revascularization의 중요성을 보여 주는 사례라고 생각되었다.*
- *심낭 내 혈종에 의한 우회도관의 국소 압박 가능성도 전혀 배제할 수는 없었다.*

Hypoperfusion of composite arterial grafts using RGEA for the inflow

- 62-year-old-male, stable angina with 2-vessel CAD, ischemic mitral regurgitation
- CABG with cardiopulmonary bypass and cardioplegic arrest (U-composite graft made with right gastroepiploic artery pedicle and free RITA to diagonal, obtuse marginal, and PDA) + mitral annuloplasty
- Multiple episodes of short ventricular tachycardia from 1st postoperative day → urgent coronary angiography : no flow in the segment of RITA to obtuse marginal and diagonal branches
- Reoperation : CABG : anastomosis of LITA pedicle to RITA → uneventful and no VT afterwards(Figure 16-2).

- *LAD에는 우회가 필요 없었던 경우로 LITA를 남겨 두기 위하여 우측 위대망동맥(RGEA)를 유입원으로 하는 복합도관을 사용하였으나 거리가 먼 대각지까지 충분한 혈류를 공급할 수 없었던 경우였다.*
- *이와 같은 복합도관을 안전하게 사용하기 위해서는 사전 검사를 통하여 celiac trunk 및 RGEA 근위부에 협착 병변이 없는지 확인하고 수술 중에도 RGEA의 내경과 혈류를 확인하여 신중하게 결정하여야 할 것으로 판단된다.*

Myocardial ischemia due to hypotension related with preoperative medication

- 76-year-old-male, stable angina with 2-vessel CAD(LAD & RCA), patent bare metal stent inserted at RCA 5 years ago
- OPCAB : LITA to LAD and diagonal branch (sequential anastomosis)
- 1st postoperative day at general ward : severe hypotension accompanied with ST elevation in pre-

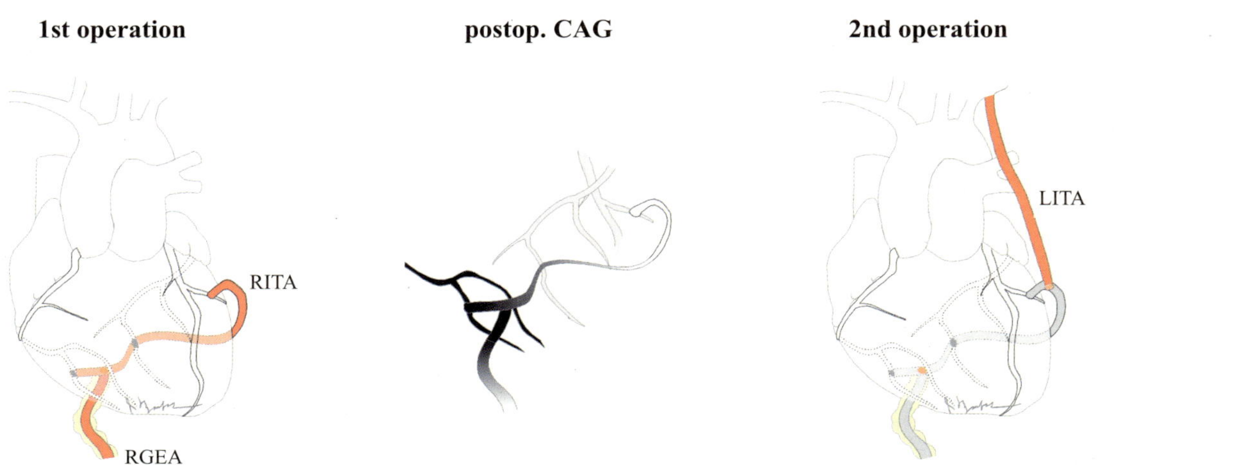

Figure 16.2.

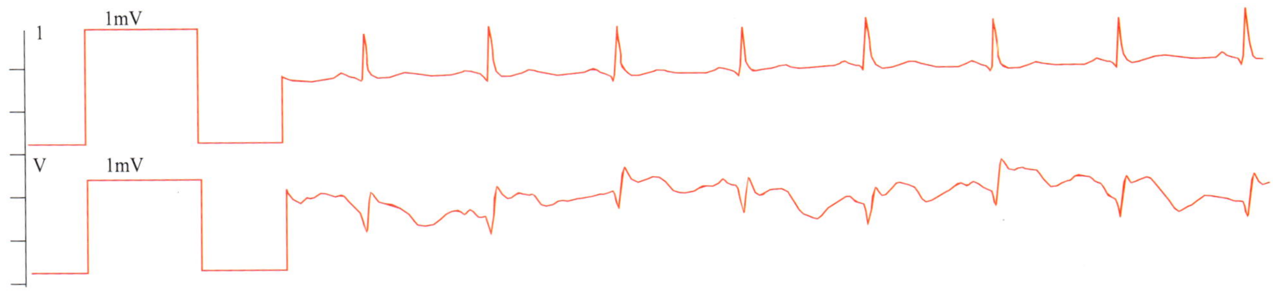

Figure 16.3.

cordial leads of EKG → transported to ICU → echocardiography under high dose inotropic support (epinephrine) : hypokinesia of inferior wall → emergency coronary angiography : good flow through LITA to LAD-diagonal and native RCA and its stent, high LV end-diastolic pressure(17 mmHg), inferior wall hypokinesia in left ventriculography → IABP insertion(Figure 16-3).

- change of epinephrine to norepinephrine, infusion of nitroglycerin and low dose dopamine, oral diltiazem → weaned from IABP on next day → uneventful afterwards

- *저혈압 발생의 원인으로 RCA stent의 thrombosis 가능성을 가장 먼저 생각하였으나 혈관조영술로 가능성이 배제되었던 경우이다. 관상동맥 및 LITA의 spasm 역시 가능성이 있으나 조영술 소견상 역시 관찰되지 않았다.*
- *수술 전 β-blocker와 ACE inhibitor를 사용하였던 환자로 이로 인하여 혈압이 저하되면서 우회도관과 관상동맥 혈류가 감소하여 심근 허혈이 발생하였던 것으로 추측된다. 이런 경우 norepinephrine이 가장 효과적인 약물일 수 있다.*

Thrombosis of drug-eluting stent after staged hybrid procedures

- 75-year-old-female, acute myocardial infarction
- emergency coronary angiography immediately after arrival at emergency room : 3-vessel CAD → insertion of drug-eluting stent into culprit lesion (RCA) → scheduled for elective CABG
- CABG on 7th hospital day : OPCAB with LITA to diagonal and LAD(sequential), RITA(Y from LITA) to obtuse marginal branch
- Resumption of aspirin and clopidogrel on 1st postoperative day → abdominal pain and melena on 3rd postoperative day → clopidogrel was quit
- 6th postoperative day : severe chest pain followed by ventricular fibrillation and arrest at general ward → emergency coronary angiography : patent bypass grafts, total thrombotic occlusion of RCA stent → thrombus removal and balloon angioplasty → IABP for 1 day → uneventful afterwards(Figure 16-4).

- *관상동맥에 stent를 가지고 있는 환자에서 CABG를 시행할 때 수술 전후 항혈소판제의 복용 중단 기간을 최소화하여야 thrombotic occlusion의 위험을 줄일 수 있다. 특히 stent 삽입 후 1년이 경과하지 않는 환자에서는 그 중요성이 더욱 강조된다.*

Postoperative recurrent ventricular tachycardia in ICMP - medical management

- 80-year-old-female, acute myocardial infarction, pre-existing ischemic cardiomyopathy (EF 30%), 3-vessel CAD, preoperative episodes of short-term

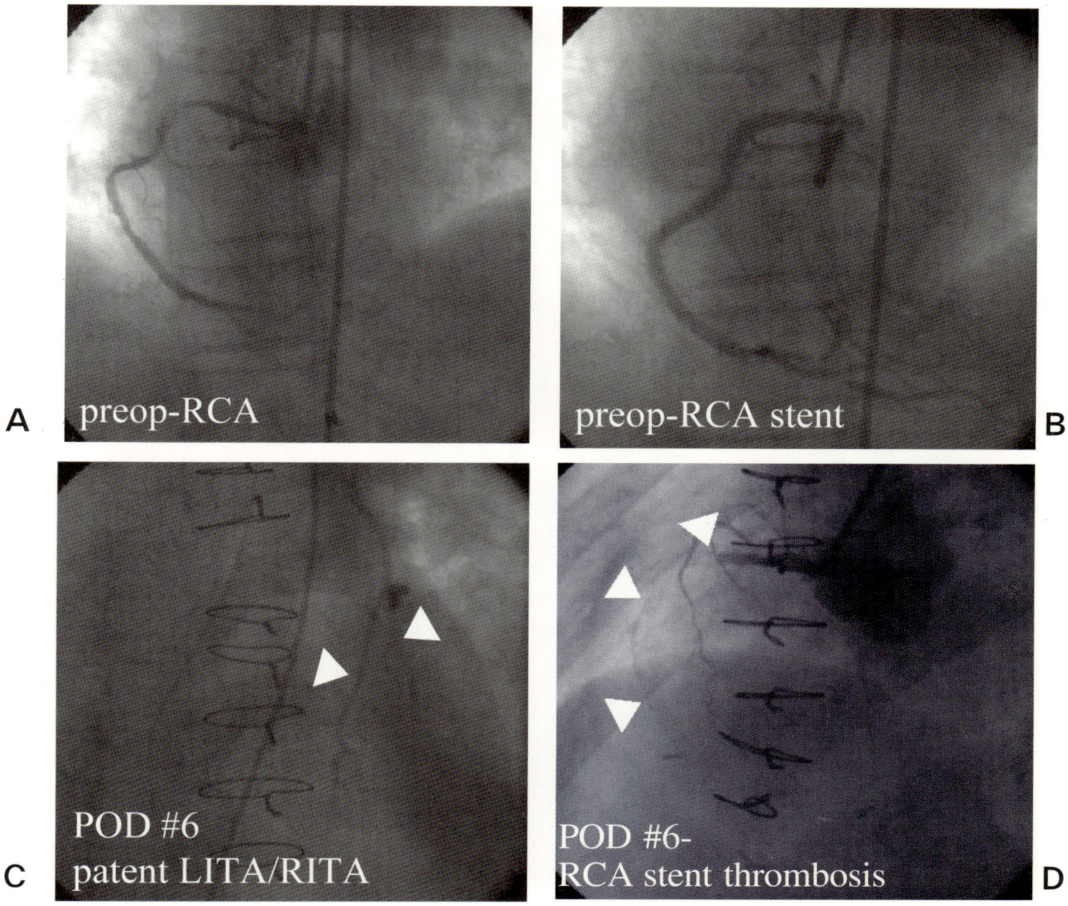

Figure 16.4.

pulseless ventricular tachycardia (spontaneous recovery)

- OPCABG : LITA to LAD, RITA(Y from LITA) to diagonal, 2nd and 3rd obtuse marginal branches, and PDA(sequential anastomosis)
- 1st postoperative day : several episodes of short VT (spontaneous recovery) while on continuous infusion of dopamine, nitroglycerine, epinephrine, and lidocaine)
- 2nd postoperative day : sustained VT → multiple cardioversions and amiodarone infusion, IABP and coronary angiography : all grafts and anastomoses were patent.
- 3rd ~ 6th postoperative day : intermittent VT attacks, satisfactory cardiac output and blood pressure while in sinus rhythm(Figure 16-5).
- 7th postoperative day : multiple episodes of VT and cardioversion → continuous infusion of low dose esmolol(25 μg/kg/min) → decreased frequency of VT attacks
- 15th postoperative day : transferred to general ward under low dose inotropes and oral b blocker

- *허혈성 심근증(ICMP)에서 동맥도관들로 만든 복합도관만을 사용하고 연속문합에 의존하는 우회술은 수술 후 혈류 부족으로 문제를 일으키는 경우가 있어 위험할 수 있는 strategy이다. 허혈성 심근증 환자에서 가능한 한 많은 동맥도관을 사용하는 것이 장기 예후에 유리하다는 보고가 여럿 있지만 수술 직후에 불안정한 상황이 야기될 수 있다는 점을 감안하면 고위험군 환자에서는*

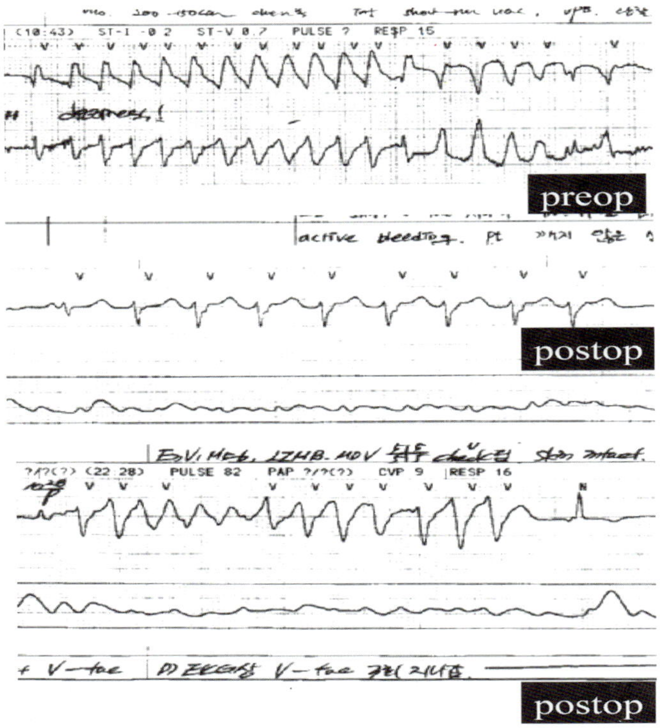

Figure 16.5.

이를 감안하여 도관을 선택하여야 할 것이다. 이런 경우에는 정맥도관도 결코 불량한 도관이라고 말할 수는 없을 것이다.

- 이 증례는 혈류 부족에 의한 것보다는 수술 전부터 존재 하였던 심실성 빈맥의 재발로 판단된다. 기존하는 심근경색과 정상 심근의 경계부위에 있는 유발 focus에서 발생하는 이런 현상은 허혈성 심근증 환자나 최근 급성 경색 경력이 있는 환자에서 수술 후 종종 발생하는 경우이다. 이런 경우 가능하면 electrophysiological study를 통해 focus를 찾아 경피적으로 ablation을 시도하는 것도 방법이겠으나 장기적으로 ICD를 삽입하는 것이 필요할 것으로 판단된다.
- 부정맥이 안정될 때까지 lidocaine, amiodarone 등의 약제와 함께 IABP를 적극 사용하고 필요한 경우 ECMO도 고려한다. β-blocker는 특히 급성 심근경색에서 중요한 부정맥 치료제이지만 심근 수축력이 저하된 경우에는 조심스럽게 저용량부터 시작한다.

Postoperative recurrent ventricular tachycardia in ICMP - ICD implantation

- 64-year-old-male, recent myocardial infarction, ischemic cardiomyopathy(LV EF 25%), moderate to severe ischemic mitral regurgitation, 3-vessel CAD
- CABG (cardiopulmonary bypass and cardioplegic arrest) : LITA to LAD, RITA(Y from LITA) to obtuse marginal-posterolateral branches, right gastroepiploic artery to distal RCA after endarterectomy + mitral annuloplasty
- Recurrent ventricular tachycardia at general ward between 12th ~ 14th postoperative day → transported to ICU & mechanical ventilation + IABP → frequent polymorphic ventricular premature beats → discharged after ICD implantation on 48th postoperative day

- 급성 심근 경색 후나 허혈성 심근증 환자로 심한 좌심실 기능 부전(ejection fraction 25% 이하)을 가지고 있는 경우 적절한 revascularization 후에도 심실성 부정맥이 발생하는 빈도가 높다. 따라서 병력상 그 가능성이 높거나 수술 후 event가 발생하면 ICD 삽입을 적극적으로 고려한다. 일부에서는 심한 좌심실 기능 부전 환자에서 일률적으로 ICD를 삽입하는 곳도 있다.

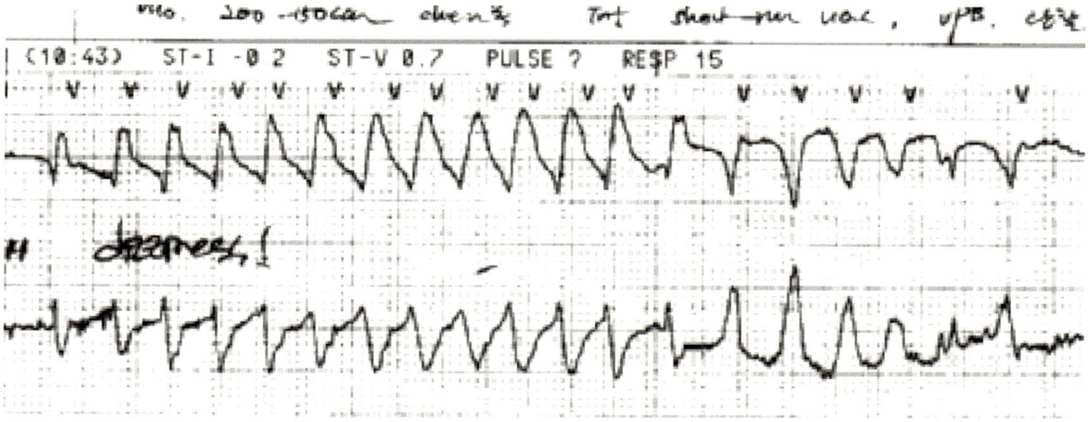

Figure 16.6.

Postoperative recurrent ventricular tachycardia in ICMP – failed medical therapy

- 67-year-old-male, acute myocardial infarction with pulmonary edema, pre-existing ischemic cardiomyopathy (EF 20%), 3-vessel CAD, frequent preoperative episodes of ventricular tachycardia
- preoperative period : diuretic therapy to decrease pulmonary edema for 4 days – frequent episodes of ventricular tachycardia and fibrillation : amiodarone infusion and cardioversion
- on-pump beating heart CABG with LITA to LAD, RITA(Y from LITA) to 1st and 2nd obtuse marginal branches & posterolateral branch
- during the first postoperative night : frequent pulseless ventricular tachycardia & cardiogenic shock → no response to epinephrine, milrinone, lidocaine, amiodarone and multiple cardioversion → expired (Figure 16-6).

- *양쪽 ITA를 이용한 복합도관 만으로는 최근의 경색으로 stunning 상태에 있고 비대 및 확장이 심한 좌심실에 충분한 혈류가 공급되지 못하였을 가능성이 있는 환자이다. 이런 경우 LAD 이외의 분지에는 정맥도관이나 요골동맥을 사용하여 상행 대동맥으로부터 연결하는 방법이 안전한 strategy로 생각된다.*
- *우측 관상동맥 영역 중 후하행지에도 별도의 도관을 연결할 필요가 있었으나 calcification을 동반한 diffuse lesion이 있어 우회를 생략한 것도 결과에 영향을 미쳤을 가능성이 있다. 심근 기능이 감소되어 있는 환자에서는 최대한 complete revascularization을 하도록 노력하여야 할 것이다.*
- *복부 대동맥부터 대퇴동맥까지 심한 동맥경화성 병변이 있어서 수술 전후 IABP를 삽입하지 않았던 경우로 이로 인해 수술 후 가용한 치료 수단에 한계가 있었다. 고 위험군 환자에서는 access가 좋지 않더라도 수술 전 혈관조영실에서 fluoroscopy로 확인하면서 IABP를 삽입하고 수술에 임하여야 할 필요가 있다. 근래에는 ECMO를 적극적으로 고려할 만한 환자라도 판단된다.*

Ventricular arrhythmia caused by hypoperfusion in composite grafts for ICMP

- 68-year-old-male, ischemic cardiomyopathy(EF 23%) with 3-vessel CAD (total occlusion of all major branches)
- on-pump beating heart CABG : LITA to LAD, RITA(Y from LITA) to 1st and 2nd obtuse marginal branches, saphenous vein graft (Y from LITA) to PDA → IABP insertion
- 1st postoperative night : ventricular fibrillation attack

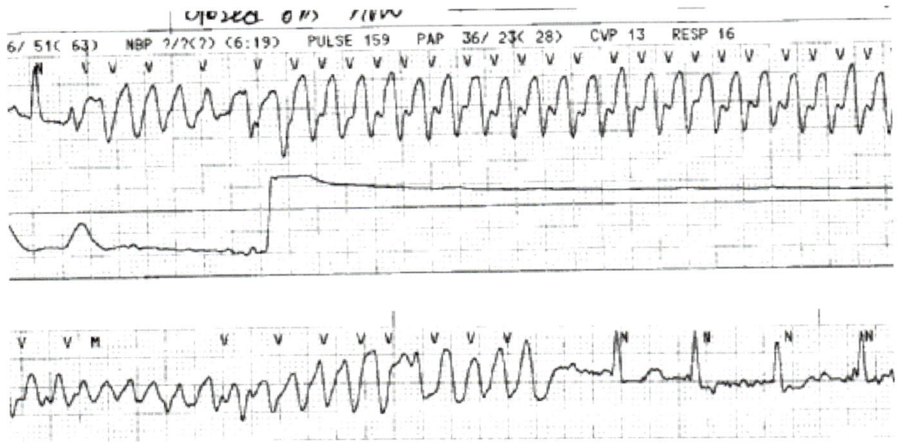

Figure 16.7.

→ percutaneous ECMO
- 2nd postoperative day : exploratory re-sternotomy at intensive care unit : evacuation of mediastinal hematoma, addition of a saphenous vein graft from innominate artery to LAD
- 4th postoperative day : weaning from ECMO
- 5th postoperative day : weaning from IABP
- 7th ~ 15th postoperative day : several episodes of ventricular tachycardia → responded to cardioversion, decreasing frequency
- 16th postoperative day : VT attack without response to resuscitation and repeated cardioversion → expired

- *PDA에 연결된 정맥도관을 상행 대동맥에 근위부 문합하려 했으나 상행 대동맥에 심한 동맥경화성 병변이 있어 좌측 내흉동맥 측면에 문합하였다. 이로 인하여 좌측 내흉동맥을 통하여 LAD로 공급되는 혈류가 상대적으로 부족해지는 현상을 초래한 것으로 판단되었다. 이를 해결하기 위하여 2일째 중환자실에서 LAD에 정맥도관을 추가한 경우이다.*
- *복재정맥이나 요골동맥 등을 사용할 때 복합도관을 피하고자 하나 상행 대동맥에 병변이 심할 때는 상행 대동맥을 일부 치환하고 연결하는 방법을 고려한다. 수술이 복잡해지는 것을 피하고자 한다면 병변이 없는 innominate artery도 근위부 문합 부위로 고려할 필요가 있다.*

Refractory postoperative ventricular arrhythmia in ICMP - ECMO and cardiac transplantation

- 48-year-old-male, ischemic cardiomyopathy(EF 21%) & pulmonary edema after recent(4 weeks ago) AMI, 3-vessel CAD
- on-pump beating heart CABG : LITA to LAD, RITA(Y from LITA) to diagonal — 4th obtuse marginal-PDA
- first 2 postoperative days : pulseless ventricular tachycardia and fibrillation, atrial fibrillation under lidocaine and amiodarone infusion(Figure 16-7).
- 3rd ~8th postoperative days : sinus rhythm, no ventricular arrhythmia
- 9th postoperative day : pulseless ventricular tachycardia → ECMO → weaned after 48 hours
- frequent ventricular tachycardia after ECMO weaning
- 21st postoperative day : cardiac transplantation

- *ECMO의 도움으로 critical period를 넘기고 resuscitation에 성공하여 이후 심장 이식까지 가능하였던 경우이다. 허혈성 심근증 환자로 심근 생존능의 가역성이*

확실하지 않은 환자는 CABG 후에도 심근 기능이 호전되지 않고 폐부종이나 반복적인 심실성 빈맥 등이 나타날 가능성을 염두에 두고 수술하여야 한다. 대퇴동맥 등에 문제가 없는 경우에는 여러 차례 ECMO를 삽입하는 것이 가능하겠지만 보다 장기간 사용할 수 있는 심실 보조 장치가 국내에서도 가용하였다면 그런 long-term VAD 사용을 생각하여야 하는 환자이다. 이 환자는 다행히 donor가 나타날 때까지의 대기 기간이 짧아서 무사히 이식까지 마칠 수 있었다.

- *심장이식 시에 CABG 당시 일부 닫아 두었던 pericardium을 열자 cardiac rhythm이 sinus로 회복되었다. 이 환자의 경우 수술 후 cardiac tamponade의 징후는 없었지만 심장 기능이 심하게 저하되어 있고 심실 확장이 심한 환자에서는 pericardium 봉합으로 약간의 압박만 있어도 심장 기능에 장애를 주고 부정맥을 초래할 수 있을 것으로 생각된다. 이후로 심한 좌심실 부전 환자나 심실 비대 혹은 확장 소견을 보이는 환자에서는 심낭을 닫아주지 않고 수술을 마친다.*

Bowel ischemia after CABG

- 73-year-old-female, stable angina with 3-vessel CAD, mild LV dysfunction(EF 45%) — diagnosis during preoperative work-up before surgery for femur neck fracture
- OPCAB : LITA to LAD, RITA(Y from LITA) to diagonal-obtuse marginal branch, saphenous vein graft from aorta to mid-RCA
- Recurrent atrial fibrillation from 1st postoperative day → abdominal pain and distension, blood-streaked diarrhea from 3rd postoperative day → close observation at ICU → abdominal sonography and CT : no definite abnormality
- 9th postoperative day : exploratory laparotomy to rule out bowel ischemia : resection of two ischemic bowel segments (jejunum & terminal ileum), simultaneous fixation of femur neck fracture → recurrent events of hypotension, decreased left ventricular wall motion by echocardiography → support with high dose inotropics
- 16th postoperative day : coronary angiography to rule out graft problem : patency of all grafts were confirmed → managed with intravenous volume, tapering of inotropic agents → discharged
- 77-year-old-male, stable angina & ischemic cardiomyopathy(LV EF 18%) with 2-vessel CAD
- OPCAB : RITA from aorta to LAD, LITA(Y from LITA) to obtuse marginal
- Atrial fibrillation sustained for more than 24 hours from 1st operative day
- Delayed diagnosis of small bowel perforation and panperitonitis on 10th postoperative day → exploratory laparotomy and bowel resection → reoperation due to anastomotic leakage after 5 days → died of pneumonia and ARDS

- *수술 후 심방세동이 발생하여 2시간 이상 경과하면 항응고제 사용을 고려하여야 하며 초기에는 enoxaparin 40 mg 하루 두 차례 피하 주입으로 시작한다.*
- *고령인 경우 복부 증상이 발생하면 항상 bowel ischemia를 의심하고 즉시 초음파와 복부 컴퓨터 촬영을 해 놓고 관련 과에 consultation한다. 장 허혈의 진단에 초기 단계부터 민감한 검사는 없으나 컴퓨터 단층 촬영과 대장 내시경이 가장 유용한 검사이다. 장 허혈의 치료 결과는 괴사된 장의 범위와도 연관이 있지만 특히 천공 여부가 중요하다. 천공되어 복막염이 발생한 이후에는 예후가 극히 불량해지며 특히 고령 환자의 생존 가능성은 극히 희박해지므로 그 이전에 진단해야 한다. 가능성을 배제할 수 없으나 확실한 결론이 나지 않는 상황이라면 복부를 소절개하여 육안으로 확인하는 등의 적극적인 치료 방침을 취하는 것이 필요하다고 생각된다.*
- *설명이 되지 않는 수술 후 저혈압과 같은 event가 발생*

하면 즉시 초음파를 시행하고 수술자가 현장에서 같이 확인하면서 문제점을 discussion 함으로써 향후 치료 계획을 신속하게 결정할 수 있다. 심실 수축 기능과 심장 충만 상태 등에 대해서는 외과의사도 어느 정도 초음파 소견을 해석할 지식이 있어야 하고 특히 이전의 검사 소견과 비교하여 판단할 수 있어야 한다.

- *수술 후 혈관조영술을 시행하는 것도 주저해서는 안된다고 생각된다. 예상했던 것보다 훨씬 다양하고 유용한 정보를 얻을 수 있다.*

Thromobotic thrombocytopenic purpura (TTP) after CABG

- 71-year-old-male, stable angina with 3-vessel CAD, mild LV dysfunction(EF 42%)
- on-pump beating heart CABG : LITA to LAD, RITA(Y from LITA) to obtuse marginal branch and PDA(sequential anastomosis)
- 1st postoperative day : massive hemolysis, dark red urine - slightly improved by hydration
- 3rd postoperative day : thrombocytopenia (33,000), nonoliguric azotemia(BUN/Cr 51/4.6) → CVVH was started to relieve pulmonary congestion
- 6th postoperative day : sustained thrombocytopenia, oliguria → suspicion of thrombotic thrombocytopenic purpura → plasmapheresis was stated → platelet count increased gradually, renal function recovered → discharge without sequel

- *수술 후 2일간 극심한 hemolysis 현상이 있어 처음에는 심폐바이패스 가동에 따른 용혈현상으로 이해했으나 시간이 지나도 호전되지 않았다. 이후에 수혈 합병증 가능성을 hematology에 consultation 하였으나 인과관계가 없다는 의견이어서 oliguric renal failure에 대하여 혈액 투석으로 치료를 하였다. 이후 통상 혈액 투석 시 동반될 수 있는 혈소판 감소증 정도에 비하여 훨씬 심하게 혈소판 수치가 감소하였다. Hematology에 다시 consultation한 결과 TTP가 강력하게 의심되는 것으로 판단하여 plasmapheresis를 시작하였고 이후 점진적으로 호전되었던 경우이다.*
- *Minor transfusion reaction, TTP, heparin-induced thrombocytopenia(HIT), cold agglutinin reaction, hypersensitivity to protamine or aprotinin 등은 빈도는 낮지만 심장 수술 후 치명적인 결과를 초래할 수 있는 혈액, 면역학적 합병증들이다. 심폐 바이패스를 사용한 환자에서 특히 가능성이 간과되어 조기 발견과 대처가 어려운 면이 있어 항상 그 가능성을 염두에 두고 환자 치료에 임하여야 할 것이다.*

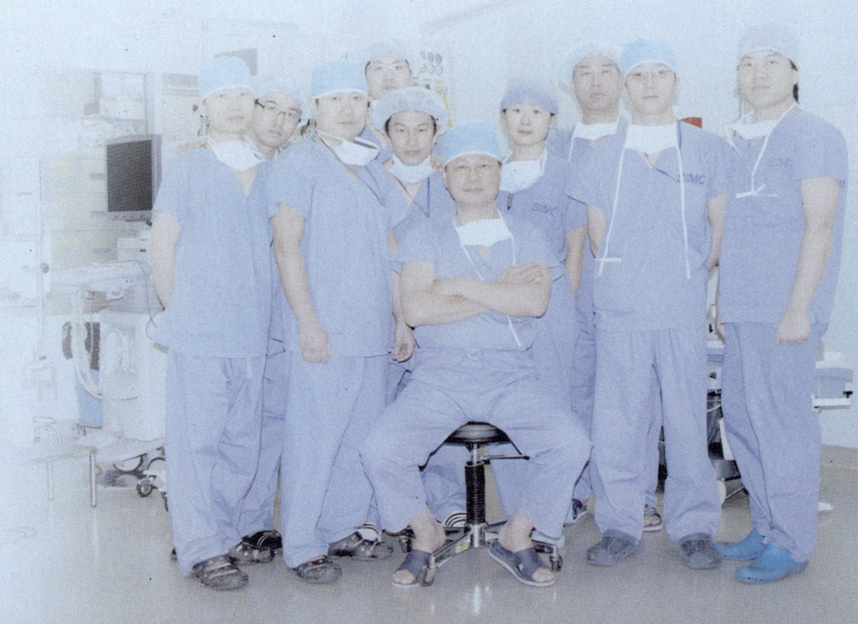

17

우회도관 개통의 평가

Assessment of Graft Patency

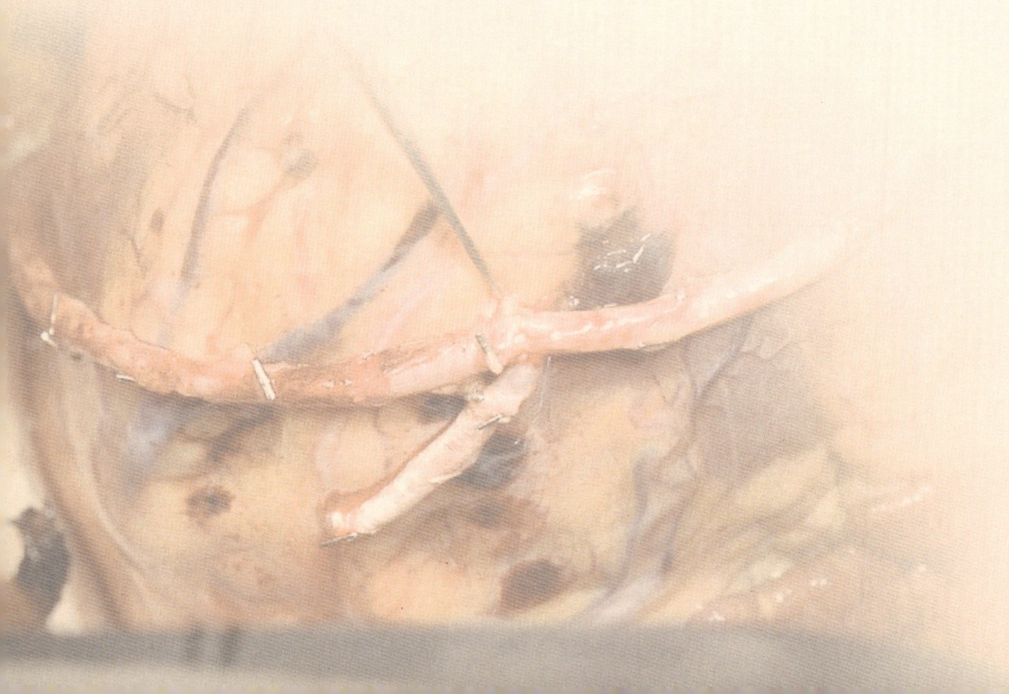

수술 중이나 수술 직후에 우회도관 문합이 정확하게 잘 되었는지 판단하는 것은 우회도관의 개통률을 개선시키고 수술 후 예기치 않은 심근 허혈로 인한 돌발 상황과 이에 따른 합병증 및 사망률을 줄이는 데 크게 기여한다. 또한 수술팀의 경험 축적에 큰 도움이 되어 수술 수기 및 전략을 발전시키는데도 바탕이 된다. 따라서 근래에는 모든 수술에서 신기술을 이용한 조영술이나 혈류량 측정을 통하여 우회도관 문합의 적절성을 수술 중에 평가하는 것이 적극적으로 권장되고 있다. 또한 수술 후 조기에 환자가 퇴원하기 전에 혈관조영술을 시행하는 곳도 상당 수 있다.

Ultrasonic transit time flowmeter

우회도관의 혈류량을 측정하는 장비로는 electromagnetic flowmeter, Doppler probe 등도 있으나 최근에는 초음파를 이용한 transit time flowmeter가 가장 널리 보급되어 있다. 이 장비는 probe에 있는 두 개의 transducer에서 각각 발사된 초음파 pulse가 금속 반사대에서 반사된 다음 다른 쪽의 transducer에 이르는 시간을 측정하도록 구성되어 있다. 혈류와 같은 방향으로 발사된 pulse는 반대쪽 transducer에 도달하는 시간이 더 짧고($t_1 < t_2$)그 시간 차이(t_1-t_2)는 혈류의 속도에 비례하는 원리를 이용하는 것이다. 이렇게 구해진 혈류 속도에 혈관의 직경을 곱하면 혈류량이 구해진다[1](Figure 17-1).

혈류량 측정으로 진단이 가능한 것은 우회도관이나 문합부에 심각한 문제가 있는 경우이며 정도가 심하지 않은 협착이 있는 경우에는 발견할 수 없다. 일반적으로 문합부에 최소한 75% 이상의 협착이 있는 경우에만 혈류량 수치와 waveform이 비정상적으로 달라지는 것으로 알려져 있다.

Data 해석

우회도관 및 문합의 문제 여부는 혈류량 수치, 모니터에 그려지는 파형(waveform), pulsatility index 등을 종합하여 판단한다.

혈류량 수치

일반적으로 좌전하행지와 우측 주관상동맥의 도관은 30 ml/min, 다른 분지의 도관은 20 ml/min 이상이면 대체로 만족스러운 것으로 판단한다. 그러나 혈류량 수치 자체가 절대적인 기준이 되는 것은 절대로 아님을 기억해야 한다. Poiseuille의 법칙에 의하면 혈류량은 수혜 관상동맥 직경의 4제곱에 비례하므로 직경이 큰 분지에 연결된 우회도관은 문제가 있더라도 어느 정도 높은 혈류량을 보일 수 있는 반면 수혜 분지의 직경이 작아지면 혈류량은 훨씬 더 줄어들게 되기 때문이다.

또한 혈류량 수치는 혈압, 관상동맥계의 혈관 저항, 심박수, 약제 사용 여부, 심폐바이패스 가동 여부, 문합 중의 심근 허혈 여부, 문합 완성 후 경과 시간, 측정 시점에서 심장

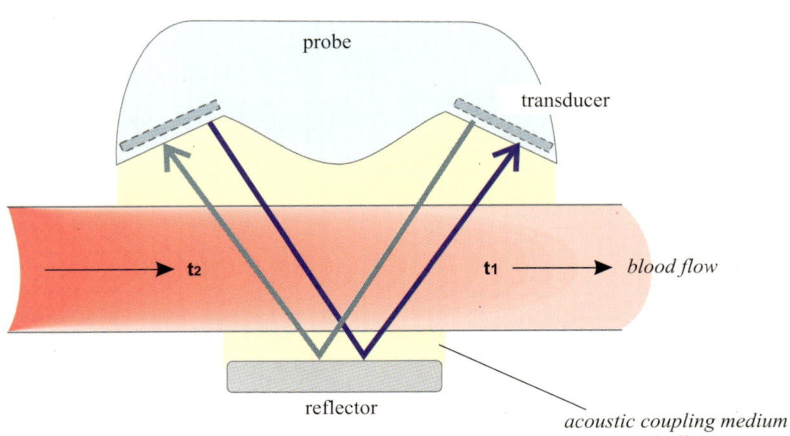

Figure 17-1. Principle of ultrasonic transit time flowmeter

의 압박이나 전위 여부 등 매우 많은 인자에 의해서 시시각각 달라질 수 있음을 기억해야 한다. 예를 들어 심폐 바이패스 가동 중으로 심실내 압력이 0에 가까워서 관상동맥 저항이 매우 낮고 평균 동맥압과 심박수는 각각 80 mmHg와 분당 100회인 상태에서 측정한 우회도관 혈류량은 OPCAB을 위하여 심장을 전위, 압박한 상태로 동맥압과 심박수가 각각 60 mmHg와 분당 50회인 상태에서 측정한 혈류량에 비하여 몇 배의 차이가 날 수 있는 것이다. 또한 OPCAB 때 문합 완성 직후에는 문합 도중의 국소 심근 허혈로 인하여 말초 관상동맥이 확장된 상태이기 때문에 혈류량이 높게 나타나다가 이후 혈관 저항이 높아지면서 혈류량이 서서히 낮아지는 경우가 종종 관찰된다.

Flow waveform

혈류 곡선은 심전도와 같이 기록하여 수축기와 이완기를 구분할 수 있도록 한다. 관상동맥을 통한 혈류는 대부분 심실 이완기에 이루어지고 수축기에는 isovolumetric contraction 시기에만 소량의 혈류가 있으므로 우회도관의 혈류 곡선도 이와 같은 모양을 보인다(Figure 17-2).

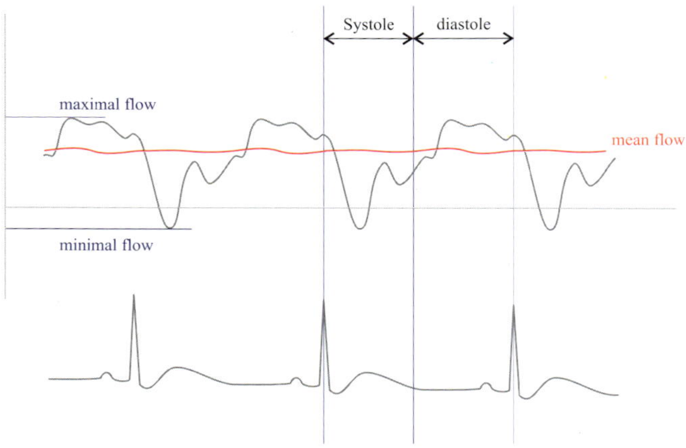

Figure 17-2. Graft flow waveform

좌측 관상동맥계의 분지에 연결된 도관은 이와 같은 diastolic-dominant waveform이 뚜렷하다. (Figure 17-3)

우측 관상동맥에는 수축기에도 혈류가 상당량 있으므로 여기에 연결된 우회도관 역시 수축기에도 순행 혈류를 보이는 소위 "dual beat filling" 모양을 나타낸다(Figure 17-4).

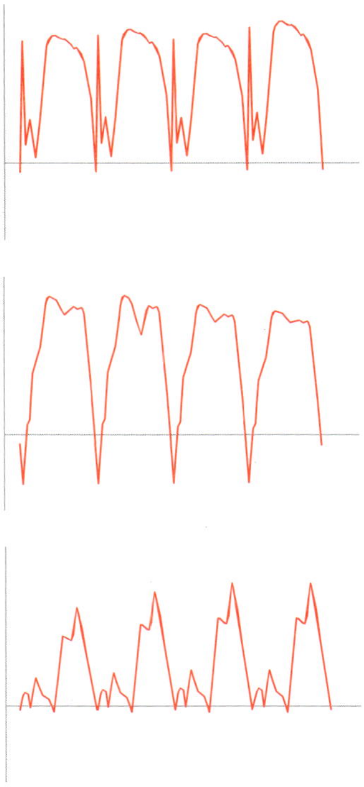

Figure 17-3. Normal waveform of grafts to LAD or LCx system

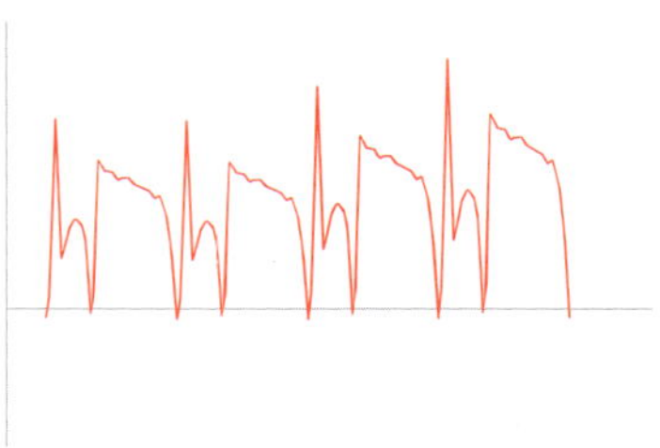

Figure 17-4. Normal waveform of grafts to RCA

혈류 곡선의 모양이 관상동맥 분지에 따라 다르지만 우회도관의 종류와는 큰 상관관계가 없는 것으로 알려져 있다. 즉, 동맥도관들의 파형과 정맥도관의 파형 간에 차이가 있다는 보고는 없다(Figure 17-5).

혈류 곡선 상 위와 같은 diastolic-dominant pattern이 관찰되지 않고 수축기의 peak가 나타나는 것은 probe를 댄 위치보다 원위부 문제가 있을 때 나타나는 특징적인 소견이다. 우회도관의 박리, 폐쇄, 꺾임이나 꼬임 등이 있거나 문합부의 협착, 문합부보다 원위부의 관상동맥에 심각한 협착 병변이 있는 경우 등이 원인이다. 수축기와 이완기의 구분

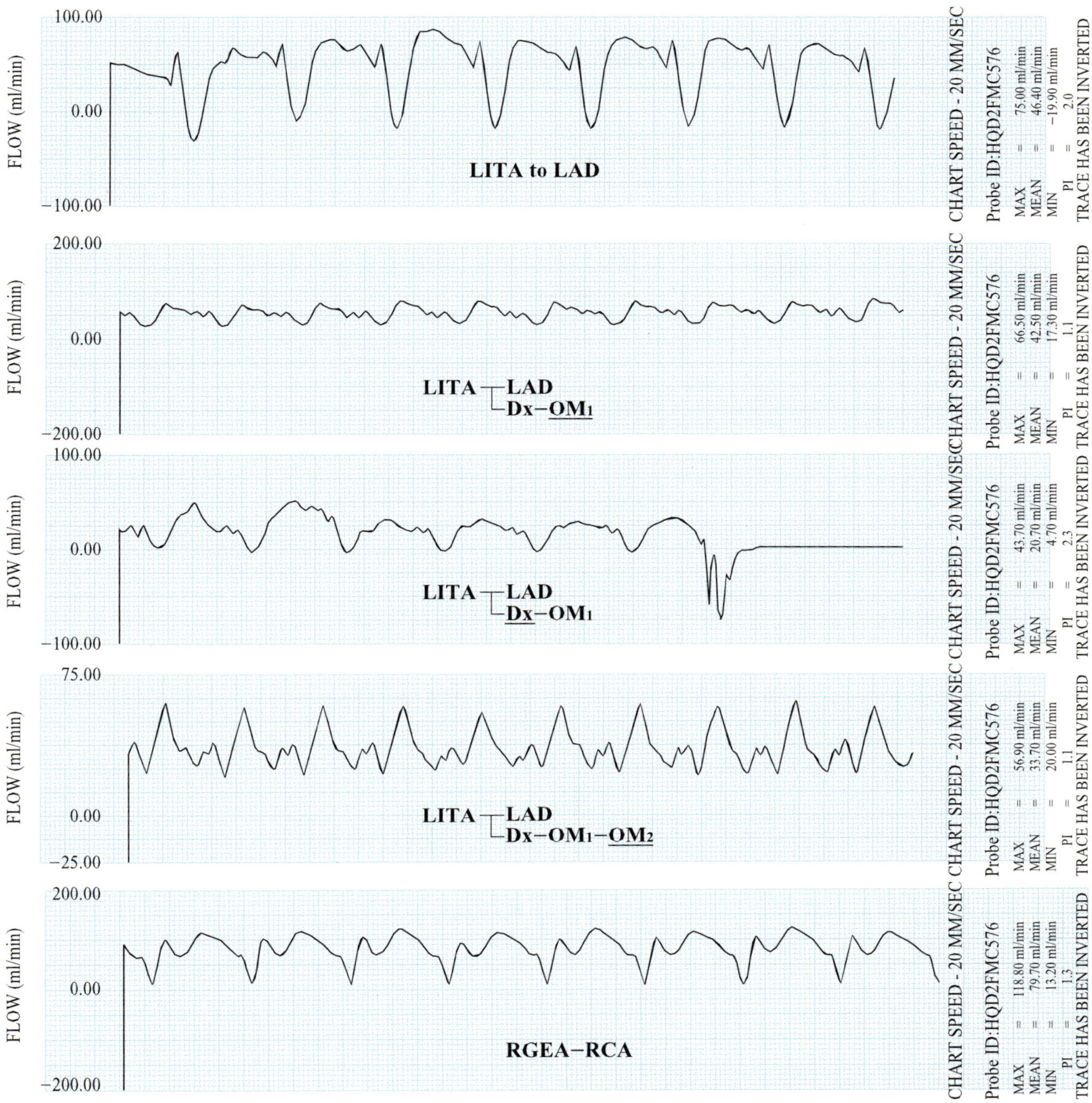

Figure 17-5. Flow waveform of ITA composite grafts and RGEA

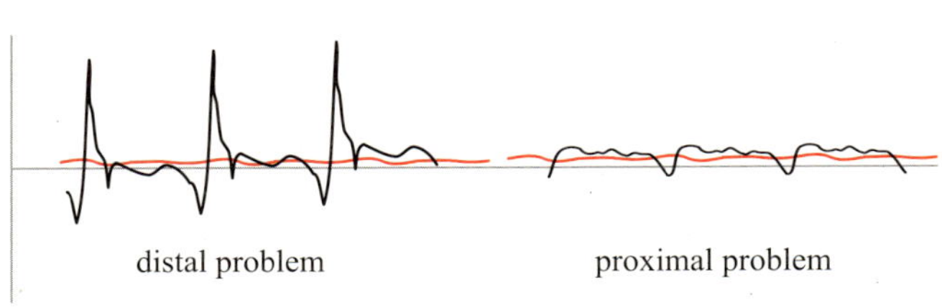

Figure 17-6. Abnormal flow waveforms

이 되지 않고 파형이 밋밋하면서 혈류량이 매우 낮은 것은 probe 위치보다 근위부 측, 근위부 문합 부위나 우회도관 근위부에 문제가 발생한 것이다. 정맥도관의 경우 상행대동맥에 문합한 부위의 협착, 상행대동맥 내 경화병변이나 박리증 등이 원인이고 동맥도관은 내막 박리, hemoclip에 의한 협착, 연축(spasm) 등이 원인이다. 수술 전 쇄골하동맥, 내흉동맥, celiac trunk나 위대망동맥 기시부 등에 협착이 있는 것을 모르고 수술하였을 때 나타날 수 있는 소견이기도 하다(Figure 17-6).

Pulsatility index(PI)

혈류의 양상을 수치화한 것으로 순간 혈류량 최대치(waveform의 정점)와 최저치(waveform의 하단)의 차이를 평균 혈류량으로 나눈 값이다. PI가 높은 것은 우회도관으로 유입되는 혈류에 대하여 원위부의 저항이 매우 크다는 것을 의미하며 일반적으로 5 이상이면 우회도관이나 문합부의 문제가 있을 가능성이 높다. 드물지만 매우 작은 관상동맥 분지에 연결된 경우, 원위부 관상동맥들이 미만성으로 협착 병변이 있는 경우, 심근 경색에 의한 반흔 부위에 연결한 경우 등에서도 PI가 높을 수 있으나 이런 경우에는 대개 10을 넘지 않는다.

측정 시 주의 사항

혈관의 직경에 맞는 probe를 선택한 다음 혈관이 꼬이거나 압박되지 않게 주의하면서 probe 안 쪽의 접촉면에 혈관 벽이 최대한 접촉되도록 한다. 현재 많이 쓰이는 Medistim사의 장비는 모니터에 이 접촉 정도를 표시하여주므로 참고로 한다. 접촉이 불량할 때는 충분한 양의 surgical gelly를 접촉면에 발라주면 감도가 좋아진다. 내흉동맥이나 위대망동맥은 주위 조직을 제거한 skeletonization 상태에서만 측정이 가능하다(Figure 17-7).

혈류를 측정하는 시기는 각 문합 완성 후에 하고 모든 문합을 완성한 다음에도 다시 시행한다. 심폐바이패스를 가동하는 상태에서 측정한 혈류량은 실제 수술 후 회복단계에서의 혈류량과는 차이가 나므로 심폐바이패스 이탈 후 최종 측정을 하는 것이 필요하다. 특히 심실 기능 부전이 있는 환자에서는 심폐바이패스로 심실 내압이 낮은 상황에 비하여 바이패스 이탈 후 심장이 충만되어 좌심방압(혹은 폐동맥쐐기압이나 폐동맥압)이 높은 상태에서는 우회도관 혈류량이 크게 감소하는 경우가 종종 있다.

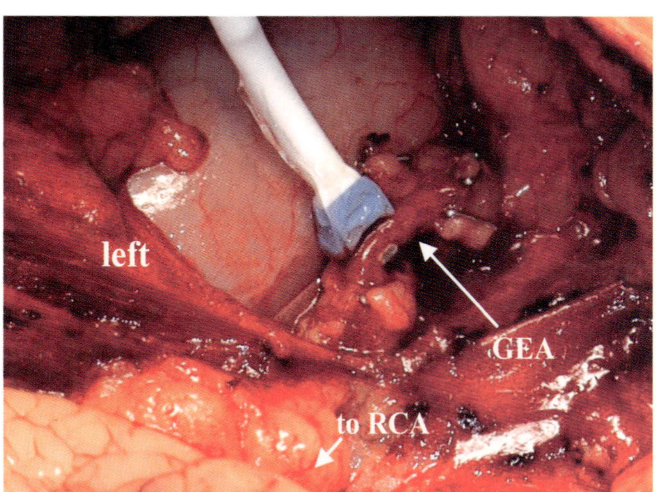

Figure 17-7. Placement of a flowmeter probe

심폐바이패스 이탈 후나 OPCAB 중에 혈류량을 측정하기 전에는 반드시 심장의 수축 기능과 충만 상태가 적절한 정도에 도달하고 우회도관의 연축(spasm)이 없음을 확인한 다음에 측정하여야 잘못된 해석을 내리는 것을 피할 수 있다. 그림에 보이는 증례는 완전 폐쇄된 좌전하행지에 좌측 내흉동맥을 문합한 직후 혈류량이 5 ml/min 이하, PI가 15 이상으로 매우 불만족스러운 소견을 보였으나 수액을 주입하고 혈압을 정상 범위로 상승시킨 다음 내흉동맥에 papaverine을 도포하여 충분히 이완시킨 다음 다시 측정한 결과 혈류량과 PI가 각각 30 ml/min, 2.6으로 호전된 경우이다(Figure 17-8).

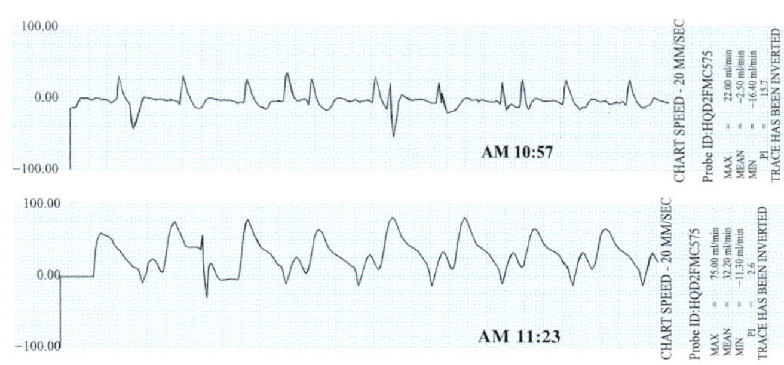

Figure 17-8. Time-to-time change of graft flow: relief of spasm

OPCAB 중에 심장을 많이 들어 올린 상태, 특히 압박고정기(stabilizer)로 문합부 주위가 눌린 상태에서는 실제보다 낮은 수치로 혈류량이 측정되므로 심장의 압박과 전위를 최소로 하는 상태에서 측정하도록 한다. 이런 점에서 연속 문합으로 연결된 도관의 구간별 혈류량 측정은 대부분 저평가 되는 경향이 있게 된다.

우회도관 혈류를 측정할 때 OPCAB을 위하여 관상동맥을 폐쇄시키는데 사용하였던 snare를 풀지 않은 상태와 풀고 난 다음에 각각 혈류량을 측정하는 것도 유용한 정보를 제

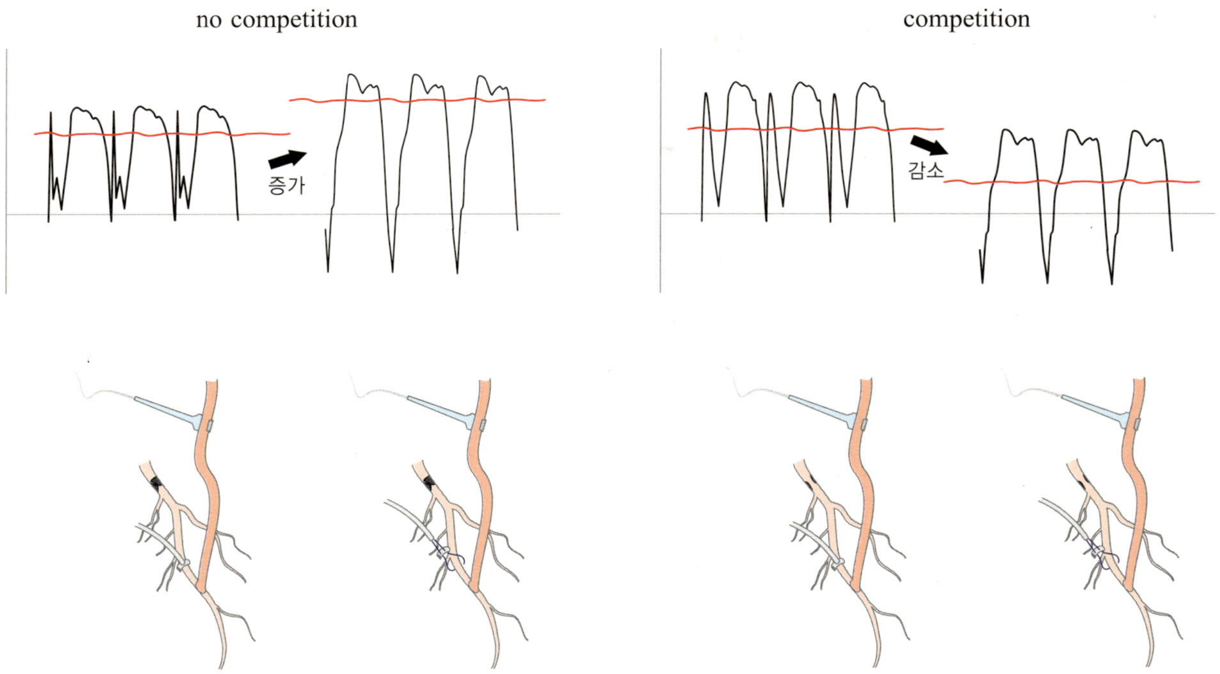

Figure 17-9. Prediction of flow competition by measurement of graft flow

공한다. 근위부 병변의 협착 정도가 심하지 않을 때 나타날 수 있는 우회도관과 수혜동맥간 혈류 경쟁 여부를 미리 예상할 수 있는 경우가 있다(Figure 17-9).

그림에서 보이는 예는 문합부보다 근위부에도 넓은 영역의 심근이 있는 경우로 이런 경우에는 문합부의 toe 쪽이나 그 원위부에 협착이 있어도 혈류량이나 waveform이 정상으로 보일 수 있게 된다. 이런 문제는 관상동맥 근위부를 폐쇄시킨 상태에서 혈류를 측정하여야만 발견 가능한 것이다. 따라서, 특히 OPCAB을 시행할 때는, 문합 완성 후 관상동맥 폐쇄용 snare를 풀지 않은 상태에서 혈류량을 1차 측정하고 snare를 푼 다음 다시 측정하여 혈류경쟁이나 원위부 문제점을 파악하는데 도움을 받을 수 있다(Figure 17-10).

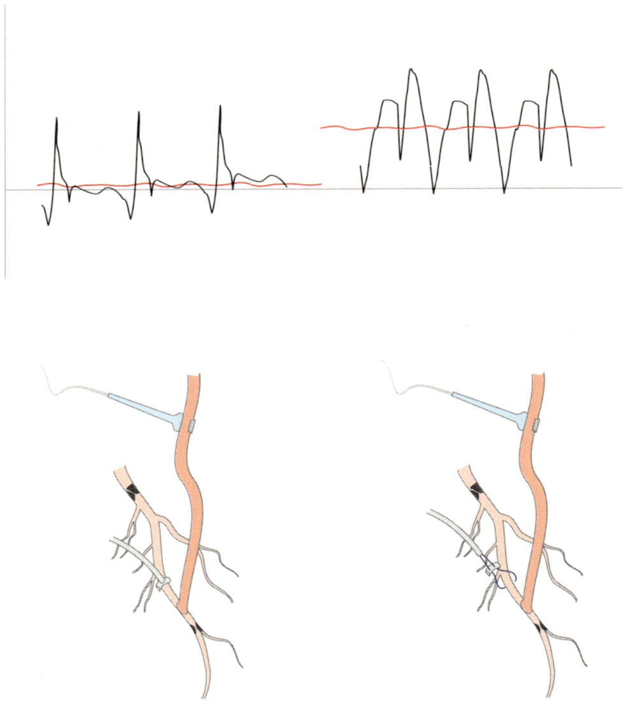

Figure 17-10. Detection of distal problem by measurement of graft flow

Fluorescent angiography

형광성 색소(indocyanine green)를 정맥 주사하여 특수 카메라(Fluorescence imaging system; SPY, Novadaq Technologies, Inc., Canada)로 수술대에서 직접 우회도관

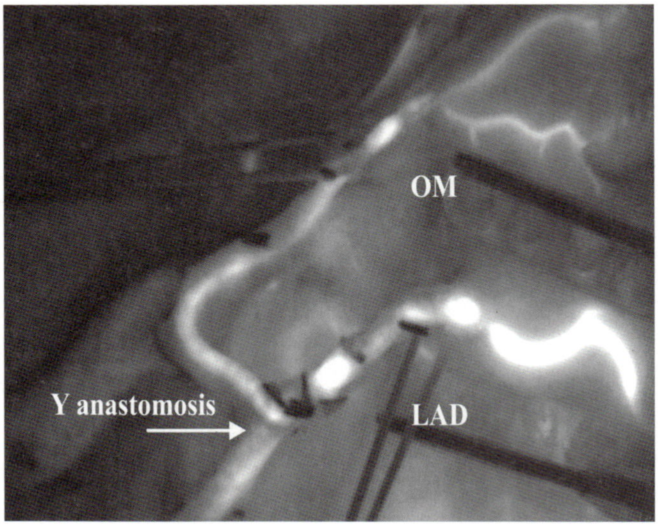

Figure 17-11. Intraoperative fluorescent angiography

의 혈류를 육안으로 확인하는 검사 방법이다[2]. 색소 주사 후 15초 이내에 우회도관과 문합부가 조영이 되면 혈류가 원활한 것으로 평가한다. 혈류량 측정과 병행하여 시행하면 혈류량 측정 결과만으로는 도관이나 문합에 문제가 있는지 확실한 결론이 나지 않을 때 판단에 큰 도움이 되어 불필요하게 문합을 다시 하는 일을 피할 수 있다(Figure 17-11).

Coronary CT angiography

우회도관의 개통 여부를 확인하는 검사로 최근 그 적용이 크게 늘어나고 있다. 입원이 필요 없고 전통적인 관상동맥 조영술에 비하여 비침습적이라는 큰 장점이 있다. 우회도관의 개통 여부를 95% 이상의 정확성을 가지고 판별할 수 있다(Figure 17-12).

그러나 문합부 협착 여부를 정량적으로 판단하기에는 아직 해상도가 미치지 못한다는 한계를 가지고 있다. 또 우회도관이 해부학적으로는 개통되어 있으나 혈류 경쟁 등으로 인하여 조영제가 차지 않는 경우에는 폐쇄된 것으로 오인하기도 하는 문제가 있다. 따라서 수술 후 증상이 남아 있거나 재발하여 추가적인 중재시술을 할 필요가 예상되는 환자에서는 CT angiography보다는 바로 혈관조영술을 시행하는 것이 바람직하다고 생각된다(Figure 17-13, 17-14).

Postoperative coronary angiography

중재시술 후 재협착에서의 우회술

대각지 분지 부위의 좌전하행지(left anterior descending

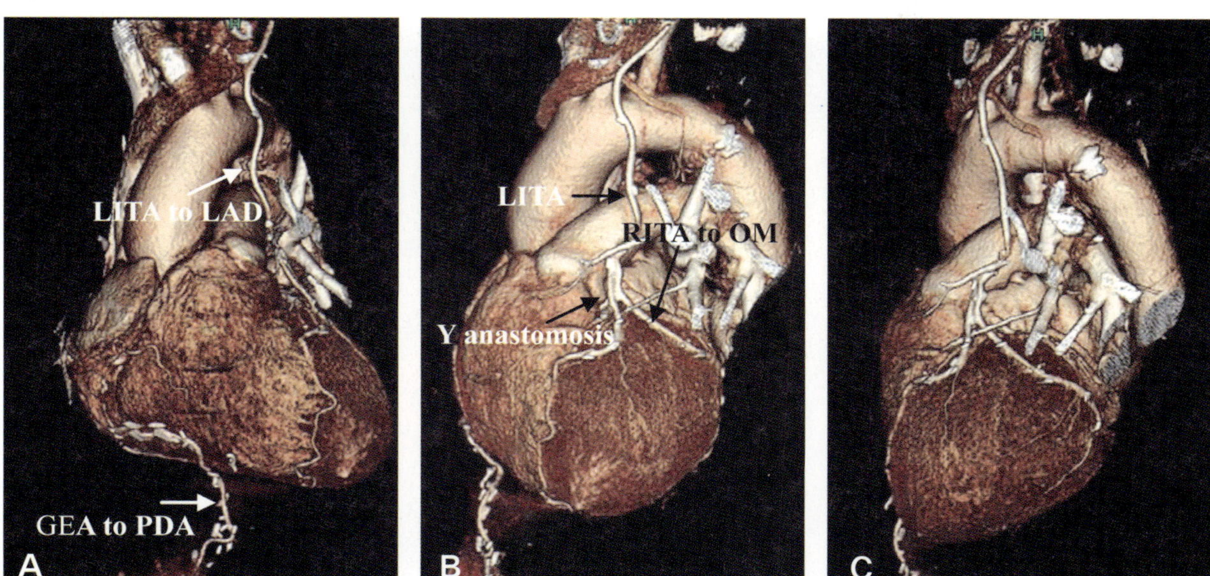

Figure 17-12. Postoperative CT angiography

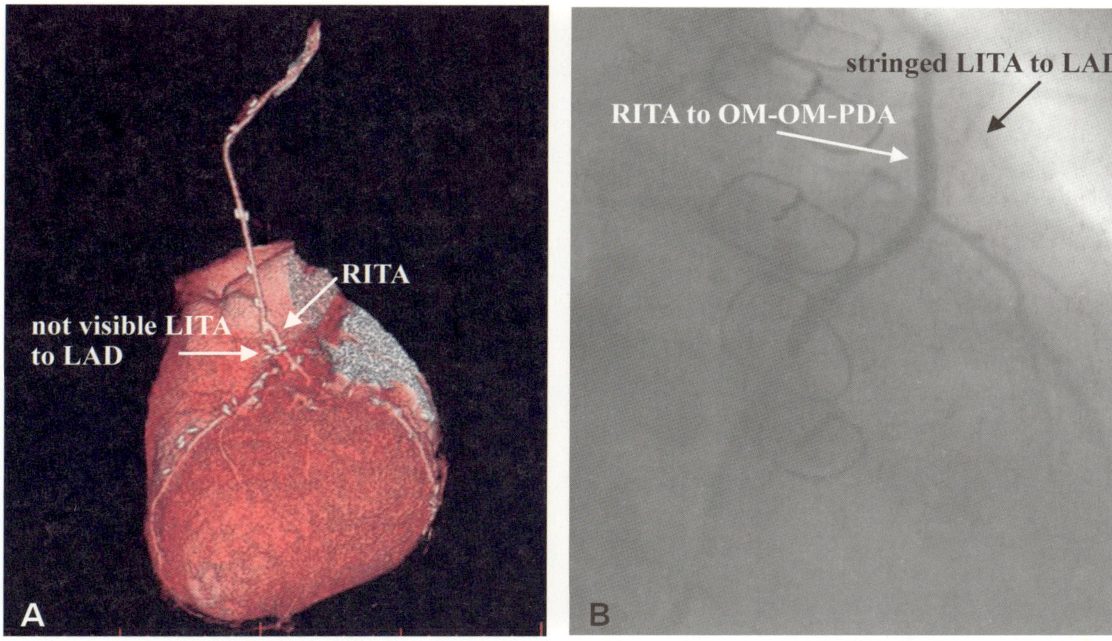

Figure 17-13. "String" LITA interpreted as occlusion by CT angiography

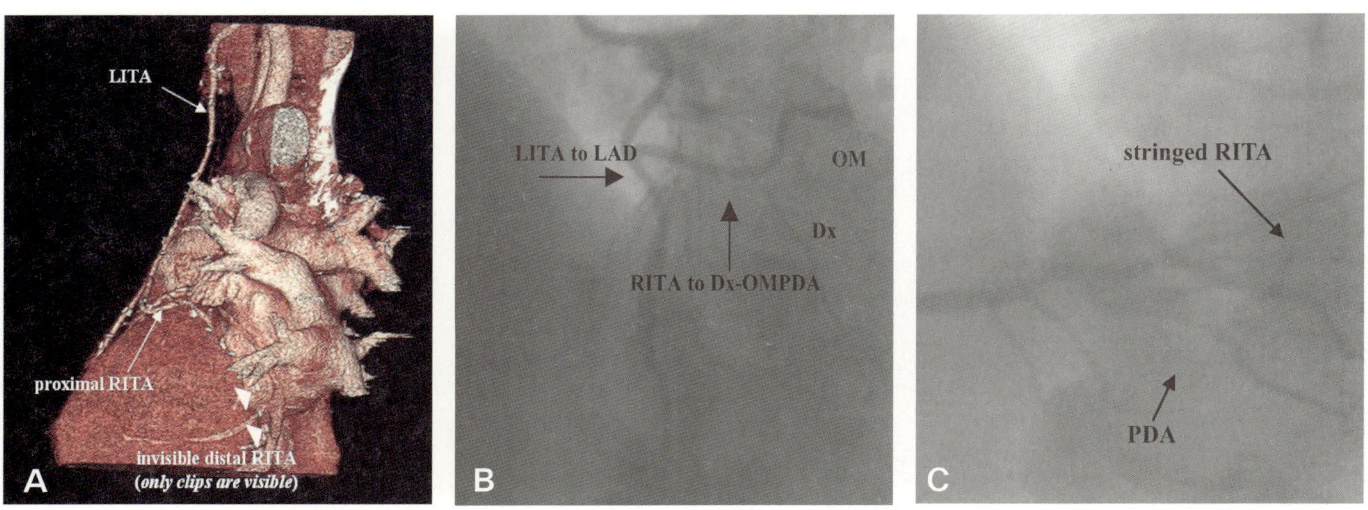

Figure 17-14. Distal RITA string sign interpreted as occlusion by CT angiography

artery, 이하 LAD) 협착에 대하여 kissing balloon 기법을 이용한 중재시술 4개월 후 재협착으로 MIDCAB 술식으로 좌측 내흉동맥(left internal thoracic artery, 이하 LITA)을 LAD에 연결하였다(Figure 17-15).

우회수술 후 관상동맥 병변의 진행

관상동맥 우회수술 1년 후 시행한 조영 검사상 수술 당시 협착이 없었던 우측 관상동맥 근위부와 좌측 쇄골하동맥 기시부에 새로운 협착 병변이 급격하게 진행한 소견을 보였다. 우측 관상동맥에 대하여 풍선확장술을 시행하였다. 이처럼 수술 당시 삼중혈관 질환이 아니었던 경우 우회도관을 연결하지 않은 분지의 병변 진행으로 추가적인 중재시술이 필요하게 되는 경우는 종종 발생한다(Figure 17-16).

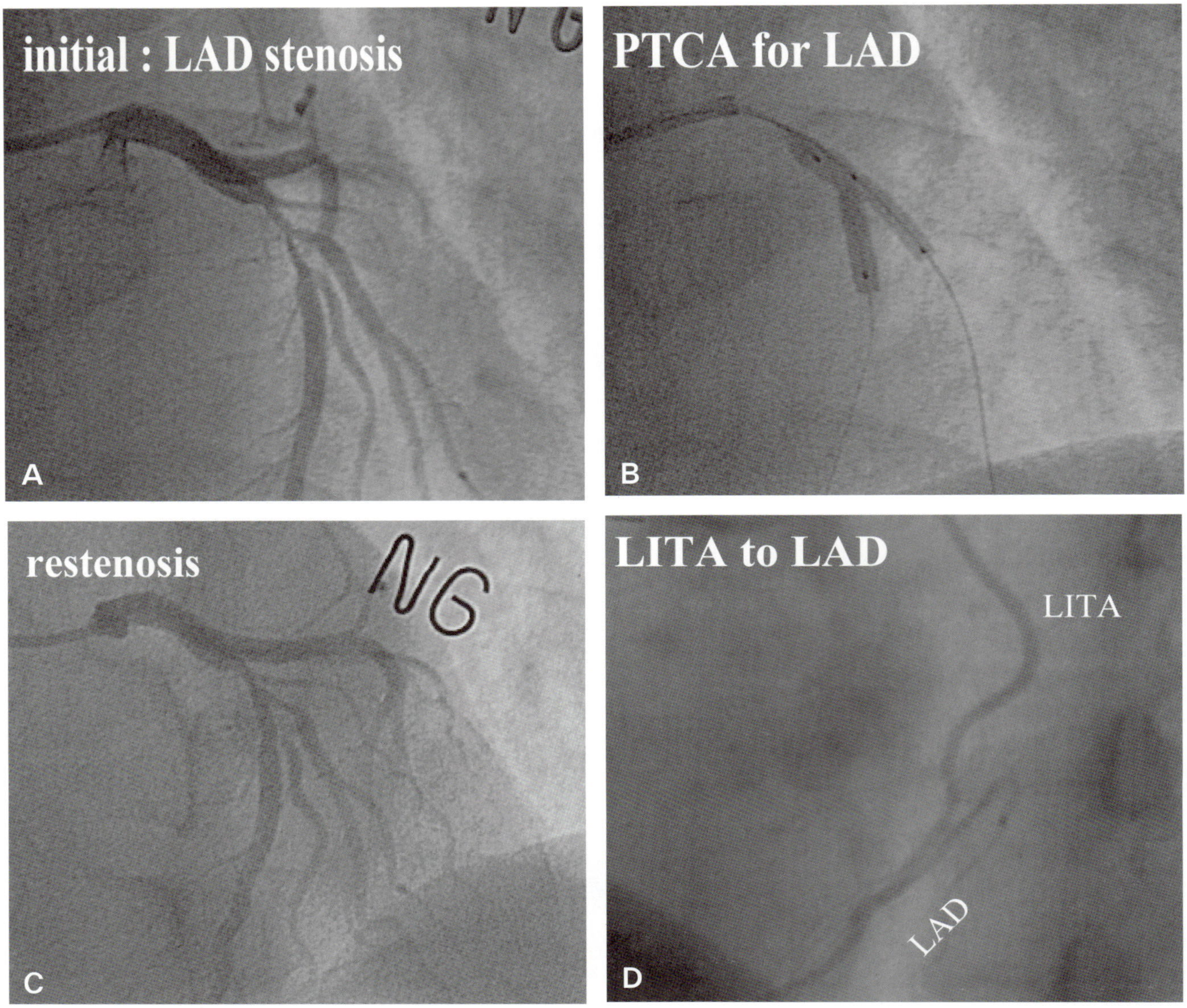

Figure 17-15. Coronary angiogram before and after MIDCAB(LITA to LAD) for LAD restenosis after percutaneous intervention

우회도관 및 문합부에 발생한 문제점

Occlusion of LITA

좌전하행지의 협착이 심하지 않았던 환자로 좌측내흉동맥을 연결한 수술 직후에는 혈류가 양호하였으나 1년 후 검사에서는 좌전하행지의 병변이 호전된 소견을 보이면서 좌측 내흉동맥 도관은 완전히 막혀 있다(Figure 17-17).

Occlusion of saphenous vein graft

LITA-LAD 이외에 복재정맥을 대동맥으로부터 대각지와 두 개의 둔각지에 연속 문합한 다음 이 복재정맥 측면에 RITA를 복합도관으로 연결하여 후하행지에 연결한 경우이다. 수술 후 2년째 조영 사진상 LITA-LAD는 잘 개통되어 있으나 복재정맥이 상행 대동맥 문합 부위부터 보이지 않았다. 관상동맥들을 조영하였을 때 복재정맥의 원위부가 관상동맥들로부터 역행적으로 조영되어서 근위부 문합 근처에

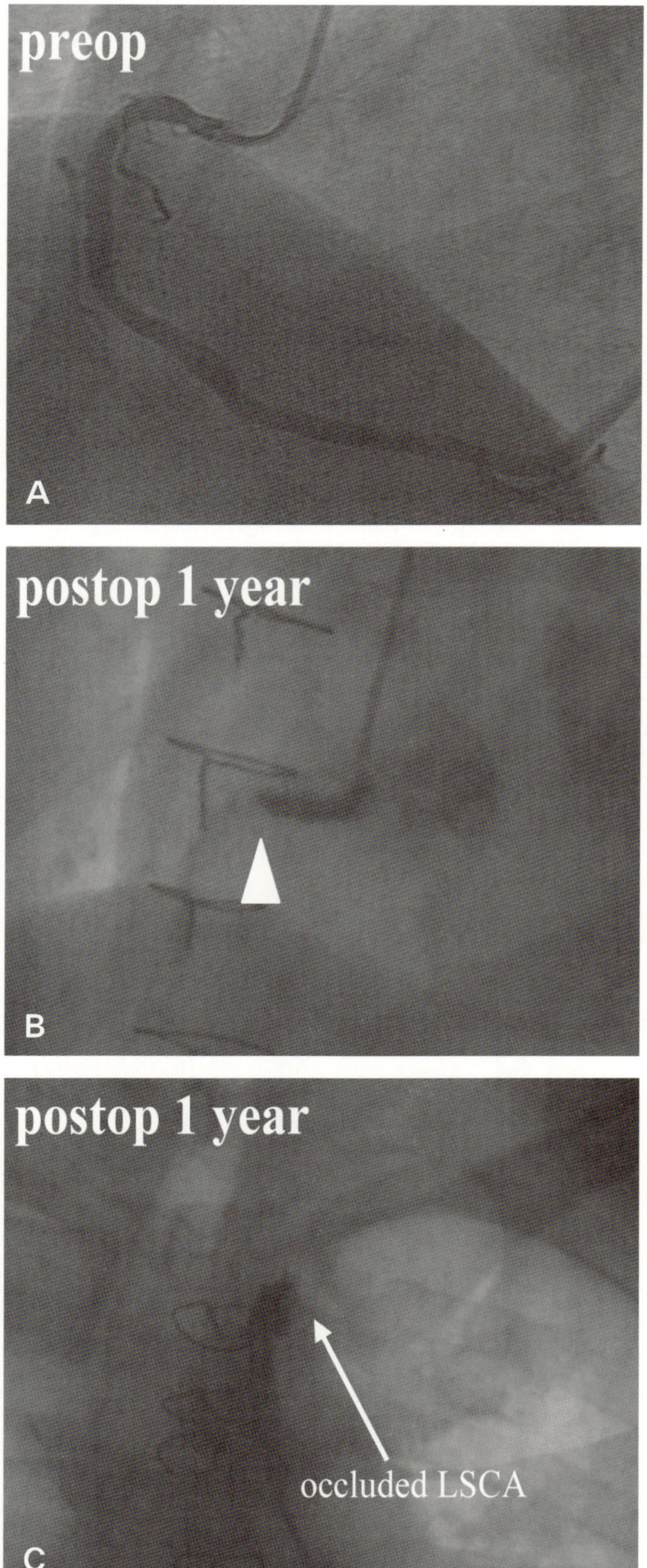

Figure 17-16. Progression of native vessel lesion after CABG

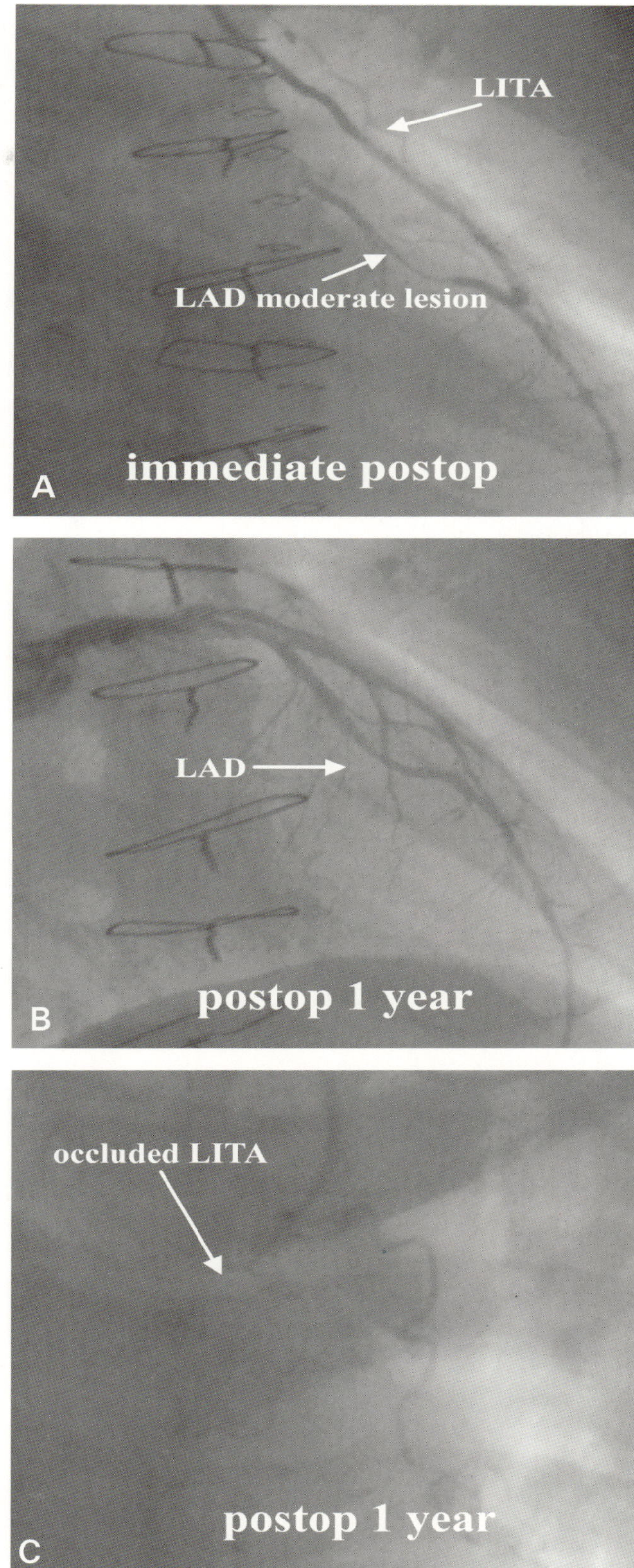

Figure 17-17. Occlusion of LITA-LAD accompanying progression of LAD lesion

국한된 문제로 판단하였다. 중재시술 가능성을 판단하기 위하여 CT angiography을 시행한 결과 이런 소견을 확인하고 복재정맥 근위부에 stent를 성공적으로 삽입하였다. 정맥에 연결된 RITA도 개통되어 있음을 확인하였다(Figure 17-18).

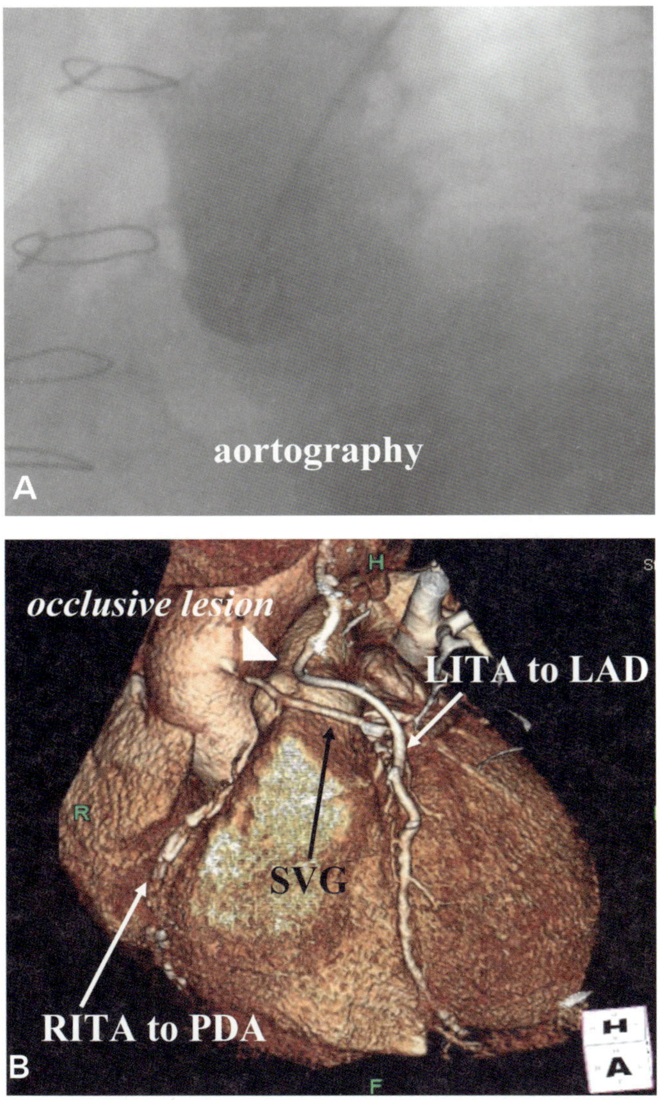

Figure 17-18. Occlusion of saphenous vein graft

Graft kinking

우회도관의 길이를 과도하게 남기거나 잘 못 배열하면 도관의 꺾임이 생길 수 있다. 흉골 사이를 벌려 놓은 수술 중에는 kinking이 없는 것으로 판단하였으나 흉골을 봉합한 이후 길이가 남게 되는 것도 한 가지 원인이 될 수 있다. 저자들이 관찰한 바로는 kinking이 심하지 않으면 수개월 내에 혈류에 의해서 자연적으로 펴지는 경우가 많기 때문에 도관을 통한 혈류가 양호한 경우에는 재수술을 하지 않고 6개월 후에 조영술을 다시 시행한다. 혈류에 장애가 있는 경우에는 재수술을 통하여 꺾인 부분을 펴 준 다음 fibrin glue로 고정시키거나 과도하게 길이가 남는 경우에는 일부 구간을 잘라내고 단대단 문합을 해 주어 교정한다(Figure 17-19).

Graft dissection

도관의 약 1 cm 가까운 구간에 박리가 발견된 경우로 재수술을 통하여 박리된 구간을 절제하고 단대단 문합하였다(Figure 17-20).

String sign

내흉동맥의 중요한 특성 중의 하나는 연결되는 관상동맥의 영역 범위(run-off)와 그에 따른 혈류 요구량에 맞추어 내경과 혈류량이 달라지는 자동조절능이 있다는 점이다. 따라서 문합 직후부터 내경과 혈류량이 급격하게 증가하는 것이 보통이며 관상동맥의 병변이 진행하여 자연 혈류가 소실되면 내흉동맥 도관의 혈류량은 더욱 증가하게 된다. 그러나 협착 정도가 심하지 않은 관상동맥에 연결된 경우에는 도관의 내경이 점차 줄어드는 현상이 관찰된다(Figure 17-21).

이런 이유로 관찰되는 string sign은 수술 직후부터 나타나는 경우는 드물다. 수술 후 초기 string sign의 주된 원인은 도관의 문제 즉, 획득 중 electrocautery에 의한 열손상, 내막 박리나 혈종 형성 등이다.

협착 정도가 심하지 않은 우측 관상동맥계에 우측 위대망동맥을 연결하였을 때 string sign을 보이는 경우가 많으며 이는 이 도관의 중요한 단점 중의 하나이다(Figure 17-22).

다중 혈관질환으로 진단되어 복합도관으로 우회수술을 시행하였고 수술 직후 조영상에서는 도관들의 상태가 양호하였으나 1년 경과 후에는 모든 도관들에서 string sign이 관찰되는 경우도 있었다. 수술 전 혈관조영술 당시 여러 구

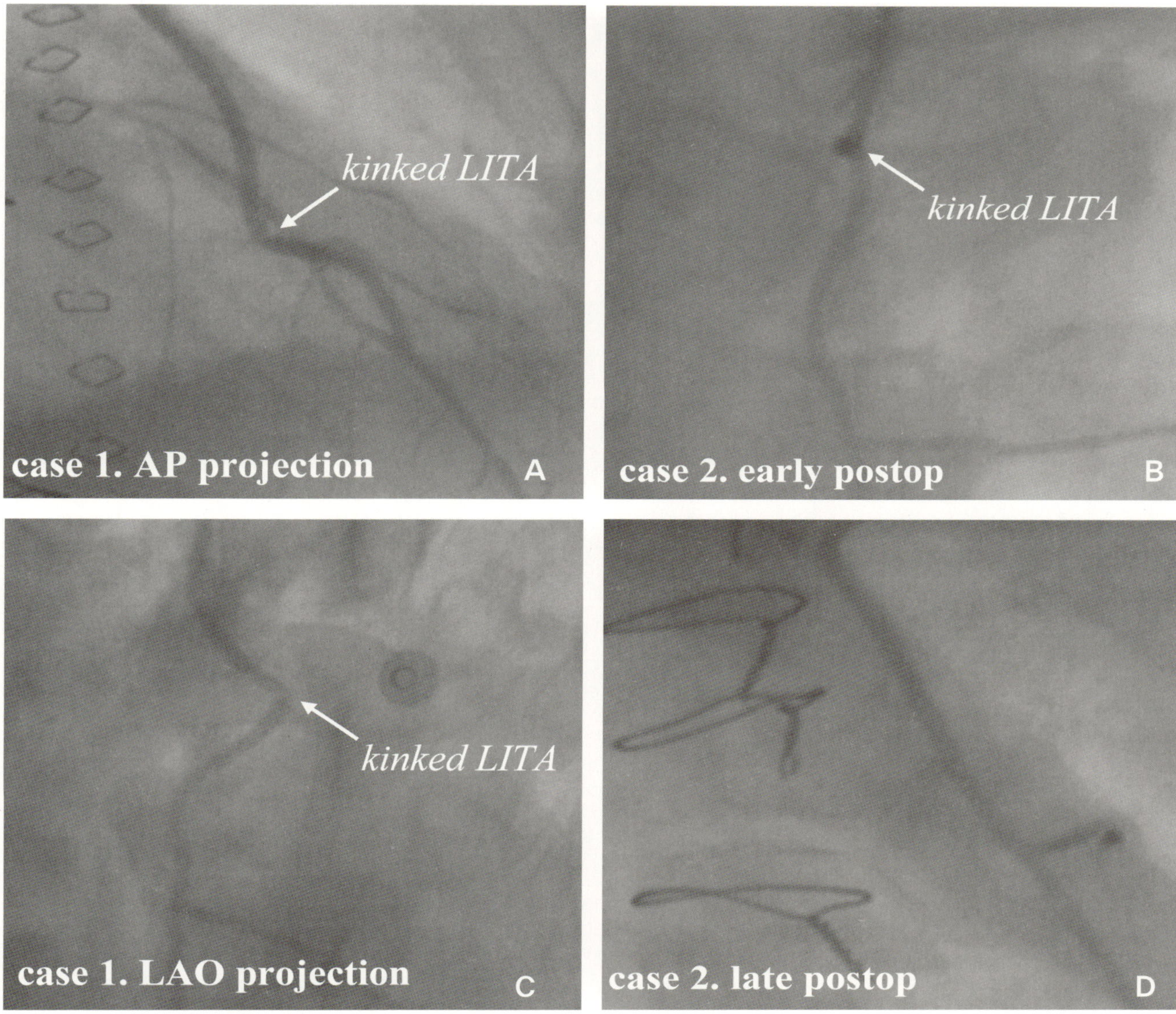

Figure 17-19. Kinking of LITA

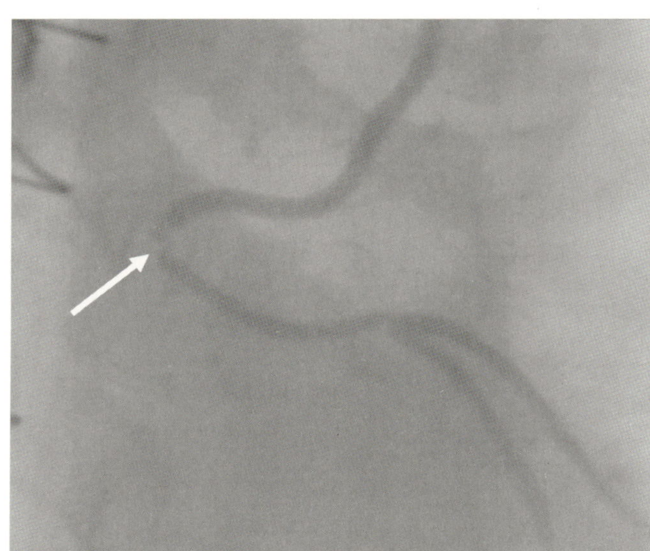

Figure 17-20. Focal dissection of LITA found in postoperative angiogram

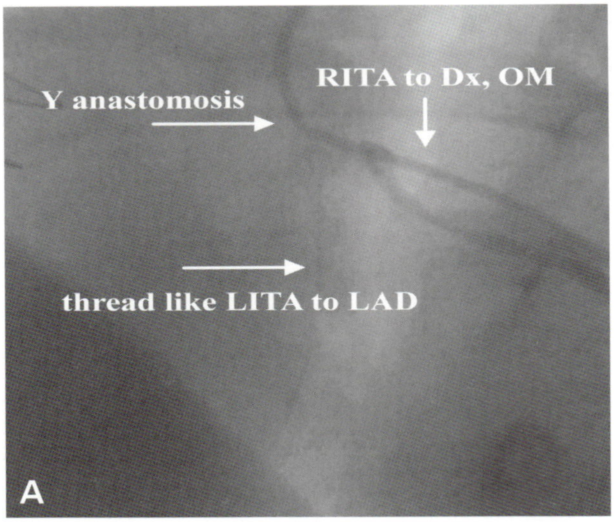

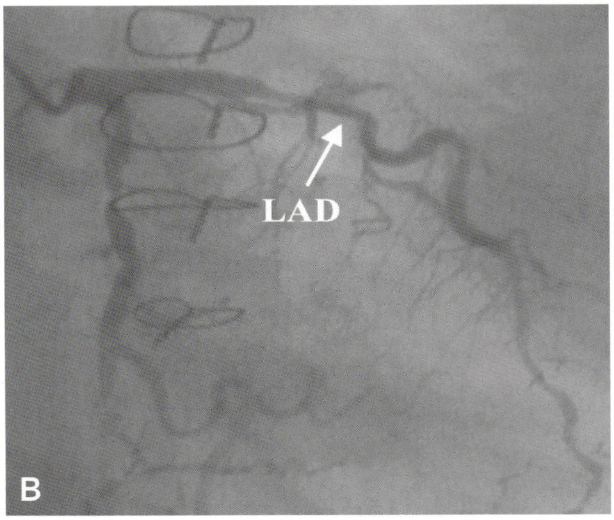

Figure 17-21. String sign of LITA anastomosed to LAD with mild stenosis

간의 관상동맥의 spasm이 발생하여 흉통이 있었던 경우를 다중혈관질환에 의한 불안정형 협심증으로 잘못 해석하고 응급수술을 하였던 경우로 추정된다(Figure 17-23).

Anastomosis failure

우측 ITA를 좌측 ITA의 측면에 연결한 복합도관으로 둔각지와 후하행지에 연결한 후 RITA 말단과 후하행지간의 문합부 폐쇄로 후하행지가 조영되지 않고 있다(Figure 17-24).

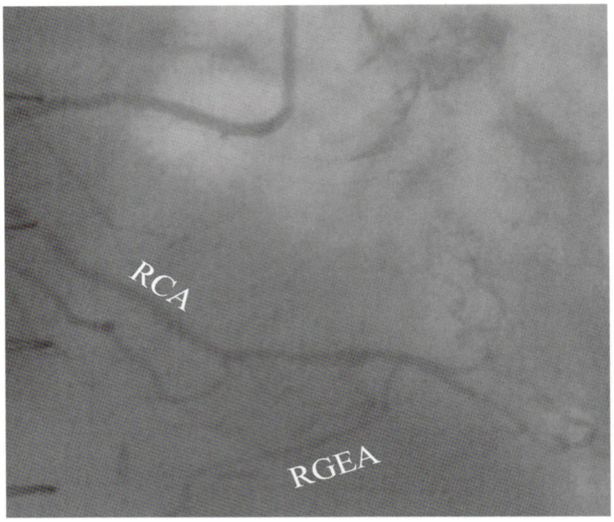

Figure 17-22. String sign of RGEA anastomosed to PDA in case of mild RCA stenosis

Y site stenosis

Y 복합도관에서 좌측 ITA 측면과 우측 ITA 간의 문합 부위에 협착이 발생한 경우이다. 복합도관을 만들 때는 Y자형과, T자형으로 연결하는 방법이 있는데 가능하면 Y자 모양으로 연결하는 것이 문합 절개부가 5 mm 이상으로 길어져서 문합부 협착 발생 확률이 낮다고 생각된다(Figure 17-25).

Failure of long LAD endarterectomy

LAD의 긴 병변을 내막 절제하고 LITA를 길게 문합하였으나 수술 후 LITA의 string sign과 함께 내막 절제 부위에 혈전이 보인다(Figure 17-26).

복합도관을 이용한 전 관상동맥 우회수술 후 소견

양측 내흉동맥만으로 모든 관상동맥 분지에 우회로를 조성하는 술식의 장점은 최소의 도관으로 개통율이 우수한 동맥도관 우회로를 조성할 수 있으며 상행 대동맥을 건드리지 않고 수술할 수 있다는 것이다(Figure 17-27).

양측 ITA로 만든 복합 도관을 이용하면 대부분의 경우 우측 ITA로 좌심실 측면과 후면의 관상동맥 분지들에 모두 우

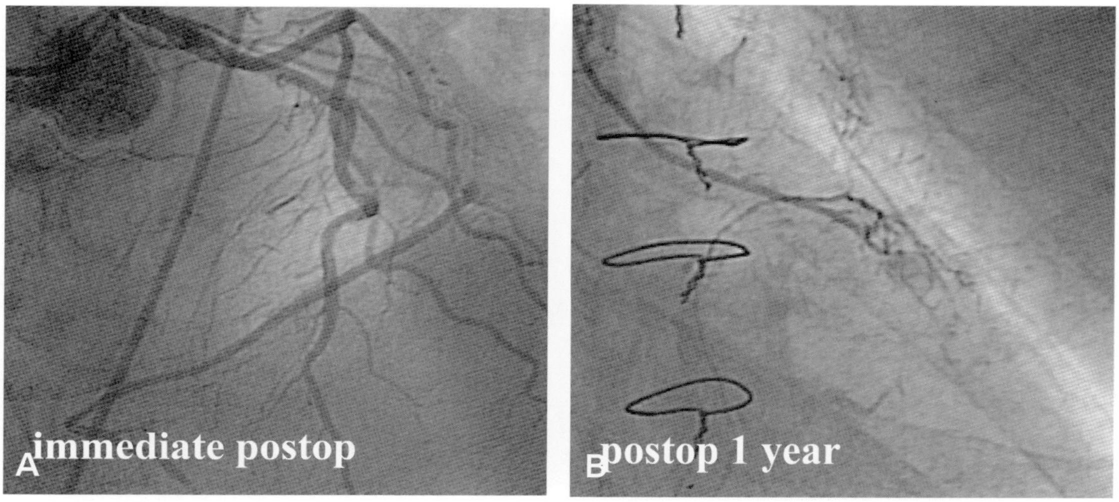

Figure 17-23. String sign of grafts in case of preoperative overdiagnosis of coronary lesions

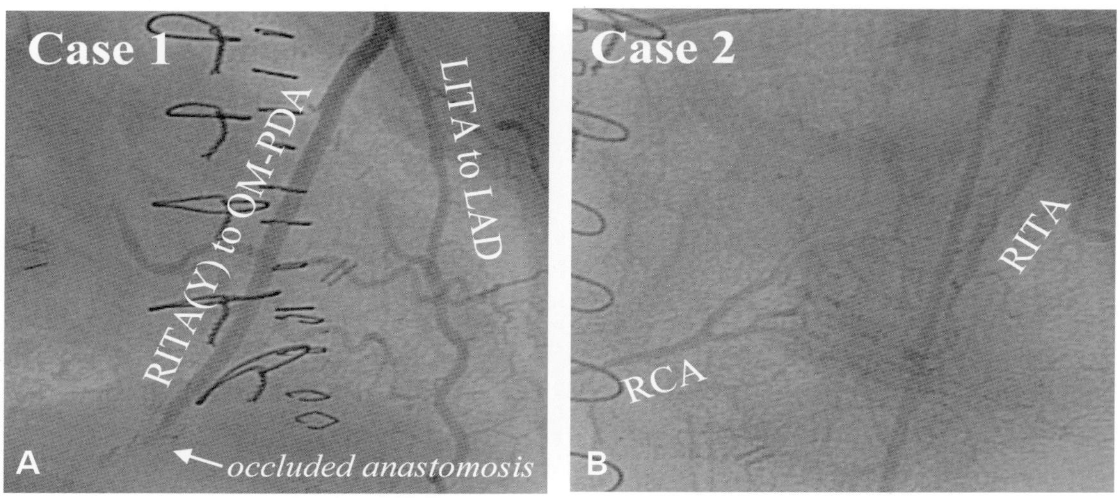

Figure 17-24. Anastomosis failure of RITA to PDA

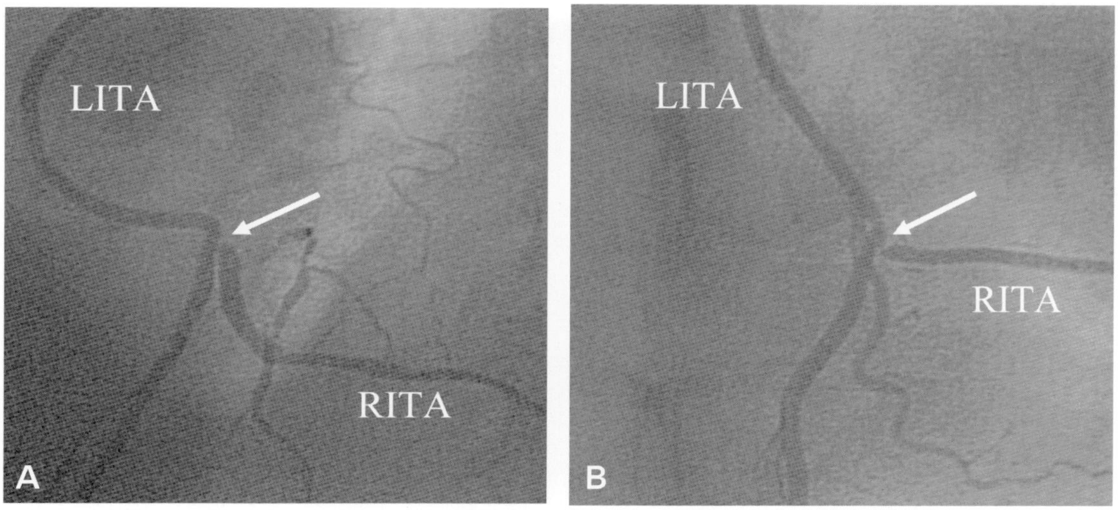

Figure 17-25. Stenosis at Y anastomosis site

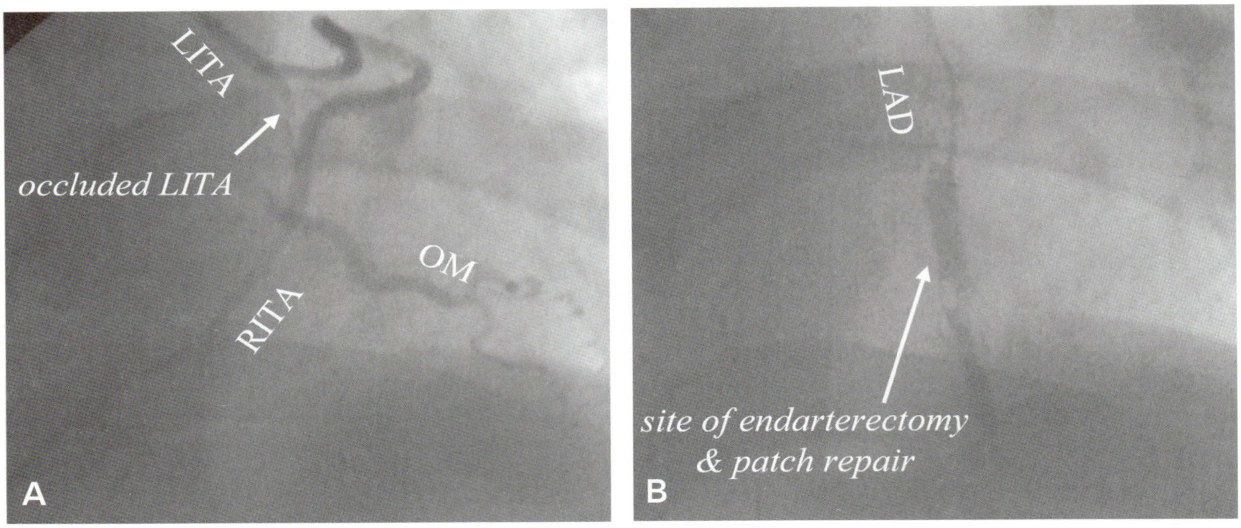

Figure 17-26. Failure after LAD endarterectomy

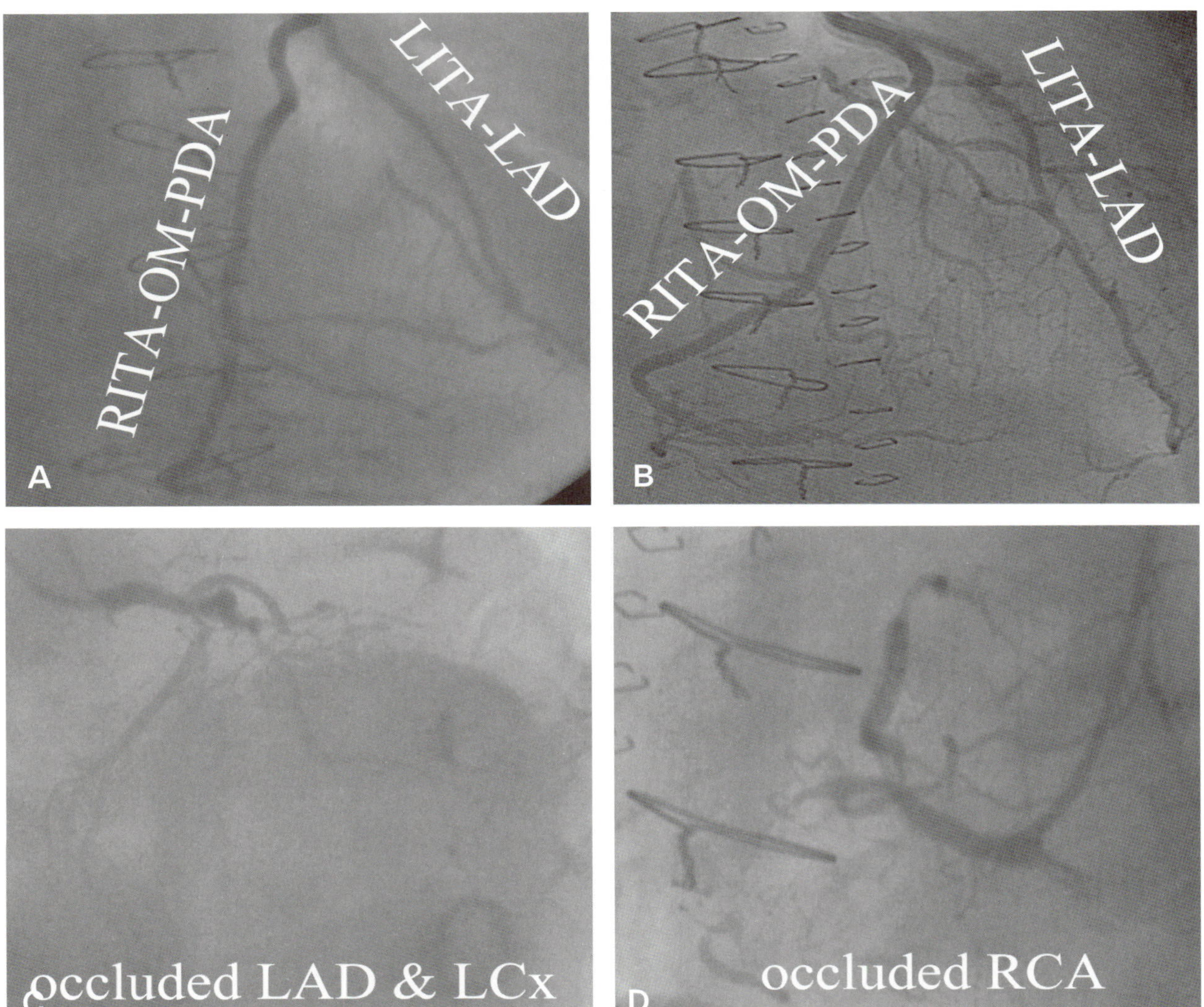

Figure 17-27. Complete revascularization with a Y-composite graft using both ITA's

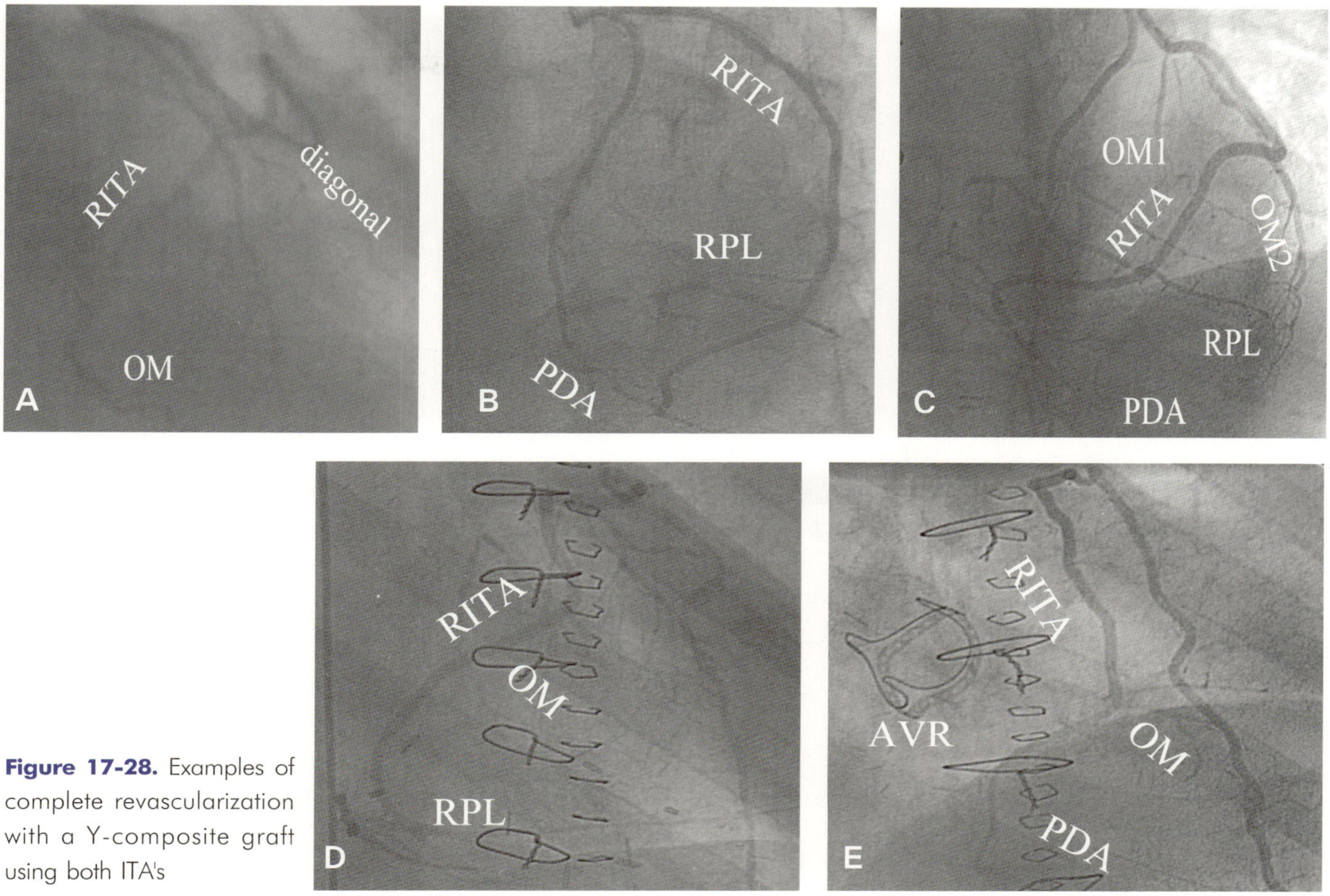

Figure 17-28. Examples of complete revascularization with a Y-composite graft using both ITA's

회로 조성이 가능하다(Figure 17-28).

LITA와 요골동맥으로 만든 Y graft를 사용한 경우로 요골동맥이 LITA보다 더 굵게 조영되고 있다. Y graft의 RITA나 요골동맥 쪽 길이가 충분치 않은 경우 우측 관상동맥의 협착이 심하고 후측지(RPL)와 후하행지(PDA) 사이에 협착이 없으면 후측지에 요골동맥이나 RITA를 연결하여도 후항지까지 혈류가 공급된다. 하지만 가능한 한 혈관 내경이 더 좋고 보다 근위부에 위치한 PDA에 연결하는 것이 바람직할 것이다(Figure 17-29).

하나의 도관으로 연속문합하는 것을 피하고자 하거나 문합 부위의 위치 관계상 부적절하다고 생각될 때는 한 개의 도관 측면에 두 개의 도관을 붙이는 형태(π graft)나 2차적인 가지를 다시 붙여주는 형태(double Y graft)로 복합도관을 만드는 방법을 고려한다(Figure 17-30).

혈류 경쟁 (flow competition)

혈류 경쟁의 정확한 정의에 대해서는 논란이 있다. 일부에서는 관상동맥을 조영하였을 때 문합부위부터 역으로 도관이 조영되고 반대로 도관에 조영제를 주사하였을 때는 관상동맥이 조영되지 않는 경우를 혈류 경쟁이라 정의한다. 하지만 실제로는 강한 압력으로 조영제를 주사하기 때문에 그런 정의에 부합되는 경우를 발견하는 것은 매우 드문 일이다. 따라서 관상동맥에 조영제를 주사한 경우와 우회도관에 조영제를 주사한 경우를 비교하여 특정 분지의 조영 정도가 후자에서 현저하게 떨어지는 경우를 혈류 경쟁으로 정의하고 우회도관이 역방향으로 조영되는 경우를 포함하는 것이 타당하리라 생각한다.

동맥도관에 비하여 정맥도관을 사용하는 경우에서, 그리고 in-situ 도관보다는 대동맥에 근위부 문합을 한 도관에서

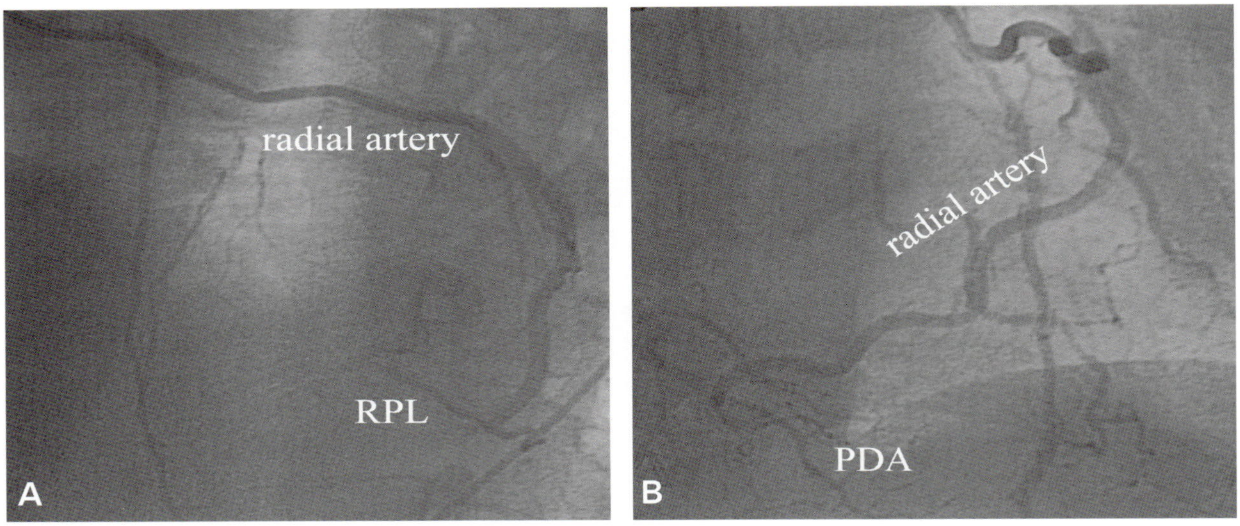

Figure 17-29. Complete revascularization with a Y-composite graft using LITA and radial artery

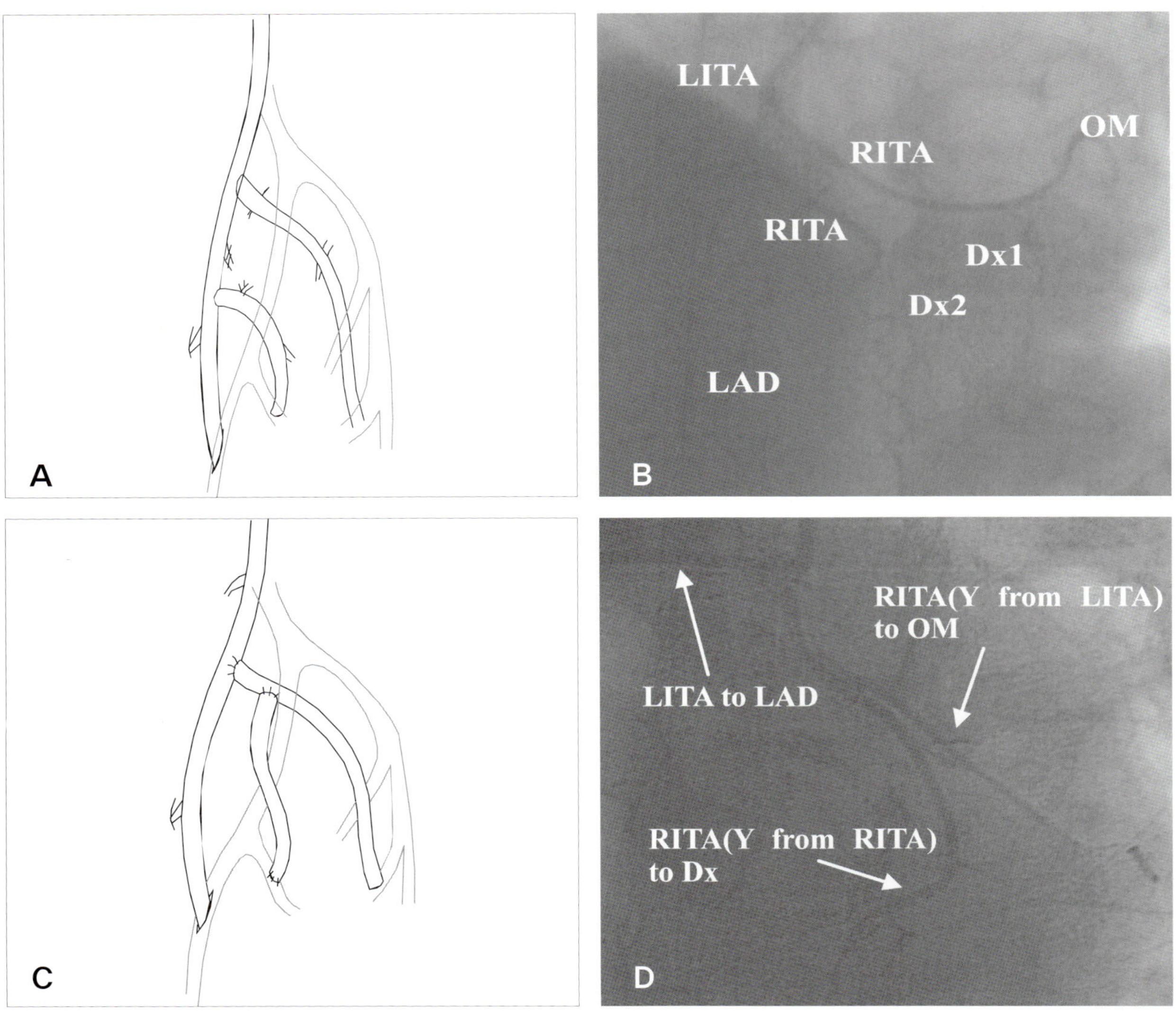

Figure 17-30. Coronary angiogram after variation of Y graft

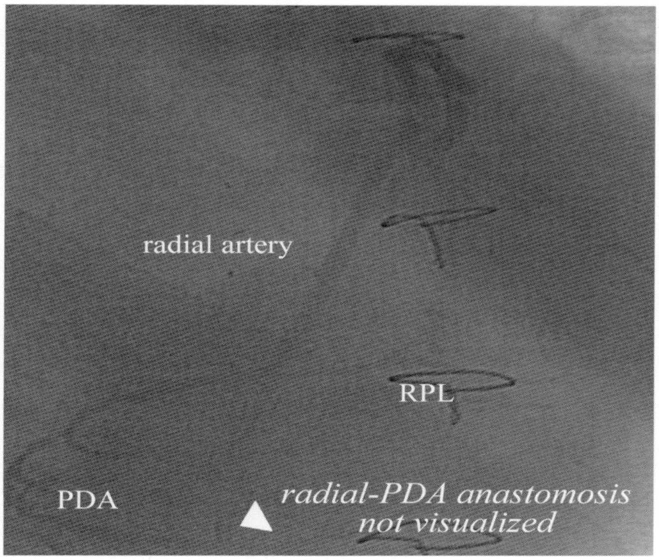

Figure 17-31. Flow competition between target branches

혈류경쟁의 빈도가 상대적으로 낮은 편이다.

동맥 복합 도관만으로 모든 관상동맥 분지를 우회하는 경우 도관과 관상동맥 간에, 또는 연속문합으로 연결된 분지들간의 혈류 경쟁이 관찰되는 경우가 종종 있다. 따라서 각 관상동맥 분지에 심한 협착이 있어야 이런 혈류 경쟁의 발생을 피하고 도관 개통을 보장할 수 있다.

연속 문합 술식으로 후측지와 후하행지에 모두 도관을 연결하였을 때 두 분지 사이에 협착이 없으면 우회도관의 혈류는 주로 한 쪽 혈관으로만 흐른다(Figure 17-31).

LAD 병변의 협착이 심하지 않은 두 환자에서 복합도관 가지 중에서 LAD에 연결된 LITA의 원위부에는 순행성 혈류가 보이지 않고 RITA나 radial artery 쪽으로만 많은 혈류가 가고 있다. 좌측 관상동맥 조영 시 LAD로부터 LITA 쪽으로 역행성 혈류가 나타나는 혈류 경쟁이 관찰된다. 이런 점을 고려하여 양측 내흉동맥으로 Y 복합도관을 만들 때 두 동맥 간에 내경이 큰 차이를 보이면 더 굵은 쪽을 LAD에 연결하는 전략을 취하는 것이 유리할 수 있다(Figure 17-32).

드물게 LAD의 내경이 작고 길이도 짧은 환자에서는 Y 복합도관의 혈류가 내경이 큰 둔각지나 우측 관상동맥 쪽으로만 치우쳐 흐르고 LAD에 연결된 LITA는 가늘게 보이는 경우가 있다. 이런 경우 복합도관에 의한 수술이 타당한 것인지에 대해서는 아직 정확한 답이 없다(Figure 17-33).

LAD의 경우에는 다른 영역에 비하여 혈류 경쟁이 있더라도 도관의 string sign을 초래하는 빈도가 상대적으로 낮은 것으로 생각된다. 실제로 수술 직후 관찰되던 LITA와 LAD 간의 혈류 경쟁이 1년 후 없어지고 LAD로 순행성 혈류만 흐르는 것이 관찰된 예도 있다(Figure 17-34).

우측 관상동맥의 협착이 심하지 않은 환자에서 양쪽 ITA Y-graft 중 RITA를 후하행지에 연결한 수일 후의 조영술에서 우측 ITA의 개통은 유지되어 있으나 우측 관상동맥 근위부 쪽으로부터 자연적인 혈류가 왕성하여 후하행지가 잘 조영되지 않고 있다. 15개월 후 재검사하였을 때 Y-graft의

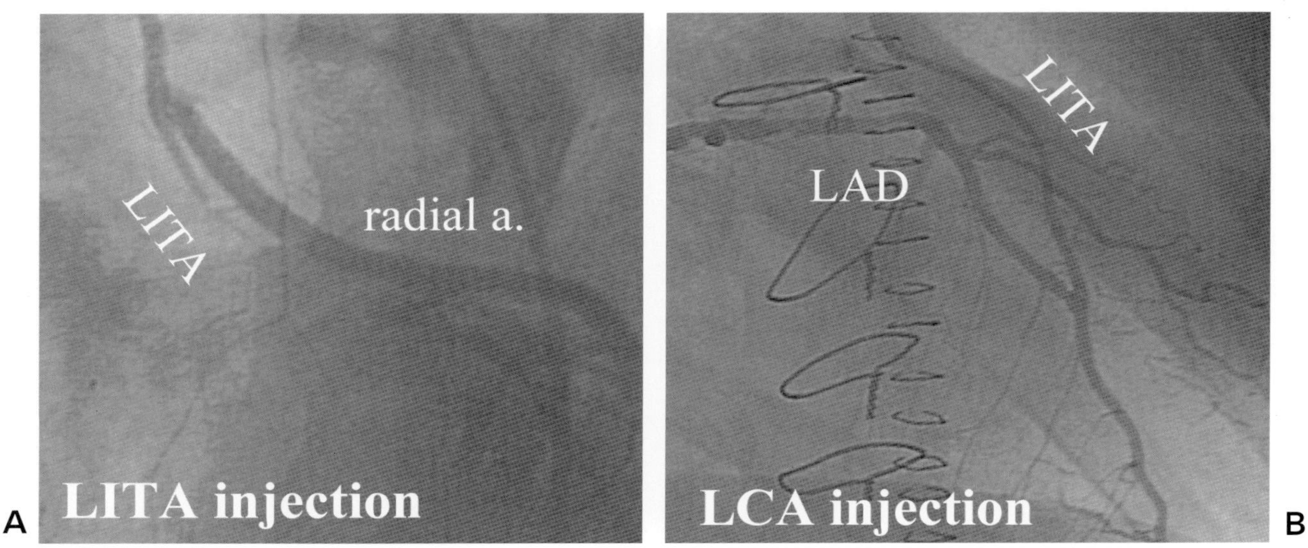

Figure 17-32. Flow competition between LITA and non-stenotic LAD

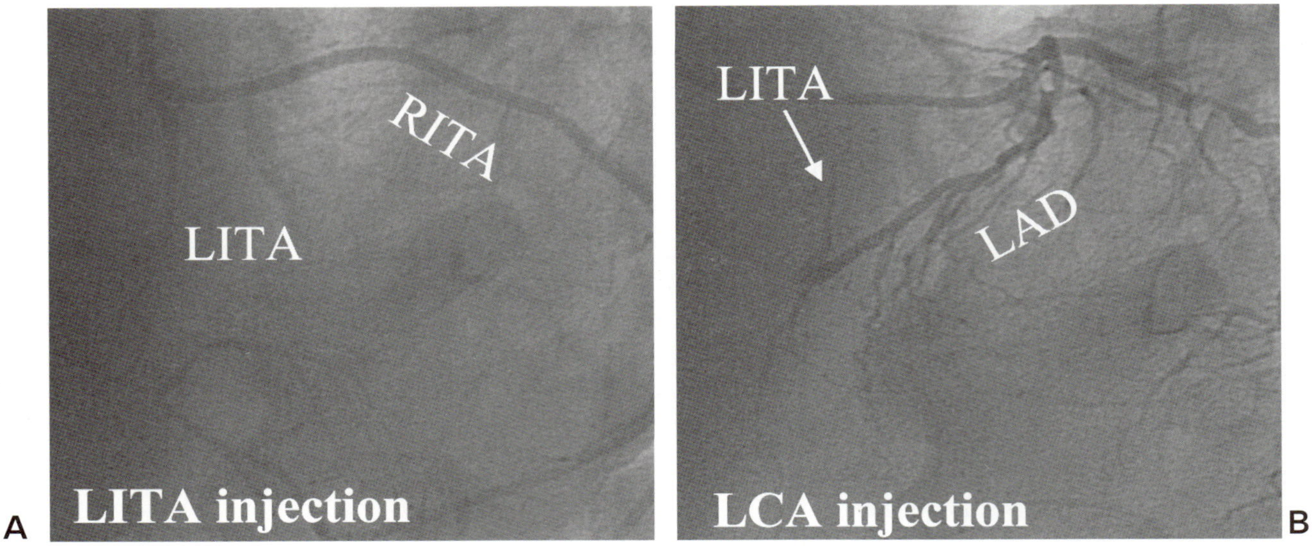

Figure 17-33. Preferential flow to one arm of a Y graft

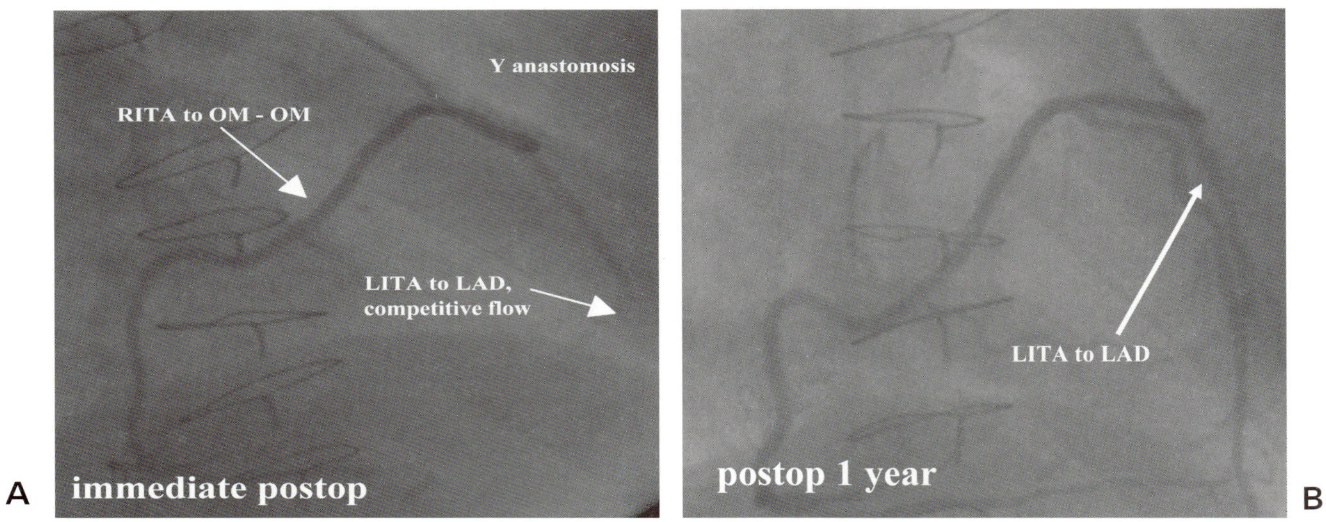

Figure 17-34. Regression of flow competition

RITA 쪽은 폐쇄되어 조영되지 않았다(Figure 17-35).

회선지의 협착이 심하지 않은 환자에서 수술 직후의 조영술에서 둔각지와 후하행지에 연결된 RITA에서 혈류경쟁이 관찰된 경우이다. 즉 RITA 근위부로부터의 혈류와 회선지로부터의 혈류가 모두 후하행지로 향하는 RITA 원위부에 기여하지만 RITA 근위부가 더 가늘게 보이는 양상이다. 16개월 후 재검사 하였을 때도 큰 변화는 없었다(Figure 17-36).

둔각지의 협착이 심하지 않으면서 내경이 도관과 같거나 도관보다 더 굵을 때는 둔각지의 자연 혈류가 도관을 통한 혈류보다 더 우세하게 후하행지까지 이르는 경우도 있다(Figure 17-37).

이런 경우 둔각지의 자연 혈류가 RITA나 radial artery를 통하여 LITA 쪽으로 향하는 역행성 혈류를 보이기도 한다(Figure 17-38).

우측 관상동맥의 협착이 심하지 않아서 자연 혈류가 우회도관 즉 RITA를 따라서 역행하는 소견을 보이는 두 환자의 조영사진 소견이다(Figure 17-39).

그러나 회선지계나 우측 관상동맥의 협착이 심하지 않은

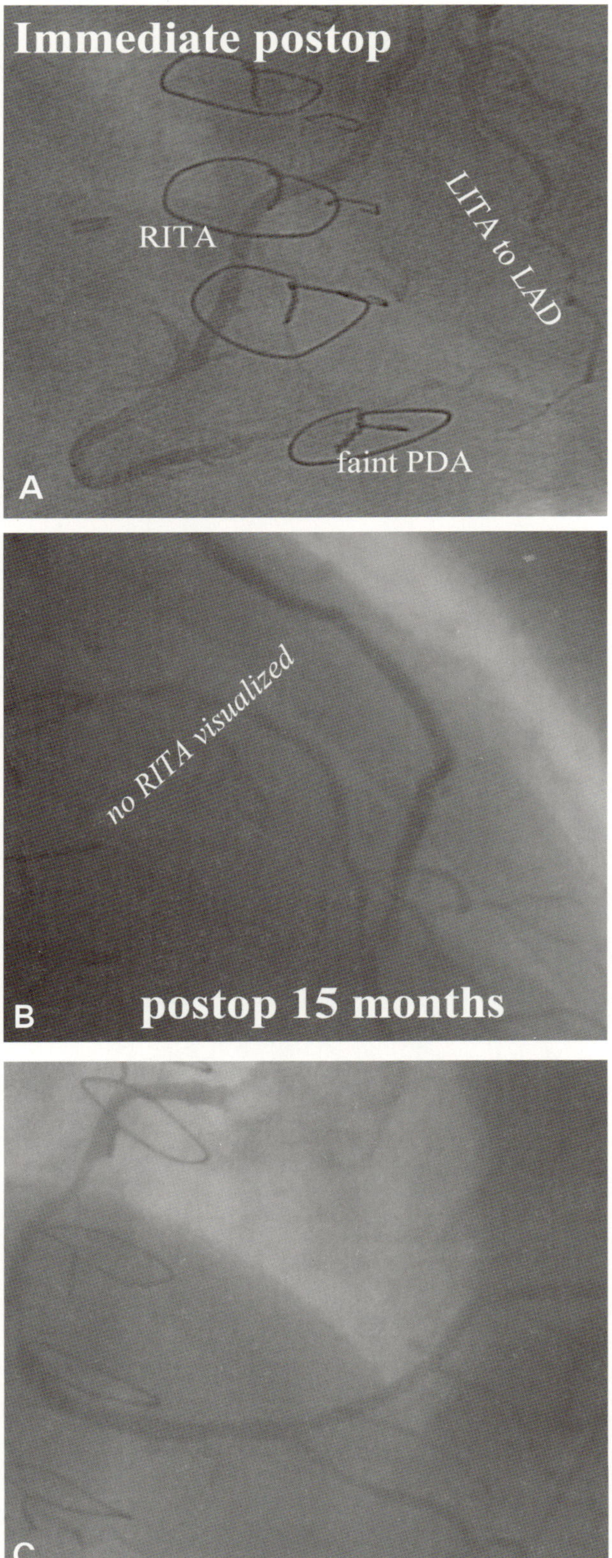

Figure 17-35. Flow competition between RITA and non-stenotic RCA (continued to next page)

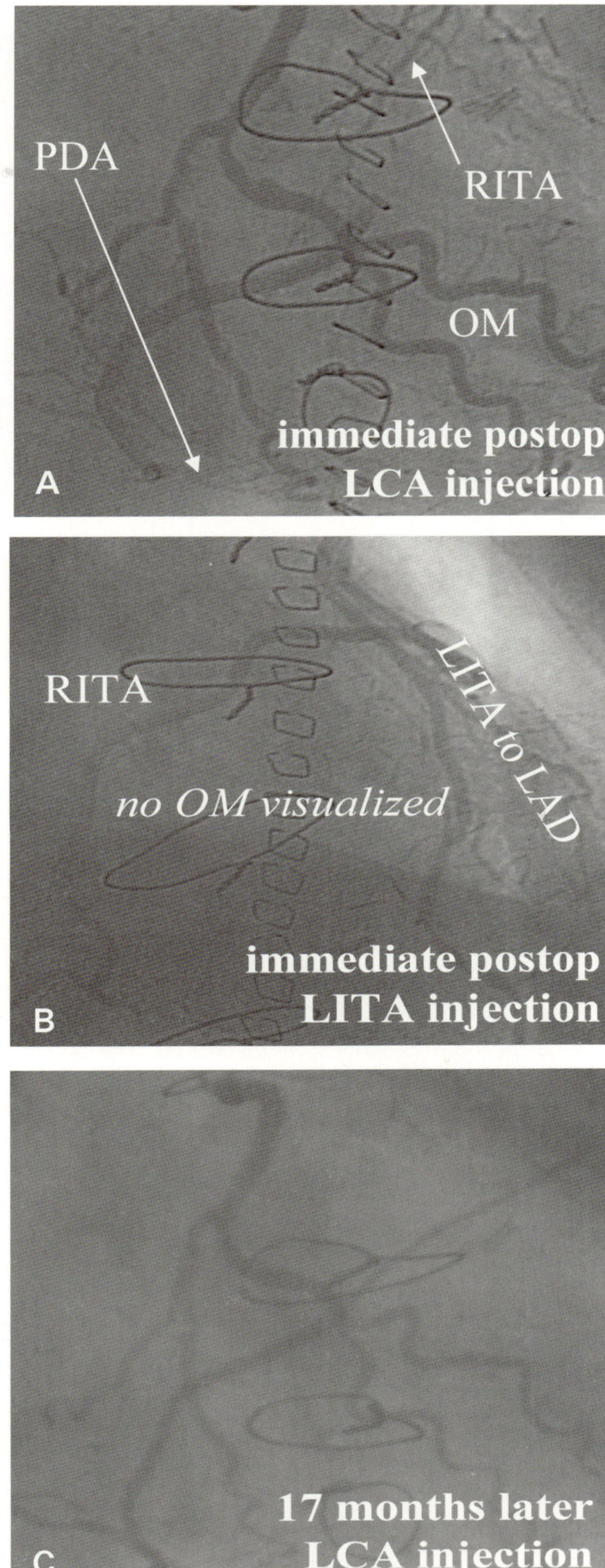

Figure 17-36. Flow competition between RITA and non-stenotic circumflex artery

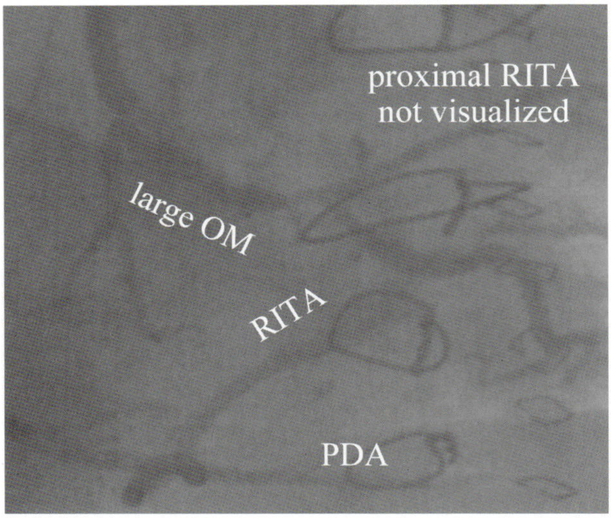

Figure 17-37. Native vessel flow dominant over graft flow in supplying other branches

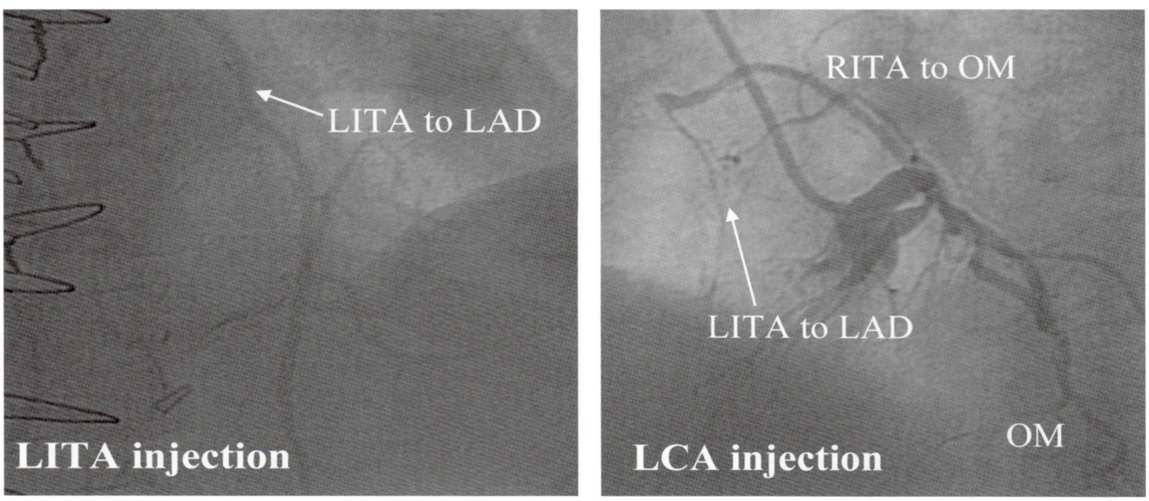

A B

Figure 17-38. Reverse flow in RITA arm of a Y graft

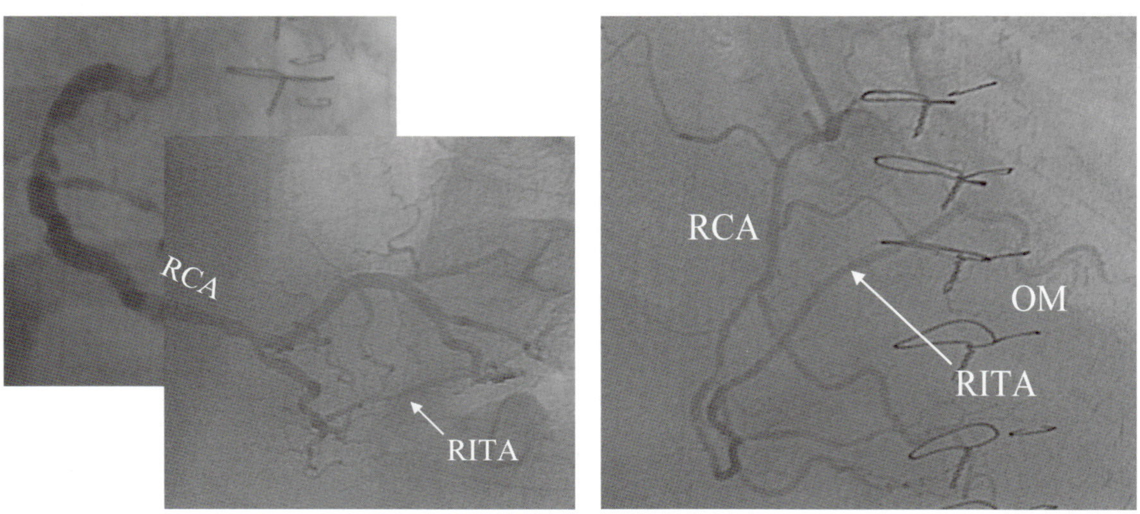

A B

Figure 17-39. Reverse flow from RCA to distal segment of RITA

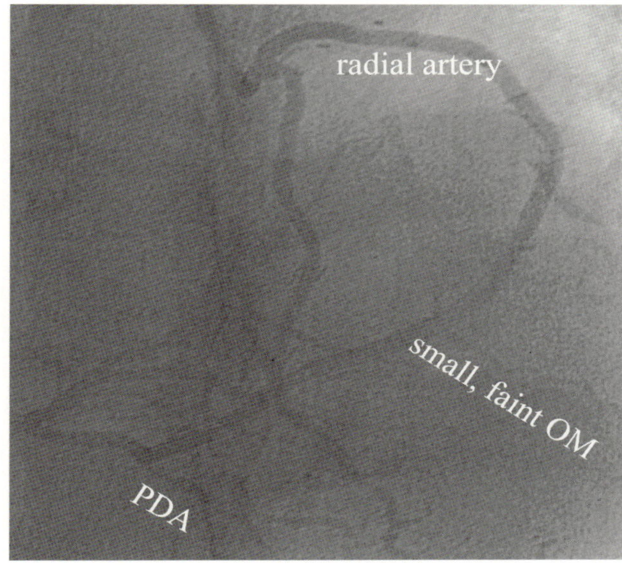

Figure 17-40. Dominant graft flow in case of non-stenotic, but small obtuse marginal branch

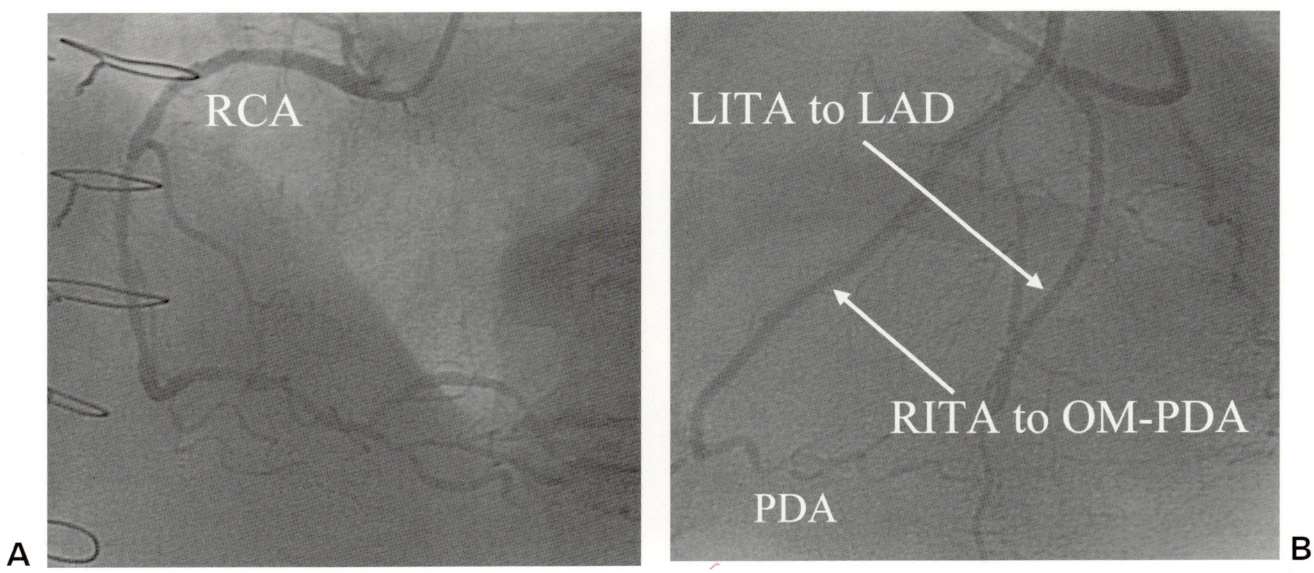

Figure 17-41. Dominant graft flow in case of non-stenotic, but small posterior descending branch

경우에도 도관의 직경이 관상동맥에 비해서 월등하게 큰 환자에서는 도관의 혈류가 관상동맥의 자연 혈류보다 우세하게 후하행지까지 도달하며 도관의 개통도 잘 유지된다(Figure 17-40, 17-41).

따라서 혈류 경쟁에 의한 우회도관의 string 현상과 폐쇄 가능성을 줄이기 위해서는 가능한 한 우측 관상동맥의 협착이 95% 이상으로 심하여 부행혈관(collateral)이 발달되어 있는 환자나 우회도관의 내경이 말단까지 충분하게 커서 관상동맥의 혈류를 압도할 수 있는 경우에만 Y-graft를 이용한 전혈관 우회를 시행하는 것이 바람직하다(Figure 17-42).

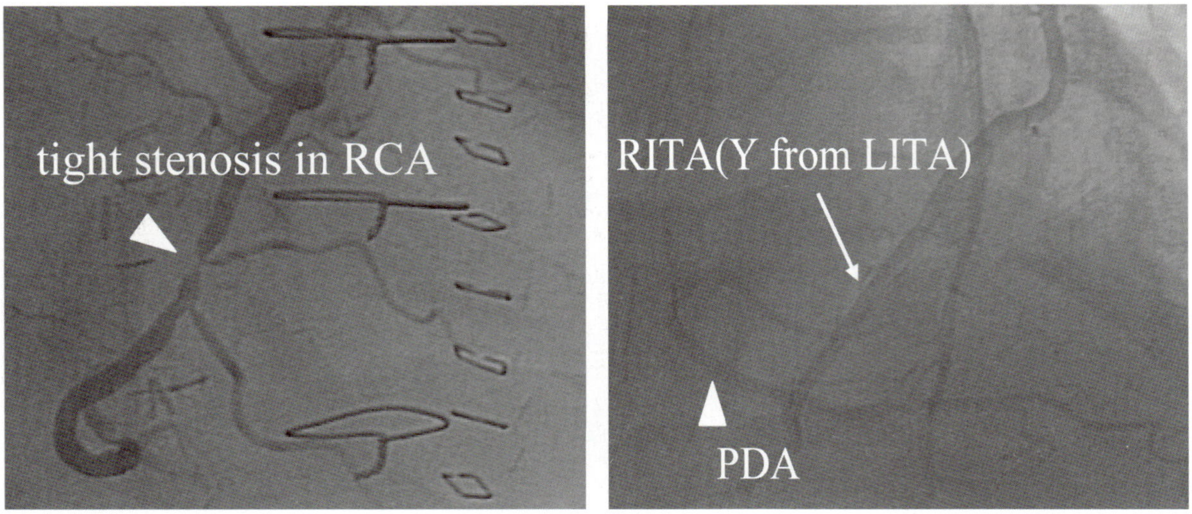

A B

Figure 17-42. Dominant graft flow over native RCA flow

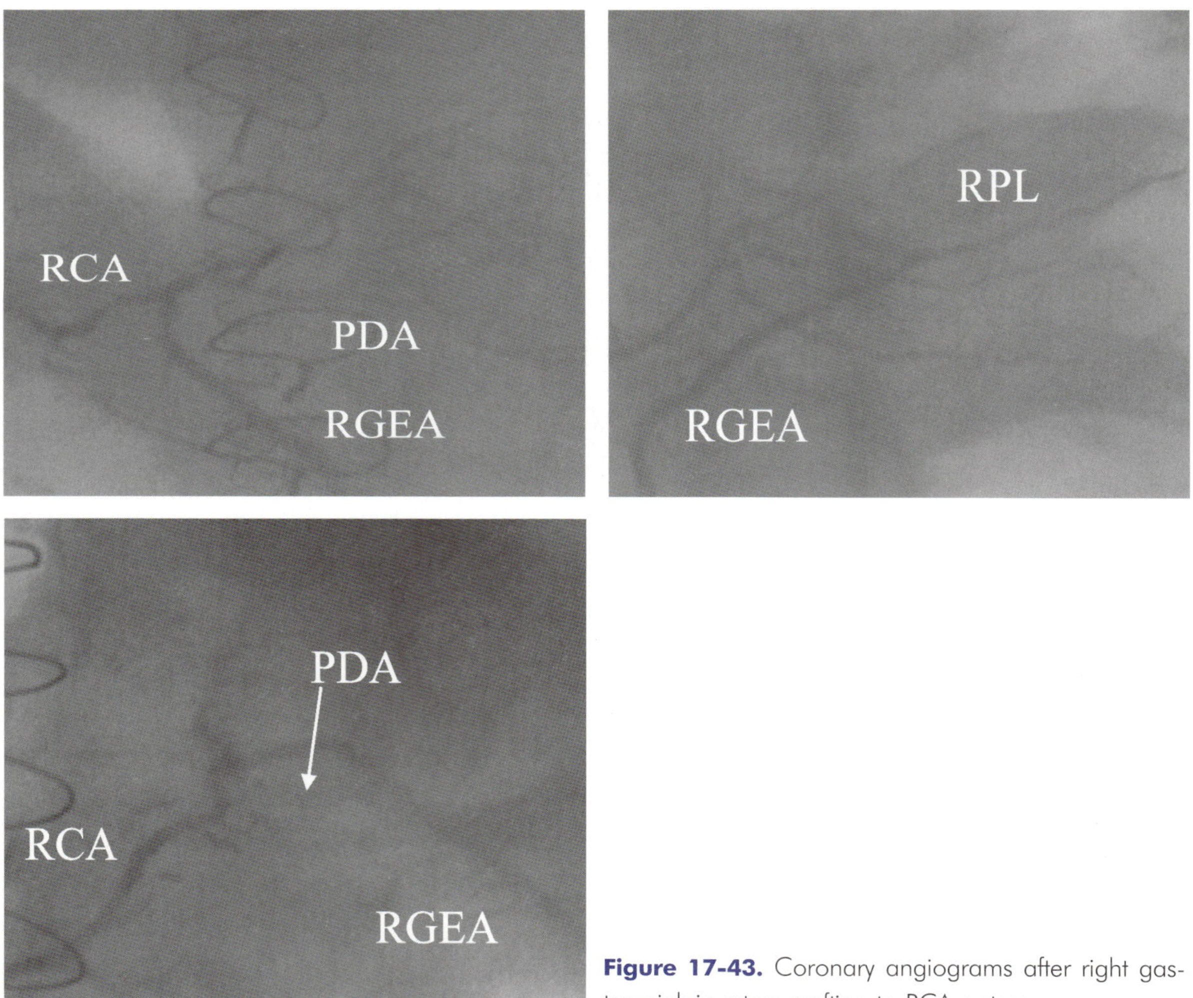

A B C

Figure 17-43. Coronary angiograms after right gastroepiploic artery grafting to RCA system

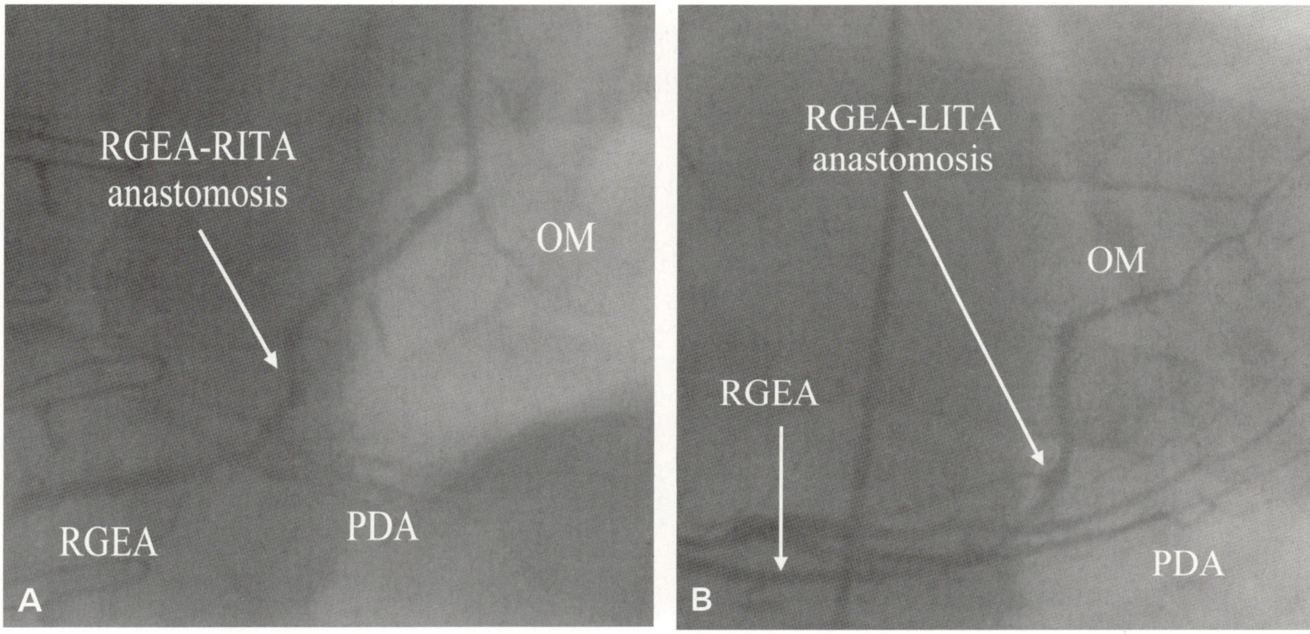

Figure 17-44. Coronary angiograms after extension of right gastroepiploic artery with another arterial graft

우측 위대망동맥(right gastroepiploic artery, RGEA) 사용 후의 조영술 소견

우측 위대망동맥은 우측 관상동맥 원위부나, 후하행지 혹은 후측지 등에 다양하게 연결할 수 있고 둔각지나 좌전하행지까지도 도달이 가능하다(Figure 17-43).

RGEA를 후하행지 등에 side-to-side anastomosis하고 그 끝은 내흉동맥이나 요골동맥 일부 분절과 end-to-end anastomosis로 연결, 연장한 다음 둔각지 등에 연결할 수도 있다(Figure 17-44)

RGEA 역시 우측 관상동맥의 협착 정도가 낮으면 장기 개통이 좋지 않다. 따라서 심하지 않은 우측 관상동맥 병변에 대해서는 우회도관을 연결하지 않고 차후에 중재시술로 치료하는 소위 hybrid technique을 적용하는 것도 하나의 방법이 될 것이다.

기타 형태의 우회술 후 조영술 소견

Extension RITA stump with radial artery

Figure 17-45

Bridge bypass (intracoronary anastomosis)

우측 관상동맥의 병변이 비교적 심하지 않고 길이가 짧을 때는 병변의 위 아래로 도관을 연결하는 방법을 선택하기도 한다. 이 때 관상동맥의 다른 부위는 정상이어야 한다. 상행 대동맥 병변이 심하여 조작을 피하고 싶을 때나 우회도관의 길이에 제한이 있을 때 특히 유용한 방법이다(Figure 17-46).

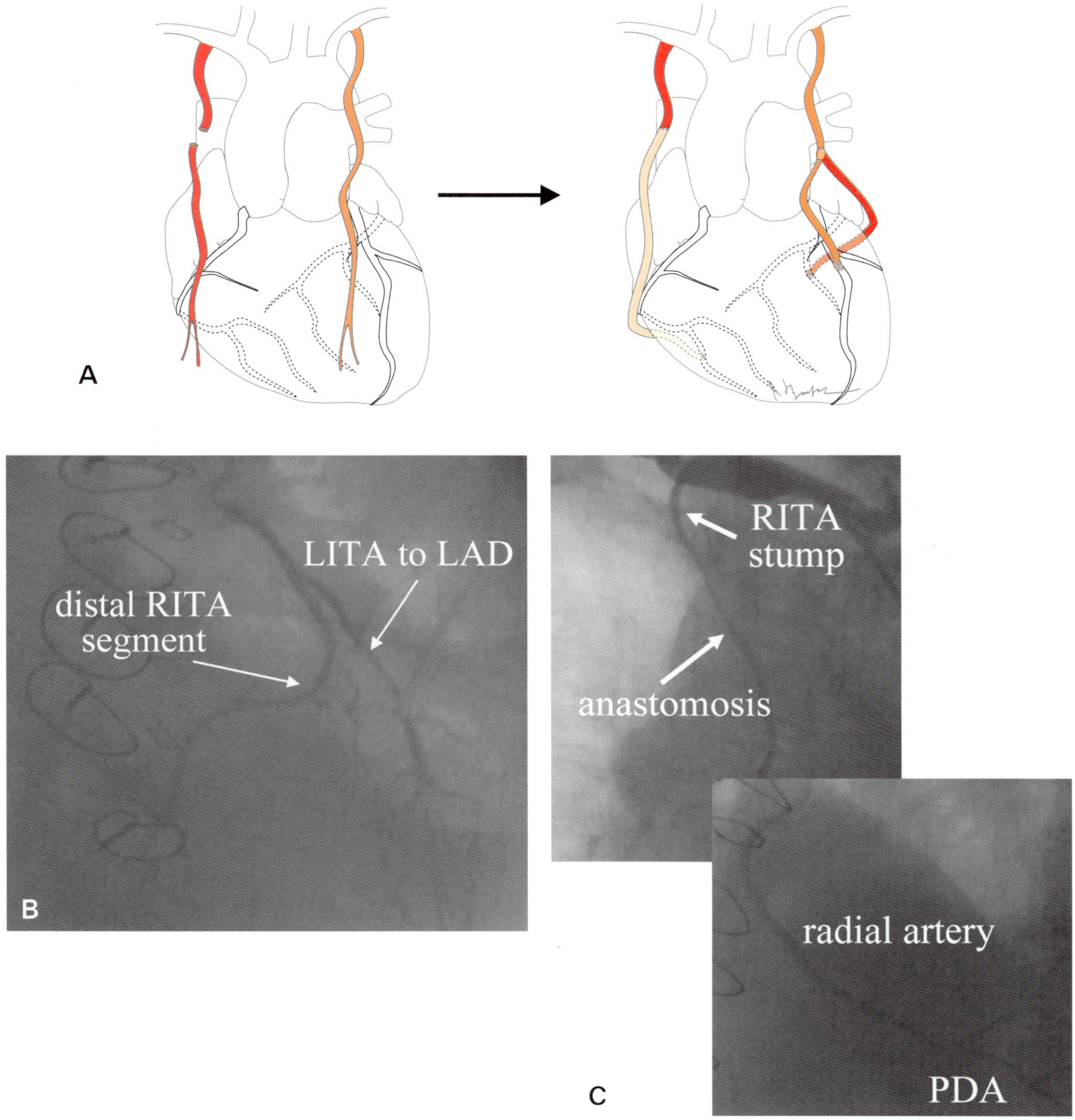

Figure 17-45. I graft from stump of RITA

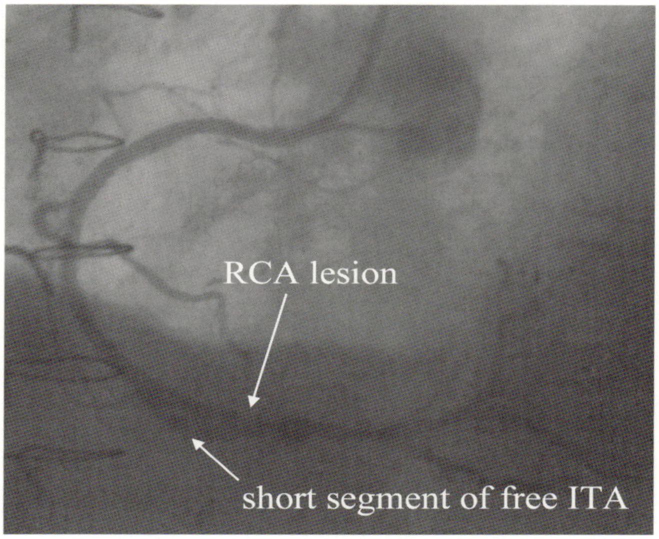

Figure 17-46. Intracoronary bypass

참고문헌

1. D'Ancona G, Karamanoukian HL, Ricci M, Salerno TA, Bergsland J. Intraoperative graft patency verification in cardiac and vascular surgery. New York: Futura, 2001
2. Balacumaraswami L, Abu-Omar Y, Choudhary B, Piggot D, Taggart DP. A comparison of transit-time flowmetry and intraoperative fluorescence imaging for assessing coronary artery bypass graft patency. J Thorac Cardiovasc Surg 2005;130:315-20
3. Nakajima H, Kobayashi J, Tagusari O, Bando K, Niwaya K, Kitamura S. Competitive flow in arterial composite grafts and effects of graft arrangement in off-pump coronary revascularization. Ann Thorac Surg 2004;78:481-6
4. Pagni S, Storey J, Ballen J, et al. Factors affecting internal mammary artery graft survival: how is competitive flow from a patent native coronary vessel a risk factor? J Surg Res 1997;71:172-8
5. Bolotin G, Kypson AP, Nifong W, Chitwood WR. A technique for evaluating competitive flow for Intraoperative decision making in coronary artery surgery. Ann Thorac Surg 2003;76:2118-20

한글 찾아보기

영문 찾아보기

간결한
관상동맥우회술

정가 70,000원

ISBN 978-89-7043-626-5

2008년 3월 15일 제1 판 1쇄 인 쇄
2008년 3월 20일 제1 판 1쇄 발 행

저 자 : 이 영 탁 · 박 계 현
발행자 : 최 병 진

발행처 : 도서출판 고 려 의 학
(110-524) 서울시 종로구 명륜동 4가 91
TEL : 765-0333 / 0337
FAX : 743-2288
등록번호 : 제1-519호 1978. 6. 29